化学工业出版社"十四五"普通高等教育规划教材

药事管理学

刘佐仁　杨　悦　主编

杨世民　主审

化学工业出版社

·北京·

内 容 简 介

《药事管理学》共分为十三章，包括绪论（第一章）、药品监督管理及国家药品管理制度（第二章）、药学技术人员管理（第三章）、药事管理体制（第四章）、药品监督管理的法律规制（第五章）、药物研发与药品注册管理（第六章）、药品生产管理（第七章）、药品经营管理（第八章）、医疗机构药事管理（第九章）、药物警戒与药品上市后安全监管（第十章）、药品信息管理（第十一章）、特殊管理药品的管理（第十二章）、中药管理（第十三章），全书系统介绍了药品管理的体制机制、药品监管法律法规体系，重点介绍了药品全生命周期的监督管理，并对特殊管理药品的管理、中药管理等进行了全面的介绍，搭建了药事管理学的基本框架，可帮助学生全面掌握本课程的核心内容。

《药事管理学》可作为高等院校药学、中药学及其相关专业的本科生和研究生教材，也可供从事医药研发、药品生产、药品经营、药品监管等相关专业人员参考。

图书在版编目（CIP）数据

药事管理学 / 刘佐仁，杨悦主编. -- 北京：化学工业出版社，2024. 7. -- （化学工业出版社"十四五"普通高等教育规划教材）. -- ISBN 978-7-122-44966-5

Ⅰ. R95

中国国家版本馆 CIP 数据核字第 2024DM8211 号

责任编辑：褚红喜	文字编辑：马学瑞 李 平
责任校对：宋 夏	装帧设计：关 飞

出版发行：化学工业出版社（北京市东城区青年湖南街 13 号　邮政编码 100011）
印　　装：河北鑫兆源印刷有限公司
880mm×1230mm　1/16　印张 25　字数 814 千字　2024 年 8 月北京第 1 版第 1 次印刷

购书咨询：010-64518888　　　　　　　　　　　售后服务：010-64518899
网　　址：http://www.cip.com.cn
凡购买本书，如有缺损质量问题，本社销售中心负责调换。

定　　价：69.80 元

《药事管理学》编审人员

前　言

药品安全事关人民群众身体健康和生命安全，也事关经济发展和社会和谐稳定。近年来，国家药品监督管理局坚决贯彻落实党中央、国务院重大决策部署，坚持以习近平新时代中国特色社会主义思想为指引，系统重构了药品监管法律法规体系，持续健全了标准体系，全面完善了配套规范性文件和技术指导原则，基本形成了具有中国特色的层次分明、体系完善、有机统一的药品监管法律法规体系，助推药品监管体系和监管能力现代化。

药事管理学是应用社会学、法学、经济学、管理学等多学科的理论与方法，研究宏观和微观各类药学事业活动主体参与药事管理活动的基本规律和一般方法，从而总结药事管理活动的规律，指导药学事业健康发展的科学。因此，本教材以 2019 年新修订的《药品管理法》为核心，以药品监督管理为主线，通过系统介绍我国药品管理的体制机制与法律法规、药品全生命周期的监督管理，为读者构建了药事管理学的基本框架。本教材有以下三个特点。

1. 在内容编排上，凸显教材系统性

本教材共分为十三章，包括绪论、药品监督管理及国家药品管理制度、药学技术人员管理、药事管理体制、药品监督管理的法律规制、药物研发与药品注册管理、药品生产管理、药品经营管理、医疗机构药事管理、药物警戒与药品上市后安全监管、药品信息管理、特殊管理药品的管理、中药管理，系统介绍了药品管理的体制机制、药品监管法律法规体系，重点介绍了药品全生命周期的监督管理，并对特殊管理药品的管理、中药管理等进行了全面的介绍，搭建了药事管理学的基本框架。

2. 在编写体例上，注重教材实践性

在编写体例上，教材设有"知识拓展""教学案例""思考与讨论"。通过"知识拓展"开阔读者的视野，增强教材的可读性。通过比较直观、生动的"教学案例"将理论与实践相结合，加深学习者对相关法律法规的理解和认识，从而增强学习效果。每章设计一些供学生课后完成的"思考与讨论"，以便于学生巩固知识，学以致用，提高学生的学习能力和自学能力。此外，本教材还设有"思政材料"模块，通过积极挖掘药事管理学课程思政元素，重点培养学生的法治意识、责任意识和服务意识，使其成为对社会有用的高级药学人才。

3. 在编写团队上，强调教材专业性

本教材编写团队主要为从事药事管理学教学的一线教师，他们具有丰富的理论教学知识和实践经验。在现行的最新法律、法规和标准的基础上，结合编者长期从事药事管理教学与研究的体会，编写人员集思广益、精益求精、大胆创新，全面和系统地介绍了药事管理的基础理论和应用知识。

本教材可供在校的药学类及相关专业的本科生和研究生学习，也可供医药研发机构、药品生产经营企业、医疗机构及从事药品监管的相关人员学习。

本教材编写过程中，西安交通大学药学院的杨世民教授给予了指导，并审核了编写提纲，也得到了各相关校院领导的大力支持，在此表示衷心感谢。在书稿完成过程中，研究生陈海娣和黄浩婷同学协助做了很多具体工作，其他几位同学帮助整理了书稿格式，同表谢意。本教材在编写过程中参考了相关的专著和教材，谨此致谢。

由于药事法规发展迅速、修订频繁，加之编者水平有限，错误和疏漏在所难免，敬请广大读者批评指正，以便不断修订完善。

编者

2024 年 1 月

目　录

第三章　药学技术人员管理 / 57

第六章　药物研发与药品注册管理 / 140

第七章　药品生产管理 / 182

第八章　药品经营管理 / 213

第九章 医疗机构药事管理 / 236

第十章 药物警戒与药品上市后安全监管 / 278

第十一章 药品信息管理 / 322

第十二章 特殊管理药品的管理 / 340

第十三章　中药管理 / 369

第一章

绪　论

第一节　药事管理概述

一、药事和药事管理的起源及相关概念

（一）药事的起源及相关概念

"药事"一词源于我国古代医药管理用语。在周代，据《周礼·天官》记载，医师的职权是"掌医之政令，聚毒药以共医事"。其下属官职有上士、中士、下士（皆为医官），史（管文书、医案），府（管药物、器械、会计），徒（供使役、看护）。两晋南北朝时，据《册府元龟》中记载："北齐门下省，统尚药局，有典御二人，侍御师四人，尚药监四人，总御药之事。"北周设有"主药"6人，主管药物事宜。由此可见，早在周代，已有"药事"说法的出现，并设有专职人员掌管药事工作。

随着社会的变迁，"药事"的含义也在不断变化。"药事"从字面意思上可以理解为与药学有关的事项。药学（pharmacy）是研究药物的发现、开发、制备及其合理使用的科学。因此，"药事"可以简单理解为是与药物的发现、开发、制备及其合理使用有关的事项。结合我国药品管理法规有关规定，本教材将"药事"定义为：药事是指一切与药品研发、生产、流通、使用、监督管理等有关的一系列事项与活动。

（二）药事管理的起源和相关概念

1. 药事管理的定义

"药事管理"从字面意思上理解即为药事的管理活动。管理是指："组织中的管理者通过实施计划、组织、领导、控制等职能来协调他人的活动，带领他人同自己一起实现组织目标的活动过程。"管理是为了有效地实现组织的目标，管理是"协调"，是"带领"人们去实现目标。

在药事管理中，组织的管理者可以从宏观和微观两个角度理解。宏观的药事组织管理者，指国家政府的药事相关部门，微观的药事组织管理者指各药事组织的领导者。结合我国药品管理法规有关规定，药事管理的目标则是保证药品质量，保障用药安全和合法权益。

因此，本教材对于"药事管理"的定义为：药事管理旨在保证药品质量，保障公众用药安全和合法权益，保护和促进公众健康。在宏观上，国家依照宪法进行立法，政府依法通过和施行相关法律，制定并施行相关法规、规章；在微观上，药事组织依法实施相关管理措施，并通过它们管理和协调一切与药品研

发、生产、流通、使用、监督管理等有关的事项与活动的过程。

2. 我国药事管理的历史沿革

药事管理是社会管理的一个分支。随着社会经济和药学科学的发展，药事管理也从简单到繁杂，由低级向高级发展。自人类原始社会对药物采集、保管、使用的简单管理，发展到现代社会对药学事业的系统管理，从经验管理发展为科学管理，经历了漫长的历史过程。

我国最早的医药管理制度起源于周代，据《周礼》所载，六官体制中，巫祝划入春官之列，医师归于天官管辖，医师为众医之长。秦朝开始设立医药行政管理机构。据《通典》（杜佑著）记载，秦设有太医令丞，掌管医药的政令，设有侍医，负责皇帝的医药。汉代时医药管理开始分设，东汉光武帝置"太医令一人，六百石（本注曰：掌诸医）。药丞、方丞各一人（本注曰：药丞主药，方丞主药方）"。汉代还设有本草待诏、尚药监、中宫药长、尝药太官等职。隋唐时期医药管理机构进一步扩大，分工日细。《隋书·百官志》记载："设有尚药局，药藏局。"唐代设有药藏局，局内有药库，由药丞、药监等专职人员负责药品的收发、存储工作。宋代设置御药院和尚药局，御药院掌管帝王用药，尚药局为掌管药物的最高药政机构。元代除设有御药院、典药局等管理机构外，还设置有面向民间的药事机构或药局，如广惠司、广济提举司、大都惠民局，这些机构既制药，也卖药，并行使药事管理之职能。

明清时期的药事机构进一步健全，从中央到地方各级都有各类人员管理药物。明代对医药比较重视，据《明史·职官志》记："洪武三年，置惠民药局，府设提领，州县设官医，凡军民之贫病者，给之医药。""生药库、惠民药局各大使一人，副使一人。"大使、副使、提领、医官从上至下建立了较完整的管理体系。医疗、管理药品的制造和领发宫廷用药的机构、人员配备和管理制度亦进一步发展，更为严格。清代药事管理大体承袭明制，由生药库收藏药材，官办药厂供应民间药品，在太医院内有专司药品加工的医生，医药分工发展日趋完善。

新中国成立后，我国药事管理工作得到了加强。1949年便成立了中央人民政府卫生部和地方政府卫生部门，并在其中设立药政管理部门，专门负责药品的监督管理工作。1950年，在原上海药品、食品检验局的基础上，建立了中央药检机构。1954年，各省药品检验所也相继成立，到1956年，全国的药品检验系统基本形成。

1984年，我国药事管理工作逐步实现规范化与法治化，《中华人民共和国药品管理法》（以下简称《药品管理法》）经由第六届全国人民代表大会常务委员会第七次会议讨论通过，并于1985年7月1日起正式实施。这是我国有关药品管理的第一部法律，此后国务院又相继颁布了多部行政法规，强调要加强药品管理。

1998年，中华人民共和国第九届全国人民代表大会第一次会议通过了国务院机构改革方案，成立国家药品监督管理局（State Drug Administration，SDA），直属国务院领导，整合了国家卫生部的药政管理、药品检验职能，原国家医药管理局在药品生产、流通环节的监管职能，国家中医药管理局在中药生产、流通环节的监管职能及分散在其他部门的药品监管职能，统一负责全国的药品研究、生产、流通、使用环节的行政监督和技术监督。后经几次机构改革，至2018年，国务院组建国家市场监督管理总局及其下属的国家药品监督管理局（National Medical Products Administration，NMPA）。市场监管实行分级管理，药品监管机构只设到省一级，药品经营销售等行为的监管，由市县市场监管部门统一承担。

中国药事管理经历了艰辛而曲折的发展历程，随着社会的不断发展以及对药品管理工作要求的提高和重视，药事管理的范畴、方法、措施也在不断地发展变化，现如今的药事管理范围已经扩大到对药品的研制、生产、流通、价格、广告、使用等环节的全面管理，管理药品的目的从为人民群众预防、治疗、诊断疾病并提供质量合格的药品，满足人们防病治病的要求到保障人体用药安全，维护人民身体健康和用药的合法权益，我国的药事管理体系正在日趋完善。

二、药事管理的作用及特点

（一）药事管理的作用

药品是用来防病治病的，以人体为作用对象，它与人们的健康和生命有密切关系，直接关系着每一个人的身心健康和生命安危。同时现实中存在的一些焦点问题、难点问题，如药品质量问题、药品市场秩序问题、药品价格虚高问题、药品广告问题等，都要求对药品研发、生产、流通、使用、监督等一系列事项与活动进行管理，即进行药事管理，以保证药品安全。因此，进行药事管理具有以下作用。

1. 保障公众健康安全

药事管理的首要目标是保障公众的健康和安全。药品的真伪和质量的优劣，一般消费者难以辨识，许多药品还需经上市后监测和再评价才能发现其毒副作用。通过对药品的质量、安全性和有效性进行监管和控制，可以避免低质量、假劣药品的流通，减少患者因药物问题导致的健康风险。此外，通过持续监测药品在市场上的使用情况，及时发现和处理药品不良事件和副作用，也可以避免滥用、误用药物，减少发生不良反应和药物相互作用的风险，从而保障公众健康。

🌐 **思政材料 1-1**

增进民生福祉，提高人民生活品质

党的二十大报告中提出"增进民生福祉，提高人民生活品质"。江山就是人民，人民就是江山。中国共产党领导人民打江山、守江山，守的是人民的心。治国有常，利民为本。为民造福是立党为公、执政为民的本质要求。必须坚持在发展中保障和改善民生，鼓励共同奋斗创造美好生活，不断实现人民对美好生活的向往。

我们要实现好、维护好、发展好最广大人民根本利益，紧紧抓住人民最关心最直接最现实的利益问题，坚持尽力而为、量力而行，深入群众、深入基层，采取更多惠民生、暖民心举措，着力解决好人民群众急难愁盼问题，健全基本公共服务体系，提高公共服务水平，增强均衡性和可及性。

2. 规范药品市场秩序

药品监督管理部门制定合理的规则和标准，监管药品的生产、流通和销售过程，可以维护医药市场中的公平竞争、合法经营和消费者权益，促进市场秩序的规范化和健康发展。如对药品的流通和销售进行监管，确保合法经营，防止假冒伪劣药品流入市场。通过监管药品的广告宣传，确保广告内容真实准确，不夸大药品功效，避免虚假宣传和误导性广告的出现，防止不正当竞争。通过参与药品的定价和支付政策的制定，确保药品价格合理，防止价格虚高现象的发生，保障患者的用药需求，保护消费者的权益。

3. 促进医药产业发展

创新是医药行业发展的永恒主题，而医药创新的主要支柱要素就是政策。国家通过对医药工业现状准确把脉，聚焦问题，精准发力，出台相应政策。如通过优化药品审评审批流程，加快新产品产业化进程。鼓励企业采用先进的技术和方法，提高生产效率和质量水平，推动医药产业向更先进、更创新的方向发展。出台产业发展规划，引导产业向高附加值、高科技、高效益的方向发展，推动医药产业结构的优化和升级，促进医药工业高质量发展。

总之，药事管理在保障公众健康安全、规范市场秩序、促进医药产业发展等方面具有重要的作用和意义。它确保了药品的质量、有效性和合理使用，维护了消费者权益，同时也为医药产业的高质量发展提供了支持。

（二）药事管理的特点

药事管理的特点表现在专业性、政策性、实践性三个方面。

1. 专业性

从事药事管理工作的人员应掌握药学和社会科学的基础理论、专业知识和基本方法，运用管理学、法学、社会学、经济学的原理和方法研究药学事业各部门的活动，总结其管理规律，指导其健康发展。

2. 政策性

按照国家法律、政府法规和行政规章，行使国家权力对药学事业进行管理，监管部门代表国家、政府对药品进行管理，监管行为要有政策、法律依据，公平、公正，科学严谨。

3. 实践性

药事管理的各类法规、行政规章的制定来自药品生产、经营、使用的实践，经过总结升华而成，反过来它又用于指导实践工作，并接受实践的检验。经过多轮修订、完善，药事管理工作不断提高和发展。

第二节　药事管理学科的形成和发展

一、药事管理学科的形成

药事管理学科是 20 世纪通过长期实践经验的积累和教学、研究工作逐渐形成的。1910 年美国教育理事会（American Council on Education，ACE）发布第一版《药学专业教学大纲》，其中包括商业药学（commercial pharmacy）和法学（jurisprudence）课程。后由美国药学教员协会（即现在的美国药学院协会，AACP）划分了包括商业与法律药学（commercial and legal pharmacy）在内的若干个分部，第一次确立了商业药学的官方地位。1928 年 AACP 将商业与法律药学更名为药物经济学（pharmaceutical economics）。1950 年 AACP 将药物经济学和药物管理（pharmaceutical administration）统一改为药事管理（pharmacy administration），至此，药事管理学科正式形成。

苏联将该学科称为药事组织（pharmaceutical affairs organization），在 1924 年提出将药事组织学列为高、中等药学教育的必修专业课程。在中央及地方设有药事科学研究所、室（站）。20 世纪 50 年代后，全苏联药师进修学校均设有药事组织专业，开设多门专业课程。

20 世纪 90 年代，加拿大为了减少药源性疾病和药物所致死亡，在药学教育中引入了该类课程，称其为社会药学（social pharmacy）。目前，开设的课程有药房管理、药物经济学评价、药物利用、社会和管理药学、药物流行病学、药学商贸、自我药疗、交流和患者咨询等。

我国药事管理学科的起源可追溯到 20 世纪 30 年代初期，中国部分高校开设了"药事管理组织及药物伦理""药房管理"等课程，1954 年国务院高等教育部颁布的药学教学计划中将"药事组织"列入必修课程。1984 年《中华人民共和国药品管理法》颁布后，药事管理学科的发展再度引起广泛重视。卫生部在华西医科大学、浙江医科大学和大连开设了药事管理班，创办《中国药事》杂志。1987 年，国家教育委员会将药事管理学列为药学专业的必修课，并于 1993 年出版了《药事管理学》统编教材。

药事管理学是医药卫生事业管理学的一个重要分支，是药学的重要组成部分。作为一个新兴学科，随着药学科学和药学实践的发展，在各国药学教育发展中逐渐分化形成多个领域，有自己独特的内容和研究范围，科学研究涉及范围很广，主要包括药事组织、药事法、药品质量管理、药学经济、药品生产经营管理、药房管理、药学教育和药学情报等。

二、药事管理学科的发展

（一）中国药事管理学科的发展

20 世纪 30 年代初，中国部分高等药学专业中开设了"药物管理及药学伦理"和"药房管理"等课程。1911～1949 年间，我国先后创办的高等药学学校、系共有二十余所。其中办学时间较长，规模、影响较大的有 1913 年成立的浙江公立医药专门学校药科（如今的浙江大学药学院）；1920 年成立的齐鲁大学药学专修科（于 1941 年改为药学系，如今的山东大学药学院）；1929 年成立的私立中法大学药学专修科；1932 年成立的私立华西协合大学理学院药学专修科（如今的四川大学华西药学院）；1943 年成立的北京大学医学院药学系（如今的北京大学药学院）。此外，在一些大城市还曾开设过一些中等药学职业学校，培养药剂士。

1949年以后，我国政府接管了全部医药教育机构，并对其进行了改革。1952年进行院系调整；1955年全国高等药学院（系）包括南京药学院、沈阳药学院、北京医学院药学系、上海第一医学院药学系、四川医学院药学系，以及华东化工学院的化学制药专业、抗菌素专业，第二军医大学药学系；中等药科学校包括重庆药剂士学校、江西南昌药剂士学校、南京药剂士学校、上海制药工业学校等。

1954年后，受到当时国家政策的影响，课程设置曾一度以苏联模式为主，即以围绕"药事组织"学习、研究为主。1954年，国务院高等教育部颁布的药学教学计划中，明确将"药事组织"列为必修课程和生产实习内容。1956年，各药学院校正式成立了药事组织学教研室，开设药事组织学课程。

1984年《药品管理法》颁布后，我国药事管理学学科建设受到了来自政府有关部门和药学界人士的广泛关注。卫生部在华西医科大学、浙江医科大学和大连市建立了三个国家级药事管理干部培训中心，在全国建立七个卫生干部培训中心，对在职医药卫生干部进行现代管理知识和药学管理专业技术培训。1985年，华西医科大学药学系开始在本科生中开设药事管理学必修课，标志着我国药事管理学学科发展进入了全新的阶段。1986年，中国药学会组建成立药事管理专业委员会二级全国学术机构。1987年，国家教育委员会高等教育专业目录中将"药事管理学"列为药学、制药学、中药学、医药企业管理等专业必修课程。同年，《中国药事》杂志创办，是我国第一个药事管理方面的学术期刊。随后，我国各高等药学院校相继开设此课。这一系列教学、科研学术活动的开展，使中国药事管理学科进入健康快速发展的时期。

1993年卫生部规划教材，吴蓬教授主编的《药事管理学》（第一版）出版发行。这本教材推动了我国药事管理学科的发展。

1994年11月9～15日，国家医药管理局科教司以"药科字第108号文"印发了"关于召开全国药事管理学学科发展研讨会的通知"，与华西医科大学药学院联合举办了首届全国药事管理学学科发展研讨会。全国共有23所高等药学院校的专家、教师和干部参加了会议。会上还成立了"全国医药院校药事管理学科协作组"。本次会议对提高我国医药院校药事管理学教学和科研水平、促进师资队伍建设、推动药事管理学科的全面发展，起到了很大的促进作用。

1994年3月15日，国家人事部和国家医药管理局联合颁布了《执业药师资格制度暂行规定》，决定在全国药品生产和流通领域实施执业药师资格制度，要求凡从事药品生产、经营活动的企业，在其关键岗位必须配备有相应的执业药师资格人员。国家执业药师、执业中药师资格考试将"药事管理与法规"列为四门考试科目之一。

20世纪80年代初，药事管理学研究生教育开始发展。1982年，第二军医大学药学院张紫洞教授在卫生管理专业下招收药学情报学方向的硕士研究生；1986年，第二军医大学获得社会医学与卫生事业管理专业硕士授予权，随即将药事管理作为社会医学与卫生事业管理专业的研究方向。1990年，国务院学位委员会学科评议组同意在药理学、药剂学等专业下招收药事管理方向的硕士研究生，1991年华西医科大学吴蓬教授在药剂学专业下招收了药事管理方向的硕士研究生，1994年沈阳药科大学在药理学、药剂学专业下招收药事管理方向的硕士研究生。2004年，中国药科大学开始招收社会与管理药学硕士研究生。

药事管理学博士层次人才培养始于2000年。2000年沈阳药科大学获批设立当时国内首个药事管理方向博士点并开始招生，该校客座教授苏怀德成为我国第一个药事管理方向的博士研究生导师。2002年，经教育部批准，中国药科大学首次在药学一级学科下设置了社会与管理药学博士专业；2003年，沈阳药科大学、四川大学在药学一级学科下设置药事管理学博士专业；天津大学在管理科学与工程一级学科下设置了药事管理学博士专业；第二军医大学在社会医学与卫生事业管理专业下招收药事管理方向的博士研究生。

2004年国家在本科专业目录中设置了药事管理专业（专业代码为：100810），该专业的培养要求为：本专业学生主要学习药学及法学、行政学、管理学等社会科学的基本理论和基本知识，掌握现代社会科学基本理论和研究方法，精通药学专业知识，具有计划、协调、组织和决策方面的基本能力。2004年中国药科大学首次招收药事管理本科专业学生，2006年沈阳药科大学开始招收药事管理本科专业学生，学制均为4年。

现如今，药事管理学科的建设已经取得了较好的成果。在本科学科建设上，《中国药学年鉴2020—2021》统计显示，截至2020年底，全国设置药学相关专业（药学、临床药学、药物制剂、药物化学、药物分析、药事管理、中药学、中药制药、中药资源与开发、海洋药学、中草药栽培与鉴定、藏药学、蒙药学、制药工程、生物制药共15个专业）的普通高等院校共有488所，其中综合院校150所，医药院校105所，理工院校108所，师范院校71所，农业院校30所，民族院校10所，财经院校11所，林业院校

2 所，语言院校 1 所。专门开设药事管理专业的学校共有 13 所，见表 1-1。2023 年中国研究生招生信息网的"硕士目录查询"显示，全国招收药事管理、社会与管理药学专业硕士研究生的院校有 26 所，见表 1-2。2023 年中国研究生招生信息网的"博士目录查询"显示，以药事管理专业招收博士研究生的有沈阳药科大学，以社会与管理药学专业招收博士研究生的院校有中国药科大学、海军军医大学、新疆医科大学，其他学校，如清华大学以药学专业招收社会与管理药学研究方向的博士研究生。具体情况见表 1-3。

表 1-1 我国开设药事管理专业的高等院校

学校名称	学校类型	专业所在院系	专业创建年份
中国药科大学	医药	国际医药商学院	2004 年
沈阳药科大学	医药	工商管理学院	2006 年
天津商业大学	财经	生物技术与食品科学学院	2008 年
南京中医药大学	医药	卫生经济管理学院	2011 年
广东药科大学	医药	药学院/医药商学院	2011 年
长春中医药大学	医药	健康管理学院	2012 年
大连医科大学中山学院	医药	管理学院	2012 年
南京中医药大学翰林学院	医药	卫生经济管理学院	2012 年
东南大学成贤学院	综合	化学与制药工程系	2012 年
贵州医科大学	医药	医药卫生管理学院	2013 年
辽宁中医药大学杏林学院	医药	药学系	2016 年
北京中医药大学	医药	管理学院	2017 年
山西中医药大学	医药	健康服务与管理学院	2022 年

表 1-2 2023 年招收药事管理相关专业硕士研究生的院校情况统计

学校名称	所在院系	专业代码及名称	研究方向
北京大学	药学院	(105500)(专业学位)药学	(06)药事管理
新疆医科大学	药学院	(1007Z2)社会与管理药学	(00)不区分研究方向
沈阳药科大学	工商管理学院	(1007Z3)药事管理学	(01)药事法规与药品政策
			(02)药品安全与风险管理
			(03)药品研发与注册管理
			(04)药物经济学
			(05)药品知识产权管理
			(06)医药经济与管理
		(105500)(专业学位)药学	(09)药事管理学研究方向
郑州大学	药物研究院	(1007Z1)药事管理学	(01)医药经济管理研究
			(02)药品质量监督与管理
			(04)药事法规与药品政策
西安交通大学	医学部	(1007Z2)药事管理学	(01)药事管理学
湖南中医药大学	人文与管理学院	(1007Z1)医药经济与管理	(01)医药经济与政策
长春中医药大学	健康管理学院	(1007Z2)社会发展与管理药学	(01)医药政策与发展战略研究
			(02)药事与企业管理
			(03)药物经济学
			(04)医药企业创新与创业管理

学校名称	所在院系	专业代码及名称	研究方向
福建中医药大学	人文与管理学院	(1007Z1)社会发展与药事管理学	(00)不区分研究方向
海军军医大学	校直院系中心	(1007Z3)社会与管理药学	(01)药物政策评估与大数据挖掘
			(02)医药物流与供应链管理
			(03)应急卫生物资保障;大数据挖掘
中国药科大学	国际医药商学院	(1007Z2)社会与管理药学	(01)医药政策与法规研究
			(02)医药知识产权研究
			(03)医药产品注册与质量监管研究
			(04)医药产业经济及政策研究
			(05)卫生政策与医疗保障
			(06)医药大数据和科技评价
	基础医学与临床药学学院	(105500)(专业学位)药学	(07)管理药学
安徽医科大学	药学院	(1007Z2)社会与管理药学	(00)不区分研究方向
昆明医科大学	不区分院系所	(1007Z2)社会与管理药学	(01)药品评价及药物经济学
		(105500)(专业学位)药学	(31)医药政策法规及药品上市后评价
			(34)临床药学及药事管理
云南中医药大学	人文与管理学院	(1007Z1)社会与管理药学	(00)不区分研究方向
南通大学	药学院	(100700)药学	(08)社会与管理药学
华中科技大学	药学院	(100700)药学	(07)社会与管理药学
广东药科大学	药学院	(100700)药学	(08)社会与管理药学
		(105500)(专业学位)药学	(05)药品流通与管理
四川大学	药学院	(100700)药学	(08)药事管理学
暨南大学	药学院	(105500)(专业学位)药学	(03)管理药学
空军军医大学	第一附属医院	(105500)(专业学位)药学	(05)药事管理
南方医科大学	药学学位评定分委员会	(105500)(专业学位)药学	(03)管理药学
河南大学	药学院	(105500)(专业学位)药学	(06)社会与管理药学
			(08)药品监管科学
福建医科大学	药学院	(105500)(专业学位)药学	(02)管理药学
延边大学	药学院	(105500)(专业学位)药学	(03)药事管理
徐州医科大学	药学院	(105500)(专业学位)药学	(03)社会药学
首都医科大学	临床药学系	(105500)(专业学位)药学	(01)医院药事管理与药学服务、慢病药物治疗管理与安全用药研究
			(02)临床药学、药物警戒与药物经济学研究
			(03)药事管理、康复临床药学方向、中医药知识产权法学研究
			(04)妇产科临床药学、药事管理学研究
			(06)个体化药物治疗与药物治疗管理、药事管理与智慧药学研究
			(07)合理用药、循证药学研究

学校名称	所在院系	专业代码及名称	研究方向
解放军医学院	不区分院系所	(105500)(专业学位)药学	(03)主要研究方向为医院药学管理、军事物流药品保障研究和老年人合理用药研究

表 1-3　2023 年招收药事管理相关专业博士研究生的院校情况统计

学校名称	所在院系	专业代码及名称	研究方向
清华大学	药学院	(100700)药学	社会与管理药学
沈阳药科大学	工商管理学院	(1007Z3)药事管理学	01 医药投资效益与管理、药物经济学与医药政策
			02 药事管理与医药 R&D 政策
			03 药品知识产权、药物政策
			04 药品监管科学、药事管理与药品政策研究
			05 药事管理及药品政策研究
中国药科大学	国际医药商学院	(1007Z2)社会与管理药学	01 医药政策与法规研究
			02 医药政策法规与医药知识产权
			03 医疗保险与国家药物政策研究
			04 医药产业创新政策
			05 药物政策与药学服务研究
			06 医药大数据与科研评价
海军军医大学	校直院系中心	(1007Z3)社会与管理药学	01 药物政策评估与大数据挖掘
新疆医科大学	药学院	(1007Z2)社会与管理药学	药物政策与药学服务研究
天津大学	药物科学与技术学院	(1204Z2)卫生事业与药事管理	—
四川大学	药学院	(100700)药学	05 药事管理学
西安交通大学	医学部	(100702)药剂学	03 药事管理与合理用药
暨南大学	药学院	(100702)药剂学	02 药事管理(药物经济学)
华中科技大学	医药卫生管理学院	(120402)社会医学与卫生事业管理	05 药物政策与管理

　　在课程建设上，药事管理学被国家教育部门列为药学专业的核心课程，从政策上保证了该学科的发展。目前，各高等医药院校均将其列为必修课程。除药事管理学课程外，一些高校还为本科生、研究生开设了药事管理学系列课程，如药学史、药品质量管理与监督、医院药事管理、药品生产经营质量管理、药品市场学、新药开发管理、药事法规、药品生产企业管理、药物经济学等。供各层次学生使用的药事管理学教材也相继出版，保证了药事管理教学的需要。

　　在学术交流与科研上，1987 年我国第一个药事管理方面的学术期刊《中国药事》杂志创办后，随着药事管理学的发展，很多学术期刊先后开设了药事管理专栏。如《中国药房》《中国新药杂志》《中国现代应用药学》《中国医院药学杂志》《中国医药工业杂志》《沈阳药科大学学报》等都开设了药事管理专栏，对药事管理学科的学术交流和科研工作起了很大的推动作用。此外，近年来，药事管理科研工作逐渐加强，国家自然科学基金、国家社会科学基金等国家级研究课题纷纷设立，专业学术论文在国内外各药学相关期刊上也大量发表。

（二）美国药事管理学科的发展

　　在美国药学教育中，"药事管理（pharmacy administration）"一词最早出现在 1950 年，而药事管理学科（the discipline of pharmacy administration）的萌芽则要追溯到 1910 年，至今已有超过百年的历史。

1. 商业药学阶段

1906 年，《纯净食品和药品法案》（*Pure Food and Drug Act*）通过，是美国首个对食品和药品进行监管的法律，旨在保护公众免受不安全和假药的危害。这标志着对药品管理的正式开始，奠定了后来药事管理学科的基础。

1910 年美国教育理事会（American Council on Education，ACE）公布的第 1 版《药学专业教学大纲》中，药学课程总计 1000 学时，其中只有 50 学时的商业药学（commercial pharmacy）和 5 学时的法学（jurisprudence）课程。1916 年美国药学教师协会（现在的美国药学院协会，American Association of Colleges of Pharmacy，AACP）划分了 6 个分会，分别为物理与化学、药剂学与配制、植物学与生药学、生理学与药理学、微生物与免疫学、商业与法律药学（commercial and legal pharmacy），第一次确立了商业药学的官方地位，这阶段的教学主要是与药师密切相关的药房工作实践。为了使学科的名称更具学术性，在 1928 年 8 月 21 日的分部年会上，商业与法律药学分会正式更名为药物经济学（pharmaceutical economics）分部，该名称的更改标志着药事管理学学科的开端。1932 年 ACE 公布的药事管理学课程增加了经济学、会计学、商品学、广告学和推销学，这个阶段学科的课程主要以商业为主。

2. 药事管理学阶段

1938 年《联邦食品、药品和化妆品法案》（*Federal Food，Drug，and Cosmetic Act*，FDCA）颁布，进一步加强了对药品的监管，确保其安全性和有效性，为药事管理建立了更全面的框架。1938 年 AACP 召开的药物经济学分委员会年会的调查问卷中首次使用"药事管理"一词以表达教师们对"管理"的理解。1950 年 AACP 将所有专业认可文件中有关药物经济学和药物管理学的称谓统一改为药事管理学。1952 年 ACE 公布的药事管理学大纲又将商品学、广告学和推销学改为药品市场营销，并增加了零售药店管理的课程，至此，药事管理学课程已达到 144 学时。药事管理学教学内容由单纯的商业药学向更广泛的领域拓展。药事管理学科从药店经营向药学实践活动管理转变并得到社会的认可和支持。1949 年普渡大学经批准率先招收药事管理学博士研究生。1952 年药事管理专业硕士学位在药学院校全面获得批准设立，博士学位则部分获得批准设立。

3. 社会与管理药学阶段

20 世纪 60 年代，随着临床药学的兴起，药师单纯配药的社会角色发生变化，由面向药品转为面向患者，药师要对患者和药品消费者负责。药学专员越来越重视研究药学实践环境与药物治疗合理性之间的关系。在 20 世纪 60 年代中期，美国各药学院校兴起了一股社会学课程的热潮，开设课程有社会和管理科学、卫生保健管理、药学实践中的社会经济。至 1982 年，美国共有 44 所药学院校设立了药事管理硕士或博士学位。1985 年，美国教授 Manasse 和 Rucker 定义药事管理学为：药事管理学是药学科学的一个分支学科，它的研究和教育集中于应用社会、行为、管理和法律科学，研究药学实践中完成专业服务的环境的性质与影响。到 20 世纪 90 年代，社会学、心理学、市场学和管理学共同构成了药事管理学的基础。1993 年，AACP 药事管理学分会正式更名为"社会管理药学（social and administrative pharmacy）"分会。

三、药事管理学科的定义、性质及课程体系

（一）药事管理学科的定义及性质

1. 药事管理学科的定义

目前国内教科书或科研文献中对药事管理学尚无统一的公认的定义。例如，学者何宁认为："药事管理学是研究药学事业各部分活动及其管理的基本规律和一般方法的科学，是应用管理学、社会学、经济学、法学、行为科学等学科的原理和方法总结药事管理活动的规律，指导药学事业健康发展的科学。"

学者杨世民认为："药事管理学是研究药事管理活动的基本规律和一般方法的应用学科。是药学科学的分支学科。该学科以药品质量管理为重点、解决公众用药问题为导向，应用社会学、法学、经济学、管理学与行为科学等多学科的理论与方法，对药品研制、生产、经营、使用以及药品监督管理等活动或过程

进行研究，总结其基本规律，指导药学事业健康发展。"

尽管各位学者对药事管理学科的表述不尽相同，但都认为药事管理学科的核心是研究药事管理的活动。本教材结合各位学者对药事管理学科的定义，从药事管理学科的研究对象、研究范围、研究方法及研究目的对药事管理学科进行定义。

药事管理学科的研究对象为：药事管理活动（药品研制、生产、经营、使用和监督管理等有关的一系列事项）的基本规律和一般方法。

药事管理学科的研究范围如下。其一，宏观药学事业活动主体，主要指药品监督管理活动主体，包括国务院药品监督管理部门、国务院有关部门、各省（自治区、直辖市）人民政府药品监督管理部门、药品专业技术机构等。其二，微观药学事业活动主体，主要指从事药品研制、生产、经营、使用活动的主体，包括药品上市许可持有人、药品生产企业、药品经营企业、医疗机构、药品临床试验机构、药品非临床安全性评价研究机构等；其他药事组织，包括药品行业协会、新闻媒体等；药事活动中的个体，包括患者、药师、医师、药学服务提供者等。

药事管理学科的研究方法为：应用社会学、法学、经济学、管理学等多学科的理论与方法。

药事管理学科的研究目的为：总结药事管理活动的规律，指导药学事业健康发展。

因此，本教材对药事管理学科的定义为：药事管理学是应用社会学、法学、经济学、管理学等多学科的理论与方法，研究宏观和微观各类药学事业活动主体在药事管理活动的基本规律和一般方法，从而总结药事管理活动的规律，指导药学事业健康发展的科学。

2. 药事管理学科的性质

（1）药事管理学是一门交叉学科

药事管理学是药学与社会科学（管理学、社会学、法学、经济学）交叉渗透而形成的边缘学科，涵盖了药学、管理学、社会学、法学、经济学等学科的理论和知识。

（2）药事管理学是药学的一个分支学科

药事管理学是药学科学与药学实践的重要组成部分，其运用社会科学的原理和方法研究现代药学事业各部门活动及其管理，探讨药学事业科学管理的规律，促进药学事业的发展。

（3）药事管理学具有社会科学的性质

药事管理学主要探讨与药事有关的人们的行为和社会现象，研究对象是药事活动中的管理组织、管理对象的活动、行为规范以及他们之间的相互关系。因此，药事管理学具有社会科学的性质。

（二）药事管理学科的课程体系

1. 中国药事管理学科的课程体系

中国药事管理学科的课程体系主要包括理论教学和实践性教学。

（1）理论教学

理论教学课程体系主要由药学课程模块、社会科学课程模块、药事管理专业课程模块等组成。

① 药学课程模块：包括无机化学、有机化学、分析化学、物理化学、人体解剖学、生理学、微生物与免疫学、生物化学与分子生物学、临床医学概论、药理学、药物分析、药剂学、药物化学等。

② 社会科学课程模块：包括管理学、民法、经济法、行政法与行政诉讼法、行政管理学、社会保障学、组织行为学、宏观经济学、微观经济学、会计学、市场营销学等。

③ 药事管理专业课程模块：包括中国药事法规、国际药事法规、药品质量管理规范、医学伦理学、药物经济学、药品知识产权等。

（2）实践性教学

该环节包括专业类实验、实训和毕业实习与毕业论文（设计）。

① 专业类实验、实训：主要包括基础化学类实验（无机化学、有机化学、分析化学、物理化学、生物化学）、基础医学类实验（人体解剖学、生理学、微生物与免疫学）、药学专业类实验（药物化学、药剂学、药理学、药物分析、生药学）等。开展药事管理学实践教学，训练学生掌握社会调查的方法，并开展医药企业实训。

② 毕业实习与毕业论文（设计）：毕业实习与毕业论文（设计）时间为 16 周。毕业论文（设计）选题应体现药事管理专业人才培养要求，保证一人一题。所有学生均须通过答辩获得毕业论文成绩。

2. 美国药事管理学科的课程体系

美国药学院校开设的药事管理专业的名称略有差别，各个系也被冠以不同的名称，如卫生保健管理系、药学社会科学系、药学行为与社会科学系等，课程体系也有所差别，但都属于"药事管理学"学科。比较知名的开设药事管理学专业的大学有华盛顿大学（University of Washington）、普渡大学（Purdue University）、密西西比大学（University of Mississippi）、俄亥俄州立大学（The Ohio State University）、亚利桑那大学（University of Arizona）、明尼苏达大学（University of Minnesota）、托莱多大学（The University Toledo）等。下面以托莱多大学的本科药事管理学课程体系及华盛顿大学药事管理学研究生课程体系为例。

（1）托莱多大学（The University Toledo）药事管理学本科课程体系

托莱多大学是美国提供药学理学学士（bachelor of science in pharmaceutical sciences，BSPS）的 19 所大学之一。其药学院下设药学实践系（department of pharmacy practice），包含四个专业：化妆品科学与配方设计（BSPS in cosmetic science and formulation design，PCOS）、药剂学（BSPS in pharmaceutics，PHAR）、药事管理（BSPS in pharmacy administration，PHAM）、化妆品科学辅修（cosmetic science minor）。

药事管理学专业为 4 年制，学生需要学习两年的药学课程，包括药理学、药物化学、解剖学和生理学。后两年，学习商业课程，包括经济学、管理学、营销学以及商业统计、分析。所有本科生均须完成为期 10 周的实习。药事管理就业方向为：连锁药店和独立社区药店担任店长或区域/部门经理，医院和卫生系统担任数据分析师或部门主管，医药行业担任销售代表以及财务、监管事务和营销专业人员，医疗保险公司、政府机构、药物研究和合同研究组织人员等。

（2）华盛顿大学（University of Washington）药事管理学研究生课程体系

华盛顿大学于 1995 年设立药品效果研究与政策专业（pharmaceutical outcomes research and policy program）。由于该校药学院与医疗机构、制药企业和政府组织建立了十分紧密的关系，因而该专业成为美国知名的药物流行病学、药物经济学和药品政策学研究中心。研究生分配去向主要是在高等院校从事科研和教学工作，在制药企业、生物技术公司、医疗器械企业从事产品安全性和经济性评估工作，也有人在医疗机构、医疗管理组织内从事与药品补偿问题有关的工作。

目前，华盛顿大学药学院授予的药事管理学相关的硕士学位有健康经济学与效果研究硕士（MS Programs in health outcomes，policy，and economics，CHOICE）与生物医学监管事务硕士（MS in biomedical regulatory affairs，BRAMS）。健康经济学与效果研究硕士培养开展比较有效性研究、用药安全研究以及医疗保健干预和健康保险成本效益研究，学生必须至少获得 42 学分，其中核心课程 29 学分，研讨会3 学分，论文 9 学分（HEOR 700）。生物医学监管事务理学硕士培养医疗产品开发法规方面的专业知识，并学习医疗产品的监管流程。非全日制的学生完成 14 门课程，总共 45 个学分。全日制的学生还需至少选修 7 个额外学分的选修课，总共 52 个学分。

📖 **知识拓展**

美国密西西比大学开设的药事管理专业研究生教育课程概况

美国药事管理研究生教育（graduate program in pharmacy administration，GPPA）是 20 世纪 60 年代发展起来的，已经非常普及。美国药学院 GPPA 根据自己不同的办学宗旨，在研究方向、课程设置等各方面都有自己的特色。如美国密西西比大学药事管理系办学宗旨是提供最高质量的药事管理研究生和本科生教育。美国密西西比大学（University of Mississippi）在 1961 年就开展研究生教育，是美国最早开展 GPPA 的学校之一，在药事管理专业具有很高的地位，能够提供最高质量的 GPPA，是美国 GPPA 的典型代表。密西西比大学对药事管理系的硕士生主要开设以下课程。①核心课程：数据技术、药事管理研究方法、高级药品市场营销、药品开发和市场推广、医疗保健系统管理、药事管理专论、保健经济学。②市场方向（专业课）：市场营销管理、市场营销研究、市场广告、高级药品市场营销、药事管理研究、论文或学位论文。③管理方向（专业课）：高级组织行为理论、生产和操作管理、组织理论、集体契约、劳动者关系、管理信息系统、论文或学位论文。从以上课程设置可以看出，美国密西西比大学药学院在药事管理和营销方面的优势，包括基础课程，每门课程都有很强的专业性和技术性，既有药事管理最前沿的内容，药事管理专论，也有药事管理的研究方法，把方法性和技术性的知识教给学生，才能让他们真正掌握本领，从而使该校毕业生能够在这个领域取得成就。

美国密西西比大学药事管理系的研究方向主要为消费者行为、消费者决策、医疗服务交付、医疗保健技术、药品消费行为、药品定价、医疗管理、药物经济学、流行病学、伦理学、药学教育、药房管理学、医疗保健产出、药物政策、药学市场营销及生活质量。其药事管理研究生教育培养了面向学术界、制药行业、医疗组织、专业协会、咨询和营销研究公司、政府机构等的创新型人才。

四、药事管理学与相关学科的关系

药事管理学是药学的二级学科，但同时也具有社会科学性质。它的教育与研究除了扎根于药学及其分支学科之外，更集中于社会学、法学、经济学、管理学等社会科学，全面体现了药品研制、生产、经营、使用、价格、信息等诸多管理与实践。

（一）药事管理学与药学其他学科的关系

药事管理学与药学其他学科的研究目标相同，都是为公众防治疾病、保证药品质量、保障公众用药安全和合法权益、保护和促进公众健康。药事管理学科研究需要以药学学科的专业知识和背景为基础，但药事管理学主要应用社会科学的理论和方法来解决药事问题，与药学其他学科在研究的角度、所应用的基础理论、研究方向、方法和研究成果等方面均有所不同：

① 关于药品的研究，药学其他学科主要从理化性质、药理、病理、生理等方面进行研究，如某药品的成分、化学结构、药理作用、治疗适应证等，而药事管理学从社会、心理、传统、管理及法律等方面进行研究，如历史及现在，社会与个人如何看待药品及其作用，处方及其应用的社会、心理、行为分析。

② 关于新药的研究和药品生产，药学其他学科从药物的提取分离、合成、组合、制剂、吸收、分布、代谢、作用机理、生产工艺、质量分析、检验等方面进行研究，而药事管理学从药品研究与开发管理、质量管理、法律控制、经营管理、社会问题、资源合理利用等方面进行研究。

③ 关于影响药品作用的因素，药学其他学科从物理、化学、生物学以及生物利用度、药动学等方面进行研究，而药事管理学则从患者心理、社会经济条件、用药管理等社会、经济、管理方面进行研究。

④ 关于药品的效用评价，药学其他学科从治疗效果、毒副作用、药物不良反应等生理学、病理学效应等方面进行研究，而药事管理学从人们的健康权利、生命质量、对医疗的满意程度、人均期望寿命、社会经济发展水平等社会、心理、经济方面进行研究。

（二）药事管理学与社会科学其他学科的关系

药事管理学科研究的理论与方法来源于社会科学，药事管理学基本原理的应用取决于药学实践自身的要素和性质，以及与药品监督管理实践相关的各种变化形式。例如：法学为药品管理立法提供了法律框架，药事法规的框架、制定程序、实施要求、法律责任都要遵循法学的原理。法学指导着药品法规的实施，以达到依法治药、依法管药的目的。管理学的理论和方法对药事管理具有普遍指导意义，是药事管理学科的重要基础。在药事管理工作中，涉及管理对象（药厂、药房、医药公司）、管理过程和管理方法等。在药事管理过程中运用管理学的原理、方法分析环境，探索以最少量的经费、时间、人力和物质的投入来实现组织目标，提高工作效率。社会学是药事管理学的重要理论基础之一，药事管理是社会中有关药学活动的管理，国外有的国家将其称为社会药学或社会与管理药学。药事管理学的许多名词术语如功能、职业、社会群体、社会制度、社会任务等及研究药事管理学的方法如社会调查的方法等均来自社会学。

（三）药事管理学与公共卫生其他学科的关系

药事管理学科及其分支学科（如药物经济学）与公共卫生相关学科（如社会医学与公共卫生事业管理、卫生经济学等）具有相近的理论基础，均是公共管理、经济学、行为科学理论和方法在医药卫生专业领域应用发展而来，所采用的研究方法本质上也是相似的，且在医药政策、医疗体制改革等领域，这两类学科的研究具有越来越多的交叉融合趋势。但两者着眼点不同，公共卫生的各分支学科主要着眼于公共卫生服务、预防保健、医疗机构的医疗服务等，药事管理学科着眼于药物机构或医疗机构中与药物相关的部门、药学服务的投入与产出等。在药物领域的研究，公共卫生学科更多着眼于宏观医药卫生政策，卫生经济的发展，药物政策及药事法律法规的制定、执行及效果等。

第三节　药事管理学的研究内容和方法

一、药事管理学的主要研究内容及研究方向

（一）药事管理学的主要研究内容

根据药事管理的定义，药事管理学研究可分为宏观药事管理学研究和微观药事管理学研究两个方面。宏观药事管理是指国家对药事活动的管理；微观药事管理是指药事组织或单位的内部管理。

宏观药事管理主要包括三个方面的内容。第一，为保障药品安全，国家对药品的监督管理。主要指国家为加强药品管理，保证药品质量，保障公众用药安全和合法权益，保护和促进公众健康颁布的《药品管

理法》及其他相关法律法规涉及的内容，如：药品研制和注册管理、药品生产经营监督管理、医疗机构药事管理、药品上市后管理、药品价格和广告管理、药品储备和供应管理等。第二，国家对医药产业的管理。主要包括与医药产业健康高质量发展有关的内容，具体而言就是如何在保证社会效益的同时保证医药产业可持续发展，创造更大经济效益的问题，例如产业规划、产业政策、产业布局、产业结构等。第三，医药教育管理。主要包括国家如何运用行政的、经济的、法律的、市场的手段和机制以促进药学教育的健康发展，保证药学教育能为药事单位持续地提供所需的高素质人力资源。

微观药事管理主要包括：从事药品研制、生产、经营、使用活动的主体（包括药品上市许可持有人、药品生产企业、药品经营企业、医疗机构、药品临床试验机构、药品非临床安全性评价研究机构等）；药事组织（包括药品行业协会、新闻媒体等）；药事活动中的个体（包括患者、药师、医师、药学服务提供者等）的内部管理。如药品生产企业的药品采购储存与保管、生产管理、药品质量管理、药品营销等活动，教学科研单位的药事管理学科建设、课程设置、人才培养等活动。

综上所述，药事管理学的主要研究内容有：

（1）医药法律与政策

根据社会和药学事业的发展，研究药品管理法律法规的制定，为药事管理提供法律依据。研究医药行业药品政策的制定，促进医药行业高质量发展。

（2）药品注册与审批

研究药品的注册和审批流程，如新药的临床试验、药理毒理研究、申请审批等，确保药品上市前的科学性和安全性。建立公平、合理、高效的评审机制，提高我国上市药品在国际市场的竞争力。

（3）药品质量与安全

研究药品的质量标准、质量控制、药品检验方法等，保障药品的质量和使用安全。

（4）药品市场监管

研究药品市场的监管机制、药品流通监管、药品价格等，防止不正当竞争和假劣药品流通。

（5）药品信息管理

研究药品的信息发布、药品说明书、广告宣传、互联网药品信息服务管理等，确保药品信息的准确、客观和透明。

（6）药物合理使用

研究药物的合理使用准则、用药指导，以促进患者合理用药、减少药物不良反应。

（7）药品经济学

研究药品价格、药品市场经济规律、医药保险政策等，分析药品在经济层面的影响。

（8）医疗机构药事管理

研究医疗机构内药事组织体制结构、技术人员配比，药品采购、储存、供应等管理，调剂业务管理，自配制剂业务管理，药品质量监督管理，临床药学业务管理，药学服务管理，药学技术人员继续教育管理等。

（9）药店及药学服务管理

研究药店的经营管理，药师在药店开展处方调剂、用药指导、药品不良反应监测、健康宣教等药学服务工作。

（10）药事管理组织

研究药事工作的组织方式、管理制度和管理方法，国家权力机关关于药事组织机构设置、职能配置及运行机制等方面的制度。药事管理学运用社会科学的理论，分析、比较、设计和建立完善的药事管理组织机构及制度，优化职能配备，减少行业、部门之间重叠的职责设置，提高管理水平。包括药品监督管理组织，药品行业管理组织，药学教育、科研机构及社会团体等组织机构。

（11）药学技术人员管理

研究药学技术人员管理的职责、权利、义务，应遵守职业道德规范。通过法律的手段对药学技术人员进行管理。

（12）国外药事管理

研究不同国家或地区的药事管理制度，推动国际药品监管合作，促进跨国药品流通。

（二）药事管理学的研究方向

药事管理学是一个涵盖广泛领域的学科，药事管理学学科所涵盖的内容相当广泛，包括社会药学、药事法学、药品监管科学、药物经济学、药物政策学、医疗机构药事管理、药事伦理学、医药企业管理、医药市场营销等若干个研究方向。

1. 社会药学

社会药学是应用社会学的观点和方法研究药学的学科，是社会科学与自然科学相结合的边缘学科。社会药学关注药物在社会层面的使用和影响。它是重点研究和解决公众在药品获得及使用过程中的社会因素与制度保障等问题的一门学科，具有社会科学的属性。

2. 药事法学

药事法学作为研究现代法学和药学管理活动基本规律与一般方法的科学，在吸收借鉴传统药物管理经验与实践的基础上，同现代药学和现代管理学相结合，使法学内容更加丰富和完善，从而使药学管理被逐步纳入科学化、规范化、法制化管理的范畴。

3. 药品监管科学

药品监管科学属于新兴的前沿交叉科学。监管科学是应对科技创新、产业发展、健康需求等多方位挑战的时代产物，是监管机构基于药品安全监管职责和满足公众健康需求使命而主动采取的变革性措施。它运用多学科理论，从监管机构角度研究如何创新监管工具、标准和方法，为科学监管和监管决策提供新的科学证据，促进新兴科技及时引入监管决策，帮助监管机构履行监管事务和监管决策，是监管机构履行职责和使命的现代化装备和手段。

4. 药物经济学

药物经济学是卫生经济学的分支，同时也是药事管理学学科的组成部分。它以药学、流行病学、生物统计学等多学科知识为基本支撑，应用经济学等相关理论，探讨药品的经济影响和市场规律，包括药品价格形成机制、医药保险政策、药物的成本效益分析等。药物经济学研究为合理药品定价、医疗资源分配和医药政策制定提供了理论支持。

5. 药物政策学

药物政策学运用公共政策学的基本原理和方法，系统研究药物政策的产生、发展及其变化规律，为政府各相关部门共同参与制定药品的研制、生产、流通、使用和监督管理方面的政策提供决策依据。有些重大的政策在条件成熟后，则上升、转化为制度。在药学实践中，研究相关的政策和法律也是为了保障药事活动的有序进行，调整和规范药事行为，从而促进药学事业的健康发展。

6. 医疗机构药事管理

医疗机构药事管理是指医疗机构以病人为中心，以临床药学为基础，对临床用药全过程进行有效的组织实施与管理，促进临床科学、合理用药的药学技术服务和相关的药品管理工作。传统的医疗机构药事管理主要是指采购、贮存、分发药品的管理，自配制剂的管理，药品的质量管理和经济管理等，即对物的管理。随着现代医药卫生事业的发展，医疗机构药事管理的重心，也从对"物"的管理，逐步转变为重视"人"用药的管理，即以对患者合理用药为中心的系统药事管理，在药品使用各个环节上均要实施规范化管理，而且强调药学要面向社会拓展服务内容。

7. 药事伦理学

药事伦理学关注药物的伦理问题，如药物试验伦理、药物利益平衡、药物信息透明等。它研究药物在伦理层面的合理应用，维护患者权益和社会公正。

8. 医药企业管理

医药企业管理也是药事管理学学科的组成部分，是运用管理学的基本理论和方法，研究对象（药品生产、经营企业等）系统管理活动规律的科学。其研究内容以管理学的基本理论为核心，从属于基础的管理学原理，并涵盖了企业所有的管理范畴。它包括研发管理、生产管理、市场推广策略、供应链管理等方面，要解决的最重要的问题是提升医药企业的经济效益和社会效益，使医药企业能够在健康、快速发展的同时，向社会提供合格优良的药品和服务。

9. 医药市场营销

医药市场营销关注药品市场推广和销售。它研究药品的市场定位、品牌推广、销售渠道、顾客行为等，为药品在市场中的成功推广提供战略支持，旨在提高企业的竞争力。

二、药事管理学的主要研究方法及研究特征

药事管理学是药学和社会科学相互联系、交叉渗透形成的边缘学科。药事管理研究属于社会科学性质，也具有自然科学研究的客观性、系统性、实证性、验证性及复制性等特征，但因研究对象以"人"与"社会"为主，故其研究环境与条件、研究结果的解释程度等，均与以"物"及"自然"为主的自然科学研究有所差别。因此，药事管理学的主要研究方法兼具了社会科学与自然科学的特点，但与社会科学的研究方法更类似，主要有文献研究法、调查研究法、实验研究法及实地研究法四种。

（一）药事管理学的主要研究方法

1. 文献研究法

文献研究法是指通过查阅、收集有关药事管理的科研文献材料，获取所需信息、知识、数据和观点的研究方法。药事管理学文献的主要载体是图书、报刊、会议文献、各种文件、学位论文、科技报告、专利文献、磁盘、光盘及各种音像视听资料等。文献研究可划分为内容分析、二次分析以及现存统计资料分析三种。内容分析是一种对文献内容进行客观、系统和定量描述的研究技术。二次分析是直接利用其他研究者所收集的原始资料数据进行新的分析或对数据加以深度开发。现有统计资料分析是对各种官方统计资料进行的分析研究。文献研究法在资料分析阶段一般采用定量分析和比较分析方法。

文献研究法适用于研究不可能或不方便直接接触的研究对象，也有利于纵向分析研究，尤其适用于研究药事管理活动发展趋势一类的问题。另外，文献研究法所需费用低、时间短、研究的可靠性较高。但研究过程中获得的文献不一定能满足研究者的需要，这些文献资料受一定历史阶段的限制，可能有偏见、不完全或有选择的残缺，另外，二手文献中已有的评价结论不一定再适用于现在的情况，因为环境已经发生改变，评价标准也已发生改变。

2. 调查研究法

调查研究方法分为抽样调查方法和普查方法两类。由于普查具有实施难度大，耗时耗力的特点，普查通常由国家行政机关进行。药事管理学的调查研究法主要采用抽样调查法，即从总体中抽取一定数量的样本，根据样本特征推断总体特征，主要适用于描述性、解释性或探索性研究。在调查研究法中，主要有问卷调查和访谈两种方式。

（1）问卷调查

问卷调查又称为问卷法，问卷法要求回答或阅读问题并填写答案。在调查研究法中，问卷往往是不可或缺的研究工具，问卷设计是技术性、专业性很强的工作，设计的样式、问题提问的方式和难易程度以及题目的顺序等都直接影响到调查的成功与否。

① 问卷的结构。问卷由封面信、指导语、问题及答案、编码等构成。问题及答案是问卷的主体，问卷中的问题从形式上可分为开放式和封闭式两类。开放式问题指不提供具体答案而由回答者自由填答的问题，封闭式问题是在提出问题时，给出若干答案，让调查者选择。从问题的内容来看，可归结为特征、行为和态度三方面的问题。特征问题是指用来评估被调查者基本情况的问题，如年龄、性别、职业、文化程度等；行为问题用来评估被调查者过去发生或现在进行的某些实际行为和事件；态度问题则是指那些被调查者对某一事物的看法、意愿、情感、认识等涉及主观因素的问题。问卷应避免倾向性、诱导性、敏感性、否定性问题，避免使用专业词汇。

② 问卷设计的原则。问卷设计水平会影响调查结果，在问卷设计过程中应遵循以下原则。一是合理性原则，问卷必须与调查主题紧密相关。二是一般性原则，问题的设置具有普遍意义，而避免过于注重细

节。三是逻辑性原则，问题与问题之间要具有逻辑性，问题应层层深入，环环相扣。如问题之间差异较大，可考虑将问卷分块设置，从而保证每个"分块"的问题都密切相关。四是明确性原则，问题的设置需具有规范性，即命题准确，提问清晰明确、便于回答，被访问者能够对问题作出明确回答等。最后，问卷设计还应便于整理和分析。调查指标的设计应尽量使用级别高的测量尺度，便于统计分析。统计指标的交叉分析结果对解释问题是有意义的。只有这样，调查工作才能收到预期的效果。

（2）访谈法

访谈法分为结构访谈和无结构访谈。访谈一般是面对面，也可以采用电话访谈方式。访谈法的优点主要是可以得到问卷法难以得到的深入的资料。缺点是费时，成本大，样本数有限，且研究者需要良好的公关和沟通技术，需要记录技术和访谈前的充分准备。

结构访谈需要设计访谈提纲，包括问题、提问次序以及可能提出的附加或试探性问题，研究者口头提出问题并记录答案。无结构访谈法，也叫做非标准化访谈，其主要特点是不预先设计问卷、调查表和问题程序。只给访谈员一个题目，围绕这个题目访谈员与被访者进行深入交谈，访谈员适时地提出问题，在访谈内容偏离主题时给予主动的提示或诱导来完成访谈的过程，如头脑风暴法。

药事管理学研究中使用的调查研究方法主要适用于描述性、解释性或探索性研究，调查研究中采用的问卷调查方法、随机抽样调查等符合统计学原则，便于进行后续的统计分析，给人以直观的数据。还特别适用于欲获得有关态度和倾向性问题的研究。但调查研究方法能够调查到的结果是否真实有效，与调查问卷设计有直接关系，能够写入调查问卷的内容只是研究者能够想到的，而现实的药事管理活动中有很多细节因素、专业因素不为研究者所了解，这些问题无法或不能在调查中体现出来，影响调查结果的效度。另外，调查研究中被调查者往往不是研究者能够完全控制的，被调查者的知识、情绪、修养、诚信等都会直接影响回答问卷的准确性。

3. 实验研究法

实验研究法是自然科学研究中经常采用的方法，如交叉实验、序贯实验、随机盲法实验等。社会科学研究因其实验影响因素难以控制而应用不十分普遍。因此，在药事管理学研究中可以应用实验研究方法，但有其适用范围，一般来说实验研究方法最适用于具有严密、准确的概念和假设的研究，特别适用于研究假设的检验，因为实验研究的核心是说明因果关系，因此更适用于解释性药事管理学问题的研究，而不适用于描述性研究。

实验研究在研究现场中进行，资料搜集与研究过程同步。实验研究法是在实验过程中，研究者通过引入或控制一个刺激因素即自变量（independent variable），以观察刺激因素即因变量（dependent variable）对实验观察指标的影响。自变量是因，因变量是果，实验研究一般具有定量研究的特征。

实验研究必须具备一些基本要素，包括实验刺激因素、前测与后测、自变量与因变量等。在一项实验设计中，通常需要对因变量（或结果变量）进行前后两次相同的测量。第一次在给予实验刺激之前，称为前测（pretesting）。第二次则在给予实验刺激之后，称为后测（posttesting）。为避免非实验因素对因变量的影响，通常还需设立对照组（control group），对实验组（experimental group）给予刺激，而对照组不给予刺激，研究者通过比较两组前测和后测的结果，来衡量因变量在给予实验刺激前后所发生的变化，反映实验刺激（自变量）对因变量所产生的影响。测量的方法既可以是问卷调查，也可以观察后记录。

实验研究对研究环境实行一定的控制或加入一些刺激因素（stimulus），因此实验不仅可以依据原因去预测结果，而且还可以通过控制原因去发现预期的结果。因此，在药事管理学研究中可用于政策推行之前的小规模测试，在微观药事管理学研究中也可应用，例如测试某种新管理方法、工具的有效性等，可避免大规模施行某项措施造成的损失。但实验也有可能与现实环境相去甚远。

4. 实地研究法

实地研究方法一般只用于定性研究，研究往往是为了解决问题。实地研究方法包括个案研究法和观察研究法等。以个案研究法为例。

个案研究也称为案例研究（case study method）。个案研究的第一阶段是搜集资料，进行个案描述。研究者通过深入现场，直接观察、记录、采集得到第一手资料，并通过文献研究法等搜集第二手资料。根据资料表明研究主题、陈述事实、说明问题、提出决策目标。第二阶段是诊断阶段，即寻找问题。该阶段主要工作是发现问题，从重要问题开始界定并罗列问题，寻求可能的原因，分析可能出现的潜在问题和预防措施。第三阶段是进行可行性研究，即设计解决问题的可行方案，分析可行性时，需明确影响或限制性的内在和外在因素，确定事实与问题的关系，考察可能的因果关系，设想对问题的改变策略和结果（是否能调节、是否能放大或缩小、是否能缩减、是否能重新排列、是否能组合等。总之，是否能变化）来解决问题。然后列举每个问题的所有可行方案。第四阶段是比较性研究，以此决定采用哪个方案。在这个阶段的研究中，对各个方案的差异性进行衡量，可采用系统分析法、经验分析法等比较各个方案的优点和缺点，然后在每个方案的后面列出优点和缺点，然后组成研究小组或专家组对方案进行评估。最后一个阶段就是确定性研究，即从评估后的方案中选择最优方案。选定方案的标准是该方案能够弥补问题与理想目标之间的偏差，有时通过目标定量化作出选择方案的决定，方案选定后进行方案验证，验证过程就是一个推究、挑剔、寻求一致看法，最后确定试行方案的过程。个案研究的最终决策应形成报告，提出解决问题的建议。

实地研究中研究者作为真实的成员和药事活动参与者参与到药事活动或事件之中，得到的信息效度较高。另外，实地研究方式灵活，操作程序不烦琐，适合研究复杂的药事活动或事件，特别适合为解决某一微观药事管理活动的具体问题而进行研究。但实地研究方式的分析方法只能采用定性分析方法，缺乏对研究结果的准确描述。在研究过程中也容易受到各种外界因素的干扰，有可能中断研究。

 教学案例

应急药品供应监测保障机制研究

一、选题

2021年6月，某大学药事管理课题组承担了某省药品监督管理局2021年科技创新项目"重大卫生安全事件应急药品供应监测保障机制研究"课题，旨在聚焦研究突发重大公共卫生事件背景下保证应急药品在生产、流通、储备、使用过程中高效、可及的运行方式，为某省乃至我国应急药品供应监测保障机制优化提供建议参考。

二、研究设计

本研究采用文献研究法及专家访谈法。引用罗伯特·希斯危机管理4R模型，构建了应急药品供应监测保障机制分析框架，按照缩减（reduction）、预备（readiness）、响应（response）、恢复（recovery）四个阶段分别对中国医药储备、美国国家战略储备（strategic national stockpile，SNS）在应急药品方面的管理措施及运行方式进行梳理分析。在全国范围内开展专家访谈，以政府部门、医药企业、医疗机构、高校的专家作为访谈对象，分别设计相应访谈提纲，并使用NVivo 14.0软件对专家访谈资料进行编码分析。对拟访谈对象、拟访谈专家数量以及访谈资料的记录汇总等进行了具体设计和安排，对前期的文献研究工作也拟定了具体的进度安排。

三、研究实施

1. 文献研究

从2021年6月至12月，广泛查阅国内外国家官方网站及数据库，如美国卫生与公众服务部（United States Department of Health and Human Services，HHS）官网、战略准备和响应管理局（Administration for Strategic Preparedness and Response，ASPR）官网等，获取所需信息，采用比较分析法横向对比我国和美国在法律法规、管理机构、监测系统、采购流程、储备形式、库存维护、监督检查、资金支持、申请调用、调拨配送等方面的差异，在明确两国应急管理体系差异的基础上，依据4R模型，凝练出美国应急药品供应监测保障机制上可借鉴的经验。

2. 专家访谈

邀请13名专家开展访谈，其中6位来自省级政府部门、4位来自医药企业、1位来自医疗机构、2位来自高校，所选的受访者均为在相关领域有丰富实践经验的专家。采用结构式访谈，围绕应急药品各阶段供应活动的现状及问题进行访谈，过程中也会根据被访者的表达内容进行追问，以获得更加详尽的陈述，拓展更多可挖掘信息。访谈全程录音，录音资料转换成文字资料，由课题组药事管理研究生进行梳理及精炼。

四、总结

1. 对访谈资料进行编码分析

基于 NVivo 14.0 软件具有的编码及归类等质性研究功能，对获取的资料进行分析并提炼所需的研究主题，在此基础上进一步论证。通过综合编码的方式对 13 份访谈资料进行编码，提炼出关键要素并将其概念化，作为一级编码；之后立足于研究构建的应急药品供应监测保障机制分析框架，对一级编码的共同特征进行分析归纳，统整形成二级编码；最后基于 4R 模型的缩减、预备、响应、恢复四个阶段再进行合并，建立三级编码，并得到代码层次图。

2. 对比分析

在文献研究的基础上，对中美应急药品的管理措施及运行方式开展系统分析，并进行横向对比，发现美国在法律制度上的灵活性推动国家战略储备不断走向成熟，专设战略准备和响应管理局负责供应全过程的实施与管理，注重信息系统的开发和实体库存的维护。相比之下，中国国家医药储备强调各司其职，机构方面实行联合管理，储备任务及运输配送则主要由企业承担，整体供应过程中的可操作空间更大，但在针对企业的监管细则上还有待进一步完善。

3. 结果和结论

经过系统分析和深入探讨，研究者撰写了《重大卫生安全事件应急药品供应监测保障机制研究报告》，并发表论文《基于 4R 模型的中美应急药品供应保障机制对比分析与启示》。研究报告作为某省药品监督管理局科技创新项目成果分送到各处室。

（二）药事管理研究特征

1. 两重性

药事管理的对象中既有物，即药品，也有人，即药师及有关人员，药事管理学科不是完全的人文学科，而是自然科学与社会科学交叉渗透的边缘学科。为此，研究者必须具有药学理论知识和技术的基础，药事管理研究要以药学事业整体为出发点。

2. 规范性

药事管理研究的目的在于确定药事活动规律的逻辑和持续模式，制定符合社会规律的规范，包括法律的、伦理道德的、管理的规范，并观察这些规范的影响。当规范随时间推移而改变时，研究者可以观察并解释这些变化，预测变化方向、方式，提出修改、修订意见。

3. 实用性

药事管理研究的结果，主要导向是应用，包括政策建议、标准和规范的方案、可行性报告、市场调查报告、现状分析等，目的是推动药事活动的发展与进步。当然，并不因此而忽视理论导向的研究。

4. 开放性

因药事管理研究内容具有多样性，故其研究人员的学术背景也颇为复杂多样。参加研究工作的人员有教师、公务员、药厂经理、药商、药学工程技术人员；专业涉及药学、经济学、行政或工商管理学、法学等。药事管理研究的开放性，或许不利于学科学术研究的主动性、独特性，但却是促进药事管理学术研究发展的一种动力。

思考与讨论

1. 试叙药事与药事管理内涵。
2. 试叙我国药事管理起源及历史沿革。
3. 比较药事管理学科与药学其他学科的特点。

4. 比较国际药事管理学课程体系与我国药事管理学课程体系的差别。

5. 讨论药事管理与保障公众健康的关系。

6. 讨论药事管理与促进医药产业高质量发展的关系。

7. 你作为药学专业毕业的学生，如果进行深造读药事管理专业研究生，你认为哪方面知识最缺乏？

8. 假如你想读药事管理学专业的研究生，你最想选择哪个研究方向？为什么？

参考文献

［1］ 吴春福. 药学概论［M］. 4 版. 北京：中国医药科技出版社，2015.

［2］ 杨文士. 管理学［M］. 3 版. 北京：中国人民大学出版社，2009.

［3］ 张鸣皋. 药学发展简史［M］. 北京：中国医药科技出版社，1993.

［4］ 孟锐. 药事管理学［M］. 5 版. 北京：科学出版社，2023.

［5］ 薛静. 药事管理学的发展及《中图法》R95 类目设置探讨［J］. 中华医学图书情报杂志，2003，12（02）：34-35.

［6］ 杨世民. 苏怀德教授与药事管理学科的发展［J］. 西北药学杂志，2013，28（06）：651-652.

［7］《中国药学年鉴》编辑委员会. 中国药学年鉴 2020—2021［M］. 北京：中国医药科技出版社，2023，108-151.

［8］ 杨悦，李野，苏怀德. 美国药事管理学科发展及其启示［J］. 中国药房，2004，15（11）：58-61.

［9］ 储文功，裘雪友，陈静，等. 从美国药事管理学科的演变谈我国药事管理学科建设与发展［J］. 药学实践杂志，2006，24（03）：178-180.

［10］ The University Toledo. BSPS IN PHARMACY ADMINISTRATION（PHAM）. 参见托莱多大学官网.

［11］ University of Washington. University of Washington Seattle Courses. 参见华盛顿大学官网.

［12］ 严中平，施伯琰. 美国药事管理专业研究生教育及其借鉴意义［J］. 药学服务与研究，2003，3（04）：261-263.

［13］ THE UNIVERSITY OF MISSISSIPPI. Department of Pharmacy Administration. 参见密西西比大学官网.

［14］ THE UNIVERSITY OF MISSISSIPPI. Professional Opportunities. 参见密西西比大学官网.

［15］ 杨世民. 药事管理学［M］. 6 版. 北京：中国医药科技出版社，2019.

［16］ 杨世民. 药事管理教育与研究. 西安：西安交通大学出版社，2020.

［17］ 杨悦. 药事管理学研究方法论［D］. 沈阳：沈阳药科大学，2004.

第二章
药品监督管理及国家药品管理制度

第一节　药品与药品安全管理

一、药品的定义

根据《中华人民共和国药品管理法》第一章第二条规定，药品（drugs）是指用于预防、治疗、诊断人的疾病，有目的地调节人的生理机能并规定有适应证或者功能主治、用法和用量的物质，包括中药、化学药和生物制品等。

二、药品管理的分类

（一）新药

2015 年 8 月发布的《国务院关于改革药品医疗器械审评审批制度的意见》中第（六）项明确规定，新药（new drugs）是指未在中国境内外上市销售的药品。

（二）首次在中国销售的药品

根据《中华人民共和国药品管理法实施条例》，首次在中国销售的药品指国内或者国外药品生产企业第一次在中国销售的药品，包括不同药品生产企业生产的相同品种。

（三）基本药物

1977 年，世界卫生组织（WHO）首次提出了"基本药物（essential drugs）"的理念，把基本药物定义为最重要的、基本的、不可缺少的、满足人民所必需的药品。公平可及、安全有效、合理使用是基本药物的三个基本目标。我国从 1979 年开始引入"基本药物"的概念，《国家基本药物目录管理办法》规定，基本药物是适应基本医疗卫生需求，剂型适宜，价格合理，能够保障供应，公众可公平获得的药品。政府举办的基层医疗卫生机构全部配备和使用基本药物，其他各类医疗机构也都必须按规定使用基本药物。

具体来说，"适应基本医疗卫生需求"是指优先满足群众的基本医疗卫生需求，避免贪新求贵；"剂型适宜"是指药品剂型易于生产保存，适合大多数患者临床使用；"价格合理"是指个人承受得起，国家负担得起，同时生产经营企业有合理的利润空间；"能够保障供应"是指生产和配送企业有足够的数量满足群众用药需要；"公众可公平获得"是指人人都有平等获得的权利。

（四）基本医疗保险用药

基本医疗保险用药范围通过制定《基本医疗保险药品目录》（以下简称《药品目录》）进行管理，纳入《药品目录》的药品费用，按照国家规定由基本医疗保险基金支付。《药品目录》实行通用名管理，《药品目录》内药品的同通用名药品自动属于基本医疗保险基金支付范围。

国家《药品目录》中的西药和中成药分为"甲类药品"和"乙类药品"。"甲类药品"是临床治疗必需、使用广泛、疗效确切、同类药品中价格或治疗费用较低的药品。"乙类药品"是可供临床治疗选择使用、疗效确切、同类药品中比"甲类药品"价格或治疗费用略高的药品。协议期内谈判药品纳入"乙类药品"管理。

各省级医疗保障部门按国家规定纳入《药品目录》的民族药、医疗机构制剂纳入"乙类药品"管理。中药饮片的"甲乙分类"由省级医疗保障行政部门确定。

📖 **知识拓展**

《国家基本药物目录》和《基本医疗保险药品目录》的区别

《国家基本药物目录》与《基本医疗保险药品目录》的主要区别有以下几个方面。

(1) 二者的作用不同。《国家基本药物目录》主要用于指导临床医师合理选择用药品种，通过引导药品生产企业的生产方向，保证基本药物的市场供应。而《基本医疗保险药品目录》的主要作用是控制基本医疗保险支付药品费用的范围，是社会保险经办机构支付参保人员药品费用的依据，其目的是保障参保人员的基本医疗需求，保证医疗保险基金的收支平衡。

(2) 制定时考虑的侧重点不同。《国家基本药物目录》主要考虑药品临床使用的合理性和安全性，以及全社会的基本用药水平。《基本医疗保险药品目录》在考虑参保人员用药安全和疗效的同时，重点要依据基本医疗保险基金的承受能力。

(3) 应用范围不同。《国家基本药物目录》适用于全社会所有人群，而《基本医疗保险药品目录》适用于基本医疗保险的参保人员。

(4) 执行效力不同。《国家基本药物目录》对临床医生用药起指导作用，主要通过对社会宣传和医生培训，引导自觉使用目录药物；而《基本医疗保险药品目录》在社会保险经办机构支付费用时执行。

（五）处方药与非处方药

《中华人民共和国药品管理法实施条例》规定，处方药（prescription drugs）是指"凭执业医师和执业助理医师的处方方可购买、调配和使用的药品"。非处方药（nonprescription drugs，over-the-counter drugs，即 OTC drugs）是指"由国务院药品监督管理部门公布的，不需要凭执业医师和执业助理医师处方，消费者可以自行判断、购买和使用的药品"。在美国，药品同样分为非处方药与处方药，但是非处方药没有类似我国分为甲、乙两类。在英国，药品分为处方药（prescription-only medicine，POM）、药店药品（pharmacy only medicine，P）和一般清单的药品（general sale list medicine，GSL），后两者类似于我国的非处方药。

在非处方药的遴选以及处方药的使用过程中，由于部分药品具有多种适应证，其中一些适应证，患者通过自我判断，在"三限"（限适应证、限剂量、限疗程）的规定下，可以自行服用，从而可以作为非处方药使用。而一些适应证，患者难以正确判断，需要医生诊断及处方才能使用，只能作为处方药。因此，同一生产企业，同一活性成分的药品，当其适应证、用法用量或适用人群不同（有时剂型和规格也不同）时，就兼具处方药和非处方药双重身份，既是处方药也是非处方药，通常称之为"双跨药品"。例如，乙酰半胱氨酸片就是一个"双跨"药品，作为处方药，用于分泌大量黏稠痰液的慢性阻塞性肺疾病

（COPD）、慢性支气管炎（CB）、肺气肿（PE）等慢性呼吸系统感染性疾病的祛痰治疗；作为非处方药，适用于慢性支气管炎等咳嗽有黏痰而不易咳出的患者。再比如阿司匹林，作为处方药时可用于治疗风湿、类风湿性关节炎以及心血管疾病等，而作为非处方药时，出于安全性考虑，其适应证限定为解热、镇痛，并且阿司匹林分别作为处方药和非处方药管理时其使用的疗程、剂量也有所区别。

（六）特殊管理的药品

《中华人民共和国药品管理法》规定，国家对麻醉药品、精神药品、医疗用毒性药品、放射性药品实行特殊管理。因此，麻醉药品、精神药品、医疗用毒性药品、放射性药品是法律规定的特殊管理的药品（pharmaceuticals under special control），简称为"麻、精、毒、放"。另外，根据国务院的有关规定，对药品类易制毒化学品、戒毒药品和兴奋剂等也实行一定的特殊管理。以上药品的具体管理规定详见本书第十二章。

三、药品质量特征及特殊性

（一）药品质量特征

药品质量是指药品满足规定要求和需要的特征总和。药品的质量特征是指药品与满足预防、治疗、诊断人的疾病，有目的地调节人的生理机能的要求有关的固有特征。药品的质量特征包括有效性、安全性、稳定性、均一性、经济性等方面。

1. 有效性

药品的有效性（efficacy）是指在规定的适应证或者功能主治、用法和用量的条件下，药品能满足预防、治疗、诊断人的疾病，有目的地调节人的生理机能的要求。有效性是药品的基本特征，若对防治疾病没有效，则不能成为药品。但必须在一定前提条件下，即按照规定的适应证或者功能主治和用法、用量使用。有效程度的表示方法，在我国采用"痊愈""显效""有效"以区别之；在国外有的采用"完全缓解""部分缓解""稳定"等来区别。

2. 安全性

药品的安全性（safety）是指按规定的适应证和用法、用量使用药品后，人体产生不良反应的程度。大多数药品均有不同程度的毒副反应，因此，只有在衡量有效性大于毒副反应，或可解除、缓解毒副作用的情况下才能使用某种药品。假如某物质对防治疾病有效，但对人体有致癌、致畸、致突变等严重损害，甚至致人死亡，则不能作为药品使用。安全性也是药品的基本特征。

3. 稳定性

药品的稳定性（stability）是指药品在规定的条件下保持其有效性和安全性的能力。这里所指的规定条件一般是指规定的有效期内，以及生产、贮存、运输和使用的要求。假如某物质不稳定，极易变质，即使具有防治、诊断疾病的有效性和安全性，也不能作为药品使用。因此，稳定性是药品的重要特征。

4. 均一性

药品的均一性（uniformity）是指药物制剂的每一单位产品都符合有效性、安全性的规定要求。药物制剂的单位产品，如一片药、一支注射剂、一粒胶囊、一瓶糖浆等。原料药品的单位产品，如一箱药、一袋药、一桶药等。由于人们用药剂量一般与药品的单位产品有密切关系，特别是有效成分在单位产品中含量很少的药品，若不均一，则可能等于未用药，或用量过大而中毒，甚至致死。因此，均一性也是药品的重要特征。

5. 经济性

药品的经济性（economy）是指药品在生产流通过程中形成的价格水平。若价格过高，超过了人们的承受能力，则不能作为商品在市场上流通，因而限制了其使用。因此，药品的经济性对药品价值的实现、患者用药以及企业的生存发展均有较大影响。

（二）药品的特殊性

药品具有商品的一般属性，通过流通渠道进入消费领域。在药品生产和流通过程中，基本经济规律起着主导作用，按经济规律的沉浮变化。但是药品又是极为特殊的商品，人们不能完全按照一般商品的经济规律来对待药品，必须对药品的各个环节进行严格控制，才能保障药品的安全、有效以及合理地为人类服务。

药品作为特殊商品，其特殊性表现在以下四个方面。

1. 药品的专属性

药品的专属性表现在对症治疗，患什么病用什么药。处方药必须在医生的检查、诊断、指导下合理使用。非处方药必须根据病情，患者自我判断、自我治疗，合理选择药品，按照药品说明书、标签的说明使用。药品不像一般商品可以互相替代。

2. 药品的两重性

药品的两重性是指药品有防病治病的一面，也具有不良反应的另一面。管理有方，用之得当，可以治病救人，造福人类；若缺失管理，使用不当，则可致病，危害人体健康，甚至危及生命。

3. 药品质量的重要性

药品是治病救人的物质，只有符合法定质量标准的合格药品才能保证疗效。因此，药品只能是合格品，不能像其他商品一样可分为一级品、二级品、等外品和次品。药品的真伪须由专业人员依照法定的药品标准和测试方法进行鉴别，一般来说，患者不具备鉴别药品的能力。

4. 药品的时限性

人们只有防病治病时才需要用药，但药品生产、经营部门平时就应有适当储备。只能药等病，不能病等药。有些药品虽然需用量很少、有效期短，宁可报废，也要有所储备；有些药品即使无利可图，也必须保证生产。

四、药品安全管理

（一）药品安全风险的含义

药品安全风险指药品（原料药、制剂、生物制品、生物技术产品）的整个产品生命周期内面临的质量问题、伤害或损失等不测事件发生的可能性，同样，可将药品风险理解为导致用药个人或人群伤害或损失的事件发生的可能性，如发生药品不良反应、药源性疾病、药害事件等的可能性，其危害和损失的不确定性。

（二）药品安全风险的分类

1. 按形成药品质量的过程分类

形成药品质量的过程包括药品的产生过程、供应过程与用药过程。药品的产生过程是指药品的研制、上市审批和生产过程；药品的供应过程为药品从生产领域到流通领域（医院药房和药店）的传递过程；用药过程是指药品从流通领域中的医师或药师到患者手中的过程。于是，药品的风险可分为产品缺陷风险（研发风险）、供应风险和用药风险。

（1）产品缺陷风险

如果药品上市前的动物实验与临床试验设计不严谨，如实验动物选取不恰当、无临床长期安全性对照研究、受试人群的数量不足够或采用的统计学方法不能预测更广泛人群的安全性与有效性，那么药品就存在研发风险，这是导致药品存在缺陷的根源。上市审批如果不严格按药品注册的技术标准要求来决策，就会使存在缺陷的药品上市，危害广泛的人群。药品的生产过程能否保证生产出合格的药品与人力资源的技术道德素养和设备、物料、生产工艺、生产环境的可靠性及管理制度的执行力和完善性有密切的关系。识别与确定不同类型药品生产过程中的风险控制关键点十分重要。

（2）药品的供应风险

它是指在药品供应过程中产生的药品质量风险，与药品的进货途径、储存环境和出库管理有关。是否为合格药品、药品是否过期变质常是供应环节中关注的风险因素。

（3）药品的用药风险

它是医师、药师或患者在用药过程中产生的风险。这一用药风险包括了意外风险和人为的用药风险。意外风险是合格药品在正常用法用量下使用时出现的与用药目的无关的或意外的不良反应。人为的用药风险是由于个人的过失、疏忽、侥幸、恶意等不当行为造成的对人体的药源性损害，可分为医疗源性和患者源性的用药风险。医疗源性的用药风险常由医务人员的不合理处方或用药失误而产生，如用药不对症、不合理的药品选择、超剂量、药物相互作用等。医务人员的不合理用药或用药失误大多是由于违反治疗原则和规定所致，有较多的人为因素，是可以预防的，仅少数是受现有科学技术条件限制所致。患者源性的用药风险涉及患者的用药风险认知水平和用药的依从性。患者医药知识缺乏会增加自身药品误用的风险。患者的非依从行为如自行减少或加大药品剂量、错服、漏服、随意停药、换服或服用了过期或失效的药品会导致治疗中断、治疗失败或增加严重不良反应的发生概率。

2. 按药品风险的可预测性划分

按药品风险的可预测性划分，可分为已知风险、可预测风险和不可预测风险。

（1）已知风险

它是指在药品标签上说明的可预见的不良反应。

（2）可预测风险

它是指根据经验，可以预见其发生，但不可预见其后果的风险，如老药出现的严重不良反应。

（3）不可预测风险

又称为未知风险或未识别的风险，就是有可能发生，但其发生的可能性尚不能预见。如不可预测的药品不良反应、不了解时使用造成的用药损害或者死亡以及一些不可预测的药品不良事件。

3. 按药品风险是否可管理划分

按药品风险是否可管理划分，可分为可管理风险和不可管理风险。可管理风险是指可以预测并可采取相应措施加以控制的风险，反之，则为不可管理的风险。风险能否管理取决于风险不确定性是否可以消除以及活动主体的管理水平。要消除风险的不确定性，就必须掌握有关的数据、资料和其他信息。对于可避免的已知用药副作用，需要持续地跟踪药品的治疗状况。美国食品药品管理局（FDA）又将因患者与医务人员缺乏交流、药品名称混淆、用药说明不当、药品名称缩写、医务人员工作强度与压力大、医务人员缺乏技能、知识缺陷、人员安排问题、标签问题和包装问题等引起的用药风险称为可避免的失误，也就是可通过管理来降低的风险因素。随着数据、资料和其他信息的积累以及管理水平的提高，有些不可管理的风险可以变为可管理的风险。

4. 按承担药品风险后果的主体划分

按承担药品风险后果的主体划分，药品风险包括政府风险、个体风险、研制机构风险、生产企业风险、供应企业风险、使用机构风险和保险公司风险等，这样划分有助于明确各主体的风险责任，提高国家、集体、个人抗风险的承受能力。

5. 其他分类角度

其实药品安全风险可从多个角度进行分类。如按照风险来源的性质，可分为物理性风险、化学性风险和生物性风险；按照风险表现的形态，可分为自然风险、技术风险、社会风险和道德风险；按照风险与行为人的关系，可分为自然风险和人为风险；按照风险认知的难易程度，可分为显性风险和隐性风险；按照风险诱发因素的来源，可分为外部风险和内部风险；按照风险的演变过程，可分为原发性风险和继发性风险或者次生性风险。

药品安全的自然风险又称"必然风险""固有风险"，是药品的内在属性，属于药品设计风险，是客观存在的，来源于药品不良反应。药品安全的人为风险，属于药品的制造和使用风险，主要来源于不合理用药、用药差错、药品质量问题、政策制度设计及管理不合理导致的风险，是我国药品安全风险关键因素。

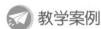 教学案例

"万络事件"发生始末

　　罗非昔布能够特异性抑制 COX-2 的活性，阻断炎症组织中前列腺素的合成和致炎作用。1999 年 5 月，经美国 FDA 批准，美国默沙东公司（MSD）生产的罗非昔布（商品名：万络，Vioxx）上市销售。万络能够获得美国 FDA 批准上市，是因为它能一定程度上降低不良反应，能够减少肠道副作用包括出血，从而使其与当时的市售药物相比具有显著提高的潜力和优势。罗非昔布的适应证是骨性关节炎和类风湿性关节炎，也可用于缓解急性疼痛和治疗原发性痛经。

　　2003 年，罗非昔布正处于销售风头最强劲的时候，美国 FDA 发布报告称，罗非昔布具有引发心脏病的副作用，服用罗非昔布 18 个月以上的患者，突发心脏病或脑卒中的概率将倍增。2004 年 8 月 25 日，在法国波尔多召开的第 20 届药物流行病学和治疗风险处理国际会议上，罗非昔布被指大剂量服用会大大增加诱发心脏病和脑卒中的概率。2004 年 9 月 30 日，默沙东公司迫于压力，发表了收回罗非昔布的公开信，决定在全球停止销售此药。10 月 1 日起，默沙东公司开始在全球范围内进行召回。至此，全球服用罗非昔布的患者达 8000 万。

👥 思考与讨论

　　进一步查阅万络事件的有关详细资料，讨论和评价默沙东公司以及美国 FDA 在万络药品风险管理中存在的问题及其对于药品风险管理的经验和启示。

第二节 药品质量监督管理

一、药品质量监督管理的概念和作用

（一）药品质量监督管理的概念

　　药品质量监督管理是指对确定或达到药品质量的全部职能和活动的监督管理，包括药品质量政策的制定，以及对药品从研制至使用全过程的质量保证和质量控制的组织、实施的监督管理。

　　根据世界各国对药品质量监督管理的实践分析，药品质量监督管理的含义包括了以下几点：①药品质量监督管理是政府为了保证和控制药品质量所进行的监督管理活动；②国家通过制定、颁布药品管理法律、行政法规，强制推行对药品质量的监督管理；③世界各国通过立法授权（或最高当局授权）政府的药品监督管理部门行使药品质量监督管理的职权。

　　具体来说，药品质量监督管理是药品监督管理部门，根据法律授予的职权，依据法定的药品标准、法律、行政法规、制度和政策，对本国研制、生产、销售、使用的药品质量（包括进出口药品质量）以及影响药品质量的工作质量、保证体系的质量所进行的监督管理。

（二）药品质量管理的性质和特点

　　药品质量监督管理是国家行使监督管理企业事业单位职能的体现。它的性质是由管理的二重性所决定的，即具有社会属性和自然属性。其社会属性反映了一定社会形态中统治者的要求，受到生产关系和经济基础的制约；其自然属性反映了社会协作劳动本身的要求和生产力水平。

　　药品质量监督管理的特点表现为，国家以法律和行政手段对企业、事业单位行使管理职能，充分体现

了我国发展医药卫生事业、保护公众身体健康的方针。同时，我国的药品质量监督管理具有全面质量管理的特点，具有以提高药品质量为目的，实行专业监督与群众监督相结合的特点。

（三）药品质量管理的原则

1. 以社会效益为最高原则

药品是防病治病的物质基础，保证人民用药安全有效，是药品质量监督管理的宗旨，也是药品生产、经营活动的目的，药品质量管理必须以社会效益为最高准则。

2. 质量第一的原则

药品的特殊性决定了必须最大限度地保证药品质量，质量问题不是水平问题，而是一个严肃的原则问题，为了最大限度地实现质量目标，就必须实行全面的监督管理。

3. 法制化与科学化高度统一的原则

药品质量监督管理的社会职责，决定了药品管理工作必须立法。而药品质量监督管理工作对药品安全和有效提供最大限度的保证，必须依靠科学的管理方法和现代先进科学技术的应用。从一定意义上讲，《药品管理法》是把药品的严格、科学的监督管理手段，赋予法定的性质。

4. 专业性监督管理和群众性监督管理相结合的原则

国家为加强药品监督管理，设立了药品监督管理部门，实行了专业的药品监督管理。在药品生产企业、经营企业和医疗机构设立药品质检室，开展自检活动。同时，对广大人民群众开展药品质量监督管理的宣传，对药品质量实行群众性监督。

二、药品标准

（一）药品标准的含义及分类

药品标准是国家对药品质量规格和检验方法所做的技术规定，是药品生产、供应、使用、检验和管理部门共同遵守的法定依据。《药品标准管理办法》规定，药品标准是指根据药物自身的理化与生物学特性，按照来源、处方、制法和运输、贮藏等条件所制定的、用以评估药品质量在有效期内是否达到药用要求，并衡量其质量是否均一稳定的技术要求。根据《药品管理法》的规定，药品应当符合国家药品标准。经国务院药品监督管理部门核准的药品质量标准高于国家药品标准的，按照经核准的药品质量标准执行；没有国家药品标准的，应当符合经核准的药品质量标准。

药品标准是衡量药品安全、有效和质量可控的标尺。近年来，随着药品审评审批制度改革不断深入，《药品管理法》《中华人民共和国疫苗管理法》（以下简称《疫苗管理法》）等法律法规相继制定和修订，为进一步规范和加强药品标准的管理工作，制定最严谨的药品标准，保障药品安全、有效和质量可控，促进药品高质量发展，国家药品监督管理局组织制定了《药品标准管理办法》，于 2023 年 7 月 4 日公布，自 2024 年 1 月 1 日起施行。

药品标准包括国家药品标准、药品注册标准和省级中药标准。

1. 国家药品标准

国务院药品监督管理部门颁布的《中华人民共和国药典》（以下简称《中国药典》）和药品标准为国家药品标准。《中国药典》增补本与其对应的现行版《中国药典》具有同等效力。国务院药品监督管理部门会同国务院卫生健康主管部门组织药典委员会，负责国家药品标准的制定和修订。国务院药品监督管理部门设置或者指定的药品检验机构负责标定国家药品标准品、对照品。

《中国药典》主要由凡例、品种正文和通用技术要求构成。自实施之日起，所有生产上市药品应当符合本版《中国药典》相关技术要求。《中国药典》现行版为《中华人民共和国药典（2020 年版）》，由一部、二部、三部和四部构成，收载品种共计 5911 种。一部中药收载 2711 种。二部化学药收载 2712 种。三部生物制品收载 153 种。四部收载通用技术要求 361 个，其中制剂通则 38 个、检测方法及其他通则

281 个、指导原则 42 个；药用辅料收载 335 种。

2. 药品注册标准

经药品注册申请人提出，由国务院药品监督管理部门药品审评中心核定，国务院药品监督管理部门在批准药品上市许可、补充申请时发给药品上市许可持有人的经核准的质量标准为药品注册标准。

药品注册标准中收载检验项目多于或者异于药典规定的，或者质量指标严于药典要求的，应在执行药典要求的基础上，同时执行注册标准的相应项目和指标。药品注册标准收载检验项目少于药典规定或质量指标低于药典要求的，应执行药典规定。

3. 省级中药标准

省级中药标准包括省、自治区、直辖市人民政府药品监督管理部门制定的国家药品标准没有规定的中药材标准、中药饮片炮制规范和中药配方颗粒标准。

 知识拓展

部分国家和地区的药典介绍

国家/地区	美国	英国	欧洲	日本
名称	《美国药典/国家处方集》(USP/NF)	《英国药典》(BP)	《欧洲药典》(EP)	《日本药典》(JP)
编辑出版部门	由美国政府所属的美国药典委员会编辑出版	是英国药品委员会（British Pharmacopoeia Commission）的正式出版物	由欧洲药品质量管理局(EDQM)编辑出版，有英文和法文两种文本	由日本药局方编辑委员会编纂，日本厚生省颁布执行
内容	目前美国 USP/NF 分为三卷，第一卷包括前言、凡例、通则试剂、各论、参考图表、食品补充剂、NF 以及检索等。第二卷和第三卷主要包括 USP 凡例和各论的内容	英国药典共 6 卷。包括总体注意事项（提供适用于所有正文的总体信息）、总体的各论要求（应用于所有剂型）、各论提供的各种强制性标准等	《欧洲药典》的基本组成有凡例、通用分析方法（包括一般鉴别试验，一般检查方法，常用物理、化学测定法，常用含量测定方法，生物检查和生物分析，生药学方法）、容器和材料、试剂、正文和索引等	日本药典分两部出版，第一部收载原料药及其基础制剂，第二部主要收载生药，家庭药制剂和制剂原料
现行版本	美国药典 2022 USP-NF 2022	英国药典 2023 BP2023 2023 年 1 月生效	欧洲药典 11 EP11 2023 年 1 月生效	日本药典 18 JP18 2021 年 6 月生效

（二）药品标准的管理

1. 国家药品标准的管理

国家药品标准制定和修订应当按照起草、复核、审核、公示、批准、颁布的程序进行。涉及药品安全或者公共卫生等重大突发事件以及其他需要的情形的，可以快速启动国家药品标准制定和修订程序，在保证国家药品标准制定和修订质量的前提下加快进行。

国家药品标准的起草应当符合国家药品标准技术规范等要求。国家药品标准起草单位或者牵头单位负责组织开展研究工作，经复核后形成国家药品标准草案，并将相关研究资料一并提交国家药典委员会审核。国家药典委员会组织对国家药品标准草案及相关研究资料进行技术审核。国家药典委员会根据审核意见和结论，拟定国家药品标准公示稿。

国家药典委员会将拟颁布的国家药品标准草案以及起草说明上报国务院药品监督管理部门。国务院药品监督管理部门对国家药典委员会上报的药品标准草案作出是否批准的决定。予以批准的，以《中国药典》或者国家药品标准颁布件形式颁布。《中国药典》每五年颁布一版。期间，适时开展《中国药典》增补本制定工作。

属于下列情形的，相关国家药品标准应当予以废止：①国家药品标准颁布实施后，同品种的原国家药品标准；②上市许可终止品种的国家药品标准；③药品安全性、有效性、质量可控性不符合要求的国家药品标准；④其他应当予以废止的国家药品标准。

2. 药品注册标准的管理

药品注册标准的制定应当科学、合理，能够有效地控制产品质量，并充分考虑产品的特点、科技进步带来的新技术和新方法以及国际通用技术要求。药品注册标准应当符合《中国药典》通用技术要求，不得低于《中国药典》的规定。申报注册品种的检测项目或者指标不适用《中国药典》的，申请人应当提供充分的支持性数据。

申请人在申报药品上市许可注册申请或者涉及药品注册标准变更的补充申请时，提交拟定的药品注册标准。经药品检验机构标准复核和样品检验、药品审评中心标准核定，国务院药品监督管理部门在批准药品上市或者补充申请时发给持有人。

新版国家药品标准颁布后，执行药品注册标准的，持有人应当及时开展相关对比研究工作，评估药品注册标准的项目、方法、限度是否符合新颁布的国家药品标准有关要求。对于需要变更药品注册标准的，持有人应当按照药品上市后变更管理相关规定提出补充申请、备案或者报告，并按要求执行。

药品注册证书注销的，该品种的药品注册标准同时废止。

3. 省级中药标准的管理

省级药品监督管理部门依据国家法律、法规和相关管理规定等组织制定和发布省级中药标准，并在省级中药标准发布前开展合规性审查。省级药品监督管理部门应当在省级中药标准发布后三十日内将省级中药标准发布文件、标准文本及编制说明报国务院药品监督管理部门备案。

省级药品监督管理部门根据药品标准制定和修订工作需要，负责组织省级中药标准中收载使用的除国家药品标准物质以外的标准物质制备、标定、保管和分发工作，制备标定结果报中国食品药品检定研究院备案。

省级中药标准禁止收载以下品种：①无本地区临床习用历史的药材、中药饮片；②已有国家药品标准的药材、中药饮片、中药配方颗粒；③国内新发现的药材；④药材新的药用部位；⑤从国外进口、引种或者引进养殖的非我国传统习用的动物、植物、矿物等产品；⑥经基因修饰等生物技术处理的动植物产品；⑦其他不适宜收载入省级中药标准的品种。

国家药品标准已收载的品种及规格涉及的省级中药标准，自国家药品标准实施后自行废止。

三、药品质量监督检验

药品质量监督检验是药品质量监督管理的重要组成部分，质量监督必须采用检验手段，检验是为了监督。如果检验技术不可靠，检验数据不真实，必然造成质量监督工作的失误和不公正。因此必须加强药品质量监督检验的管理。

（一）药品质量监督检验的定义和性质

药品质量监督检验是指国家药品检验机构按照国家药品标准对需要进行质量监督的药品进行抽样、检查和验证并发出相关结果报告的药物分析活动。

国家为了进行对药品质量的监督必须采用监督检验，这种监督检验与药品生产检验、药品验收检验的性质不同。药品监督检验具有第三方检验的公正性，因为它不涉及买卖双方的经济利益，不以营利为目的，具有公正立场；药品监督检验是代表国家对研制、生产、经营、使用的药品质量进行的检验，具有比生产检验或验收检验更高的权威性；药品监督检验是根据国家的法律规定进行的检验，在法律上具有更强的仲裁性。

（二）药品质量监督检验机构

根据《药品管理法》及其他有关规定，药品检验机构是执行国家对药品监督检验的法定性专业机构。国家依法设置的药品检验机构包括：①中国食品药品检定研究院（以下简称"中检院"）；②省、自治区、直辖市药品检验所；③地区、市、自治州、盟药品检验所。

（三）药品质量监督检验的类型

药品质量监督检验根据其目的和处理方法的不同，可以分为抽查检验、注册检验、指定检验和复验等类型。

1. 抽查检验

根据 2019 年 8 月 12 日国家药品监督管理局印发的《药品质量抽查检验管理办法》，药品质量抽查检验是对上市后药品监管的技术手段，应当遵循科学、规范、合法、公正原则。国务院药品监督管理部门负责组织实施国家药品质量抽查检验工作，在全国范围内对生产、经营、使用环节的药品质量开展抽查检验，并对地方药品质量抽查检验工作进行指导。省级药品监督管理部门负责对本行政区域内生产环节以及批发、零售连锁总部和互联网销售第三方平台的药品质量开展抽查检验，组织市县级人民政府负责药品监督管理的部门对行政区域内零售和使用环节的药品质量进行抽查检验，承担上级药品监督管理部门部署的药品质量抽查检验任务。

药品质量抽查检验根据监管目的一般可分为监督抽检和评价抽检。监督抽检是指药品监督管理部门根据监管需要对质量可疑药品进行的抽查检验；评价抽检是指药品监督管理部门为评价某类或一定区域药品质量状况而开展的抽查检验。药品质量抽查检验所需费用由组织相应任务的药品监督管理部门从财政列支，并严格执行财务管理相关规定要求。

国务院药品监督管理部门确定的药品检验机构应当对承担国家药品质量抽查检验工作的药品检验机构进行业务指导。各省级药品检验机构应当对本行政区域内承担药品质量抽查检验工作的下级药品检验机构进行业务指导。药品生产、经营和使用单位没有正当理由，拒绝接受抽查检验的，国务院药品监督管理部门和省级药品监督管理部门可以宣布停止该单位拒绝抽查检验的药品上市销售和使用。

2. 注册检验

药品注册检验包括标准复核和样品检验。标准复核是指对药品上市申请人申报药品标准中设定项目的科学性、检验方法的可行性、质控指标的合理性等进行的实验室评估。样品检验是指按照申请人申报或者药品审评中心核定的药品质量标准对样品进行的实验室检验。

药品注册检验启动的原则、程序、时限等要求，由药品审评中心组织制定公布。药品注册申请受理前提出药品注册检验的具体工作程序和要求以及药品注册检验技术要求和规范，由中检院制定公布。

中检院或者经国家药品监督管理局指定的药品检验机构承担以下药品注册检验：①创新药；②改良型新药（中药除外）；③生物制品、放射性药品和按照药品管理的体外诊断试剂；④国家药品监督管理局规定的其他药品。

境外生产药品的药品注册检验由中检院组织口岸药品检验机构实施。其他药品的注册检验，由申请人或者生产企业所在地省级药品检验机构承担。

3. 指定检验

指定检验是指国家法律或国家药品监督管理部门规定某些药品在销售前或者进口时，必须经过指定药品检验机构检验，检验合格的，才准予销售的强制性药品检验。根据《药品管理法》第六十八条，国务院药品监督管理部门对下列药品在销售前或者进口时，应当指定药品检验机构进行检验；未经检验或者检验不合格的，不得销售或者进口：① 首次在中国境内销售的药品；② 国务院药品监督管理部门规定的生物制品；③ 国务院规定的其他药品。

对于这些药品，虽然已经取得药品生产批准证明文件，并经药品生产企业检验合格，但是，如果在销售前没有经过药品检验机构对其药品实施检验，仍然会认定该销售行为是违法行为。

根据 2021 年 3 月 1 日起施行的《生物制品批签发管理办法》，国家药品监督管理局对获得上市许可的疫苗类制品、血液制品、用于血源筛查的体外诊断试剂以及国家药品监督管理局规定的其他生物制品，在每批产品上市销售前或者进口时，经指定的批签发机构进行审核、检验，对符合要求的发给批签发证明。未通过批签发的产品，不得上市销售或者进口。依法经国家药品监督管理局批准免予批签发的产品除外。

4. 复验

被抽样单位或标示生产企业对药品检验机构的检验结果有异议的，可以自收到检验报告书之日起 7 个工作日内提出复验申请。逾期提出申请的，药品检验机构不再受理。复验的样品必须是原药品检验机构的同一样品的留样，除此之外的同品种、同批次的产品不得作为复检的样品。

复验申请应当向原药品检验机构或者上一级药品监督管理部门设置或者确定的药品检验机构申请，也可以直接向中国食品药品检定研究院申请，其他药品检验机构不得受理复验申请。

复验机构出具的复验结论为最终检验结论。申请复验单位应当按规定向复验机构预先支付药品检验费用。复验结论与原检验结论不一致的，复验费用由原药品检验机构承担。国务院有关部门或者省级人民政府有关部门另有特殊规定的，从其规定。

（四）药品质量信息公开

组织抽查检验的国务院药品监督管理部门和省级药品监督管理部门应当按照有关规定公开药品质量抽查检验结果。药品质量抽查检验结果公开内容应当包括抽查检验药品的品名、检品来源、标示生产企业、生产批号、药品规格、检验机构、检验依据、检验结果、不符合规定项目等。有证据证实药品质量不符合规定原因的，可以适当方式备注说明。

药品质量抽查检验结果公开不当的，应当自确认公开内容不当之日起 5 个工作日内，在原公开范围内予以更正。对可能产生重大影响的药品质量抽查检验信息，组织抽查检验的药品监督管理部门应当进行评估研判，并按照《中华人民共和国政府信息公开条例》等有关规定执行。

第三节　国家药品政策与主要的药品管理制度

国家药物政策（national medicines policy，NMP）是国家政府制定的有关药品研制、生产、流通、使用、监督管理的目标、行动准则、工作策略与方法的指导性文件，使政府各部门及社会各界对国家医药工作的目标与策略有全面统一的认识，便于协调行动，达到政府要求。政策学领域一般把政策划分为元政策、基本政策、具体政策三个层次，国家药物政策属于药品领域的基本政策。国家药物政策应按照一定周期适时进行调整。

国家药物政策的基本目标是在国家卫生政策范围内，保证药品的质量、药品可及性以及合理用药。综合世界各国制定的国家药物政策，具体目标主要包括涵盖基本药物的可供应性、可获得性和费用可承担性，保证向公众提供安全、有效、质量合格的药品，促进合理用药。本节对我国现有的国家药品政策和主要药品管理制度做一个概括介绍。

一、国家基本药物制度

基本药物是指满足人们卫生保健需求优先选择的药物，是按照一定的遴选原则，经过认真筛选确定的、数量有限的药物；并在现有医疗保健体系下，人们能获得所需数量的具有合适的剂型、可承受的价格、质量优良、药品信息客观准确的药物。

基本药物制度是全球化的概念，是政府为满足人民群众的重点卫生保健需要，合理利用有限的医药卫生资源，保障人民群众用药安全、有效、合理而推行的国家药物政策。基本药物制度涉及药品的研制、生产、供应和使用的每一个环节，是国家药物政策的核心内容。基本药物制度能够促进药品获得的公平性，帮助医疗保健体系建立药品使用的优先权。其核心是根据确定的临床指南，使用有限数量的经仔细挑选的药品，从而得到更好的药品供应、更加合理的处方以及更低的成本。有关国家基本药物制度的具体内容，详见本章第五节。

实施健康中国战略

　　人民健康是民族昌盛和国家富强的重要标志。要完善国民健康政策，为人民群众提供全方位全周期健康服务。深化医药卫生体制改革，全面建立中国特色基本医疗卫生制度、医疗保障制度和优质高效的医疗卫生服务体系，健全现代医院管理制度。加强基层医疗卫生服务体系和全科医生队伍建设。全面取消以药养医，健全药品供应保障制度。坚持预防为主，深入开展爱国卫生运动，倡导健康文明生活方式，预防控制重大疾病。实施食品安全战略，让人民吃得放心。坚持中西医并重，传承发展中医药事业。支持社会办医，发展健康产业。促进生育政策和相关经济社会政策配套衔接，加强人口发展战略研究。积极应对人口老龄化，构建养老、孝老、敬老政策体系和社会环境，推进医养结合，加快老龄事业和产业发展。（摘自习近平 2017 年 10 月 18 日在中国共产党第十九次全国代表大会上的报告）

二、药品上市许可持有人制度

　　药品上市许可持有人（marketing authorization holder，MAH）制度起源于欧美国家，是一种将药品上市许可与生产许可分离管理的制度模式。MAH 制度使得研发机构、自然人等不具备相应生产资质的主体，得以通过合作或委托生产的方式获得药品上市许可，有效保护了其研发积极性，同时也有利于减少重复建设、提高产能利用率。药品上市许可持有人制度，通常指拥有药品技术的药品研发机构、科研人员、药品生产企业等主体，通过提出药品上市许可申请并获得药品上市许可批件，并对药品质量在其整个生命周期内承担主要责任的制度。在该制度下，上市许可持有人和生产许可持有人可以是同一主体，也可以是两个相互独立的主体。

　　2015 年 8 月，国务院印发《关于改革药品医疗器械审评审批制度的意见》揭开了深化我国药品监管制度改革的大幕。此轮改革的目的不仅在于解决审评审批积压、申报资料质量不高、仿制药质量不高等实际问题，更在于建立一个科学、有效和完善的药品监管体制。在这一监管体制中，药品上市许可持有人制度是其重要支柱之一。2016 年，药品上市许可持有人制度试点全面展开，通过试点，进一步在实践中验证其科学性和可行性，并成为新修订颁布的《药品管理法》的核心制度之一，进而在我国药品领域全面推广实施。我国药品注册制度形成了以药品上市许可持有人制度为中心的新制度。有关药品上市许可持有人制度的具体内容，详见本章第四节。

三、药品注册管理制度

　　药品注册是控制药品市场准入的前置性制度，是对药品上市的事前管理，是国家药品监督管理部门根据药品注册申请人的申请，依照法定程序，对拟上市药品的安全性、有效性、质量可控性等进行审查，并决定是否同意其申请的审查过程。新修订《药品管理法》明确规定，国家支持药物创新、鼓励新药研制，要求药品监督管理部门完善药品审评审批工作制度，加强能力建设，优化审评审批流程，提高审评审批效率，有力地促进了药品注册管理改革。

　　2020 年新《药品注册管理办法》出台，推进了一系列相关制度落地，包括药品上市许可持有人制度、药物临床试验默示许可制度、药品加快上市程序、原辅包关联审评审批制度、沟通交流制度以及专家咨询制度等，对鼓励药物研发创新，加快临床急需短缺药、儿童用新药、罕见病用药、重大传染病用药等创新药和改良型新药的上市进程，保障公众用药安全、有效、可及，具有战略性、导向性、实践性的重大意义。有关药品注册管理制度的具体规定，详见本书第六章有关内容。

四、药物警戒制度（药品不良反应监测与报告制度）

2002 年，世界卫生组织（WHO）将药物警戒（pharmacovigilance，PV）定义为："发现、评估、了解和预防不良作用或任何其他药物相关问题的科学研究与活动。"药物警戒的目标针对的是广义的药品安全。按照《药品不良反应报告和监测管理办法》，药品不良反应（adverse drug reaction，ADR）是指合格药品在正常用法用量下出现的与用药目的无关的有害反应。

药物警戒与药品不良反应监测具有很多相似之处。最主要的在于，它们的最终目的都是提高临床合理用药的水平，保障公众用药安全，改善公众身体健康状况，提高公众的生活质量。但事实上，药物警戒与药品不良反应监测工作有很大区别，药物警戒涵盖了药物从研发直到上市后使用的整个过程，药物警戒工作包括药品不良反应监测以及其他药物相关问题，例如用药失误、缺乏疗效的报告、药品用于无充分科学依据并未经核准的适应证、急性与慢性中毒病例报告、药物相关死亡率的评价、药物滥用与误用等。药品不良反应监测仅仅是指药品上市后进行的监测，药物警戒扩展了药品不良反应监测工作的内涵和手段。

我国 1998 年版《药品生产质量管理规范》（Good Manufacturing Practice of Medical Products，GMP）明确指出了制药企业应设立投诉与 ADR 报告制度，我国开始建立药品不良反应监测与报告制度。2011 年 7 月，修订后的《药品不良反应报告和监测管理办法》发布施行。2019 年新修订的《药品管理法》正式将药物警戒制度立法，为贯彻落实《药品管理法》关于建立药物警戒制度的要求，规范药品上市许可持有人药物警戒主体责任，2021 年 5 月，国家药品监督管理局发布《药物警戒质量管理规范》（Good Pharmacovigilance Practice，GVP），该规范于 2021 年 12 月 1 日起正式施行。

有关药品药物警戒制度以及药品不良反应监测与报告制度的具体规定，详见本书第十章有关内容。

五、药品行政许可制度

（一）行政许可的定义和原则

行政许可指行政机关根据公民、法人或其他组织的申请，经过依法行政审查，准予其从事特定活动的行为。设定和实施行政许可的原则如下。第一，法定原则，即设定和实施行政许可，应当依照法定的权限、范围、条件和程序。第二，公开、公平、公正原则，即设定和实施行政许可，应当公开、公平、公正，维护行政相对人的合法权益。第三，便民和效率原则，也就是说实施行政许可，应当便民，提高办事效率，提供优质服务。第四，信赖保护原则，指公民、法人或者其他组织依法取得的行政许可受法律保护，行政机关不得擅自改变已经生效的行政许可。行政许可所依据的法律、法规、规章修改或者废止，或者准予行政许可所依据的客观情况发生重大变化的，为了公共利益的需要，行政机关可以依法变更或者撤回已经生效的行政许可。由此给公民、法人或者其他组织造成财产损失的，行政机关应当依法给予补偿。

（二）药品行政许可事项

我国现行药品管理法律确定的行政许可项目包括：①药品生产许可，表现形式为颁发《药品生产许可证》和《医疗机构制剂许可证》；②药品经营许可，表现形式为颁发《药品经营许可证》；③药品上市许可，表现形式为颁发药品注册证书；④国务院行政法规确认了执业药师执业许可，表现形式为颁发《执业药师注册证》。

六、基本医疗保障制度

基本医疗保障制度是指政府为公民建立基本的医疗保障体系，通过合理的制度设计和资金投入，提供全面、公平、透明、可持续的医疗服务，以确保所有人都能享受到基本的医疗保障。

我国的基本医疗保障制度主要通过基本医疗保险制度来实现，国家通过设立医疗保险制度，为参保人提供医疗保险服务，由参保人缴纳一定的保险费，在参保人就医时给予一定比例的医疗费用报销，减轻其医疗费用负担。我国的基本医疗保险分为城镇职工基本医疗保险、城乡居民基本医疗保险和新型农村合作医疗等多种形式。2016年1月，国务院发布《关于整合城乡居民基本医疗保险制度的意见》，提出整合城镇居民基本医疗保险和新型农村合作医疗两项制度，建立统一的城乡居民基本医疗保险制度。随后，全国各个省份陆续进行城乡医保制度整合。

党的十八大以来，医疗保障事业发展进入新阶段，全民医保改革向纵深推进，我国已建立起覆盖全民的基本医疗保障制度，建立了大病保险等补充医疗保险制度，全面实施重特大疾病医疗救助，发展多种形式商业健康保险，构建起多层次、宽领域、全民覆盖的医疗保障体系，人人享有基本医疗保障的目标初步实现，为人民群众病有所医奠定了制度基础。

有关基本医疗保障制度与基本医疗保险用药政策的具体内容，详见本章第六节。

七、药品追溯制度

药品追溯制度是通过药品的电子监管系统，对药品的生产和流通环节进行全程监管，出现问题就可以进行责任追溯的系统。药品追溯制度是《药品管理法》的一项重要制度，利用信息化手段保障药品生产经营质量的安全，防止假药、劣药进入合法渠道，并且能够实现药品风险控制，精准召回。

我国药品追溯体系的建立历经近20年的时间，从对疫苗、麻醉药品、精神药品、血液制品等特殊药品和国家集中采购药品实现"一物一码，物码同追"，到基本药物、医保报销药物等消费者普遍关注的产品的追溯，正逐步完善药品信息化追溯体系。

2006年，我国对麻醉药品和第一类精神药品实行电子监管。2008年，对第二类精神药品和部分高风险药品生产出厂、流通进行动态监控，确保药品真实、可追溯。2008年11月开始，对血液制品、疫苗、中药注射剂和第二类精神药品等风险较高的药品实施电子监管。2010年，电子监管范围扩大到307种基本药物。从2011年4月1日起，列入基本药物目录的品种，未入网及未使用药品电子监管码统一标识的，一律不得参与基本药物招标采购。

2015年12月31日前，境内药品制剂生产企业、进口药品制药厂商以及所有药品批发、零售企业须全部入网。2016年1月1日后生产的药品制剂应做到全部赋码。作为药品追溯体系前身的药品电子监管码，最终因数据安全等问题在2016年被叫停。2016年，以推进药品全品种、全过程追溯与监管为主要内容，建设完善药品追溯体系；继续推进药品追溯系统的建立和完善，鼓励药品生产经营者运用信息技术建立药品追溯体系；鼓励行业协会组织企业搭建药品追溯信息查询平台，为药品生产经营者提供数据共享，为公众提供信息查询。

2018年，相关政策明确要求药品上市许可持有人、生产企业、经营企业、使用单位通过信息化手段建立药品追溯系统，及时准确记录、保存药品追溯数据，形成互联互通药品追溯数据链。2019年，新修订的《药品管理法》第十二条明确指出，国家建立健全药品追溯制度。

2020年10月13日，国家药品监督管理局正式对外发布了"关于做好重点品种信息化追溯体系建设工作的公告"，公告显示药品上市许可持有人应当落实全过程药品质量管理的主体责任，建立信息化追溯系统，收集全过程追溯信息。至2020年12月31日前，基本实现国家药品集中采购中选品种、麻醉药品、精神药品、血液制品等重点品种可追溯。药品信息化追溯体系建设的《药品信息化追溯体系建设导则》《药品追溯码编码要求》《药品追溯系统基本技术要求》《药品上市许可持有人和生产企业追溯基本数据集》《药品经营企业追溯基本数据集》《药品使用单位追溯基本数据集》《药品追溯消费者查询基本数据集》《药品追溯数据交换基本技术要求》等多个标准发布实施。

药品信息化追溯体系分为药品追溯系统、药品追溯协同服务平台、药品追溯监管系统三个部分。以药品追溯系统为基础，由药品上市许可持有人自建或第三方服务商帮助企业建立，并向药品流通、经营企业、药品使用单位提供使用；药品追溯协同服务平台相当于连接枢纽中心，与国家监管追溯平台对接，实现动态追溯。如果涉及进出口业务，需与国际平台对接。2022年5月11日，国家药品监督管理局发布《药品监管网络安全与信息化建设"十四五"规划》，强化信息化追溯体系建设，国家药品监督管理局建立完善药品追溯协同服务平台和药品信息化追溯监管系统；各省局根据监管需要建设本省药品信息化追溯监管系统。发挥追溯数据在监管工作中的作用，为监管决策提供数据支持。各省局落实好属地监管职责，推进省级药品信息化追溯监管系统建设，指导督促上市许可持有人开展追溯系统建设，探索医疗器械、中药饮片等信息化追溯体系的建设。药品上市许可持有人应当建立并实施药品追溯制度，按照规定赋予药品追溯标识，建立信息化追溯系统；"十四五"期末需构建完善的药品智慧监管技术框架，健全药品信息化追溯体系，实现药品重点品种可追溯。

八、药品分类管理制度

药品分类管理是国际通行的管理办法。它是根据药品的安全性，依其品种、规格、适应证、剂量及给药途径等的不同，将药品分为处方药和非处方药并作出相应的管理规定。

二十世纪五六十年代，西方发达国家出于用药安全的考虑和对有毒性、易成瘾性药品的销售、使用进行管理和控制的需要，将药品分为处方药和非处方药，并制定了相应的法规和制度加强管理。作为世界上第一个创建药品分类管理制度的国家，美国在1938年即开始筹备对药品进行分类管理，1951年制定了处方药与非处方药分类管理标准。半个多世纪以来，这种分类管理模式已被100多个国家采用。随着发达国家药品分类管理法规和监管的日益完善，药品分类管理对医药工业发展和患者用药安全的重要性得到普遍认同，WHO在1989年建议各成员国将这种管理模式立法。我国自2000年1月1日实施《处方药与非处方药分类管理办法（试行）》，正式实行了药品分类管理制度。

本章第八节对我国药品分类管理制度的具体规定进行了详细介绍。

第四节　药品上市许可持有人制度

一、药品上市许可持有人的概念

《中华人民共和国药品管理法》第三十条规定，药品上市许可持有人是指取得药品注册证书的企业或者药品研制机构等。药品上市许可持有人应当依照本法规定，对药品的非临床研究、临床试验、生产经营、上市后研究、不良反应监测及报告与处理等承担责任。其他从事药品研制、生产、经营、储存、运输、使用等活动的单位和个人依法承担相应责任。药品上市许可持有人的法定代表人、主要负责人对药品质量全面负责。

二、药品上市许可持有人制度在我国的发展

药品上市许可持有人制度作为国际上通行的药品审评审批制度，早前在美国、欧盟等国家或地区就已施行，并经实践检验，取得了不菲的成效。药品上市许可申请人（marketing authorization applicant，MAA）和药品上市许可持有人（MAH）最早见于1965年欧盟65/65/EEC指令，MAA是提交药品上市申请的人，在药品上市许可被批准后，MAA即成为MAH。美国则习惯称之为申请人（applicant）和申请持有人（applicant holder）。2005年，日本在其《药事法》中首次引入了MAH制度。它将药品的注册上市与生产加工相互分离，在保证药品的有效性、安全性的基础上，药品研发者经过药品上市申请，获得药品上市许可证，成为MAH。并且在MAH制度下，MAH有权自行生产或委托生产，并对其生产、销售的药品质量负责。

2015年发布的《国务院关于改革药品医疗器械审评审批制度的意见》以及2016年印发的《国务院办公厅关于印发药品上市许可持有人制度试点方案的通知》是MAH制度在我国落地的标志性文件，而2019年修订的《药品管理法》则意味着MAH制度真正地从上而下确立起来了，以期提高新药研发的积极性，促进产业的科学化、合理化分工。

2015 年 11 月 4 日，第十二届全国人民代表大会常务委员会第十七次会议审议通过《全国人民代表大会常务委员会关于授权国务院在部分地方开展药品上市许可持有人制度试点和有关问题的决定》，授权国务院在北京、天津、河北、上海、江苏、浙江、福建、山东、广东、四川十个省、直辖市开展药品上市许可持有人制度试点，允许药品研发机构和科研人员取得药品批准文号，对药品质量承担相应责任。试点期限为三年。药品上市许可持有人制度建设拉开帷幕。

2016 年 5 月 26 日，《国务院办公厅关于印发药品上市许可持有人制度试点方案的通知》明确了试点内容、试点品种范围、药品上市许可持有人条件、药品上市许可申请人和药品上市许可持有人的义务与责任、药品上市许可持有人的申请办法等。药品上市许可持有人制度试点真正落地。

2017 年 8 月 15 日，国家食品药品监督管理总局发布《关于推进药品上市许可持有人制度试点工作有关事项的通知》，进一步明确：药品批准文号允许转移；药品上市许可持有人负责药品生产销售全链条和药品全生命周期管理；进一步放开药品上市许可持有人的委托生产要求；明确跨区域委托生产的两地食品药品监管机构的监管衔接等。同年 10 月，《关于深化审评审批制度改革鼓励药品医疗器械创新的意见》，围绕"创新、质量、效率、体系、能力"五大主题，提出"推动药品上市许可持有人制度全面实施"。2018 年 9 月，《关于药品上市许可持有人直接报告不良反应事宜的公告》建立了 MAH 直接报告不良反应和不良事件的制度。

2018 年 10 月 22 日，在十三届全国人民代表大会常务委员会第六次会议上，国务院对三年试点工作情况进行了总结。总的来说，在此期间各级药品监督管理部门分别在药品研发、生产、经营各环节发布了相应配套措施，也有药品研发机构获得批准文号进行委托生产的情况，真正实现了鼓励创新、优化资源配置的目的，各试点地区的制度建设成果较显著，大大提高了医药行业中新药研发的积极性。但是，试点范围内药品研发水平参差不齐，试点时间较短，因此在试点实施 MAH 制度的过程中，还存在一些问题。试点工作结束后，有关部门及时总结经试点证明的可行的做法与经验，并对暴露的问题进行分析，及时提出了修改完善《药品管理法》《药品管理法实施条例》等法律法规的建议，并将修改完善相关部门规章，为 MAH 制度的全面展开提供法律依据。同时，为做好试点工作和修法工作的衔接，会议审议并发布了《全国人民代表大会常务委员会关于延长授权国务院在部分地方开展药品上市许可持有人制度试点期限的决定》，提出将原本三年的 MAH 制度试点期限再延长一年。

三、我国现有药品上市许可持有人制度的建构

2019 年 12 月 1 日正式施行的新版《药品管理法》特别增设第三章"药品上市许可持有人"，用独立的一整章来规定药品上市许可持有人制度，包括药品上市许可持有人的主体资格、药品上市许可持有人的权利、义务和责任等。此外，药品上市许可持有人的相关内容亦在新版《药品管理法》的其他章节大量出现。这标志着药品上市许可持有人制度在历经四年的试点工作后，终于正式登上舞台，成为一项全国通行的制度，将对未来的医药行业、药品的管理产生深远影响。

（一）药品上市许可持有人制度的法律规制

2019 年 8 月 26 日，伴随着新修订《药品管理法》审议通过，药品上市许可持有人制度正式从法律层面被明确，成为一项全国范围内通行的法律制度。作为新修订《药品管理法》确定的基本制度、核心制度，MAH 制度是贯穿全法始终的一条主线，法中共 72 处提到 MAH，并设有专门章节，集中规范 MAH 的权利、义务和责任，充分体现了 MAH 制度的重要性。2020 年，国家药品监督管理局发布新修订的《药品注册管理办法》《药品生产监督管理办法》《药品委托生产质量协议指南（2020 年版）》，2021 年发布《药品上市后变更管理办法（试行）》，2023 年发布《关于加强药品上市许可持有人委托生产监督管理工作的公告》等规章文件，对 MAH 制度进行了具体细化，以构建符合中国国情的 MAH 制度。

（二）药品上市许可持有人的主体资格

药品上市许可持有人是指取得药品注册证书的企业或者药品研制机构等。因此，药品上市许可持有人主体不限于药品生产企业，不具备生产条件的企业或药品研制机构也可以申请成为药品上市许可持有人。

在该制度下，上市许可持有人和生产许可持有人可以是同一主体，也可以是两个相互独立的主体。药品上市许可持有人的身份是由申请人转变而来的。申请人能否最终成为上市许可持有人，需要经药品监督管理部门及其技术审评单位对其是否符合相应条件和能力进行审核来最终确定。

（三）药品上市许可持有人将承担药品全生命周期的质量与风险管理责任

药品上市许可持有人制度的核心之一在于改变了药品管理和责任承担机制，药品上市许可持有人将承担药品全生命周期的质量与风险管理责任，其他从事药品研制、生产、经营、储存、使用等活动的单位和个人依法承担相应责任。药品上市许可持有人依法对药品研制、生产、经营、使用全过程中药品的安全性、有效性和质量可控性负责。同时，药品上市许可持有人应当依照《药品管理法》规定，对药品的非临床研究、临床试验、生产经营、上市后研究、不良反应监测及报告与处理等承担责任。

在研制环节，规定持有人必须遵守非临床研究和药物临床试验质量管理规范（GCP），保证研制全过程持续合规。在生产环节，建立质量管理体系，保证生产全过程持续合法合规。委托生产的，应当委托有条件的药品生产企业，签订相关的协议，对药品生产企业出厂放行进行审核。在流通环节，规定持有人应当建立追溯制度，保证药品可追溯。委托销售的，要委托符合条件的药品经营企业。委托仓储运输的，要对受托方能力进行评估，同时明确药品质量责任和操作规定，对委托方进行监督。在上市后管理方面，持有人应制定风险管理计划，开展药品上市后研究，加强已上市药品的持续管理，包括上市后的评价。同时要建立不良反应报告和召回制度。持有人应建立年度报告制度，每年向药品监管部门提交药品生产销售、上市后研究、风险管理等情况。

《药品管理法》还规定了药物警戒、监督检查、信用监管、信息公开、应急处置等内容，落实了全生命周期管理的理念，细化完善了告诫、约谈、限期整改、暂停生产销售及使用进口等等一系列监管措施，督促药品上市许可持有人切实履行主体责任。

📖 知识拓展

中美欧日 MAH 申请的对比

下表为中美欧日 MAH 申请主体及申请模式对比分析。

对比项目	中国 MAH	欧盟 MAH	美国 MAH	日本 MAH
主要法规依据	《药品管理法》《疫苗管理法》	（EC）No. 726/2004 法规；2004/27/EC 指令	《联邦食品、药品和化妆品法案》（FDCA）	日本《药事法》
许可及申请主体模式	生产许可与上市许可分离。MAH：《药品生产许可证》（A/B证）、药品注册证书 生产企业：《药品生产许可证》（A/C证）	生产许可与上市许可分离。MAA：提交上市申请人，MIA：生产和进口许可持有人	生产许可与上市许可分离，即申请人（applicant）和持有人（applicant holder）；生产企业备案	生产许可与上市许可分离。MAA（上市销售许可证）；生产许可
申请主体	有限制，个人不可以申请，需为企业或研制机构等	未限制。申请者为个人或公司，或者授权给欧盟境内销售商	未限制。可以是个人、企业、政府机构、学术机构、协会、私人组织或其他组织	满足日本 GQP（good quality practice，药品质量管理规范）和 GVP（good vigilance practice，药物警戒质量管理规范）的企业

第五节 国家基本药物制度

基本药物制度是全球化的概念，是政府为满足人民群众的重点卫生保健需要，合理利用有限的医药卫生资源，保障公众用药安全、有效、合理而推行的国家药物政策。国家基本药物制度是对基本药物的遴选、生产、流通、使用、定价、报销、监测评价等环节实施有效管理的制度，与公共卫生、医疗服务、医疗保障体系相衔接，是为了维护公众健康、保障公众基本用药权益而确立的一项重大国家医药卫生政策，是国家药品政策的核心和药品供应保障体系的基础。

1975年，WHO提出制订并推行基本药物，并作为药品政策的战略任务，向其成员国发出倡导，旨在使其成员国，特别是发展中国家大部分人口得到基本药物供应。最初WHO提出基本药物，是为了解决贫困和发展中国家的药品供应问题，使它们能够按照国家卫生需要，以有限的费用、合理的价格购买、使用质量和疗效都有保障的基本药物。基本药物概念的内涵也随着各国基本药物行动计划的实践得到了不断发展和延伸。为了帮助各国达到这个目标，WHO已成立了基本药物行动专署、药品管理和政策处等管理机构负责与基本药物相关的事项。

一、我国基本药物工作的发展概况

1979年，我国政府响应WHO的倡导，组织有关医药工作者成立了"国家基本药物遴选小组"。1981年8月，《国家基本药物目录（西药部分）》编订完成。因为中药品种繁多，当时中成药普遍存在同名异方或同方异名的现象，所以中成药的遴选工作未能同时开展。1982年1月，我国正式颁布了《国家基本药物目录》，只收选了以原料药为主的28类278个品种的西药，未收选中药。

1991年9月，我国被指定为基本药物行动委员会西太平洋地区代表。1992年3月，卫生部发布《制定国家基本药物工作方案》（卫药发［1992］第11号），明确国家基本药物系指从我国目前临床应用的各类药物中经过科学评价而遴选出的在同类药品中具有代表性的药品，其特点是疗效肯定、不良反应小、质量稳定、价格合理、使用方便等，并成立了国家基本药物领导小组，同时确立了基本药物"临床必需、安全有效、价格合理、使用方便、中西药并重"的遴选原则。

1997年1月，《中共中央、国务院关于卫生改革与发展的决定》明确指示"国家建立并完善基本药物制度"，使推行国家基本药物制度在宏观策略层面上得到了保障。随后在1998年、2000年、2002年和2004年均对目录进行了调整。

2009年8月18日国务院深化医药卫生体制改革领导小组办公室召开会议，正式启动国家基本药物制度实施工作，发布《关于建立国家基本药物制度的实施意见》（以下简称《实施意见》）、《国家基本药物目录管理办法（暂行）》《国家基本药物目录（基层医疗卫生机构配备使用部分）》，自2009年9月21日起实施。这标志着我国建立国家基本药物制度的工作正式开始实施，《实施意见》提出的目标为到2011年，初步建立国家基本药物制度；到2020年，全面实施规范的、覆盖城乡的国家基本药物制度。

2013年3月13日卫生部令第93号颁布《国家基本药物目录》（2012年版），自2013年5月1日起施行。2015年2月13日，为巩固完善基本药物制度，建立健全国家基本药物目录遴选调整管理机制，国家卫生和计划生育委员会（以下简称"国家卫生计生委"）、国家发展和改革委员会（以下简称"国家发改委"）、工业和信息化部、财政部、人力资源和社会保障部（以下简称"人社部"）、商务部、食品药品监督管理总局、国家中医药局、中国人民解放军总后勤部卫生部对《国家基本药物目录管理办法（暂行）》（卫药政发〔2009〕79号）进行了修订，联合发布了《国家基本药物目录管理办法》。

完善国家基本药物制度是深化医改、强化医疗卫生基本公共服务的重要举措。《"健康中国2030"规划纲要》和《"十三五"卫生与健康规划》明确提出要巩固完善基本药物制度。2018年深化医改工作将制定完善国家基本药物制度的指导性文件列为重点任务予以安排。2018年9月19日，国务院办公厅发布

《关于完善国家基本药物制度的意见》（以下简称《意见》），《意见》强化了基本药物"突出基本、防治必需、保障供应、优先使用、保证质量、降低负担"的功能定位，从基本药物的遴选、生产、流通、使用、支付、监测等环节完善政策，注重与三医联动改革做好衔接，不仅有利于基本药物制度自身建设，带动药品供应保障体系建设全面推进，保障药品安全有效、价格合理、供应充分，也有利于促进上下级医疗机构用药衔接，推动分级诊疗制度建立，有利于深化供给侧结构性改革，推动医药产业结构调整和转型升级。

2018 年 9 月 30 日，国家卫生健康委员会发布《关于印发国家基本药物目录（2018 年版）的通知》（国卫药政发〔2018〕31 号），自 2018 年 11 月 1 日起施行。

二、国家基本药物目录的管理

（一）国家基本药物目录的遴选原则和要求

在充分考虑我国现阶段基本国情和基本医疗保障制度保障能力的基础上，国家基本药物遴选原则为：①防治必需；②安全有效；③价格合理；④使用方便；⑤中西药并重；⑥基本保障；⑦临床首选；⑧基层能够配备。参照国际经验，合理确定我国基本药物品种（剂型）和数量。国家基本药物目录的制定应当与基本公共卫生服务体系、基本医疗服务体系、基本医疗保障体系相衔接。

国家基本药物目录中的化学药品、生物制品、中成药，应当是《中国药典》收载的，国务院药品监督管理部门、国务院卫生行政部门公布药品标准的品种。除急救、抢救用药外，独家生产品种纳入国家基本药物目录应当经过单独论证。

下列药品不纳入国家基本药物目录遴选范围：①含有国家濒危野生动植物药材的；②主要用于滋补保健，易滥用的；③非临床治疗首选的；④因严重不良反应，国家药品监督管理部门明确规定暂停生产、销售或使用的；⑤违背国家法律、法规，或不符合伦理要求的；⑥国家基本药物工作委员会规定的其他情况。

表 2-1 为 1982—2018 年《国家基本药物目录》收载药品。

表 2-1　1982—2018 年《国家基本药物目录》收载药品

发布（调整）时间	化学药品和生物制品/种	中药/种	药品总数/种
1982 年	278	未遴选	278
1996 年	699	1699	2398
1998 年	740	1333	2073
2000 年	770	1249	2019
2002 年	759	1242	2001
2004 年	773	1260	2033
2009 年	205	102	307
2012 年	317	203	520
2018 年	417	268	685

（二）国家基本药物目录的制定

按照国家基本药物工作委员会确定的原则，国家卫生健康委员会负责组织建立国家基本药物专家库，报国家基本药物工作委员会审核。专家库主要由医学、药学、药物经济学、药品监管、药品生产供应管理、医疗保险管理、卫生管理和价格管理等方面专家组成，负责国家基本药物的咨询和评审工作。国家卫生健康委员会同有关部门起草国家基本药物目录遴选工作方案和具体的遴选原则，经国家基本药物工作委员会审核后组织实施。

制定国家基本药物目录的程序为：①从国家基本药物专家库中，随机抽取专家成立目录咨询专家组和目录评审专家组，咨询专家不参加目录评审工作，评审专家不参加目录制定的咨询工作；②咨询专家组根据循证医学、药物经济学对纳入遴选范围的药品进行技术评价，提出遴选意见，形成备选目录；③评审专家组对备选目录进行审核投票，形成目录初稿；④就目录初稿征求有关部门意见，修改完善后形成送审稿；⑤送审稿经国家基本药物工作委员会审核后，授权国务院卫生行政部门发布。具体程序见图2-1。

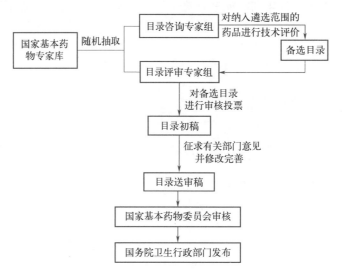

图 2-1　国家基本药物目录的制定程序

（三）国家基本药物目录的调整

根据《关于完善国家基本药物制度的意见》，对基本药物目录定期评估、动态调整，调整周期原则上不超过 3 年。对新审批上市、疗效较已上市药品有显著改善且价格合理的药品，可适时启动调入程序。坚持调入和调出并重，优先调入有效性和安全性证据明确、成本效益比显著的药品品种；重点调出已退市的，发生严重不良反应较多、经评估不宜再作为基本药物的，以及有风险效益比或成本效益比更优的品种替代的药品。原则上各地不增补药品，少数民族地区可增补少量民族药。

根据《国家基本药物目录管理办法》，属于下列情形之一的品种，应当从国家基本药物目录中调出：①药品标准被取消的；②原国家食品药品监督管理部门撤销其药品批准证明文件的；③发生严重不良反应的；④根据药物经济学评价，可被风险效益比或成本效益比更优的品种所替代的；⑤国家基本药物工作委员会认为应当调出的其他情形。

（四）国家基本药物目录的构成

国家基本药物目录中的药品包括化学药品、生物制品、中成药和中药饮片。经国务院医改领导小组审核，报请国务院常务会议审议通过，《国家基本药物目录（2018 年版）》自 2018 年 11 月 1 日起施行。目录中，化学药品和生物制品主要依据临床药理学分类，共 417 个品种；中成药主要依据功能分类，共 268 个品种；中药饮片不列具体品种，用文字表述。药品的使用不受目录分类类别的限制，但应遵照有关规定。品种的剂型主要依据 2015 年版《中华人民共和国药典》"制剂通则"等有关规定进行归类处理，未归类的剂型以目录中标注的为准。目录收录口服剂型、注射剂型、外用剂型和其他剂型。

三、保障基本药物生产供应

实施基本药物制度是完善医药产业政策和行业发展规划的重要内容，鼓励企业技术进步和技术改造，推动优势企业建设与国际先进水平接轨的生产质量体系，增强基本药物生产供应能力。开展生产企业现状调查，对于临床必需、用量小或交易价格偏低、企业生产动力不足等因素造成市场供应易短缺的基本药物，可由政府搭建平台，通过市场撮合确定合理采购价格、定点生产、统一配送、纳入储备等措施保证供应。

坚持集中采购方向，落实药品分类采购，引导形成合理价格。做好上下级医疗机构用药衔接，推进市（县）域内公立医疗机构集中带量采购，推动降药价，规范基本药物采购的品种、剂型、规格，满足群众需求。鼓励肿瘤等专科医院开展跨区域联合采购。生产企业作为保障基本药物供应配送的第一责任人，应当切实履行合同，尤其要保障偏远、交通不便地区的药品配送。因企业原因造成用药短缺，企业应当承担违约责任，并由相关部门和单位及时列入失信记录。医保经办机构应当按照协议约定及时向医疗机构拨付医保资金。医疗机构应当严格按照合同约定及时结算货款；对拖延货款的，要给予通报批评，并责令限期整改。

加强短缺预警应对。建立健全全国短缺药品监测预警系统，加强药品研发、生产、流通、使用等多源信息采集，加快实现各级医疗机构短缺药品信息网络直报，跟踪监测原料药货源、企业库存和市场交易行为等情况，综合研判潜在短缺因素和趋势，尽早发现短缺风险，针对不同短缺原因分类应对。对垄断原料市场和推高药价导致药品短缺，涉嫌构成垄断协议和滥用市场支配地位行为的，依法开展反垄断调查，加大惩处力度。将军队所需短缺药品纳入国家短缺药品应急保障体系，通过军民融合的方式，建立短缺急需药品军地协调联动机制，保障部队急需短缺和应急作战储备药材供应。

四、促进基本药物全面配备和优先合理使用

政府举办的基层医疗卫生机构全部配备和使用国家基本药物。其他各类医疗机构也要将基本药物作为首选药物并达到一定使用比例，具体使用比例由卫生行政部门确定。

坚持基本药物主导地位，强化医疗机构基本药物使用管理，以省为单位明确公立医疗机构基本药物使用比例，不断提高医疗机构基本药物使用量。公立医疗机构根据功能定位和诊疗范围，合理配备基本药物，保障临床基本用药需求。药品集中采购平台和医疗机构信息系统应对基本药物进行标注，提示医疗机构优先采购、医生优先使用。将基本药物使用情况作为处方点评的重点内容，对无正当理由不首选基本药物的予以通报。对医师、药师和管理人员加大基本药物制度和基本药物临床应用指南、处方集培训力度，提高基本药物合理使用和管理水平。鼓励其他医疗机构配备使用基本药物。

依托现有资源建立健全国家、省两级药品使用监测平台以及国家、省、地市、县四级监测网络体系，重点监测医疗机构基本药物的配备品种、使用数量、采购价格、供应配送等信息，以及处方用药是否符合诊疗规范。开展以基本药物为重点的药品临床综合评价，指导临床安全合理用药。加强部门间信息互联互通，对基本药物从原料供应到生产、流通、使用、定价、报销等实行全过程动态监测。

五、完善基本药物价格管理和支付报销机制

国家发展和改革委员会制定基本药物全国零售指导价格。制定零售指导价格要加强成本调查监审和招标价格等市场购销价格及配送费用的监测，在保持生产企业合理盈利的基础上，压缩不合理营销费用。基本药物零售指导价格原则上按药品通用名称制定公布，不区分具体生产经营企业。在国家零售指导价格规定的幅度内，省级人民政府根据招标形成的统一采购价格、配送费用及药品加成政策确定本地区政府举办的医疗卫生机构基本药物具体零售价格。鼓励各地在确保产品质量和配送服务水平的前提下，探索进一步降低基本药物价格的采购方式，并探索设定基本药物标底价格，避免企业恶性竞争。

实行基本药物制度的县（市、区），政府举办的基层医疗卫生机构配备使用的基本药物实行零差率销售。各地要按国家规定落实相关政府补助政策。

完善医保支付政策，对于基本药物目录内的治疗性药品，医保部门在调整医保目录时，按程序将符合条件的优先纳入目录范围或调整甲乙分类。对于国家免疫规划疫苗和抗艾滋病、结核病、寄生虫病等重大公共卫生疾病防治的基本药物，加大政府投入，降低群众用药负担。鼓励地方将基本药物制度与分级诊疗、家庭医生签约服务、慢性病健康管理等有机结合，在高血压、糖尿病、严重精神障碍等慢性病管理中，在保证药效前提下优先使用基本药物，最大程度减少患者药费支出，增强群众获得感。

六、加强基本药物质量安全监管

国家对基本药物实施全品种覆盖抽检,向社会及时公布抽检结果。鼓励企业开展药品上市后再评价。加强基本药物不良反应监测,强化药品安全预警和应急处置机制。加强对基本药物生产环节的监督检查,督促企业依法合规生产,保证质量。对通过一致性评价的药品品种,按程序优先纳入基本药物目录。对已纳入基本药物目录的仿制药,鼓励企业开展一致性评价,未通过一致性评价的基本药物品种,逐步调出目录。鼓励医疗机构优先采购和使用通过一致性评价、价格适宜的基本药物。

🌐 思政材料 2-2

完善国家基本药物制度

国家基本药物制度是药品供应保障体系的基础,是医疗卫生领域基本公共服务的重要内容。新一轮医改以来,国家基本药物制度的建立和实施,对健全药品供应保障体系、保障群众基本用药、减轻患者用药负担发挥了重要作用。同时,也还存在不完全适应临床基本用药需求、缺乏使用激励机制、仿制品种与原研品种质量疗效存在差距、保障供应机制不健全等问题。

一、总体要求

全面贯彻党的十九大和十九届二中、三中全会精神,以习近平新时代中国特色社会主义思想为指导,坚持以人民健康为中心,强化基本药物"突出基本、防治必需、保障供应、优先使用、保证质量、降低负担"的功能定位,从基本药物的遴选、生产、流通、使用、支付、监测等环节完善政策,全面带动药品供应保障体系建设,着力保障药品安全有效、价格合理、供应充分,缓解"看病贵"问题。促进上下级医疗机构用药衔接,助力分级诊疗制度建设,推动医药产业转型升级和供给侧结构性改革。

二、《意见》的实施,将为群众带来哪些利好实惠?

国家基本药物制度是药品供应保障体系的基础,是医疗卫生领域基本公共服务的重要内容,关系医药卫生事业健康发展,关系人民群众切身利益。《意见》的实施,将从以下方面惠及人民群众。一是国家基本药物覆盖面更广,品种数量不仅满足常见病、慢性病、应急抢救等主要临床需求,还聚焦癌症、儿童疾病、丙型病毒性肝炎等病种,为不同疾病患者提供了多种用药选择。二是更好满足分级诊疗需求,各级医疗机构统一执行集中采购确定的品种、剂型、规格、厂家、价格,解决了上下级医疗机构用药不衔接问题,为患者在基层就近就医提供更多便利,让患者少跑路、少花钱。三是基本药物质量更有保证,对通过仿制药质量和疗效一致性评价的品种,明确要优先纳入基本药物目录,并鼓励医疗机构优先采购和使用,同时通过实施基本药物全品种覆盖抽检,加强生产环节监督检查等措施,为患者提供质量安全信得过的药品。四是基本药物供应更有保障,在有效解决"已短缺"药品供应的基础上,特别加强"易短缺"药品风险监测预警,把提早防范作为解决短缺苗头问题的重要措施,为患者提供持续生产供应的基本药物,让患者不再为买不到药而忧。五是促进改革联动更有效,集中带量采购降药价,合理用药降药费,在医保和财政提供支撑保障的同时,鼓励各地在高血压、糖尿病、严重精神障碍等慢性疾病管理中,在保证药效前提下优先使用基本药物,逐步提高基本药物实际保障水平,让患者愿意使用基本药物。[摘自国务院办公厅关于完善国家基本药物制度的意见(2018 年第 27 号国务院公报)及政策解读]

第六节　国家医疗保障制度及基本医疗保险用药目录

一、我国基本医疗保障制度

（一）基本医疗保障制度的概念和特点

医疗保障制度是指劳动者或公民因疾病或其他自然事件及突发事件造成身体与健康损害时，国家和社会团体对其提供医疗服务或对其发生的医疗费用损失给予经济补偿而实施的各种制度的总和。综合世界各国的医疗保障制度，医疗保障体系一般包括社会医疗保险制度、补充医疗保险制度和医疗救助制度。

社会医疗保险制度是指由国家立法强制或部分居民参与，国家、单位和个人（或者国家和个人）共同筹资的，当人们因疾病、受伤或生育需要治疗时，由国家或社会专门机构向其提供必需的医疗服务或经济补偿的一种保险形式。补充医疗保险有广义和狭义之分。广义的补充医疗保险是相对于基本医疗保险而言的，是指国家和社会建立的基本医疗保险之外的各种医疗保险形式的总称。狭义的补充医疗保险，是指在国家相关法规、规范指导下，以用人单位为直接负责主体而建立的一种政策性团体福利性的社会保障制度形式之一。社会医疗保险着重于卫生服务的公平性，而补充医疗保险则着重于卫生服务的效率。医疗救助是国家和社会向低收入人群或因患重病无力支付医疗费用而陷入困境的人群提供费用资助的经济行为。

（二）我国的基本医疗保障体系

城镇职工基本医疗保险、城镇居民基本医疗保险、新型农村合作医疗和城乡医疗救助制度共同构成我国目前的基本医疗保障体系。

1. 城镇职工基本医疗保险制度

城镇职工基本医疗保险的覆盖人群为城镇所有用人单位的职工，包括企业（国有企业、集体企业、外商投资企业、私营企业等）、机关、事业单位、中介机构、社会团体、民办非企业单位的职工，部队所属用人单位及其无军籍的从业人员。城镇职工基本医疗保险基金由用人单位和职工共同筹集，其中企业按在职职工工资总额的 5%～7% 缴纳，职工个人按不低于本人工资收入的 2% 缴纳。分别计入社会统筹基金和个人账户基金，个人缴纳的全部计入个人账户基金，用人单位缴纳基本医疗保险费的 25%～35% 用于建立退休人员和从业人员的个人账户，其余纳入社会统筹基金。

统筹基金和个人账户基金划定各自的支付范围，统筹基金主要支付住院和特殊病种的门诊费用，个人账户主要支付小额的门诊医疗费用以及住院费用中的个人自付部分。统筹基金设置起付标准和最高支付限额。

2. 中国城乡居民基本医疗保险制度

2016 年，国务院发布《关于整合城乡居民基本医疗保险制度的意见》，提出整合城镇居民基本医疗保险和新型农村合作医疗两项制度，建立统一的城乡居民基本医疗保险制度，实现"六统一"，即统一覆盖范围、统一筹资政策、统一保障待遇、统一医保目录、统一定点管理、统一基金管理。

城乡居民基本医疗保险制度的保障对象和范围：城乡居民医保覆盖范围包括城镇居民基本医疗保险和新型农村合作医疗所有应参保（合）人员，即覆盖除职工基本医疗保险应参保人员以外的其他所有城乡居民。

筹资机制和标准：城乡居民基本医疗保险将逐步建立个人缴费标准与城乡居民人均可支配收入相衔接的机制，逐步建立与经济社会发展水平、各方承受能力相适应的稳定筹资机制。

支付机制：城乡居民基本医疗保险一般不设个人账户，实行统筹管理；统筹基金设置起付标准和最高支付限额。

3. 城乡医疗救助制度

城乡医疗救助体系是我国多层次医疗保障体系的兜底层次，包括城市医疗救助制度和农村医疗救助制度。由政府财政提供资金，主要是为无力进入基本医疗保险体系以及进入后个人无力承担自付费用的城乡贫困人口提供帮助，使他们能够与其他社会成员一样享有基本医疗保障。社会医疗救助的对象是因病致贫的低收入者和贫困者，资金主要由财政支持，也可以吸纳社会捐助等其他来源的资金。

（三）我国基本医疗保障制度的现状

从 1998 年《国务院关于建立城镇职工基本医疗保险制度的决定》，到 2020 年 2 月《中共中央　国务院关于深化医疗保障制度改革的意见》，历经 20 余年的改革发展，医保制度夯基垒台、立柱架梁的任务基本完成，"三重保障"制度体系基本形成。截至 2021 年，基本医疗保险覆盖超过 13.61 亿人，参保率稳定在 95％以上，基本实现了人群"全覆盖"。职工、居民医保住院费用政策范围内报销比例分别达到 80％和 70％左右，贫困人口住院实际报销比稳定在 80％左右，"费用覆盖"也到了一定水平。近年来，医保领域改革动作频度快、力度大，深入推进药品集中带量采购、创新药品目录谈判方式、完善医保基本制度、持续深化医保支付方式改革、健全基金监管体系等重点领域改革，成效显著。

但是与此同时，人口老龄化、流动人口增加了医保基金运行风险。人口老龄化将影响职工医保的筹资和费用，在职退休比与基金收支平衡之间具有正向相关性。一方面职工医保退休人员不缴费；另一方面，老龄人口的就医需求显著高于在职、年轻人口。此外，不同医保制度、不同地区间的保障水平、筹资水平，以及一些客观条件差距较大。

医保与医药供给、医疗服务的协同，是实现医药卫生体制机制改革的必由之路，也是实现"健康中国"战略目标的必然要求。医保支付制度是医保与医疗服务的关联点、结合部，是发挥医保对供给侧改革牵引和杠杆作用的核心手段，也是医保高质量发展的关键机制。医保公共管理服务关系亿万群众切身利益。要完善经办管理和优化公共服务体系，更好提供精准化、精细化服务，提高信息化服务水平，推进医保治理创新，为人民群众提供优质高效的医保服务。

🌐 **思政材料 2-3**

健全社会保障体系

党的二十大报告中提出"健全社会保障体系"。社会保障体系是人民生活的安全网和社会运行的稳定器。健全覆盖全民、统筹城乡、公平统一、安全规范、可持续的多层次社会保障体系。完善基本养老保险全国统筹制度，发展多层次、多支柱养老保险体系。实施渐进式延迟法定退休年龄。扩大社会保险覆盖面，健全基本养老、基本医疗保险筹资和待遇调整机制，推动基本医疗保险、失业保险、工伤保险省级统筹。促进多层次医疗保障有序衔接，完善大病保险和医疗救助制度，落实异地就医结算，建立长期护理保险制度，积极发展商业医疗保险。加快完善全国统一的社会保险公共服务平台。健全社保基金保值增值和安全监管体系。健全分层分类的社会救助体系。坚持男女平等基本国策，保障妇女儿童合法权益。完善残疾人社会保障制度和关爱服务体系，促进残疾人事业全面发展。坚持房子是用来住的、不是用来炒的定位，加快建立多主体供给、多渠道保障、租购并举的住房制度。

二、基本医疗保险用药目录

为贯彻落实党中央、国务院决策部署，进一步提高参保人员的用药保障水平，按照《基本医疗保险用药管理暂行办法》及国家基本医疗保险、工伤保险和生育保险药品目录调整工作方案，国家医疗保障局（以下简称"国家医保局"）、人力资源和社会保障部组织调整并制定《国家基本医疗保险、工伤保险和生育保险药品目录》（以下简称《药品目录》）。

基本医疗保险用药管理坚持以人民为中心的发展思想，切实保障参保人员合理的用药需求；坚持"保基本"的功能定位，既尽力而为，又量力而行，用药保障水平与基本医疗保险基金和参保人承受能力相适应；坚持分级管理，明确各层级职责和权限；坚持专家评审，适应临床技术进步，实现科学、规范、精细、动态管理；坚持中西药并重，充分发挥中药和西药各自优势。

（一）基本医疗保险用药目录的制定和管理

1. 基本医疗保险用药目录的管理部门

国务院医疗保障行政部门负责建立基本医疗保险用药管理体系，制定和调整全国范围内基本医疗保险用药范围，使用和支付的原则、条件、标准及程序等，组织制定、调整和发布国家《药品目录》并编制统一的医保代码，对全国基本医疗保险用药工作进行管理和监督。国家医疗保障经办机构受国务院医疗保障行政部门委托承担国家《药品目录》调整的具体组织实施工作。

省级医疗保障行政部门负责本行政区域内的基本医疗保险用药管理，制定本地区基本医疗保险用药管理政策措施，负责《药品目录》的监督实施等工作。各省（自治区、直辖市）以国家《药品目录》为基础，按照国家规定的调整权限和程序将符合条件的民族药、医疗机构制剂、中药饮片纳入省级医保支付范围，按规定向国务院医疗保障行政部门备案后实施。

2.《药品目录》的制定和调整

纳入国家《药品目录》的药品应当是经国家药品监管部门批准，取得药品注册证书的化学药品、生物制品、中成药（民族药），以及按国家标准炮制的中药饮片，并符合临床必需、安全有效、价格合理等基本条件。支持符合条件的基本药物按规定纳入《药品目录》。

国务院医疗保障行政部门建立完善动态调整机制，原则上每年调整一次。国务院医疗保障行政部门根据医保药品保障需求、基本医疗保险基金的收支情况、承受能力、目录管理重点等因素，确定当年《药品目录》调整的范围和具体条件，研究制定调整工作方案，依法征求相关部门和有关方面的意见并向社会公布。对企业申报且符合当年《药品目录》调整条件的药品纳入该年度调整范围。

中药饮片采用专家评审方式进行调整，其他药品的调整程序主要包括企业申报、专家评审、谈判或准入竞价、公布结果。

（二）基本医疗保险用药目录的分类和特点

《药品目录》由凡例、西药、中成药、协议期内谈判药品和中药饮片五部分组成。省级医疗保障行政部门按国家规定增补的药品单列。凡例是对《药品目录》的编排格式、名称剂型规范、备注等内容的解释和说明。西药部分，收载化学药品和生物制品。中成药部分，收载中成药和民族药。协议期内谈判药品部分，收载谈判协议有效期内的药品。中药饮片部分，收载基本医疗保险基金予以支付的饮片，并规定不得纳入基本医疗保险基金支付的饮片。

国家《药品目录》中的西药和中成药分为"甲类药品"和"乙类药品"。"甲类药品"是临床治疗必需、使用广泛、疗效确切、同类药品中价格或治疗费用较低的药品。"乙类药品"是可供临床治疗选择使用、疗效确切、同类药品中比"甲类药品"价格或治疗费用略高的药品。协议期内谈判药品纳入"乙类药品"管理。

各省级医疗保障部门按国家规定纳入《药品目录》的民族药、医疗机构制剂纳入"乙类药品"管理。中药饮片的"甲乙分类"由省级医疗保障行政部门确定。

参保人使用"甲类药品"按基本医疗保险规定的支付标准及分担办法支付；使用"乙类药品"按基本医疗保险规定的支付标准，先由参保人自付一定比例后，再按基本医疗保险规定的分担办法支付。"乙类药品"个人先行自付的比例由省级或统筹地区医疗保障行政部门确定。

2023年1月13日，国家医保局、人力资源和社会保障部印发《国家基本医疗保险、工伤保险和生育保险药品目录（2022年）》（以下简称《2022年药品目录》），《2022年药品目录》收载西药和中成药共2967种，其中西药1586种，中成药1381种。另外，还有基金可以支付的中药饮片892种。

三、医疗保险定点零售药店管理制度

（一）医保定点零售药店的概念和特点

零售药店是符合《药品管理法》规定，领取《药品经营许可证》的药品零售企业。定点零售药店是指自愿与统筹地区经办机构签订医保协议，为参保人员提供药品服务的实体零售药店。医保协议是指由医疗保障经办机构与零售药店经协商谈判而签订的，用于规范双方权利、义务及责任等内容的协议。

医疗保障行政部门负责制定零售药店定点管理政策，在定点申请、专业评估、协商谈判、协议订立、协议履行、协议解除等环节对医疗保障经办机构（以下简称"经办机构"）、定点零售药店进行监督。经办机构负责确定定点零售药店，并与定点零售药店签订医疗保障服务协议，提供经办服务，开展医保协议管理、考核等。定点零售药店应当遵守医疗保障法律、法规、规章及有关政策，按照规定向参保人员提供药品服务。

（二）医保定点零售药店的管理要求

统筹地区医疗保障行政部门根据公众健康需求、管理服务需要、医疗保障基金收支、参保人员用药需求等确定本统筹地区定点零售药店的资源配置。取得《药品经营许可证》，同时符合相应条件的零售药店均可申请医疗保障定点。

定点零售药店具有为参保人员提供药品服务后获得医保结算费用，对经办机构履约情况进行监督，对完善医疗保障政策提出意见建议等权利。定点零售药店应当为参保人员提供药品咨询、用药安全、医保药品销售、医保费用结算等服务。符合规定条件的定点零售药店可以申请纳入门诊慢性病、特殊病购药定点机构。

定点零售药店应当严格执行医保支付政策。鼓励在医疗保障行政部门规定的平台上采购药品，并真实记录"进、销、存"情况。定点零售药店应按要求及时如实向统筹地区经办机构上传参保人员购买药品的品种、规格、价格及费用信息，定期向经办机构上报医保目录内药品的"进、销、存"数据，并对其真实性负责。

定点零售药店提供药品服务时应核对参保人员有效身份凭证，做到人证相符。特殊情况下为他人代购药品的应出示本人和被代购人身份证。为参保人员提供医保药品费用直接结算单据和相关资料，参保人员或购药人应在购药清单上签字确认。凭外配处方购药的，应核验处方使用人与参保人员身份是否一致。

定点零售药店应将参保人员医保目录内药品外配处方、购药清单等保存 2 年，以备医疗保障部门核查。

第七节 药品价格谈判与采购制度

一、药品集中带量采购实施路径

（一）药品集中带量采购的概念和意义

国家组织药品集中带量采购是根据党中央、国务院决策部署，按照"国家组织、联盟采购、平台操作"的总体思路，采取带量采购、量价挂钩、以量换价的方式，与药品生产企业进行谈判，在严格保证质量的前提下，降低药品虚高价格，减轻患者医药费用负担。其实就是由政府遴选品种，明确采购数量，让药企针对具体的药品数量报价，要求药企降低药品的价格，以量换价，薄利多销，以低价格换取销量，让人民群众能用得上价格更低廉的药品。

国家组织药品集中带量采购，目的在于探索完善药品价格形成机制，努力降低群众药费负担，规范药品流通秩序，保障用药安全，提高老百姓医疗保障水平，减轻患者医药费用负担。

（二）药品集中带量采购的原则

一是坚持需求导向，质量优先。根据临床用药需求，结合医保基金和患者承受能力，合理确定集中带量采购药品范围，保障药品质量和供应。二是坚持市场主导，促进竞争。建立公开透明的市场竞争机制，引导企业以成本和质量为基础开展公平竞争，完善市场价格发现的机制。三是坚持招采合一，量价挂钩。明确采购量，以量换价、确保使用，畅通采购、使用、结算等环节，有效治理药品回扣。四是坚持政策衔接，部门协同。加强部门联动，注重改革系统集成、协同高效。

（三）药品集中带量采购的范围

按照保基本、保临床的原则，重点将基本医保药品目录内用量大、采购金额高的药品纳入采购范围，逐步覆盖国内上市的临床必需、质量可靠的各类药品，做到应采尽采。对通过（含视同通过）仿制药质量和疗效一致性评价的药品优先纳入采购范围。符合条件的药品达到一定数量或金额，即启动集中带量采购。同时积极探索"孤儿药"、短缺药的适宜采购方式，促进供应稳定。

已取得集中带量采购范围内药品注册证书的上市许可持有人（药品上市许可持有人为境外企业的，由其依照《中华人民共和国药品管理法》指定履行药品上市许可持有人义务的中国境内的企业法人），在质量标准、生产能力、供应稳定性等方面达到集中带量采购要求的，原则上均可参加药品集中带量采购。参加集中带量采购的企业应对药品质量和供应保障作出承诺。所有公立医疗机构（含军队医疗机构）均应参加药品集中带量采购，医保定点社会办医疗机构和定点药店按照定点协议管理的要求参照执行。

（四）药品集中带量采购的实施

2019 年，国务院印发《国家组织药品集中采购和使用试点方案》（以下简称《方案》），对国家组织药品集中采购和使用试点工作作出部署，选择北京、天津、上海、重庆和沈阳、大连、厦门、广州、深圳、成都、西安 11 个城市开展试点工作。《方案》提出，要按照国家组织、联盟采购、平台操作的总体思路，即国家拟定基本政策、范围和要求，组织试点地区形成联盟，以联盟地区公立医疗机构为集中采购主体，探索跨区域联盟集中带量采购。《方案》明确，从通过质量和疗效一致性评价的仿制药对应的通用名药品中遴选试点品种。经国家药品监督管理部门批准、在中国大陆地区上市的集中采购范围内药品的生产企业，均可参加试点。

2019 年 9 月，国家医保局等九部门制定了《关于国家组织药品集中采购和使用试点扩大区域范围的实施意见》（以下简称《实施意见》），为进一步扩大改革效应，让改革成果惠及全国人民，引导医药产业健康有序发展，按照国务院常务会议"认真总结试点经验，及时全面推开"的部署，在试点评估基础上全面推开试点。任务目标是解决相关药品在"4＋7"试点城市和非试点地区间较大价格落差问题；在全国范围内推广"4＋7"试点集中带量采购模式；优化有关政策措施，保障中选药品长期稳定供应。按照"国家组织、联盟采购、平台操作"的总体思路，组织试点城市和先行跟进试点的省份之外 25 省（区）和新疆生产建设兵团形成联盟，开展跨区域联盟集中带量采购。在总结评估"4＋7"试点的基础上，进一步完善政策，促进医药市场有序竞争和健康发展。

就具体措施来说，一是带量采购，以量换价。按照联盟地区所有公立医疗机构、军队医疗机构和自愿参加的社会办医保定点医药机构年度药品总用量的 50%～70% 估算采购总量，进行带量采购，以量换价，形成采购价格，相关医药机构或其代表与中选企业签订带量购销合同。二是招采合一，保证使用。联盟地区各相关医疗机构优先使用中选药品，并根据带量购销合同约定，在协议期内完成合同用量。三是质量优先，保障供应。中选企业是保障质量和供应的第一责任人，相关部门加强全链条质量监管以及生产和库存监测，确保药品质量和供应。四是保证回款，降低交易成本。医疗机构作为药款结算第一责任人，应按合同规定与企业及时结算，减轻药企交易成本。严查医疗机构不按时结算药款问题。

根据国务院有关配套政策，形成"三医联动"政策合力。探索试点城市医保支付标准与采购价的协同，原则上对同一通用名下的原研药和通过一致性评价的仿制药，采用相同医保支付标准。推动公立医疗机构改革，允许公立医院使用中选药品形成的结余，用于医务人员薪酬支出。同时，鼓励医院使用质优价廉的中选药品，加强对医院和医务人员的绩效考核和宣传培训，促进科学合理用药，保障患者用药安全。

二、医保药品目录谈判准入路径

（一）医保谈判药品

谈判药品是国家医保部门与相关医药企业代表协商谈判，对临床必需、疗效较好，但价格昂贵的药品达成协议支付标准，并纳入医保药品目录管理的药品。谈判药品的支付标准由药品企业与国家医保部门共同约定，是基金支付和患者个人支付的费用总和。协议有效期内谈判药品企业向全国医疗保险定点医疗机构和定点零售药店供应该药品的价格不超过支付标准。超过有效期限后，是否续约，怎样续约，根据相应的谈判药品续约规则决定。

（二）我国医保药品价格谈判机制的发展

2015年2月，国务院办公厅印发《关于完善公立医院药品集中采购工作的指导意见》（国办发〔2015〕7号），要求对部分专利药品、独家生产药品，建立公开透明、多方参与的价格谈判机制。

我国的药品谈判可分为国家层面的药品谈判和地方层面的药品谈判。国家层面的药品谈判由国家卫生计生委（现国家卫生健康委员会）、人社部等部门主导，针对部分专利药品、独家生产的药品，与厂家直接进行面对面的谈判与协商；地方层面的药品谈判多由地方人社部门牵头，针对一些治疗重大疾病的疗效确切、临床必需但价格高昂的药品，与厂家进行谈判，通常被称为"大病医保特殊药品谈判"，简称"特药谈判"。无论是国家层面的药品谈判，还是地方的特药谈判，都是有关部门利用一些"谈判筹码"与企业进行"博弈"，最终目的都是为了降低药品的价格。

首批国家药品谈判试点工作开始于2015年10月，国家卫生计生委等16个部门建立了协调机制，组建谈判小组，针对部分专利药品、独家生产的药品，与企业进行多轮谈判。2016年5月20日，国家卫生计生委将首批国家药品价格谈判结果正式向社会公布。2017年2月，国务院办公厅印发《关于进一步改革完善药品生产流通使用政策的若干意见》（国办发〔2017〕13号），指出"完善国家药品价格谈判机制，逐步扩大谈判品种范围"。在首批药品谈判试点的基础上，第二批药品谈判工作紧跟而行。与首批药品谈判不同，该次药品谈判由人社部牵头，并扩大了药品谈判的范围和品种，是真正意义上的"医保药品谈判"。2017年4月，人社部办公厅发布《关于确定2017年国家基本医疗保险、工伤保险和生育保险药品目录谈判范围的通告》，确定将44个药品品种纳入2017年国家基本医疗保险、工伤保险和生育保险药品目录谈判范围。截至同年6月，第二批医保药品谈判全部完成。

2022年6月29日，国家医保局公布《2022年国家基本医疗保险、工伤保险和生育保险药品目录调整工作方案》，根据该方案，2022年国家药品目录调整工作流程分为准备、申报、专家评审、谈判/竞价、公布结果，共5个阶段。国家医保局于2023年7月21日发布了《谈判药品续约规则》，对医保药物续约程序做了详尽规定。

（三）医保药品价格谈判准入及续约规则

国家医保部门就纳入医保谈判目录的药品品种，向厂商发出谈判准入的邀请函，是否接受邀约由企业自行决定。具体而言，首先由医保部门对企业发出正式的函，明确企业需要提供的资料，企业则根据要求准备相关的材料，提交给医保部门，医保部门收到企业递交的材料后，交由专家组进行评审，之后向企业发反馈意见函。前期准备工作完成后，双方按照一定的程序和流程针对药品价格、降价幅度等核心问题展开正式谈判。

《谈判药品续约规则》对医保药物续约程序做了详尽规定，目前，谈判药品续约方式分为纳入常规目录管理、简易续约和重新谈判三种形式，具体见表2-2。

表 2-2　医保谈判药品续约规则

药品续约规则类型	药品条件
纳入常规目录管理 （需满足右侧条件之一）	非独家药品
	连续两个协议周期均未调整支付标准和支付范围的独家药品
	截至目录调整当年 12 月 31 日，连续纳入目录"协议期内谈判药品部分"时间达到 8 年的药品
简易续约 （需满足右侧所有条件）	独家药品
	本协议期基金实际支出未超过预估值的 200%
	未来两年的基金支出预算增幅合理 （1）不调整支付范围的药品：未来两年的医保基金预算增幅不超过 100%（与本协议期的基金支出预算和本协议期的基金实际支出两者中的高者相比，下同） （2）调整支付范围的药品：原支付范围满足条件（1）的情况下，因调整支付范围所致未来两年的医保基金预算增幅不超过 100%
	市场环境未发生重大变化
	不符合纳入常规目录管理的条件
重新谈判 （需满足右侧条件之一）	不符合纳入常规目录管理及简易续约条件的药品
	按照现行药品注册管理办法及注册分类标准批准的 1 类化学药品、1 类治疗用生物制品、1 类和 3 类中药，虽符合简易续约条件，但企业按程序主动申请通过谈判确定支付标准的品种

注：资料来源于国家医疗保障局。

三、非独家药品竞价规则

2020 年 7 月 30 日，国家医保局发布《基本医疗保险用药管理暂行办法》，规定除带量采购中选药品外，其他非独家药品根据竞价准入等方式确定支付标准。参与非独家药品竞价的条件是经专家评审，建议新增纳入医保药品目录的非独家药品，国家组织药品集中带量采购中选药品和政府定价药品除外。

2023 年 7 月，国家医保局正式对外发布《非独家药品竞价规则》（以下简称《竞价规则》）。按照《竞价规则》，医保方组织测算专家按程序进行测算，提出医保支付意愿作为该通用名药品的准入门槛。参与申报的企业按程序提交报价，企业报价分别与医保支付意愿对比，只要有 1 家企业参与并报价不高于医保支付意愿，则该通用名药品纳入医保乙类目录，否则该通用名药品不纳入。企业报价不能高于申报截止日前 2 年内有效的省级最低中标价和申报时提交的市场零售价格。药品通过竞价纳入医保目录的，取各企业报价中的最低者作为该通用名药品的支付标准。如企业报价低于医保支付意愿的 70%，以医保支付意愿的 70% 作为该药品的支付标准。药品有多个规格的，选取临床最常用规格进行竞价，竞价成功后，其他规格支付标准原则上按照差比价规则确定。

药品通过竞价纳入医保目录的，凡参与报价的企业均需承诺在竞价有效期内，向全国医保定点医药机构供应该药品的价格不高于参与竞价时的报价。此外，竞价不影响该药品通用名被纳入国家集中带量采购或政府定价范围，集中采购中选或政府定价的，按照有关规定确定支付标准。

📖 **知识拓展**

国谈药品

医保谈判成功达到降价目的的药物会纳入国家医保药品范围，也被称为"国谈药品"。比如治疗脊髓性肌萎缩的罕见病用药诺西那生钠，经过谈判在 2022 年 1 月正式纳入国内医保，从 70 万/针降价至 3.3 万/针，使得国内患有脊髓性肌萎缩的罕见病患者能够用上该药，大大降低了患者的负担。

目前，现行医保药品目录协议期内"国谈药品"合计 346 种，涵盖肿瘤、罕见病、高血压、糖尿病用药等多个治疗领域。目前"国谈药品"均为医保乙类药品。基本医保参保人使用这类药品时，需要个人先行自付一定比例，然后再按规定比例报销。在经历了数次"灵魂砍价"后，关于医保谈判降价力度是否会影响企业创新的问题，也是这几年的业内争议点。此前国家医保局相关人士曾表示，医保目录调整的评审方式和具体规则需进一步优化和改进，充分体现医保的价值购买，体现对医药创新的支持。2023年11月1~3日召开的"第十五届中国医药企业家科学家投资家大会"上，相关部门透露创新药定价政策正在调整，对创新药上市早期阶段的价格采取相对宽松的管理。

思考与讨论

查阅国谈药品有关详细资料，讨论国谈药品如何更好地在降低患者费用负担和医药企业可持续创新之间取得平衡。

第八节　其他有关药品管理制度

一、国家药品储备制度

（一）我国药品储备制度的发展

20世纪70年代，为了适应战备需要，我国开始实施医药储备制度，之后医药储备又逐步从单纯的战备扩大到应对各类突发事件。1997年，国务院发布《国务院关于改革和加强医药储备管理工作的通知》，在中央统一政策、统一规划、统一组织实施的原则下，对国家医药储备体制进行改革，建立中央与地方两级医药储备制度，实行动态储备、有偿调用的体制。同年，财政部发布《国家医药储备资金财务管理办法》，加强国家医药储备资金管理，确保国家医药储备资金的安全和保值。1999年，国家经济贸易委员会发布《国家医药储备管理办法》，进一步加强和完善医药储备管理工作。2003年发布、2011年修订的《突发公共卫生事件应急条例》将医药储备纳入公共卫生事件应急储备体系中。新冠肺炎疫情暴发后，2020年2月7日，国家发改委、财政部、工业和信息化部为保障医疗防护紧缺物资供应，提高防控保障能力，加强疫情防控工作，就发挥政府储备作用支持应对疫情紧缺物资增产增供，发布《关于发挥政府储备作用支持应对疫情紧缺物资增产增供的通知》。2021年，工业和信息化部、国家反恐怖工作领导小组办公室、国家发展和改革委员会、财政部、国家卫生健康委员会、国家药品监督管理局联合印发《国家医药储备管理办法（2021年修订）》，这是一部完整的关于我国药品储备的行政规章。

（二）我国当前的药品储备制度

1. 药品储备的管理部门

根据《国家医药储备管理办法》的规定，工业和信息化部会同国家发展和改革委员会、财政部、国家卫生健康委员会、国家药品监督管理局建立国家医药储备管理工作机制。共同职责是：提出国家医药储备发展规划，拟订中央医药储备品种目录，确定中央医药储备计划和储备单位，加强对地方医药储备的指导和协调解决国家医药储备工作中遇到的重大问题。

2. 国家药品储备的分级分类

国家医药储备包括政府储备和企业储备。政府储备由中央与地方两级医药储备组成，实行分级负责的管理体制。中央医药储备主要储备应对特别重大和重大突发公共事件、重大活动安全保障以及存在较高供应短缺风险的医药产品；地方医药储备主要储备应对较大和一般突发公共事件、重大活动区域性保障以及本辖区供应短缺的医药产品。

企业储备是医药企业依据法律法规明确的社会责任，结合医药产品生产经营状况建立的企业库存。

3. 医药储备的管理

（1）管理方式

在管理方式上，政府储备实行严格的计划管理。国家卫生健康委员会提出中央医药储备品种目录建议，提出实行动态轮储和定期核销的品种建议，由工业和信息化部会同财政部、国家发展和改革委员会等相关部门研究确定中央医药储备计划并组织实施。

中央医药储备计划实行动态调整，原则上每5年调整一次，由工业和信息化部会同财政部等相关部门结合对医药储备利用效能评估情况报告国务院。实施期限内遇有重大调整，及时报告国务院。工业和信息化部向储备单位下达中央医药储备任务，并通报国家医药储备管理工作机制成员单位。工业和信息化部与储备单位签订《中央医药储备责任书》，储备单位不得擅自变更储备任务。

（2）储备形式

在储备形式上，中央医药储备分为常规储备和专项储备。常规医药储备主要应对一般状态下的灾情疫情和供应短缺，中央专项医药储备主要包括公共卫生专项。国家建立疫苗储备制度，分别纳入常规储备和专项储备。

（3）调用管理

在调用管理方面，中央医药储备与地方医药储备建立联动工作机制，不断提升医药储备信息化管理水平。发生突发事件时，原则上由地方医药储备负责本行政区域内医药产品的供应保障，地方医药储备不能满足需求时，可申请调用中央医药储备予以支持；中央医药储备主管部门有权调用地方医药储备。

二、药品分类管理制度

处方药与非处方药分类管理是由国家颁布法律或法规，将药品划分为处方药与非处方药两类，根据其特点，分别进行管理的制度。

我国《药品管理法》规定"国家对药品实行处方药与非处方药分类管理"。我国自2000年1月1日实施《处方药与非处方药分类管理办法（试行）》，正式实行了药品分类管理制度。实施药品分类管理有利于我国药品监管工作逐步与国际上通行的药品管理模式接轨，有利于国际合理用药的学术交流，提高用药水平。

（一）药品分类管理的目的和意义

药品分类管理是根据药品安全有效、使用方便的原则，依其品种、规格、适应证、剂量及给药途径不同，对药品分别按处方药和非处方药进行管理，包括建立相应法规、管理制度并实施监督管理。我国实行药品分类管理的根本目的是加强处方药的销售控制，规范非处方药的管理，保证公众用药安全有效、方便及时。

处方药与非处方药分类管理是在药品监督管理的实践中形成的高效率的管理方法。我国药品分类管理的意义在于：保证人民用药安全有效、方便及时；有利于推动医疗保险制度的改革，降低医疗费用；提高人民自我保健意识；促进医药行业与国际接轨。

（二）我国药品分类管理的发展概况

卫生部于1995年5月决定在我国开展制定和推行处方药与非处方药分类管理的工作。1996年2月6日，卫生部牵头召开了由国家医药管理局、国家中医药管理局、中国人民解放军总后勤部卫生部、财政部等部局领导组成的国家非处方药领导小组第一次会议，并以卫药发（1996年）第30号文发出《关于成立制定推行处方药与非处方药领导小组的通知》。确定了国家非处方药领导小组，成立了国家非处方药办公室，办公室设在中国药学会科技开发中心，并明确了办公室的设置与职能；成立了秘书组、政策研究组、生产流通组、广告组、教育宣传组、药物审批组、药物遴选组及中药组等小组。拟定了各个小组的工作范围职责、规章制度、档案管理及相应的工作程序。1997年1月，中共中央、国务院在《关于卫生改革与发展的决定》中提出"国家建立完善处方药与非处方药分类管理制度"。

1998 年，国家政府部门的职能进行了调整，将组织制定非处方药的工作划归国家药品监督管理局负责。1999 年国家药品监督管理局发布了《处方药与非处方药分类管理办法（试行）》、公布了《非处方药专有标识管理规定（暂行）》、制定了《处方药与非处方药流通管理暂行规定》、会同相关部委联合印发了《关于我国实施处方药与非处方药分类管理若干意见的通知》，开始实施药品分类管理，2019 年修订颁布的《药品管理法》明确规定了国家对药品实行处方药与非处方药分类管理制度。

（三）处方药的管理

1. 处方药的特点

被列为处方药的药品一般包括：①特殊管理的药品；②由于药品的毒性或其他潜在影响使用不安全的药品；③因使用方法的规定（如注射剂），用药时有附加要求，患者自行使用不安全，需在医务人员指导下使用的药品；④新化合物、新药等。在我国，凡是没有被遴选为非处方药的药品均按处方药管理。

按药品种类来说，处方药包括抗生素、血液制品、生化制剂、抗肿瘤药、心血管类药品、激素类药品、麻醉药品、精神药品、医疗用毒性药品、放射性药品等。按药物剂型特点，注射剂、粉针剂、大输液、喷雾吸入剂等大部分划为处方药。

2. 处方药的生产、流通和使用管理

处方药生产企业必须具有《药品生产许可证》，其生产品种必须取得药品批准文号。处方药的批发与零售企业必须具有《药品经营许可证》。药品生产、批发企业必须按照分类管理、分类销售的原则和规定向相应的具有合法经营资格的药品零售企业和医疗机构销售处方药和非处方药，并按有关药品监督管理规定保存销售记录备查。药品生产、批发企业不得以任何方式直接向患者推荐、销售处方药。

处方药的销售和购买必须有执业医师或执业助理医师处方，可在医疗机构药房调配、购买、使用，也可凭处方在有《药品经营许可证》的零售药房购买使用。销售处方药的医疗机构与零售药店必须配备驻店执业药师或者药师以上药学技术人员。执业药师或者药师必须对医生处方进行审核。签字后依据处方正确调配、销售处方药。对处方不得擅自更改或代用。对有配伍禁忌或超剂量的处方，应当拒绝调配、销售，必要时，经处方医师更正或重新签字，方可调配、销售。零售药店对处方必须留存 2 年以上备查；处方药与非处方药应当分柜台摆放，处方药不得采用开架自选方式销售。

（四）非处方药的管理

1. 非处方药的特点

被列为非处方药的药品具有以下特点：①使用时不需要医务专业人员的指导和监督，用药者按标签或说明书的指导来使用；②适应证通常是能自我做出判断的疾病，药品起效快速，疗效确切；③能减轻疾病的初始症状或延缓病情的发展；④有高度的安全性，不会引起药物依赖性，毒副反应发生率低，不在体内蓄积，不致诱导耐药性或抗药性；⑤药效、剂量具有稳定性。这些药品的种类主要包括维生素、滋补剂、微量元素补充剂、感冒咳嗽药、抗酸药、消胀药、缓泻药、口服止痛药、外用镇痛药、其他外用药、足部保健制剂、口腔清洁用品、支气管扩张药等。

根据药品的安全性，非处方药又被分为甲类非处方药和乙类非处方药两类。

2. 非处方药的遴选原则

（1）应用安全

①根据文献和长期临床使用证实安全性大的药品；②药物无潜在毒性，不易引起蓄积中毒，中药中重金属限量不超过国内或国外公认标准；③基本无不良反应；④不引起依赖性，无"三致（致癌、致畸、致突变）"作用；⑤抗肿瘤药、毒麻药、精神药物不能列入，个别用于复方制剂者例外；⑥组方合理，无不良相互作用，中成药处方中无"十八反"、"十九畏"。

（2）疗效确切

①药物作用针对性强，功能主治明确；②不需经常调整剂量；③连续使用不引起耐药性。

（3）质量稳定

①质量可控；②在规定条件下，性质稳定。

（4）使用方便

①用药时不需做特殊检查和试验；②以口服、外用、吸入等剂型为主。

3. 非处方药的遴选分类

西药非处方药分类参照《国家基本药物目录》，根据非处方药遴选原则与特点划分为：解热、镇痛药，镇静助眠药，抗过敏药与抗眩晕药，抗酸药与胃黏膜保护药，助消化药，消胀药，止泻药，胃动力药，缓泻药，胃肠解痉药，驱肠虫药，肝病辅助药，利胆药，调节水、电解质平衡药，感冒用药，镇咳药，祛痰药，平喘药，维生素与矿物质，皮肤科用药，五官科用药，妇科用药，避孕药23类。中成药非处方药分类参考国家中医药管理局发布的《中医病证诊断疗效标准》，将其中符合非处方药遴选原则的38种病证归属为内科、外科、骨伤科、妇科、儿科、皮肤科、五官科7个治疗科。

4. 国家非处方药目录

国家药品监督管理部门于1999年7月22日公布了第一批国家非处方药（化学药品制剂和中成药制剂）目录，共有325个品种，没有区分甲、乙类，其中化学药品制剂165个品种，中成药制剂160个品种。每个品种含有不同剂型。按照药品分类管理工作的整体部署和安排，至2004年，国家公布了六批共4326个非处方药制剂品种。

5. 处方药与非处方药的转换评价

2004年4月7日，国家食品药品监督管理部门发布了《关于开展处方药与非处方药转换评价工作的通知》，决定从2004年开始开展处方药与非处方药转换评价工作，并对非处方药目录实行动态管理。

该通知规定，除以下规定情况外，申请单位均可对其生产或代理的品种提出处方药转换评价为非处方药的申请：①监测期内的药品；②用于急救和其他患者不宜自我治疗疾病的药品，如用于肿瘤、青光眼、消化道溃疡、精神病、糖尿病、肝病、肾病、前列腺疾病、免疫性疾病、心脑血管疾病、性传播疾病等的治疗药品；③消费者不便自我使用的药物剂型，如注射剂、埋植剂等；④用药期间需要专业人员进行医学监护和指导的药品；⑤需要在特殊条件下保存的药品；⑥作用于全身的抗菌药、激素（避孕药除外）；⑦含毒性中药材，且不能证明其安全性的药品；⑧原料药、药用辅料、中药材、饮片；⑨国家规定的医疗用毒性药品、麻醉药品、精神药品和放射性药品，以及其他特殊管理的药品；⑩其他不符合非处方药要求的药品。

同时，国家药品监督管理部门组织对已批准为非处方药品种的监测和评价工作，对存在安全隐患或不适宜按非处方药管理的品种将及时转换为处方药，按处方药管理。同时，甲类和乙类非处方药之间亦可以相互转换。

📖 知识拓展

国外的非处方药界定及转换标准

美国：FDCA在《Durham-Humphrey修正案》（*The Durham-Humphrey Amendment*）中，对处方药作出明确界定：任何具有成瘾性或有潜在危害的、使用方法特殊、使用需要附带措施的人用药品即处方药。不在上述范围内的人用药品即为非处方药。美国FDA没有出台相应指南界定处方药（Rx）转换为OTC的原则和标准，但美国FDA认为OTC药品通常应具备如下特征：有可接受的安全窗，获益大于风险；在广泛使用的情况下，误用和滥用的可能性低；适用于消费者可自我诊断的情况；消费者基于充分、易理解的标签信息能够自我诊断、自我选择、自我治疗，不需要专业人士的指导即可安全有效地使用。

美国FDA把Rx向OTC的转换又分为完全转换（full switch）和部分转换（partial switch）两种情况。完全转换是把已批准处方药的所有适应证、用法用量、规格等均转换成OTC状态，申请人应按照已批准新药申请（NDA）的重大变更提交补充申请（NDA supplement），转换后的OTC产品可沿用原处方药的商品名，也可以使用全新的商品名；部分转换是把已批准处方药的部分适应证、用法用量、规格等转换为OTC状态，其余适应证、用法用量、规格等继续按照处方药销售，申请人应提交新的NDA申请，即NDA的类型8，OTC产品应使用与处方药不同或修饰后的商品名。

欧盟： 欧盟 2001/83/EC 指令规定以下情况应归属为处方药：如果没有医学监督，即使正确使用，也可能存在直接或间接危险的药品；经常在很大程度上会被不正确使用，进而可能对人体健康产生直接或间接危害的药品；制剂或所含原料药的活性成分和/或不良反应需要进一步研究的药品；通常应根据医生处方进行肠道外给药的药品。不属于这些情形的药品则归属为非处方药。

欧盟在《人用药品供应分类变更指南》中对处方药的界定标准做了进一步的解释，并阐述了非处方药应具备的重要特征：①一般毒性低，且无相关的生殖毒性、遗传毒性或致癌性；在普通人群中发生严重药品不良反应的风险低。②患者可以正确地自我评估状态或症状，有能力排除可能具有相似症状但不适合使用该药品治疗的疾病。③包装内说明书和标签等书面信息必须切实有助于安全和有效地使用药品；信息必须清晰、充分且通俗易懂。④滥用、误用或未按说明使用对健康的损害很小等。另外，欧盟要求申请转换为非处方药的药品一般应有至少 5 年作为处方药广泛使用的经验，如有充分理由时间要求可以放宽。对于一个处方药是否能够转换为非处方药，除对药品自身安全性的考量外，该指导原则特别关注作为非处方药，患者是否能够正确使用以及对标签的理解力。

日本： 日本法规中把"OTC 药品"定义为在功效方面对人体没有任何重大影响的药品（需指导用药品除外），消费者可以根据药剂师和其他医疗专业人员提供的信息选择使用。2014 年之前，日本《药事法》（*Pharmaceutical Affairs Law*，PAL）中将药品分为处方药和一般用医药品（即非处方药），并且基于风险水平不同，又将非处方药细分为三类，即特别高风险的 1 类、相对高风险的 2 类和相对低风险的 3 类。2014 年，日本调整了药品分类，根据使用和供应要求不同，在处方药和一般用医药品基础上，增加了需指导用药品。需指导用药品是不同于非处方药的一个新分类，包括：①由处方药新转换为非处方药的药品，但其按照非处方药销售的风险尚不明确；②强效药物。需指导用药品，由药剂师面对面销售，消费者基于药剂师提供的信息选择和使用。

医药品医疗器械综合机构（Pharmaceuticals and Medical Devices Agency，PMDA）认为适合作为 OTC 的药品应具备以下特征：①活性成分的有效性和安全性可以确保；②适应证是普通消费者容易识别的常见症状和疾病；③用法用量、配方能够保证简单、安全使用，没有误用和滥用可能性。

6. 非处方药的专有标识

1999 年 11 月 19 日，国家药品监督管理局发布了《关于公布非处方药专有标识及管理规定的通知》。非处方药专有标识图案为椭圆形背景下的 OTC 三个英文字母。非处方药专有标识图案的颜色分为红色和绿色，红色专有标识用于甲类非处方药药品，绿色专有标识用于乙类非处方药药品和用作指南性标志，如图 2-2 所示。经营非处方药药品的企业在使用非处方药专有标识时，必须按照国家药品监督管理局公布的坐标比例和色标要求使用。

甲类非处方药 红底白字
色标值：M100 Y100
尺寸：长：高＝30：14

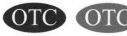

乙类非处方药 绿底白字
色标值：C100 M50 Y70

图 2-2 非处方药专有标识

使用非处方药专有标识时，药品的使用说明书和大包装可以单色印刷，标签和其他包装必须按照国家药品监督管理局公布的色标要求印刷。单色印刷时，非处方药专有标识下方必须标示"甲类"或"乙类"字样。

非处方药专有标识应与药品标签、使用说明书、内包装、外包装一体化印刷，其大小可根据实际需要设定，但必须醒目、清晰，并按照国家药品监督管理部门公布的坐标比例使用。非处方药药品标签、使用说明书和每个销售基本单元包装印有中文药品通用名称（商品名称）的一面（侧），其右上角是非处方药专有标识的固定位置。

7. 非处方药生产、流通、使用等管理规定

（1）生产和批发销售

非处方药的生产销售、批发销售业务必须由具有《药品生产许可证》《药品经营许可证》的药品生产

企业、药品批发企业经营。药品生产、批发企业必须按规定向相应的具有合法经营资格的药品零售企业和医疗机构销售非处方药，并按有关药品监督管理规定保存销售记录备查。

（2）零售

销售甲类非处方药的零售药店必须具有《药品经营许可证》，必须配备驻店执业药师或药师以上药学技术人员。执业药师或药师应对病患者选购非处方药提供用药指导或提出寻求医师治疗的建议。零售药店必须从具有《药品经营许可证》《药品生产许可证》的药品批发企业、药品生产企业采购非处方药，并按有关药品监督管理规定保存采购记录备查。

乙类非处方药可以在经省级药品监督管理部门或其授权的药品监督管理部门批准的非药品专营企业以外的商业企业（如在超市、宾馆、副食店等）中零售。零售乙类非处方药的商业企业必须配备专职的具有高中以上文化程度，经专业培训后，由省级药品监督管理部门或其授权的药品监督管理部门考核合格并取得上岗证的人员。普通商业企业销售乙类非处方药时，应设立专门货架或专柜，并按法律法规的规定摆放药品。

（3）使用

非处方药不需凭执业医师或执业助理医师处方即可自行判断购买和使用。非处方药可进入医疗机构，医疗机构根据医疗需要可以决定或推荐使用非处方药。消费者有权自主选购非处方药，但必须按非处方药标签和说明书所示内容使用。

（4）包装、标签和说明书

非处方药（甲类、乙类）的包装必须印有国家指定的非处方药专有标识，以便消费者和执法人员监督检查。非处方药的标签和说明书除符合有关规定外，用语要科学、易懂、详细、用词准确，每一个销售基本单元包装中要附有标签和说明书，以方便消费者自行判断、选择和安全使用。

（5）广告宣传

处方药必须在医务人员指导下购买和使用，因此，只准在专业性医药报刊上进行广告宣传。非处方药是方便消费者自我保健、治疗的药品，消费者应详细了解其治疗功效，因此，经批准可在大众媒介上进行广告宣传。

思考与讨论

1. 药品的特殊性表现在哪些方面？
2. 简述药品质量的概念及其特征。
3. 药品质量监督检验的类型有哪些？
4. 简述国家基本药物的概念及遴选原则。
5. 简述我国现有的基本医疗保障制度及其主要特点。
6. 简述我国药品上市许可持有人制度的法律规制。
7. 简述我国药品标准的概念及其种类。
8. 简述药品集中带量采购的范围。
9. 简述药品安全风险管理的主要措施。

参考文献

［1］ 杨世民. 药事管理学［M］. 6 版. 北京：中国医药科技出版社，2019.
［2］ 冯变玲. 药事管理学［M］. 7 版. 北京：人民卫生出版社，2022.
［3］ 陈永法. 国际药事法规［M］. 南京：东南大学出版社，2021.
［4］ 袁曙宏，张敬礼. 百年 FDA：美国药品监管法律框架［M］. 北京：中国医药科技出版社，2008.
［5］ 中国政府网. 卫生部：全国已有 20 个省区市实现新农合全覆盖［EB/OL］. （2008-2-15）. https：//www. gov. cn/gzdt/2008-02/15/content _ 890737. htm.

［6］ 王保真. 医疗保障［M］. 北京：人民卫生出版社，2005.

［7］ 中国政府网. "新农合"实现农村全覆盖　为农民健康撑起保护伞［EB/OL］.（2009-3-18）https：//www. gov. cn/jrzg/2009-03/18/content＿1261661. htm.

［8］ 杨睿雅，梁毅. 上市许可持有人制度下中欧药品委托生产质量管理政策比较研究［J］. 中国医药工业杂志，2021，52（2）：272-279，282.

［9］ 周芳，杨悦. 上市许可持有人制度下药品不良反应报告与监测的责任研究［J］. 临床医药文献电子杂志，2016，3（46）：9264-9265，9268.

［10］ European Union. Directive 2001/83/EC of the European Parliament and of the Council of 6 November 2001 on the Community code relating to medicinal products for human use. Consolidated version［S］. 2008：1-12.

［11］ 国务院办公厅. 关于加快推进重要产品追溯体系建设的意见［EB/OL］.（2016-01-12）［2017-08-15］. http：//www. gov. cn/zhengce/content/2016-01/12/content＿10584. htm.

［12］ FDA. Drug Supply Chain Security Act（DSCSA）［EB/OL］.（2013-11-27）［2017-08-15］. https：//www. fda. gov/drugs/drug-supply-chain-integrity/drug-supply-chain-security-act-dscsa.

［13］ 黄玉兰. 国内外药品上市许可制度的比较［J］. 华西药学杂志，2017，32（3）：330-332.

［14］ 胡颖廉. 构建中国药品安全风险治理体系［J］. 北京科技大学学报（社会科学版），2014，30（3）：98-102.

［15］ Jasmanda Wu，Juhaeri Juhaeri，Lili Wang，等. 美国与欧洲上市后药品安全风险管理进展概述［J］. 药物流行病学杂志，2014，23（4）：223-227.

［16］ FDA. FDA's Sentinel Initiative［EB/OL］.（2014-03-11）［2024-03-08］. http：//www. fda. gov/safety/fdas-sentinel-initiative.

［17］ FDA. Promoting Safe & Effective Drugs for 100 Years［EB/OL］.（2019-04-23）. https：//www. fda. gov/about-fda/histories-product-regulation/promoting-safe-effective-drugs-100-years.

［18］ 杨华，金丹，杨月明，等. 我国实行药品风险管理制度基本策略研究［J］. 中国药物警戒，2009，6（3）：129-133.

［19］ 刘春光，金锋，苑国辉. 我国药品分类管理的历史与展望［J］. 中国药物警戒，2013，10（6）：348-351，354.

［20］ 张绪跃，杨世民. 进一步加强药品分类管理的研究［J］. 西北药学杂志，2010，25（2）：134-135.

［21］ 张树春. 再谈药品分类管理的重要性［J］. 中国医药指南，2010，8（20）：157-158.

第三章
药学技术人员管理

药学技术人员是指受过系统的药学专业培训，取得药学专业技术资格并从事药学工作的技术人员。药学专业技术人员在药品研制、生产、流通、使用和监督管理过程中，对保证药品质量，保障公众用药安全、有效，发挥着关键作用。

第一节　药师及其管理概述

一、药师的定义

在我国，药学技术人员通常也被称为药师。《辞海》对药师（pharmacist）的解释是"受过高等药学教育或在医疗预防机构、药事机构和制药企业从事药品调剂、制备、检定和生产等工作并经相关部门审查合格的高级药学人员。"在美、英、日等很多国家，药师或药剂师必须是受过高等药学教育，通过药师资格考试取得药师执照并注册的药学技术人员。

目前，我国对药师的定义范围更为广泛，是指接受过医药院校的药学类、中药学类专业或相关专业教育，在药品研制、生产、经营、使用等岗位工作，并经过有关部门考试考核取得相应资格的药学专业技术人员。

二、药师的分类及其职责

（一）药师的分类

① 根据工作性质：分为药师、中药师、临床药师等。

② 根据从事工作领域：分为药品科研单位药师、药品生产企业药师、药品经营企业药师、医疗机构药师、药品检测机构药师、药品监督管理部门药师等。

③ 根据专业技术资格：分为初级（药师）、中级（主管药师）、高级（副主任药师和主任药师）职称。

④ 根据是否可依法注册：分为药师、执业药师。

（二）药师的职责

药师的工作贯穿了药品的全生命周期，有各种的不同职责的药学工作岗位，但任何岗位药师的根本职责都是一样的：保证所提供药品和药学服务的质量。分布于不同领域的药师，通过完成其岗位工作，履行作为药师的根本职责。以下简述不同领域药师工作内容。

1. 药品研发领域

研发领域药师主要是指高等医药院校、医药科研机构和药品生产企业的药品研发部门中从事新产品、新工艺等研究开发工作的药师。研发领域药师虽在药师群体占比小，却是推动医药科技水平进步的主要力量。

工作职责主要包括：分析新产品开发方向和前景；设计、筛选和制备新产品；开展临床前和临床研究，确定新产品质量，保证安全性和有效性；研究确定药品质量标准；根据药品注册管理要求，开展新产品的注册申请，并确保新产品生产的质量。

2. 药品生产领域

生产领域药师主要指药品生产环节中直接从事药品生产和质量管理的药师。生产领域药师的主要任务是与其他专业技术人员协作，保证和提高药品质量。

工作职责主要包括：依据市场需求，制订生产计划，保证药品供应。开展日常管理，保证药品质量，包括：①根据《药品管理法》《疫苗管理法》《中华人民共和国中医药法》（以下简称《中医药法》）、《药品生产监督管理办法》《药品生产质量管理规范》及相关法律法规规定，制定药品生产操作规程、质量控制制度和文件并严格实施，以保证所生产的药品工艺符合要求；②依据相应的药品标准，动态检验原料、中间品、半成品、成品等，防止不合格产品流入下道工序或进入药品市场。③开展药品上市后管理，按规定采集、及时妥善处理药品不良反应等。

3. 药品经营领域

经营领域药师包括药品生产企业的市场销售部门药师、药品经营企业从事药品批发或零售工作的药师。零售药店的药师职责详见下面"5. 零售药店药师的职责"内容。

经营领域药师的主要职责包括：构建药品流通渠道，沟通药品供需环节；合理储运药品，保持药品在流通过程中的质量；保持药品流通渠道规范有序，杜绝假、劣药品进入市场；与医疗专业人员沟通、交流，传递药品信息等。

4. 药品使用领域

药品使用单位主要是指各级各类医疗机构，保证、指导医疗机构合法、合理、科学使用药品是药师的责任。药品使用单位药师的职责主要包括以下 5 个方面。

（1）处方调剂

根据医生处方调配发药是医疗机构药房药师最常见的日常工作之一，处方调剂主要包括收方（包括从患者手中接受处方或从病房医护人员处接受处方等）、审查处方、调配处方、复核、发药（包括发给患者或病房护士、交代服用方法或注意事项、答复询问等）。

（2）药品管理

负责药品采购供应、使用与管理药品。

（3）药学咨询与用药教育

药师利用药学专业知识和工具向患者、医务工作者和社会提供药物信息，宣传合理用药知识，交流用药相关问题。

（4）开展药学门诊

医疗机构的药师发挥药学专业技术优势，对患者提供用药评估、用药调整、用药计划、用药教育和随访指导等一系列专业化服务。

（5）参与临床药学工作

① 药学监护：开展药学问诊、药学查房、用药监护记录等药学服务工作。为患者提供药学专业技术服务；参加病例讨论和疑难、危重患者的医疗救治，协同医师做好药物使用遴选，对临床药物治疗提出意见或调整建议，与医师共同对药物治疗负责。

② 药物警戒：开展药品质量监测，药品严重不良反应和药品损害的收集、整理、报告等工作，促进药物合理使用。

③ 治疗药物监测（therapeutic drug monitoring，TDM）：它是指导临床合理用药、个体化治疗的重要工具之一。药师需要根据患者的临床诊断和药物的药动学、药效学特点个体化设计给药方案，以达到应有的疗效和保证最少的不良反应。

④ 药物临床应用研究：结合临床药物治疗实践，开展药物利用评价和药物临床应用研究，参与药物临床试验和上市后安全性与有效性监测。

⑤ 药物重整（medication reconciliation，MR）：药师实施的药物重整能够预防药物不良事件的发生，同时保障药物治疗的连续性和准确性。

⑥ 参与人才培养：药师需要从事人才培养、科学研究等重要工作。有丰富的工作经验且具备资质的药师作为带教团队的一员，需承担临床药学学生及培训学员的带教、管理和考核等工作。

⑦ 开展科学研究：药师进行药学研究工作，其中药物基因组学、药物经济学、药物临床试验及药品上市后评价等，都是药师经常参与的研究领域。

5. 零售药店药师的职责

（1）供应药品

根据消费者的疾病及意愿供应非处方药，根据医生处方供应处方药。

（2）指导患者合理用药

药师还应主动与患者交流，帮助患者分析病因病症，指导其合理选药、用药，向患者提供医药健康知识。

（3）药品管理

把好药品质量关，一切以药品质量为先，按照《药品经营质量管理规范》（*Good Supply Practice*，GSP）要求参与药品质量验收及分类管理等。

总之，我国药师的工作职责已经从质量管理转向合理用药问题，不仅要继续推动药师在药品零售和使用领域发挥指导合理用药的作用，更要实现药师从传统的供应保障型向技术服务型转变。

三、药师专业技术资格管理

专业技术资格反映了专业技术水平和能力，是具有从事某一职业所必备的学识与技能的证明，也是社会对专业技术人员业务、能力和水平的评价和认可，药学技术人员岗位的任职资格也常要求具备相应的专业技术职务资格。

根据我国自1986年实行的专业技术职务聘任制度，目前各系列一般设置初、中、高三个层次，根据工作岗位，在药学教育、科研、生产、流通、使用等环节，对药学技术人员设置了不同系列专业技术资格（如表3-1所示）。

表3-1 我国药学系列主要专业技术资格表

系列	初级职称	中级职称	高级职称	
			副高级	正高级
教学系列	助教	讲师	副教授	教授
科研系列	实习助理研究员	助理研究员	副研究员	研究员
工程系列	助理工程师	工程师	高级工程师	教授级高级工程师
实验系列	助理实验师	实验师	高级实验师	正高级实验师
医疗卫生系列	(中)药士和(中)药师	主管(中)药师	副主任(中)药师	主任(中)药师
医药行业系列	(中)药士和(中)药师	主管(中)药师	副主任(中)药师	主任(中)药师

专业技术资格的晋升，主要分为考试和评审等不同方式，其中以评审方式晋升的包括在医药院校、科研院所等企事业单位的教学、科研、实验、医药行业系列，以及其他系列的高级职称，以考试方式晋升的主要是医疗卫生初中级职称。

（一）医疗卫生系列药师专业技术资格

医疗卫生专业技术职务资格实行考试制度，人事部、卫生部于 2001 年 6 月 13 日联合发文（卫人发〔2001〕164 号）指出：通过考试取得专业技术资格，表明其已具备担任卫生系列相应级别专业技术职务的水平和能力，用人单位根据工作需要，从获得资格证书的人员中择优聘任。药学、中药学专业技术资格的相关管理，主要介绍考试相关的组织、资格、科目等内容。

1. 考试组织

药学、中药学技术专业资格考试在国家卫生健康委员会、人力资源和社会保障部的统一领导下进行，由各省、自治区、直辖市的考试管理机构负责，实行全国统一组织、统一考试时间、统一考试大纲、统一考试命题、统一合格标准的考试制度，原则上每年进行一次。

2. 考试资格

参加药学、中药学专业技术资格考试的人员，应具备下列基本条件：遵守中华人民共和国的宪法和其他法律；具备良好的医德医风和敬业精神。

参加药学、中药学专业初级资格考试的人员，除具备上述基本条件外，还必须具备相应专业中专以上学历。

参加药学、中药学专业中级资格考试的人员，除具备基本条件外，还必须具备下列条件之一。①取得药学、中药学专业中专学历，受聘担任药师职务满 7 年。②取得药学、中药学专业大专学历，从事药师工作满 6 年。③取得相应专业本科学历，从事药师工作满 4 年。④取得相应专业硕士学位，从事药师工作满 2 年。⑤取得相应专业博士学位。

有下列情形之一的，不得申请参加药学专业技术资格的考试：①医疗事故责任者未满 3 年。②医疗差错责任者未满 1 年。③受到行政处分者在处分时期内。④伪造学历或考试期间有违纪行为未满 2 年。⑤省级卫生行政部门规定的其他情形。

3. 考试科目

药学专业初、中级资格考试均设置了基础知识、相关专业知识、专业知识、专业实践能力 4 个考试科目，分 4 个半天进行，各级别考试原则上采用人机对话的方式。考试成绩实行两年一个周期的滚动管理办法，在连续两个考试年度内通过药学专业 4 个科目的考试，可取得药学专业资格证书。

（二）医药行业系列药师专业技术资格

目前，医药行业药师初中级专业技术资格一般由省级人力资源和社会保障厅、省药品监督管理局共同组织开展评审，以某省评审制度为例，介绍医药行业药师初中级专业技术资格评审的专业设置、基本条件等内容。

1. 专业设置

根据医药行业特点，医药行业专业技术人才职称分属两个系列：①卫生技术人员系列，即药学和中药学专业技术人才属于卫生技术人员系列；②工程技术人才系列，即制药和医疗器械专业技术人才属于工程技术人才系列。每个系列设置三层五级，即初级、中级、高级三个层次，其中初级设员级和助理级、高级设副高级和正高级。

医药行业药学和中药学专业技术人才职称分为两个专业：①药学专业，包括在非医疗机构从事药品研发、生产、经营、技术管理（含检验、养护、调剂、审评、认证、质量管理、项目管理）等专业技术岗位工作；②中药学专业，包括在非医疗机构从事中药研发、生产、经营及技术管理（含检验、鉴定、养护、加工炮制、栽培养殖、调剂、审评、认证、质量管理、购销）等专业技术岗位工作。

建立医药行业专业技术人才职称与国家执业药师职业资格对应关系。医药行业专业技术人才取得执业药师或执业中药师资格的可视为其对应具备主管药师或主管中药师职称，并作为申报高一级职称的条件。

2. 基本条件

（1）（中）药士

① 学历资历条件。应符合下列条件之一：具备（中）药学或相关专业（中药学、医学、护理学、生物学、化学，下同）大学本科学历或学士学位；具备（中）药学或相关专业大学专科或中专学历，从事药学相关专业技术工作满 1 年，经单位考察合格。

② 工作能力（经历）条件。应熟悉（中）药学或相关专业基础理论和专业技术知识，具有完成一般技术辅导性工作的实际能力。

（2）（中）药师

① 学历资历条件。应符合下列条件之一：具备（中）药学或相关专业大学本科学历或学士学位，从事（中）药学相关专业技术工作满 1 年；具备（中）药学或相关专业大学专科学历，从事（中）药学相关专业技术工作满 3 年；具备（中）药学或相关专业中专学历，从事（中）药学相关专业技术工作满 4 年；取得（中）药士职称后，从事（中）药学相关专业技术工作满 5 年。

② 工作经历（能力）和业绩成果条件。从事本专业技术工作期间，符合下列条件：每年必须完成本岗位所规定的专业技术工作任务；掌握本专业一般基础理论和专业技术知识；掌握本专业的标准、规程、技术规范、国家的法律法规；具有一定的专业技术工作经验，具备相应的能力，能解决本专业技术问题。

③ 学术成果条件。从事本专业技术工作期间，符合下列条件之一：撰写与本专业有关的技术研究或技术工作报告 1 篇；在公开或内部刊物上发表与本专业有关的论文 1 篇。

（3）主管（中）药师

① 学历资历条件。应符合下列条件之一：具备（中）药学或相关专业硕士学位，从事（中）药学相关专业技术工作满 2 年；或取得（中）药学或相关专业硕士学位前后从事（中）药学相关专业技术工作累计满 3 年；具备（中）药学或相关专业双学士学位或研究生班毕业，取得（中）药师职称后，从事（中）药学相关专业技术工作满 2 年；未取得（中）药师职称的从事（中）药学相关专业技术工作满 4 年；具备（中）药学或相关专业大学本科学历或学士学位，取得（中）药师职称后，从事（中）药学相关专业技术工作满 3 年；未取得（中）药师职称的，从事（中）药学相关专业技术工作满 5 年；具备（中）药学或相关专业大学专科学历，取得（中）药师职称后，从事（中）药学相关专业技术工作满 4 年，或未取得（中）药师职称的，从事（中）药学相关专业技术工作满 8 年；具备（中）药学或相关专业中专学历，从事（中）药学相关专业技术工作满 15 年，或取得（中）药师职称后从事（中）药学相关专业技术工作满 8 年。

② 工作经历（能力）条件。从事本专业技术工作期间，符合下列条件中的两项：参加 1 项或以上科研项目的研究工作；解决过本专业的技术难题；编写本单位技术规范及管理规定并付诸实施；参加过科技成果的转化或新产品的推广；能指导初级专业技术人员开展工作或学习。

③ 业绩成果条件。从事本专业技术工作期间，符合下列条件之一：市（厅）级以上科技成果奖获奖项目的主要完成人（以奖励证书为准）；市（厅）级以上立项科研（调研）项目的主要参加者（以项目结题书为准），本专业技术工作业绩较好；完成本专业新技术、新项目的推广应用 1 项，为单位取得较显著效益；参加编写的单位技术规范、规程及管理办法被采纳，并已付诸实施；技术管理、质量管理工作成绩明显，获市以上奖励；获本专业技术发明专利或实用新型专利（排名前 3）1 项以上。

④ 学术成果条件。从事本专业技术工作期间，符合下列条件之一：参与编写出版著作 1 部；在本专业或相近专业的学术期刊发表学术论文 1 篇（第一作者）；撰写有较高水平的专项技术分析报告 2 篇以上（须经 2 名具有副高级以上职称的同行专家鉴定）。

第二节　执业药师职业资格制度

1994 年 3 月，人事部、国家医药管理局颁布了《执业药师资格制度暂行规定》（人职发〔1994〕3号）；1995 年 7 月，人事部、国家中医药管理局颁布了《执业中药师资格制度暂行规定》（人职发〔1995〕69 号），从此我国开始实施执业药师资格制度。1999 年 4 月，人事部、国家药品监督管理局（以下简称"国家药监局"）下发的《人事部、国家药品监督管理局关于修订印发〈执业药师资格制度暂行规定〉和〈执业药师资格考试实施办法〉的通知》（人发〔1999〕34 号），对原有考试管理办法进行了修订，明确执业药师、中药师统称为执业药师。为进一步加强对药学技术人员的职业准入管理，更好发挥执业药师社会服务职能，促进执业药师队伍建设和发展，国家药监局、人力资源和社会保障部于 2019 年 3 月 5 日修订并印发了《执业药师职业资格制度规定》（以下简称《制度规定》）和《执业药师职业资格考试实施办法》（以下简称《考试办法》）（国药监人〔2019〕12 号），对执业药师职业资格考试、注册、职责、监督管理等进行新的调整。

一、执业药师的概念

依《执业药师职业资格制度规定》（2019 年修订）第三条：执业药师是指经全国统一考试合格、取得《中华人民共和国执业药师职业资格证书》（以下简称《执业药师职业资格证书》）并经注册，在药品生产、经营、使用和其他需要提供药学服务的单位中执业的药学技术人员。执业药师英文译为：licensed pharmacist。

二、执业药师资格准入

国家设置执业药师准入类职业资格制度，纳入国家职业资格目录。从事药品生产、经营、使用和其他需要提供药学服务的单位，应当按规定配备相应的执业药师。国家药监局负责对需由执业药师担任的岗位作出明确规定。

（一）组织机构

执业药师职业资格实行全国统一大纲、统一命题、统一组织的考试制度。原则上每年举行一次。国家药监局负责组织拟定考试科目和考试大纲、建立试题库、组织命审题工作，提出考试合格标准建议。人社部负责组织审定考试科目、考试大纲，会同国家药监局对考试工作进行监督、指导并确定合格标准。

国家药监局与人社部共同负责执业药师职业资格考试工作，日常管理工作委托国家药监局执业药师资格认证中心负责，考务工作委托人社部人事考试中心负责。各省、自治区、直辖市人力资源和社会保障行政主管部门会同药品监督管理部门负责本地区的考试工作，具体职责分工由各地协商确定。

（二）考试科目

执业药师职业资格考试分为药学、中药学两个专业类别。

药学类考试科目为：药学专业知识（一）、药学专业知识（二）、药事管理与法规、药学综合知识与技能四个科目。

中药学类考试科目为：中药学专业知识（一）、中药学专业知识（二）、药事管理与法规、中药学综合知识与技能四个科目。

符合《执业药师职业资格制度规定》报考条件，按照国家有关规定取得药学或医学专业高级职称并在药学岗位工作的，可免试药学专业知识（一）、药学专业知识（二），只参加药事管理与法规、药学综合知识与技能两个科目的考试；取得中药学或中医学专业高级职称并在中药学岗位工作的，可免试中药学专业知识（一）、中药学专业知识（二），只参加药事管理与法规、中药学综合知识与技能两个科目的考试。

（三）考试时间

执业药师职业资格考试日期原则上为每年 10 月。

（四）报名条件

凡中华人民共和国公民和获准在我国境内就业的外籍人员，具备以下条件之一者，均可申请参加执业药师职业资格考试：①取得药学类、中药学类专业大专学历，在药学或中药学岗位工作满 4 年；②取得药学类、中药学类专业大学本科学历或学士学位，在药学或中药学岗位工作满 2 年；③取得药学类、中药学类专业第二学士学位、研究生班毕业或硕士学位，在药学或中药学岗位工作满 1 年；④取得药学类、中药学类专业博士学位；⑤取得药学类、中药学类相关专业相应学历或学位的人员，在药学或中药学岗位工作的年限相应增加 1 年。报考条件中"相关专业"的界定，在《制度规定》《考试办法》实施过渡期内，参照《关于发布 2015 年执业药师资格考试报考专业参考目录的通知》（人考中心函〔2015〕31 号）执行。该报考专业参考目录，包括药学类、中药学类专业和相关专业，其中列入报考专业参考目录的"药学类、中药学类专业"以外的专业，属于报考专业要求中的"相关专业"，详见《国家执业药师职业资格考试报考专业参考目录》。

（五）成绩和证书管理

考试以四年为一个周期，参加全部科目考试的人员须在连续四个考试年度内通过全部科目的考试。免试部分科目的人员须在连续两个考试年度内通过应试科目。

执业药师职业资格考试合格者，由各省、自治区、直辖市人社部门颁发《执业药师职业资格证书》。该证书由人社部统一印制，国家药监局与人社部用印，在全国范围内有效。

专业技术人员取得执业药师职业资格，可认定其具备主管药师或主管中药师职称，并可作为申报高一级职称的条件。单位根据工作需要择优聘任。

三、执业药师注册管理

2021 年 6 月，国家药监局印发实施了《执业药师注册管理办法》。适用于执业药师注册及其相关监督管理工作。

（一）管理机构

执业药师实行注册制度。国家药监局负责执业药师注册的政策制定和组织实施，指导全国执业药师注册管理工作。各省、自治区、直辖市药品监督管理部门负责本行政区域内的执业药师注册管理工作。

取得《执业药师职业资格证书》者，应当通过全国执业药师注册管理信息系统向所在地注册管理机构申请注册。国家药监局加快推进执业药师电子注册管理，实现执业药师注册、信用信息资源共享和动态更新。经批准注册者，由执业药师注册管理机构核发国家药监局统一样式的《执业药师注册证》。经注册后，方可从事相应的执业活动。未经注册者，不得以执业药师身份执业。

（二）注册内容和条件

执业药师注册内容包括：执业地区、执业类别、执业范围、执业单位。执业地区为省、自治区、直辖市；执业类别为药学类、中药学类、药学与中药学类；执业范围为药品生产、药品经营、药品使用；执业单位为药品生产、经营、使用及其他需要提供药学服务的单位。

药品监督管理部门根据申请人《执业药师职业资格证书》中注明的专业确定执业类别进行注册。获得药学和中药学两类专业《执业药师职业资格证书》的人员，可申请药学与中药学类执业类别注册。执业药师只能在一个执业单位按照注册的执业类别、执业范围执业。

执业药师注册申请人（以下简称"申请人"），必须具备下列条件：①取得《执业药师职业资格证书》；②遵纪守法，遵守执业药师职业道德；③身体健康，能坚持在执业药师岗位工作；④经执业单位同意；⑤按规定参加继续教育学习。

有下列情形之一的，药品监督管理部门不予注册：①不具有完全民事行为能力的；②甲类、乙类传染病传染期、精神疾病发病期等健康状况不适宜或者不能胜任相应业务工作的；③受到刑事处罚，自刑罚执行完毕之日到申请注册之日不满三年的；④未按规定完成继续教育学习的；⑤近三年有新增不良信息记录的；⑥国家规定不宜从事执业药师业务的其他情形。

（三）注册程序

执业药师注册包括首次注册、变更注册、延续注册、注销注册等。

1. 首次注册

申请人申请首次注册需要提交以下材料：①执业药师首次注册申请表；②《执业药师职业资格证书》；③身份证明；④执业单位开业证明；⑤继续教育学分证明。

申请人委托他人办理注册申请的，代理人应当提交授权委托书以及代理人的身份证明文件。

药品监督管理部门对申请人提交的材料进行形式审查，申请材料不齐全或者不符合规定形式的，应当当场或者在五个工作日内一次性告知申请人需要补正的全部内容；逾期不告知的，自收到注册申请材料之日起即为受理。

药品监督管理部门应当自受理注册申请之日起二十个工作日内作出注册许可决定。药品监督管理部门作出的准予注册许可决定，应当在全国执业药师注册管理信息系统等予以公开。

2. 变更注册

申请人要求变更执业地区、执业类别、执业范围、执业单位的，应当向拟申请执业所在地的省、自治区、直辖市药品监督管理部门申请办理变更注册手续。

3. 延续注册

需要延续注册的，申请人应当在注册有效期满之日三十日前，向执业所在地省、自治区、直辖市药品监督管理部门提出延续注册申请。

4. 注销注册

有下列情形之一的，《执业药师注册证》由药品监督管理部门注销，并予以公告：①注册有效期满未延续的；②执业药师注册证被依法撤销或者吊销的；③法律法规规定的应当注销注册的其他情形。

有下列情形之一的，执业药师本人或者其执业单位，应当自知晓或者应当知晓之日起三十个工作日内向药品监督管理部门申请办理注销注册，并填写执业药师注销注册申请表。药品监督管理部门经核实后依法注销注册：①本人主动申请注销注册的；②执业药师身体健康状况不适宜继续执业的；③执业药师无正当理由不在执业单位执业，超过一个月的；④执业药师死亡或者被宣告失踪的；⑤执业药师丧失完全民事行为能力的；⑥执业药师受刑事处罚的。

5. 注册有效期

执业药师注册有效期为五年。需要延续的，应当在有效期届满三十日前，向所在地注册管理机构提出延续注册申请。药品监督管理部门作出注册许可决定之日起十个工作日内向申请人核发国家药监局统一样式并加盖药品监督管理部门印章的《执业药师注册证》。药品监督管理部门准予延续注册的，注册有效期从期满之日次日起重新计算五年。药品监督管理部门准予变更注册的，注册有效期不变；但在有效期满之日前三十日内申请变更注册，符合要求的，注册有效期自旧证期满之日次日起重新计算五年。

四、执业药师的继续教育

执业药师每年应参加不少于90学时的继续教育培训，每3个学时为1学分，每年累计不少于30学分。其中，专业科目学时一般不少于总学时的三分之二。鼓励执业药师参加实训培养。承担继续教育管理职责的机构应当将执业药师的继续教育学分记入全国执业药师注册管理信息系统。

申请人取得《执业药师职业资格证书》，非当年申请注册的，应当提供《执业药师职业资格证书》批准之日起第二年后的历年继续教育学分证明。申请人取得《执业药师职业资格证书》超过五年以上申请注册的，应至少提供近五年的连续继续教育学分证明。

五、执业药师的监督管理

国家药监局与人社部共同负责全国执业药师资格制度的政策制定，并按照职责分工对该制度的实施进行指导、监督和检查。各省、自治区、直辖市负责药品监督管理的部门与人力资源和社会保障行政主管部门，按照职责分工负责本行政区域内执业药师职业资格制度的实施与监督管理。

从事药品生产、经营、使用和其他需要提供药学服务的单位，应当按规定配备相应的执业药师。国家药监局负责对需由执业药师担任的岗位做出明确规定。负责药品监督管理的部门按照有关法律、法规和规章的规定，对执业药师配备情况及其执业活动实施监督检查。县级以上人力资源和社会保障部门与负责药品监督管理的部门按规定对符合条件的执业药师给予表彰和奖励。

建立执业药师个人诚信记录，对其执业活动实行信用管理。对未按规定配备执业药师的单位，由所在地县级以上负责药品监督管理的部门责令限期配备，并按照相关法律法规给予处罚。对以不正当手段取得《执业药师职业资格证书》的，按照国家专业技术人员资格考试违纪违规行为处理规定处理；构成犯罪的，依法追究刑事责任。以欺骗、贿赂等不正当手段取得《执业药师注册证》的，由发证部门撤销《执业药师注册证》，三年内不予执业药师注册；构成犯罪的，依法追究刑事责任。严禁《执业药师注册证》挂靠，持证人注册单位与实际工作单位不符的，由发证部门撤销《执业药师注册证》，并作为个人不良信息由负责药品监督管理的部门记入全国执业药师注册管理信息系统。买卖、租借《执业药师注册证》的单位，按照相关法律法规给予处罚。执业药师在执业期间违反《药品管理法》及其他法律法规构成犯罪的，由司法机关依法追究责任。

🧠 思考与讨论

资料显示，到 2023 年 7 月，全国共有 147 万人取得《执业药师职业资格证书》。截至 2023 年 8 月底，在注册有效期内的执业药师 76.5 万人，环比增加 8013 人。每万人口执业药师数量为 5.4 人。注册在药品零售企业的执业药师约 69.4 万人，占注册总数的 90.7%。注册在药品批发企业、药品生产企业、医疗机构和其他领域的执业药师分别为 44206 人、5323 人、21369 人、174 人。

1. 请从执业药师注册数据分析需要配备执业药师的岗位分布情况。
2. 讨论药师专业技术资格、执业药师资格、临床药师资格在药师职业生涯中的作用。

第三节　临床药师

临床药师制度是开展临床药学工作的重要保证。我国的临床药学工作始于 20 世纪 60 年代，后来按医院分级管理文件，三级医院一定要开展临床药学工作。2002 年 1 月，卫生部会同国家中医药管理局联合颁布了《医疗机构药事管理暂行规定》，首次提出在我国现有医疗机构中将逐步建立临床药师制度。2006 年，卫生部启动临床药师培训试点工作，遴选了两批药师培训试点基地。2007 年 10 月召开了临床药师制试点工作会议，同年 12 月正式发文《关于开展临床药师制试点工作的通知》，并公布了《临床药师制试点工作方案》及试点单位名称。2011 年实施的《医疗机构药事管理规定》规定："医疗机构应当配备临床药师。临床药师应当全职参与临床药物治疗工作，对患者进行用药教育，指导患者安全用药。""医疗机构应当根据本机构性质、任务、规模配备适当数量临床药师，三级医院临床药师不少于 5 名，二级医院临床药师不少于 3 名。"

一、临床药师制度基础知识

（一）基本概念

1. 临床药师

临床药师系指具有系统临床药学专业知识与技能的药学专业技术人员。掌握药物特点与应用，了解疾病与药物治疗原则，直接参与临床药物治疗工作，与医疗团队的其他成员合作，尽力为患者提供安全、有效、经济、适宜的临床用药。

2. 临床药师制

临床药师制系指以病人为中心、合理用药为目的的规范化临床药师工作模式和管理制度。含临床药师的定位、职责任务、服务规范、途径方法、质控保障措施等，目标是提升临床药物治疗水平、提高医疗质量、保障医疗安全。

（二）临床药师的工作职责

① 深入临床了解药物应用情况，直接参与临床药物治疗工作，审核用药医嘱或处方，与临床医师共同进行药物治疗方案设计、实施与监护。

② 参与日常性医疗查房和会诊，参加危重患者的救治和病案讨论，协助临床医师做好药物鉴别遴选工作。在用药实践中发现、解决、预防潜在的或实际存在的用药问题。对用药难度大的患者，应实施药学监护、查房和书写药历。

③ 根据临床药物治疗的需要进行治疗药物的监测，并依据其临床诊断和药动学、药效学的特点设计个体化给药方案。

④ 指导护士做好药品请领、保管和正确使用工作。

⑤ 掌握与临床用药有关的药物信息，为医务人员和患者提供及时、准确、完整的用药信息及咨询服务；开展合理用药教育，宣传用药知识，指导患者安全用药。

⑥ 协助临床医师共同做好各类药物临床观察，特别是新药上市后的安全性和有效性监测，并进行相关资料的收集、整理、分析、评估和反馈工作。

⑦ 结合临床药物治疗实践，进行用药调查，开展合理用药、药物评价和药物利用的研究。

二、临床药师任职专业技术基本要求

（一）专业理论知识

①掌握临床药学专业基础理论知识，包括解剖学、病理生理学、药理学与临床药理学、药剂学与生物药剂学、药动学、药物化学、生物化学、临床药物治疗、医药伦理学等。②了解与临床药学相关的理论知识，包括医学基础理论与临床医学基本理论和其他相关知识，如诊断学基础、临床检验学、微生物学、传染病学、免疫学、遗传病学、医学心理学、医学统计学和循证医（药）学等。③熟悉与本专业有关的法律与法规。④了解本专业国内外现状及发展趋势，了解或掌握国内外有关本专业的新理论、新知识、新技术、新方法，并能在实践中应用；能较熟练阅读本专业外语文献；掌握计算机应用的基本知识和操作技能。

（二）专业学历与实践能力

①高等医药院校大学本科临床药学专业或全日制药学专业毕业本科以上学历，通过规范化培训并经考核合格取得临床药师专业技术职称。②临床药师平均每年参加临床实践工作的时间不得少于 40 周，平均

每周在临床参与临床用药相关工作的实践时间不得少于80％。③从事本专业的工作能力。符合专科化、专职化要求，对某临床专科或药理学分类的某一类药物，能运用药学知识与技能对疾病的药物治疗提出意见与建议；具有发现、解决、预防潜在的或实际存在的用药问题的能力。掌握常见疾病的药物治疗方案设计与评价方法，了解常见疾病的诊断与治疗，熟悉临床用药的基本原则与特点，对所从事临床专科的药物治疗有一定研究，并有较强的实际工作能力。具备对本临床专科的病历以及与疾病相关的医学检验学、影像学及心电图报告的阅读和应用能力，能正确采集与药物临床应用相关的信息。具备较强的掌握本临床专科用药和相关药物应用知识的能力，并能熟练应用于临床药物治疗工作中。具备获取药物新信息与药物治疗新知识的能力。具备一定的文字表达能力与正确书写药历等相关医疗文书的能力。具备与其他医务人员及患者沟通与交流的能力。具备提供及时、准确、完整的药物信息咨询、宣传合理用药知识及开展临床用药教育的能力。

三、临床药师培训体系介绍

（一）培训机构

2005年和2007年卫生部委托中国医院协会组织实施临床药师培训项目和开展临床药师制试点工作。为了保证临床药师培训质量，建立了临床药师培训基地的管理评估体系，制定了《国家临床药师培训基地管理细则》，明确培训基地条件、申报办法、退出与取消、招生学员条件等管理规定，公布了《临床药师专业培训大纲》《临床药师培训考核方案》《临床药师师资培训项目招生与考核实施方案（试行）》等相关的培训工作制度。到2021年，建立了临床药师培训基地275家和17家师资培训基地，培训了17089名临床药师和2256名临床药师带教师。

中华中医药学会于2017年3月开始进行中药临床药师培训，培训体系和培训内容更强调体现中医药特色。

（二）培训方式和考核

1. 临床药师培训

由各医疗机构选派符合报名条件的药师报名，参加6～12月脱产临床药师岗位培训。培训采取以参加临床药物治疗实践为主，理论学习为辅的脱产学习方式，采取以临床药师为主、临床医师为辅的带教模式，并逐步过渡到临床药师独立带教。具体内容包括临床问诊、查房、病例讨论、药物遴选应用、药学查房和监护、书写药历等。所有培训科目以临床用药实践为中心，培训模块包括综合素质培训、临床知识与技能培训、药物知识与临床用药实践技能培训、沟通与交流技能培训、专业理论知识培训等。

学员按规定完成临床药师岗位培训计划，并经结业考试、考核及作业评估合格者，由中国医院协会和培训基地医院联合颁发由医政司监制的《临床药师岗位培训证书》。

2. 临床药师师资培训

中国医院协会临床药师师资培训原则上每年2期。参训人员要求具有良好的职业道德和业务素质，热爱临床药师职业，愿意承担临床带教工作，身心健康，能全程参与师资培训项目，未来能坚持正常的带教和临床实践工作，并且符合下述条件者：

① 符合一年期专科临床药师学员报名的基本条件；

② 已取得临床药师岗位培训证书，具有临床药师岗位从业资格；

③ 具有西药主管药师及以上专业技术职务任职资格，并取得相应专业技术职称证书；

④ 获得临床药师岗位培训证书后从事临床实践工作一年（含）以上，提供由所在单位出具的临床实践工作证明。

根据临床药师师资培训大纲规定，临床药师师资培训项目重点考查师资学员完成培训后应具备的临床带教、临床指导能力，包括其现有专业知识储备和实际基于专业的带教能力。最终考核合格，颁发对应专业师资培训合格证书。

第四节　药学技术人员职业道德

职业是因社会分工而形成的具有特定专业知识和技能、专门职责和道德规范的工作。道德是依靠社会舆论、传统习惯、教育和人的信念力量调整人与人、个人与社会之间关系的一种特殊的行为规范。职业道德是特定社会伦理思想和社会期望在职业行为中的具体体现，是调整职业人员与社会之间关系的行为准则和规范。

药师的职业与人民的健康和生命安全息息相关，应具备相应的专业技术能力，要遵守药学人员职业道德规范的约束，也要遵循药事法律法规对职业行为的要求。

一、药学职业道德的含义

药学职业道德是从事药学科研、生产、经营、使用、教育和管理等的药学专业技术人员的标准，是调整药学专业技术人员与患者等服务对象之间关系、与社会之间关系和其他药学专业技术人员间关系的行为准则、规范的总和。

（一）药学职业道德的特殊性

药学职业道德作为一种特殊的职业道德，不仅具有一般职业道德的爱岗敬业、诚实守信、办事公道、服务群众、奉献社会的要求，还具有岗位的专业要求。高尚的药学职业道德要求药学专业技术人员具有扎实的药学知识与技能，在药学工作中全心全意为公众健康服务；药学专业技术人员还应当具有对社会、公众、患者健康的高度责任感和献身精神。

（二）药学职业道德的意义

①药学职业道德可激励药学专业技术人员提升对职业的认知，培养职业情感，锻炼职业意志，树立职业理想，形成良好的职业行为和习惯。②药学职业道德有利于协调医药行业内部关系，促进树立医药行业新风貌。③药学职业道德在思想、感情、作风和行为等方面起到调节作用。可以协调医药领域涉及工业、农业、商业、行政等诸多方面的外部关系，以及医药行业内部的各种关系，有效避免发生某种利害冲突或意见分歧。④药学职业道德严格地要求药学工作人员在履行自己的职责时，应顾大局、讲原则、廉洁奉公，约束各种违法违规行为。⑤药学职业道德促使医药行业的道德觉悟和专业才能辩证统一。药学专业技术人员认识到专业技能是做好药品生产、经营和药学服务的基础，职业道德则是做好药品生产和医药服务的动力。

二、药学职业道德规范

我国药品监督管理的目的是加强药品管理、保证药品质量、保障公众用药安全和合法权益、保护和促进公众健康，也是药师职业道德规范建设的目标。

（一）药学职业道德规范定义

药学职业道德规范是指药学专业技术人员在药学工作中应遵守的道德规则和道德标准，是社会对药学专业技术人员行为基本要求的概括。它是药学职业道德基本原则的具体表现、展开和补充，用以指导药学工作人员的言行，协调药学领域中的各种人际关系。药学职业道德规范是判断药学人员行为是非、善恶的标准，是药学人员在药事实践中形成的一定道德关系的反映和概括，也是调整药学人员道德关系和道德规范行为的准则。

（二）药学职业道德规范的内容

药学职业道德规范的内容主要包括以下几个方面。

① 药师自身的责任：爱岗敬业，尽职尽责。认真负责，实事求是。尊重科学，精益求精。不为名利，廉洁正直。

② 药师之间的关系：相互尊重，平等相待。团结协作，紧密配合。互相关心，维护集体荣誉。共同努力，发展药学科学。

③ 对患者、社会的责任：保证质量，满足需求。关爱患者，热忱服务。一视同仁，平等对待。尊重人格，保护隐私。

三、药师职业道德准则

（一）药师的宗旨、承诺、誓言、职业道德

2005 年 10 月，在中国药学会第七届药师周大会上，确立了药师宗旨、承诺、誓言、职业道德。

药师的宗旨：药师以人为本，全力维护人民健康。

药师的承诺：关爱人民健康，药师在您身边。

药师的誓言：实事求是，忠实于科学；全心全意，服务于社会；忠于职守，献身于药学；尽职尽责，承诺于人民。

药师的职业道德：以人为本，一视同仁；尊重患者，保护权益；廉洁自律，诚实守信；崇尚科学，开拓创新。

（二）中国执业药师职业道德准则

2006 年，中国执业药师协会在中国执业药师论坛（CLPF）第六届年会上发布了《中国执业药师职业道德准则》。2007 年 3 月，中国执业药师协会发布了《中国执业药师职业道德准则适用指导》（以下简称《适用指导》），并于 2009 年 6 月进行修订发布。《适用指导》共七章，48 条，适用于中国境内的执业药师，包括依法暂时代为履行执业药师职责的其他药学技术人员，对中国执业药师的职业道德准则的具体适用作了规定。

（1）救死扶伤，不辱使命

执业药师应将公众的身体健康和生命安全放在首位，以自己的专业知识和技能，尽心、尽职、尽责为患者及公众提供高质量的药品和药学服务。执业药师应以救死扶伤、实行人道主义为己任，时刻为患者着想，竭尽全力为患者解除病痛。在患者和公众生命安全存在危险的紧急情况下，为了患者及公众利益，执业药师应当提供必要的药学服务和救助措施。

（2）尊重患者，一视同仁

执业药师应尊重患者或消费者的价值观、知情权、自主权、隐私权，对待患者或消费者应不分年龄、性别、民族、信仰、职业、地位、贫富，一律平等相待。

执业药师应当言语、举止文明礼貌，热心、耐心、平等对待患者，不得有任何歧视性或其他不道德的行为；应当尊重患者隐私，对在执业过程中知晓的患者隐私，不得无故泄露；应当满足患者的用药咨询需求，提供专业、真实、准确、全面的药学信息，不得在药学专业服务的项目、内容、费用等方面欺骗患者，除非确有正当合法的理由，否则不得拒绝为患者调配处方、提供药品或药学服务。

（3）依法执业，质量第一

执业药师应当遵守药品管理法律、法规，恪守职业道德，依法独立执业，确保药品质量和药学服务质量，科学指导用药，保证公众用药安全、有效、经济、适当。执业药师应在合法的药品零售企业、医疗机构从事合法的药学技术业务活动；不得在执业场所以外从事经营性药品零售业务；不得将自己的《执业药师职业资格证书》《执业药师注册证》、徽记、胸卡交予其他人或机构使用；不得在药品零售企业、医疗机构只挂名而不现场执业；不得同意或授意他人使用自己的名义向公众推销药品或提供药学服务。

执业药师应当管理所执业机构的药品质量和药学服务质量,依法组织制定、修订并监督实施能够有效保证药品质量和药学服务质量的管理规章和制度;应当保证药品购进渠道、储藏条件合法,保证购进、储藏药品的质量;不得调配、推销、分发质量不合格、不符合购进药品验收规定或过期、回收的药品给患者;应当恪守独立执业、履行职责的原则,拒绝任何明显危害患者生命安全或身体健康、违反法律或社会伦理道德的购药要求;应当关注药品不良反应并注意收集药品不良反应信息,自觉严格执行药品不良反应报告制度。

(4)进德修业,珍视声誉

执业药师应当积极参加执业药师自律组织举办的有益于职业发展的活动,珍视和维护职业声誉,模范遵守社会公德,提高职业道德水准;应当积极主动接受继续教育,不断学习新知识、新技术,完善和扩充专业知识,关注与执业活动相关的法律法规的变化,加强道德修养,提高专业水平和执业能力;知荣明耻,正直清廉,自觉抵制不道德行为和违法行为,努力维护职业声誉。

执业药师应当遵守行业竞争规范,公平竞争,自觉维护执业秩序,维护执业药师的职业荣誉和社会形象,不得有下列行为:①以贬低同行的专业能力和水平等方式招揽业务;②以提供或承诺提供回扣等方式承揽业务;③利用新闻媒介或其他手段提供虚假信息或夸大自己的专业能力;④在胸卡上印有各种学术、学历、职称、社会职务以及所获荣誉等;⑤私自收取回扣、礼物等不正当收入。

执业药师不得以牟取自身利益或所在执业单位及其他单位的利益为目的,利用自己的职业声誉和影响以任何形式向公众进行误导性或欺骗性的药品及药学、医疗服务宣传和推荐;在执业过程中不得饮酒,在面对面提供药学服务的过程中不得有吸烟、饮食及其他与所提供药学服务无关的行为;不得与药品生产、经营企业及其业务人员、医疗机构及其医师、护理人员等执业相关人员共谋不合法利益,不得利用执业药师身份开展或参与不合法的商业活动。

(5)尊重同仁,密切协作

执业药师应当与同仁和医护人员相互理解,相互信任,以诚相待,密切配合,建立和谐的工作关系,共同为药学事业的发展和人类健康奉献力量;应当尊重同行,同业互助,公平竞争,共同提高执业水平,不应诋毁、损害其他执业药师的威信和声誉;应当加强与医护人员、患者之间的联系,保持良好的沟通、交流与合作,积极参与用药方案的制订、修订过程,提供专业、负责的药学支持。

🌐 **思政材料 3-1**

敬业乐业为美德

敬业是一种美德,乐业是一种境界。朱熹说:"敬业者,专心致志以事其业也。"对待本职工作,应常怀敬畏之心,专心、守职、尽责,干一行、爱一行、钻一行,尽心竭力、全身心地投入。要精其术,不拘泥于以往的经验,不照搬别人的做法,力求做得更好,成为本行业的行家里手。人生不满百年,做的也就是那么些事。做一件事情,干一项工作,应该创造一流,力争优秀。要竭其力,对待事业要有愚公移山的意志,有老黄牛吃苦耐劳的精神,着眼于大局,立足于小事,真抓实干,务求实效,努力在平凡的岗位上做出不平凡的业绩。要乐其业,对工作有热情、激情,始终保持良好的精神状态,把承受挫折、克服困难当作对自己人生的挑战和考验,在克服困难、解决问题中提升能力和水平,在履行职责中实现自身的价值,在对事业的追求中享受工作带来的愉悦和乐趣。〔来源:习近平《敬业乐业为美德》(2006年2月22日),选自《之江新语》,浙江人民出版社,2007年8月版〕

📖 **知识拓展**

2020年2月,国家卫生健康委员会联合教育部等六部门印发《关于加强医疗机构药事管理促进合理用药的意见》(国卫医发〔2020〕2号),明确要求各地要完善药学服务标准,加强医疗机构药学服务,推进药学服务规范化建设,提升药学服务水平。有以下七大亮点:

一、提升药师地位,强化药师或其他药学技术人员对处方的审核,规范和引导医师用药行为。

（六）强化药师或其他药学技术人员对处方的审核。加大培养培训力度，完善管理制度，提高药师或其他药学技术人员参与药物治疗管理的能力。药师或其他药学技术人员负责处方的审核、调剂等药学服务，对于不规范处方、用药不适宜处方及超常处方等，应当及时与处方医师沟通并督促修改，确保实现安全、有效、经济、适宜用药。

（八）加强医疗机构药学服务。医疗机构要根据功能定位加大药学人员配备和培训力度。要强化临床药师配备，围绕患者需求和临床治疗特点开展专科药学服务。临床药师要积极参与临床治疗，为住院患者提供用药医嘱审核、参与治疗方案制订、用药监测与评估以及用药教育等服务。在疑难复杂疾病多学科诊疗过程中，必须要有临床药师参与，指导精准用药。探索实行临床药师院际会诊制度。鼓励医疗机构开设药学门诊，为患者提供用药咨询和指导。

（十二）合理体现药学服务价值。医疗机构应当强化药师对处方的审核，规范和引导医师用药行为，并在药师薪酬中体现其技术劳务价值。医保部门将药师审核处方情况纳入医保定点医疗机构绩效考核体系。

二、鼓励规范"互联网＋药学服务"，以实体医疗机构内的药师为主体，开展互联网诊疗或远程医疗服务。

（十）规范"互联网＋药学服务"。在开展互联网诊疗或远程医疗服务过程中，要以实体医疗机构内的药师为主体，积极提供在线药学咨询、指导患者合理用药、用药知识宣教等"互联网＋药学服务"。规范电子处方在互联网流转过程中的关键环节的管理，电子处方审核、调配、核对人员必须采取电子签名或信息系统留痕的方式，确保信息可追溯。探索医疗卫生机构处方信息与药品零售消费信息互联互通。强化电子处方线上线下一体化监管，不断完善监管措施。

三、规范药企（医药代表）药品推广，药企赞助医药学术会议、培训项目等邀请，需由医疗机构统筹安排并公示。

（十六）规范药品推广和公立医疗机构药房管理。医疗机构要加强对参加涉及药品耗材推广的学术活动的管理，由企业举办或赞助的学术会议、培训项目等邀请由医疗机构统筹安排，并公示、备案备查。坚持公立医疗机构药房的公益性，公立医疗机构不得承包、出租药房，不得向营利性企业托管药房，不得以任何形式开设营利性药店。公立医疗机构与企业合作开展物流延伸服务的，应当按企业所提供的服务向企业支付相关费用，企业不得以任何形式参与医疗机构的药事管理工作。

四、鼓励医疗联合体探索药品统一采购，促进医疗联合体内共享使用临床急需的医疗机构制剂调剂，通过医联体，二级以上医疗机构药师可纳入家庭医生签约服务团队。

（一）规范医疗机构用药目录。鼓励城市医疗集团、县域医疗共同体等建立药品联动管理机制，规范各级医疗机构用药目录，各级卫生健康行政部门要加强医疗机构药品使用监测，定期分析辖区内医疗机构药品配备使用情况。

（二）完善医疗机构药品采购供应制度。鼓励医疗联合体探索药品统一采购。研究医疗联合体内临床急需的医疗机构制剂调剂和使用管理制度，合理促进在医疗联合体内共享使用。

（九）发展居家社区药学服务。鼓励医疗联合体内将二级以上医疗机构药师纳入家庭医生签约服务团队。

五、坚持公立医疗机构药房的公益性，公立医疗机构不得承包、出租药房，加强公立医疗机构药事管理，认真听取非公立医疗机构等各方面意见，不断完善相关政策。

（一）规范医疗机构用药目录。各级卫生健康行政部门要加强医疗机构药品使用监测，指导督促公立医疗机构不断优化用药目录，形成科学合理的用药结构。

（十四）开展药品使用监测和临床综合评价。建立覆盖各级公立医疗卫生机构的国家、省、地市、县药品使用监测信息网络，推广应用统一的药品编码。

（十六）规范药品推广和公立医疗机构药房管理。医疗机构要加强对参加涉及药品耗材推广的学术活动的管理，坚持公立医疗机构药房的公益性，公立医疗机构不得承包、出租药房，不得向营利性企业托管药房，不得以任何形式开设营利性药店。公立医疗机构与企业合作开展物流延伸服务的，应当按企业所提供的服务向企业支付相关费用，企业不得以任何形式参与医疗机构的药事管理工作。

（十七）加强组织领导。各地要高度重视加强医疗机构药事管理工作，切实加强组织领导和统筹协调，把医疗机构药事管理作为医改近期重点任务进行部署，加强相关政策衔接配套。要充分发挥行业组织的专业作用，认真听取公立医疗机构、非公立医疗机构等各方面意见，增强各项措施的执行力，不断完善相关政策。

（十八）强化部门协作。人力资源和社会保障部门要会同有关部门加快推进公立医院薪酬制度和职称评定改革，完善药学人员岗位设置。

六、优先选择国家组织集中采购和使用药品及国家医保目录药品，规范各级医疗机构用药。

（一）规范医疗机构用药目录。医疗机构要依据安全、有效、经济的用药原则和本机构疾病治疗特点，及时优化本机构用药目录。国家以临床用药需求为导向，动态调整国家基本药物目录。推动各级医疗机构形成以基本药物为主导的"1＋X"用药模式。"1"为国家基本药物目录；"X"为非基本药物，优先选择国家组织集中采购和使用药品及国家医保目录药品。鼓励城市医疗集团、县域医疗共同体等医联体，建立药品联动管理机制，规范各级医疗机构用药目录。各级卫生健康行政部门要加强医疗机构药品使用监测，定期分析辖区内医疗机构药品配备使用情况，指导督促公立医疗机构不断优化用药目录，形成科学合理的用药结构。

七、依托省级药品集中采购平台，医疗机构积极参与建设全国统一开放的药品公共采购市场。

（二）医疗机构药学部门负责本机构药品统一采购，严格执行药品购入检查、验收等制度。医疗机构应当坚持以临床需求为导向，坚持合理用药，严格执行通用名处方规定。公立医疗机构应当认真落实国家和省级药品集中采购要求，切实做好药品集中采购和使用相关工作；依托省级药品集中采购平台，积极参与建设全国统一开放的药品公共采购市场。

思考与讨论

1. 药学服务模式转变，药师的职责有何变化？
2. 作为一名未来的药师，如何才能更好地保证临床合理用药？

第五节　国外药师管理制度

一、国外药师立法发展概况

世界上各国通过立法对药师的准入资格、知识技能、职责权利、继续教育等进行了严格的规定。大多数国家药师法的管理对象是药品使用领域的药师，即医疗机构药师和零售药店药师。

目前世界上药师法主要有三种形式：由国家最高立法机关颁布《药师法》，如日本的《药剂师法》；由国家或州立法机关制定颁布《药房法》，如英国的《药房法》和美国各州的《州药房法》；主要以行政法规或规章进行管理，如我国的《执业药师职业资格制度规定》《执业药师职业资格考试实施办法》。

（一）英国

英国是最早出台规范药学技术服务人员法律的国家。最早于1815年颁布的《药师法》明确了药师概念，规范了药师的从业行为，这是英国的基本药师法律制度。在此法基础上，英国之后又陆续颁布了《药师与药房技术员法》《药房法》等一系列法令。2010年，英国《药房法》（*Pharmacy Order* 2010）规定英国药政总局（General Pharmaceutical Council，GPhC）为独立于政府的法定监管机构，承担英国药学教育的认证，全国药师考试、注册以及执业药师、药房技术人员监管等职责。

英国实行为期 52 周的注册前培训，其目的是培训受训人的责任感和知识实际运用。在 52 周培训之前，受训者需要在医院药学部或类似机构工作 1 年以上，由注册委员会确定能否进行注册前培训。英国于每年的 7 月 1 日至 15 日之间举行全国性注册考试，对无药学相关学位的人，其附加考试于每年 10 月 1 日至 15 日举行。第 1 次考试未通过者可在 18 个月内重考，第 2 次未通过者需参加 6 个月的培训，并在其后的 12 个月内再考，仍未通过者无资格成为注册药师（例外情况由注册委员会讨论）。英国考试科目包括药学实践、药事法则的实施实践以及皇家药学会的道德准则与职业实践标准的实际应用。而对无药学相关学位者，需另外参加拉丁语、植物学、药物学、药物化学及普通化学的考试（即附加考试）。

（二）美国

美国是首个提出执业药师（licensed pharmacist）概念的国家。《标准州药房法》（*Model State Pharmacy Act*）及其附录《示范法规》详细地规定了药师的角色定位和其执业领域，明确了执业药师的概念，规范了全美执业药师管理的统一标准。该法还规定了执业药师的见习制度、准入资格、学位要求、继续教育等内容。美国各州参照该法并在不低于该法要求的前提下制定了各州的《药房法》（*State Pharmacy Act*），形成了规范全美执业药师管理的法律制度体系。

美国《标准州药房法》对执业药师预注册制度有明确的规定，要求完成 127 项药学研究方向学业认证并获得药学博士学位的学生，通过资格考试后，完成不少于 1740 小时的药房实习培训且考试合格后才可成为注册药师。美国规定药师可以任意选择执业地点，如社会药房、科研机构、政府部门等。药师继续教育包括课堂授课、远程授课、学术讨论和专业会议等多种形式。

在美国，在已注册的药学院攻读药学专业并完成 2 年学业的学生可申请成为见习药师，经药房理事会同意并颁发见习证书。见习药师应在执业药师指导下，在具有营业执照的药房进行见习。美国的药师考试每 6 个月举行 1 次，第 1 次考试不合格者可在两年内参加第 2 次甚至第 3 次考试。如果第 3 次考试仍不合格，只有完成了理事会指定和批准的培训后才能参加考试。

（三）日本

日本的"执业药师"又被称为"药剂师"。日本现行的执业药师管理法律制度主要为 2007 年修订的《药剂师法》，该法对执业药师的角色定位、准入资格、考核、执业要求、处罚罚则等方面作了详细规定。此外，在《药事法》中也有相关的执业药师章节。日本的执业药师立法及法律条款的设计主要以药师作为主体来设计，通过对药师角色定义、准入考核、注册制度、执业要求、在职继续教育、法律责任等进行规范来立法。

日本《药剂师法》规定，欲取得药剂师资格必须经过厚生劳动省大臣的批准，必须参加国家药剂师考试并合格。未成年人，盲、聋、哑者，精神病患者，毒品吸食者，曾受过罚款以上处罚或有其他违法记录者不得颁证。日本在 2004 年以前没有对药剂师报考人员的药学实践经验做出具体时间规定。2004 年后，日本药学会通过了 6 年制药学博士培养实施方案，此方案中规定有资格参加药剂师考试的必须是取得博士学位者，并且要在相关机构实习培训 1 年时间。日本的执业药师考试于每年 4 月举行。1 次考试未通过者，可在母校再次报名参加考试，直至考试通过为止。

（四）澳大利亚

澳大利亚的药师管理法律制度参照了英、美等国的立法经验。2010 年修订的《国家健康从业人员管理法》（*Health Practitioner Regulation National Law*）统一了各州、领地药师管理模式、准入要求和注册体系等法律制度和基本标准。同时，澳大利亚还通过《1992 年双边互认法》（*Mutual Recognition Act 1992*）和《1997 年跨塔斯曼双边互认法》（*Trans-Tasman Mutual Recognition Act 1997*）统一了本国和新西兰两国的注册药师间的双边互认制度。除此以外，澳大利亚药师还有《药房法》（*Pharmacy Act*）、《药师法》（*Pharmacists Act*）、各州《药师注册法》（*Pharmacists Registration Act*）等一系列法规，建立了较为系统和完善的药师管理法律制度体系。

（五）新加坡

新加坡在药师管理方面具备较为完善的制度体系，其中《药师注册法案》是新加坡药师制度最重要的组成部分，对药师注册及相关事宜做出了明确规定。依照法案成立的新加坡药师理事会（Singapore Pharmacy Council，SPC）负责相关工作的执行、监管及方针制定。在新加坡，药师的继续专业教育（continuing professional education，CPE）有着非常详细的规定，达到要求才能进行执业证书的注册更新。此项工作由SPC负责，其目的是促进药师掌握药物知识进展，获取新技能，确保其胜任职责，实现高水平的药学服务。此外，SPC制定的《道德规范》也发挥着重要的作用，作为药师的专业操守指南，在实践、职责、专业素质等方面对药师的行为进行约束，促使他们在履行专业职责时达到应有的水准。

知识拓展

世界药师节

国际药学联合会（International Pharmaceutical Federation，FIP）2009年在伊斯坦布尔将每年的9月25日定为世界药师节。设立初衷旨在宣传药师和倡导药师在促进健康方面的作用，并引起人们对药师的贡献和价值的关注。

2023年世界药师节主题："药学：促进卫生系统健康发展"。

二、国际药学职业准则

（一）国际药学联合会的药学道德准则

国际药学联合会（International Pharmaceutical Federation，FIP）是在1865年德国召开欧洲药学大会的基础上成立的。FIP已经发展成为一个由153个国家和地区中336个国家级药学学术团体组成的世界性药学组织。

2004年9月，FIP在新奥尔良的会议上批准发布了《药师道德准则的职业标准》（*Statement of Professional Standards Codes of Ethics for Pharmacists*），指出药师是卫生专业人员中的药学专家；药师的责任是帮助人们维护良好的健康状况，避免患病，在给予适当药物的情况下，促进合理用药、帮助患者获得药物的最佳治疗效果；药师的作用还在不断延伸。

《药师道德准则的职业标准》中明确提出了构成药师的作用和责任的药师基本义务，使各国药师协会通过制定自己的职业道德准则，指导药师与患者、与其他卫生职业的人员、与社会的关系，具体如下。

在每个国家，药师协会应该制定药师道德准则，规定其职业义务，并制定措施保证药师遵守准则。

在各国制定的药师道德准则中，药师的义务应包括：①合理、公平地分配现有的卫生资源；②保证服务对象的安全、健康和最大利益，并以诚相待；③与其他卫生工作人员合作，确保向患者和社会提供可能的最佳卫生保健质量；④鼓励患者参与决定所用药品并尊重患者参与决定所用药品的权利；⑤承认和尊重文化差异、患者信仰和价值，尤其在其可能影响到患者对治疗的态度时；⑥尊重和保护在提供专业服务中获得信息的保密性，保证患者的个人资料不外泄，除非有患者的知情同意或在例外的情况下；⑦行为要符合职业标准和科学原则；⑧诚实、正直地与其他卫生专业人员协作，包括药学同行，不做出任何可能损坏职业名誉或破坏公众对本职业信任的事情；⑨通过继续教育，保证知识和技术的更新；⑩在提供专业服务和药品时，遵守法律、认可的实践条例和标准，仅从有信誉的来源购买药品，确保药品供应链的可靠；⑪确保所委托的协助人员具备能有效充分地承担该工作的能力；⑫保证向患者、其他公众和卫生工作人员提供正确、客观的信息，并确保其理解；⑬以礼貌、尊重的态度对待寻求服务的人；⑭在与个人道德信仰发生冲突或药房停业时，保证继续提供专业服务；在发生劳动纠纷时，也要尽力保证人们能继续获得药学相关服务。

（二）美国药剂师协会的药师职业道德规范

美国药剂师协会（American Pharmacists Association，APhA）于1852年制定了《美国药剂师协会道德准则》，先后于1922年、1952年、1969年、1981年和1994年进行了五次修订，包括序言和8项指导原则。《美国药剂师协会道德准则》的目的是"指导药剂师处理与患者、医疗专业人员和社会的关系"。美国药师职业道德主要包括以下内容。

（1）药师尊重与患者之间的契约关系

将患者和药师之间的关系定义为契约关系，意味着药师必须承担道德义务来回报社会给予的责任。为了回报这种给予，药师承诺帮助患者使用药物达到最佳治疗效果，以社会福祉为己任，以保持他们对自己的信任为目标。

（2）药师以关爱、同情以及为每个患者保密为美德

药师将关心患者福祉作为专业实践的重心，这样药师会考虑患者提出的需要和医学定义的患者需要。药师应该致力于保护患者的尊严。药师以关爱和慈悲的心态，为患者提供保密服务。

（3）药师尊重每个患者的自主权和尊严

药师通过鼓励患者为自己的治疗制定决策来维护患者的自我决策权，肯定患者的自我价值。药师与患者沟通时确保使用患者能够理解的术语。在任何情况下，药师都会尊重患者之间存在的个人和文化差别。

（4）药师在处理职业关系时要做到诚信和正直

药师有责任据实以告和良知信念行事。药师应该避免对不同患者有区别对待或歧视行为，还应避免在有损专业判断的环境工作，防止危害自己为患者最大利益而工作的奉献精神。

（5）药师应该保持专业能力

随着医学信息的进步，药师有责任培养自己不断掌握有关新型药物、设备和技术的知识和能力。

（6）药师尊重同事和其他卫生保健服务人员的价值和能力

条件允许时，药师会咨询同事或其他卫生保健服务人员的意见或征求患者意见。药师应该认可同事和其他卫生保健服务人员在患者服务中信仰和价值观念上存在的差异。

（7）药师为个人、社区和社会需要而服务

药师的首要义务是服务个体患者。但在某些时候，药师的义务可能扩展至个人患者以外的社区和社会。在这些情况下，药师需要意识到这些义务带来的职责，并相应地履行。

（8）药师寻求卫生保健资源的公平分配

在进行医疗资源分配时，药师要保持公正平等原则，平衡患者和社会需要。

📖 知识拓展

美国药师誓言

此时此刻，我庄严宣誓，加入药学职业，将我的职业生涯奉献给为人类服务。我将以减轻人类痛苦，维护社会安宁为首任。我将以我的知识和经验，尽我最大能力，为公众和其他卫生专业人员服务。

在我的药学职业生涯中，我将尽最大努力与发展同步，保持专业能力。我将遵守药学实践的法律法规，并促进其实施。我将保持道德和伦理操行的最高标准。

我已充分认识公众赋予我的信任和责任，谨此自愿立誓。

（美国药学院校协会 1983 年制定）

参考文献

［1］ 喻小勇，田侃. 我国药师法立法之资格准入制度探讨［J］. 中国卫生事业管理，2017，34（04）：274-276，301.

［2］ 田欣，闫雪莲，唐筱婉等. 医疗机构药师服务模式与效果评估的研究进展［J］. 临床药物治疗杂志，2023，21（04）：1-5.

［3］ 许海波，顾维康. 国内外执业药师管理法律制度对比研究及差异分析［J］. 上海医药，2022，43（15）：40-42，46.

［4］ 鄢灵，赵晓佩. 中美执业药师制度比较研究［J］. 中国药房，2017，28（16）：2281-2283.

［5］ 胡燕，贾红英. 日本、美国和英国执业药师制度对我国的启示［J］. 医学与社会，2011，24（10）：75-77，80.

［6］ 杨昇卉，李畅，刘春月等. 新加坡药师制度的发展与变化［J］. 中国继续医学教育，2022，14（08）：185-189.

［7］ 刘红宁，药事管理学［M］. 2 版. 北京：中国中医药出版社，2021.

［8］ 杨世民. 药事管理学［M］. 6 版. 北京：中国医药科技出版社，2019.

［9］ 谢明，田侃. 药事管理学［M］. 3 版. 北京：人民卫生出版社，2021.

［10］ National Association of Boards of Pharmacy. Model State Pharmacy Act and Model Rules of the National Association of Boards of Pharmacy［EB/OL］. August，2023. https：//nabp. pharmacy/members/board-resources/model-pharmacy-act-rules/.

第四章
药事管理体制

第一节　药事管理体制概述

一、药事组织的含义和类型

（一）药事组织概念

药事组织是以实现药学社会任务为共同目标的人们的集合体。药事组织是药学人员相互影响的社会心理系统，是运用药学知识和技术的技术系统，同时也是人们以特定形式的结构关系而共同工作的系统。

药事组织是为了实现药学的社会任务，经由人为分工形成的各种形式的药事组织机构，是药事组织内部、外部相互协作的关系总和，属于经济体制和生产关系的范畴，具有很强的社会属性。药事组织的宗旨是产出合格药品、提供药学服务、传播药学知识和培养药学人才，并为医疗卫生系统所利用，保证人民用药安全有效，提高全民健康素质，保证医药经济持续、快速、健康发展。

（二）药事组织的类型

药事组织按社会功能可分为药品监督管理行政组织、药品监督管理技术组织、药品生产与经营组织、医疗机构药事组织、药学教育与科研组织和药事社团组织等。药事组织不是孤立的，在现实社会中，药事组织和卫生组织、经济组织、国家行政组织有着密切关系，并受到国家历史文化制度的影响。同时，药事组织也不是一成不变的，而是随着社会政治、经济、科学技术、教育文化和卫生事业的发展而发展。药事组织在药事管理中具有重要作用，其行为与公众的生命和健康密切相关。在中国药事管理的发展过程中，药事组织和卫生组织、经济组织、行政组织互相融合紧密联系，依照法律法规和药事管理的客观规律，共同为人民群众的卫生保健及全民族健康素质的提高服务。

二、药事管理体制的形成与发展

药事管理体制是指一定社会制度下药事系统的组织方式、管理制度和管理方法，是关于药事工作的国家行政机关、企事业单位机构设置、隶属关系和管理权限划分的制度；是药事组织运行机制的体系和工作制度。它属于宏观范畴的药事组织工作，对发挥药事单位微观管理的作用具有很大影响。

随着社会主义市场经济体系的逐步完善，以及全社会对药品安全问题的日趋重视，我国药品监管机构经历了多次改革。

1998 年 3 月，经第九届全国人民代表大会第一次会议批准，成立国家药品监督管理局（State Drug Administration，SDA）。《关于印发国家药品监督管理局职能配置内设机构和人员编制规定的通知》（国办发〔1998〕35 号）规定将原卫生部承担的药政、药检职能、原国家医药管理局承担的药品生产流通监管职能、国家中医药管理局承担的中药监管职能集中由国家药品监督管理局承担，实施统一的行政监管和技术监管。国家药品监督管理局为国务院直属机构，是国务院主管药品行政执法机构，负责对药品（包括中药材、中药饮片、中成药、化学原料药及其制剂、抗生素、生化药品、诊断药品、放射性药品、麻醉药品、毒性药品、精神药品、医疗器械、卫生材料、医药包装材料等）的研究、生产、流通、使用进行行政监督和技术监督。

2003 年，根据第十届全国人民代表大会第一次会议批准的国务院机构改革方案和《国务院关于机构设置的通知》（国发〔2003〕8 号），在国家药品监督管理局基础上组建直属于国务院的特设机构国家食品药品监督管理局（State Food and Drug Administration，SFDA）。在职责调整上，国家食品药品监督管理局继续承担原国家药品监督管理局的职责；增加食品、保健品、化妆品安全管理的综合监督、组织协调和依法组织开展对重大事故查处的职责；划入卫生部承担的保健品审批职责。国家食品药品监督管理局是国务院综合监督管理食品、保健品、化妆品安全和主管药品监管的直属机构。

2008 年，国务院办公厅发布《关于印发国家食品药品监督管理局主要职责内设机构和人员编制规定的通知》（国办发〔2008〕100 号），根据《国务院关于部委管理的国家局设置的通知》（国发〔2008〕12 号），设立国家食品药品监督管理局（副部级），为卫生部管理的国家局。同时对其职责进行调整：取消已由国务院公布取消的行政审批事项；将药品、医疗器械等技术审评工作交给事业单位；将综合协调食品安全、组织查处食品安全重大事故的职责划给卫生部；将卫生部食品卫生许可，餐饮业、食堂等消费环节食品安全监管和保健食品、化妆品卫生监督管理的职责，划入国家食品药品监督管理局。

2013 年，根据第十二届全国人民代表大会第一次会议批准的《国务院机构改革和职能转变方案》和《国务院关于机构设置的通知》（国发〔2013〕14 号），将国务院食品安全委员会办公室的职责、国家食品药品监督管理局的职责、国家质量监督检验检疫总局的生产环节食品安全监督管理职责、国家工商行政管理总局的流通环节食品安全监督管理职责整合，组建国家食品药品监督管理总局（正部级）（China Food and Drug Administration，CFDA），为国务院直属机构，主要职责是对生产、流通、消费环节的食品安全和药品的安全性、有效性实施统一监督管理等。将工商行政管理、质量技术监督部门相应的食品安全监督管理队伍和检验检测机构划转食品药品监督管理部门。保留国务院食品安全委员会，具体工作由食品药品监督管理总局承担。

2018 年 3 月，根据第十三届全国人民代表大会第一次会议批准的国务院机构改革方案，将国家工商行政管理总局的职责、国家质量监督检验检疫总局的职责、国家食品药品监督管理总局的职责、国家发展和改革委员会的价格监督检查与反垄断执法职责、商务部的经营者集中反垄断执法以及国务院反垄断委员会办公室职责整合，组建国家市场监督管理总局（State Administration for Market Regulation，SAMR），作为国务院直属机构。考虑到药品监管的特殊性，单独组建国家药品监督管理局（National Medical Products Administration，NMPA），由国家市场监督管理总局管理。市场监管实行分级管理，药品监管机构只设到省一级，药品经营销售等行为的监管，由市县市场监管部门统一承担。

📖 知识拓展

分工

分工作为历史唯物主义的一个范畴，是指具有固定专业划分的社会活动形式。任何社会活动都需要通过一定的组织形式来进行，分工是社会活动的组织形式。没有分工，从事社会活动的人就不能以一定形式组织起来，社会活动也就无法开展，可见分工是人类从事社会活动必不可少的条件。

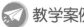 教学案例

各省（区、市）药品监管机构的改革

2018年的药品监管体制改革选择了"大市场-专药品"监管模式，抓住了当前药品安全治理的两大关键：药品安全监管的协调力和综合性、药品监管的特殊性和专业性。"大市场-专药品"监管模式赋予地方较大的结合自身实际进行体制改革的权力。各省（区、市）药品监管机构对改革模式进行了多样探索，根据其改革情况，大致可分为以下三种模式：一是设立派出机构，如分局、稽查处（办公室），二是设立检查员中心，三是设立执法监察部门，以最大限度发挥药监部门的监管作用。除了这些常见模式外，还有一些独具特色的模式。例如，2020年1月11日，海南博鳌乐城国际医疗旅游先行区医疗药品监督管理局正式揭牌。这是全国首例由卫生部门和药监部门共同设立的医疗药品监管机构，创新实施"卫生＋药品"一体化监管模式。机构的设置，也为探索中国特色药品监管体制机构开创了一种新的可能。

思考与讨论

如何看待2018年国务院机构改革方案中提出单独组建国家药品监督管理局？

思政材料 4-1

中国特色社会主义制度和国家治理体系的优势

中国特色社会主义制度和国家治理体系具有多方面的显著优势。党的十九届四中全会第二次全体会议系统总结我国国家制度和国家治理体系的发展成就和显著优势，目的就是推动全党全国各族人民坚定制度自信，使我国国家制度和国家治理体系多方面的显著优势更加充分地发挥出来。长期保持并不断增强这些优势，是我们在新时代坚持和完善中国特色社会主义制度、推进国家治理体系和治理能力现代化的努力方向。

看一个制度好不好、优越不优越，要从政治上、大的方面去评判和把握。邓小平同志1980年在《党和国家领导制度的改革》中说过，"我们进行社会主义现代化建设，是要在经济上赶上发达的资本主义国家，在政治上创造比资本主义国家的民主更高更切实的民主，并且造就比这些国家更多更优秀的人才""党和国家的各种制度究竟好不好，完善不完善，必须用是否有利于实现这三条来检验"。2014年，我在庆祝全国人民代表大会成立60周年大会上也说过："评价一个国家政治制度是不是民主的、有效的，主要看国家领导层能否依法有序更替，全体人民能否依法管理国家事务和社会事务、管理经济和文化事业，人民群众能否畅通表达利益要求，社会各方面能否有效参与国家政治生活，国家决策能否实现科学化、民主化，各方面人才能否通过公平竞争进入国家领导和管理体系，执政党能否依照宪法法律规定实现对国家事务的领导，权力运用能否得到有效制约和监督。"

我国国家制度和国家治理体系之所以具有多方面的显著优势，很重要的一点就在于我们党在长期实践探索中，坚持把马克思主义基本原理同中国具体实际相结合，把开拓正确道路、发展科学理论、建设有效制度有机统一起来，用中国化的马克思主义、发展着的马克思主义指导国家制度和国家治理体系建设，不断深化对共产党执政规律、社会主义建设规律、人类社会发展规律的认识，及时把成功的实践经验转化为制度成果，使我国国家制度和国家治理体系既体现了科学社会主义基本原则，又具有鲜明的中国特色、民族特色、时代特色。

始终代表最广大人民根本利益，保证人民当家作主，体现人民共同意志，维护人民合法权益，是我国国家制度和国家治理体系的本质属性，也是我国国家制度和国家治理体系有效运行、充满活力的根本所在。我国国家制度和国家治理体系始终着眼于实现好、维护好、发展好最广大人民根本利益，着力保障和改善民生，使改革发展成果更多更公平惠及全体人民，因而可以有效避免出现党派纷争、利益集团偏私、少数政治"精英"操弄等现象，具有无可比拟的先进性。

我们从来不排斥任何有利于中国发展进步的他国国家治理经验，而是坚持以我为主、为我所用，

去其糟粕、取其精华。比如，在社会主义建设时期，我国国家制度和国家治理体系就借鉴吸收了苏联的许多有益经验。改革开放以来，我们不断扩大对外开放，把社会主义制度和市场经济有机结合起来，既充分发挥市场在资源配置中的决定性作用，又更好发挥政府作用，极大解放和发展了社会生产力，极大解放和增强了社会活力。（摘自习近平 2019 年 10 月 31 日在党的十九届四中全会第二次全体会议上的讲话）

第二节　我国的药事管理组织体系

一、药事管理组织体系

药事管理组织体系是较为复杂的综合性社会系统，其内涵可包括：药品监督管理体系、药品生产与经营管理体系、药品使用管理体系、药学教育和科技管理体系。本节主要介绍现行的药品监督管理体系。

《药品管理法》明确规定，国务院药品监督管理部门主管全国药品监督管理工作。国务院有关部门在各自职责范围内负责与药品有关的监督管理工作。国务院药品监督管理部门配合国务院有关部门，执行国家药品行业发展规划和产业政策。省、自治区、直辖市人民政府药品监督管理部门负责本行政区域内的药品监督管理工作。设区的市级、县级人民政府承担药品监督管理职责的部门（以下称"药品监督管理部门"）负责本行政区域内的药品监督管理工作。县级以上地方人民政府有关部门在各自职责范围内负责与药品有关的监督管理工作。

我国药品监督管理体系见图 4-1。国家药品监督管理局负责制定药品、医疗器械和化妆品监管制度，并负责药品、医疗器械和化妆品研制环节的许可、检查和处罚。省级药品监督管理部门负责药品、医疗器械和化妆品生产环节的许可、检查和处罚，以及药品批发许可、零售连锁总部许可、互联网销售第三方平台备案及检查和处罚。市县两级市场监管部门负责药品零售、医疗器械经营的许可、检查和处罚，以及化妆品经营和药品、医疗器械使用环节质量的检查和处罚。

二、各级药品监督管理部门职责

药品监督管理机构是国家药品监督管理的行政机关，主要依据国家的法律法规、政策，运用法定权力，为实现国家的医药卫生工作的社会目标，对药事进行有效的监督管理。

（一）国家药品监督管理局

国家药品监督管理局（NMPA）贯彻落实党中央关于药品监督管理工作的方针政策和决策部署，在履行职责过程中坚持和加强党对药品监督管理工作的集中统一领导。

NMPA 的主要职责为如下。

① 负责药品（含中药、民族药，下同）、医疗器械和化妆品安全监督管理。拟订监督管理政策规划，组织起草法律法规草案，拟订部门规章，并监督实施。研究拟订鼓励药品、医疗器械和化妆品新技术新产品的管理与服务政策。

② 负责药品、医疗器械和化妆品标准管理。组织制定、公布国家药典等药品、医疗器械标准，组织拟订化妆品标准，组织制定分类管理制度，并监督实施。参与制定国家基本药物目录，配合实施国家基本药物制度。

③ 负责药品、医疗器械和化妆品注册管理。制定注册管理制度，严格上市审评审批，完善审评审批

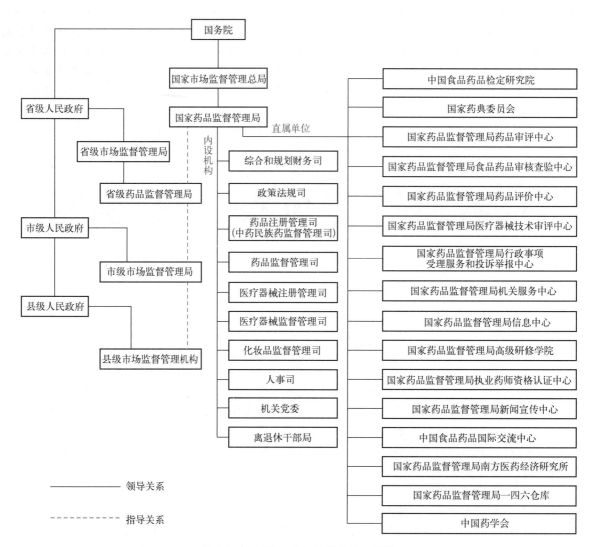

图 4-1　我国药品监督管理体系示意图

服务便利化措施，并组织实施。

④ 负责药品、医疗器械和化妆品质量管理。制定研制质量管理规范并监督实施。制定生产质量管理规范并依职责监督实施。制定经营、使用质量管理规范并指导实施。

⑤ 负责药品、医疗器械和化妆品上市后风险管理。组织开展药品不良反应、医疗器械不良事件和化妆品不良反应的监测、评价和处置工作。依法承担药品、医疗器械和化妆品安全应急管理工作。

⑥ 负责执业药师资格准入管理。制定执业药师资格准入制度，指导监督执业药师注册工作。

⑦ 负责组织指导药品、医疗器械和化妆品监督检查。制定检查制度，依法查处药品、医疗器械和化妆品注册环节的违法行为，依职责组织指导查处生产环节的违法行为。

⑧ 负责药品、医疗器械和化妆品监督管理领域对外交流与合作，参与相关国际监管规则和标准的制定。

⑨ 负责指导省、自治区、直辖市药品监督管理部门工作。

⑩ 完成党中央、国务院交办的其他任务。

（二）省级药品监督管理部门

省级药品监督管理部门的主要职责如下。

① 负责药品（含中药、民族药，下同）、医疗器械和化妆品安全监督管理。组织实施相关法律法规，拟订监督管理政策规划，组织起草相关地方性法规、规章草案，并监督实施。研究拟订鼓励药品、医疗器

械和化妆品新技术新产品的管理和服务政策。

②负责药品、医疗器械和化妆品标准的监督实施。监督实施国家药典等药品、医疗器械、化妆品标准和分类管理制度。依法制定地方中药材标准、中药饮片炮制规范并监督实施，配合实施基本药物制度。

③负责药品、医疗器械和化妆品相关许可和注册管理。负责药品、医疗器械和化妆品生产环节的许可、医疗机构制剂配制许可，以及药品批发许可、零售连锁总部许可、互联网药品和医疗器械信息服务资格审批、互联网销售第三方平台备案。依法负责医疗机构制剂、医疗器械注册、化妆品备案。

④负责药品、医疗器械和化妆品质量管理。监督实施生产质量管理规范，依职责监督实施研制、经营质量管理规范，指导实施使用质量管理规范。

⑤负责药品、医疗器械和化妆品上市后风险管理。组织开展药品不良反应、医疗器械不良事件和化妆品不良反应的监测、评价和处置工作。依法承担药品、医疗器械和化妆品安全应急管理工作。

⑥实施执业药师资格准入制度，负责执业药师注册管理工作。

⑦负责组织开展药品、医疗器械和化妆品生产环节以及药品批发、零售连锁总部、互联网销售第三方平台监督检查，依法查处违法行为。

⑧负责药品、医疗器械和化妆品监督管理领域对外交流与合作。

⑨负责指导市县市场监督管理部门承担的药品、医疗器械、化妆品经营和使用环节的监督管理工作。

⑩完成省委、省政府以及省市场监督管理局交办的其他任务。

三、药品技术监督管理机构

药品技术监督管理机构是为药品立法、执法和日常行政监督管理提供保障的药品监督管理技术的支持机构的总称，是药品监督管理部门的重要组成部分。

国家药品监督管理局直属单位包括中国食品药品检定研究院（国家药品监督管理局医疗器械标准管理中心，中国药品检验总所）、国家药典委员会、国家药品监督管理局药品审评中心、国家药品监督管理局食品药品审核查验中心（国家疫苗检查中心）、国家药品监督管理局药品评价中心（国家药品不良反应监测中心）、国家药品监督管理局医疗器械技术审评中心、国家药品监督管理局机关服务中心（国家药品监督管理局机关服务局）、国家药品监督管理局信息中心（中国食品药品监管数据中心）、国家药品监督管理局执业药师资格认证中心、国家药品监督管理局新闻宣传中心、中国健康传媒集团、中国食品药品国际交流中心、国家药品监督管理局南方医药经济研究所、国家药品监督管理局特殊药品检查中心（国家药品监督管理局一四六仓库）、中国药学会等机构，本章仅介绍其中部分单位。

（一）中国食品药品检定研究院（国家药品监督管理局医疗器械标准管理中心，中国药品检验总所）

中国食品药品检定研究院（简称"中检院"）是国家检验药品生物制品质量的法定机构和最高技术仲裁机构。已发展成为集检定、科研、教学、标准化研究于一体的综合性国家级检验机构，目前承担着7个国家级中心及重点实验室的工作：国家病毒性肝炎研究中心、国家药品监督管理局细菌耐药性监测中心、中国医学细菌保藏管理中心、国家啮齿类实验动物种子中心、国家实验动物质量检测中心、国家麻醉品检定实验室、卫生部生物技术产品检定方法及其标准化重点实验室。

中检院前身是1950年成立的中央人民政府卫生部药物食品检验所和生物制品检定所。1961年，两所合并为卫生部药品生物制品检定所。1998年，由卫生部成建制划转为国家药品监督管理局直属事业单位。2010年，经中央编办批准更名为中国食品药品检定研究院，加挂国家食品药品监督管理局医疗器械标准管理中心的牌子，对外使用"中国药品检验总所"的名称。2018年，根据中央编办关于国家药品监督管理局所属事业单位机构编制的批复，中检院（国家药品监督管理局医疗器械标准管理中心，中国药品检验总所）为国家药品监督管理局所属公益二类事业单位。其主要职责如下。

①承担食品、药品、医疗器械、化妆品及有关药用辅料、包装材料与容器（以下统称为"食品药品"）的检验检测工作。组织开展药品、医疗器械、化妆品抽验和质量分析工作。负责相关复验、技术仲裁。组织开展进口药品注册检验以及上市后有关数据收集分析等工作。

② 承担药品、医疗器械、化妆品质量标准、技术规范、技术要求、检验检测方法的制修订以及技术复核工作。组织开展检验检测新技术新方法新标准研究。承担相关产品严重不良反应、严重不良事件原因的实验研究工作。

③ 负责医疗器械标准管理相关工作。

④ 承担生物制品批签发相关工作。

⑤ 承担化妆品安全技术评价工作。

⑥ 组织开展有关国家标准物质的规划、计划、研究、制备、标定、分发和管理工作。

⑦ 负责生产用菌毒种、细胞株的检定工作。承担医用标准菌毒种、细胞株的收集、鉴定、保存、分发和管理工作。

⑧ 承担实验动物饲育、保种、供应和实验动物及相关产品的质量检测工作。

⑨ 承担食品药品检验检测机构实验室间比对以及能力验证、考核与评价等技术工作。

⑩ 负责研究生教育培养工作。组织开展对食品药品相关单位质量检验检测工作的培训和技术指导。

⑪ 开展食品药品检验检测国际（地区）交流与合作。

⑫ 完成国家局交办的其他事项。

（二）国家药典委员会

国家药典委员会，原名卫生部药典委员会，成立于 1950 年。药典委员会的常设办事机构实行秘书长负责制，下设办公室、业务管理处（质量管理处）、中药处、化学药品处、生物制品处、通则辅料包材处、人事党务处（纪律检查室）、财务处、信息管理处（编辑部）。其主要职责如下。

① 组织编制、修订和编译《中华人民共和国药典》（以下简称《中国药典》）及配套标准。

② 组织制定修订国家药品标准。参与拟订有关药品标准管理制度和工作机制。

③ 组织《中国药典》收载品种的医学和药学遴选工作。负责药品通用名称命名。

④ 组织评估《中国药典》和国家药品标准执行情况。

⑤ 开展药品标准发展战略、管理政策和技术法规研究。承担药品标准信息化建设工作。

⑥ 开展药品标准国际（地区）协调和技术交流，参与国际（地区）间药品标准适用性认证合作工作。

⑦ 组织开展《中国药典》和国家药品标准宣传培训与技术咨询，负责《中国药品标准》等刊物编辑出版工作。

⑧ 负责药典委员会各专业委员会的组织协调及服务保障工作。

⑨ 承办国家局交办的其他事项。

（三）国家药品监督管理局药品审评中心

1985 年，《药品管理法》实施，成立卫生部药品审评委员会，下设药品审评办公室，主要对新药进行技术审评。经过扩编、机构调整，建立良好的审评工作机制及管理制度，2018 年更名为国家药品监督管理局药品审评中心（CDE）。其主要职责如下。

① 负责药物临床试验、药品上市许可申请的受理和技术审评。

② 负责仿制药质量和疗效一致性评价的技术审评。

③ 承担再生医学与组织工程等新兴医疗产品涉及药品的技术审评。

④ 参与拟订药品注册管理相关法律法规和规范性文件，组织拟订药品审评规范和技术指导原则并组织实施。

⑤ 协调药品审评相关检查、检验等工作。

⑥ 开展药品审评相关理论、技术、发展趋势及法律问题研究。

⑦ 组织开展相关业务咨询服务及学术交流，开展药品审评相关的国际（地区）交流与合作。

⑧ 承担国家局国际人用药品注册技术协调会议相关技术工作。

⑨ 承办国家局交办的其他事项。

（四）国家药品监督管理局食品药品审核查验中心（国家疫苗检查中心）

国家药品监督管理局食品药品审核查验中心（国家疫苗检查中心）下设办公室、综合业务处（质量管理处）、信息管理处、检查一处、检查二处、检查三处、检查四处、检查五处、检查六处、人事处（党委办公室）和财务处。其主要职责如下。

① 组织制定修订药品、医疗器械、化妆品检查制度规范和技术文件。

② 承担药物非临床研究质量管理规范（GLP）认证检查及相关监督检查，药物临床试验机构监督检查。承担药品注册核查和研制、生产环节的有因检查。承担药品境外检查。

③ 承担疫苗研制、生产环节的有因检查，疫苗、血液制品的生产巡查。承担疫苗境外检查。

④ 承担医疗器械临床试验监督抽查和研制、生产环节的有因检查。承担医疗器械境外检查。

⑤ 承担国家级检查员考核、使用等管理工作。承担特殊化妆品注册、化妆品新原料注册备案核查及相关有因检查，生产环节的有因检查。承担化妆品和化妆品新原料境外检查。

⑥ 承担国家级职业化专业化药品、医疗器械、化妆品检查员管理。指导省级职业化专业化药品、医疗器械、化妆品检查员管理工作。

⑦ 指导省、自治区、直辖市药品检查机构质量管理体系建设工作并开展评估。

⑧ 开展检查理论、技术和发展趋势研究、学术交流、技术咨询以及国家级检查员等培训工作。

⑨ 承担药品、医疗器械、化妆品检查的国际（地区）交流与合作。

⑩ 承担市场监管总局委托的食品检查工作。

⑪ 承办国家局交办的其他事项。

（五）国家药品监督管理局药品评价中心（国家药品不良反应监测中心）

国家药品监督管理局药品评价中心（国家药品不良反应监测中心）为国家药品监督管理局所属公益一类事业单位，下设办公室、综合业务处、化学药品监测和评价部、生物制品监测和评价部、中药监测和评价部、医疗器械监测和评价部、化妆品监测和评价部、科研和信息管理处、党委纪委办公室（人事处）。其主要职责如下。

① 组织制定修订药品不良反应、医疗器械不良事件、化妆品不良反应监测与上市后安全性评价以及药物滥用监测的技术标准和规范。

② 组织开展药品不良反应、医疗器械不良事件、化妆品不良反应、药物滥用监测工作。

③ 开展药品、医疗器械、化妆品的上市后安全性评价工作。

④ 指导地方相关监测与上市后安全性评价工作。组织开展相关监测与上市后安全性评价的方法研究、技术咨询和国际（地区）交流合作。

⑤ 参与拟订、调整国家基本药物目录。

⑥ 参与拟订、调整非处方药目录。

⑦ 承办国家局交办的其他事项。

（六）国家药品监督管理局信息中心（中国食品药品监管数据中心）

国家药品监督管理局信息中心（中国食品药品监管数据中心）的主要职责如下。

① 承担国家药品（含医疗器械、化妆品，下同）监管信息化重点工程、重大项目的申报和实施相关工作。承担国家药品安全监管信息平台建设，组织推进国家药品监管业务应用信息系统建设。

② 归口管理国家局机关和直属单位网络安全和信息化建设。指导地方药品监管系统信息化相关业务工作。

③ 参与起草国家药品监管信息化建设发展规划。组织开展药品监管信息政策研究，研究建立国家药品监管信息化标准体系。

④ 负责中国食品药品监管数据中心的建设，承担监管信息数据的采集、整理、存储、分析、利用、监测、评价等管理工作。

⑤ 负责国家局机关电子政务建设，承担国家局机关电子政务信息系统运行维护和网络安全技术保障

工作。

⑥ 承担药品监管统计业务工作，健全统计指标体系，开展数据采集、汇总、分析工作，编辑和提供统计资料。

⑦ 研究开发药品信息产品，通过网络、期刊及其他技术交流与合作方式，面向系统、社会和行业开展信息服务。

⑧ 开展药品监管信息相关领域的国际（地区）交流与合作。

⑨ 承办国家局及其网络安全和信息化领导小组交办的其他事项。

（七）国家药品监督管理局执业药师资格认证中心

国家药品监督管理局执业药师资格认证中心的主要职责如下。

① 开展执业药师资格准入制度及执业药师队伍发展战略研究，参与拟订完善执业药师资格准入标准并组织实施。

② 承担执业药师资格考试相关工作。组织开展执业药师资格考试命审题工作，编写考试大纲和考试指南。负责执业药师资格考试命审题专家库、考试题库的建设和管理。

③ 组织制订执业药师认证注册工作标准和规范并监督实施。承担执业药师认证注册管理工作。

④ 组织制订执业药师认证注册与继续教育衔接标准。拟订执业药师执业标准和业务规范，协助开展执业药师配备使用政策研究和相关执业监督工作。

⑤ 承担全国执业药师管理信息系统的建设、管理和维护工作，收集报告相关信息。

⑥ 指导地方执业药师资格认证相关工作。

⑦ 开展执业药师资格认证国际（地区）交流与合作。

⑧ 协助实施执业药师能力与学历提升工程。

⑨ 承办国家局交办的其他事项。

四、药品监督管理的相关部门

根据现行法律法规和国务院办公厅印发相关部委的主要职责、内设机构和人员编制规定（简称"三定方案"），药品监督管理工作涉及多个政府职能部门，除药品监督管理部门以外主要还涉及以下多个部门。

（一）市场监督管理部门

国家、省（自治区、直辖市）市场监督管理机构管理同级药品监督管理机构。市场监督管理部门负责相关市场主体登记注册和营业执照核发，实施反垄断和反不正当竞争执法、价格监督检查，负责药品广告审查和监督处罚。

（二）卫生健康管理部门

国家卫生健康管理部门负责协调推进深化医药卫生体制改革，研究提出深化医药卫生体制改革重大方针、政策、措施的建议。组织制定国家基本药物政策和国家基本药物制度，开展药品使用监测、临床综合评价和短缺药品预警，提出国家基本药物价格政策的建议，加强医疗机构的药事管理。国家药品监督管理局会同国家卫健委组织国家药典委员会并制定国家药典，建立重大药品不良反应和医疗器械不良事件相互通报机制和联合处置机制。

（三）中医药管理部门

国家中医药管理部门负责拟订中医药和民族医药事业发展的战略、规划、政策和相关标准，起草有关法律法规和部门规章草案，参与国家重大中医药项目的规划和组织实施。负责指导中药及民族医药的发掘、整理、总结和提高工作。组织开展中药资源普查，促进中药资源的保护、开发和合理利用，参与制定中药产业发展规划、产业政策和中医药的扶持政策，参与国家基本药物制度建设。

（四）医疗保障部门

国家医疗保障部门负责拟订医疗保险、生育保险、医疗救助等医疗保障制度的法律法规草案、政策、规划和标准，制定部门规章并组织实施。组织制定城乡统一的药品、医用耗材、医疗服务项目、医疗服务设施等医保目录和支付标准，组织制定药品、医用耗材价格和医疗服务项目、医疗服务设施收费等政策，制定药品、医用耗材的招标采购政策并监督实施，指导药品、医用耗材招标采购平台建设，制定定点医药机构协议和支付管理办法并组织实施。

（五）发展和改革宏观调控部门

国家发展和改革委员会负责监测和管理药品宏观经济，国家发展和改革委员会的药品和医疗服务价格管理职责划入国家医疗保障局。

（六）工业和信息化部门

国家工业和信息化部门负责拟订高技术产业中涉及生物医药等的规划、政策和标准并组织实施，承担医药工业的行业管理工作，中药材生产扶持项目管理，国家药品储备管理工作。

（七）商务管理部门

商务部负责拟订药品流通发展规划和政策，药品监督管理部门在药品监督管理工作中，配合执行药品流通发展规划和政策。商务部作出药品类易制毒化学品进口许可决定前，应当征得国家药品监督管理局同意。

（八）公安部门

公安部负责组织指导药品、医疗器械和化妆品犯罪案件侦查工作。药品监督管理部门与公安部门建立行政执法和刑事司法工作衔接机制。药品监督管理部门发现违法行为涉嫌犯罪的，按照有关规定及时移送公安机关，公安机关应当迅速进行审查，并依法作出立案或者不予立案的决定。公安机关依法提请药品监督管理部门作出检验、鉴定、认定等协助的，药品监督管理部门应当予以协助。

（九）海关

海关负责药品进出口口岸的设置，负责药品进口与出口的监管、统计与分析。

知识拓展

商务部门的药品流通行业管理

2009 年 8 月，国务院决定由商务部承担药品流通行业管理职责。2010 年 6 月，中央机构编制委员会发文明确："商务部是药品流通行业主管部门，负责研究拟定药品流通行业发展的规划、政策和相关标准，推进药品流通行业结构调整，指导药品流通企业改革，推动现代药品流通方式发展。"药品监督管理部门，主要是负责药品流通企业的准入管理，以及药品流通过程当中的质量监管，同时要配合商务主管部门执行药品流通行业发展的规划和产业政策。这两个部门的分工不太一样，商务部门侧重于宏观的管理，主要是促进行业的改革发展。药监部门主要是负责质量的监管，保证药品流通过程的安全。

教学案例

江苏省药品监督管理局 13 市检查分局正式成立

2019 年 7 月 23 日，江苏省药品监督管理局检查分局授牌大会在南京举行，标志着江苏在深化市场监管改革、健全药品监管体系上再迈出实质性、决定性一步，对于保障药品安全、促进医药产业发展、惠及百姓民生具有重大意义。组建检查分局是织牢药品安全监管网的关键一环。机构改革后，省以下不再单独设置药品监管部门，药品监管体制由三级监管变成省一级监管，省药品监管局由二线"指挥员"变成一线"战斗员"。组建检查分局，是在对药品监管重要性、特殊性和专业性的科学判断和准确定位基础上而采取的有效创新举措。

思考与讨论

　　国家药品监督管理局负责药品研制环节的许可、检查和处罚；省级药品监督管理部门负责药品生产环节的许可、检查和处罚，以及药品批发许可、零售连锁总部许可、互联网销售第三方平台备案及检查和处罚；市县两级市场监管部门负责药品零售的许可、检查和处罚，以及药品使用环节质量的检查和处罚。尝试从相关方角度思考并探讨以上行政管理职责划分的科学性、合理性。

第三节　国外药事管理体制

一、美国药事管理体制

（一）联邦政府的药品监督管理机构

　　美国食品药品监理局（Food and Drug Administration，FDA）是美国联邦政府中历史最悠久的综合性消费者保护机构，隶属于美国卫生与公众服务部（Department of Health and Human Services，DHHS），负责监督管理食品、药品、生物制剂、医疗器械、化妆品、兽用产品和烟草制品等，确保其安全性和有效性，其使命是保护和促进公众健康。

　　美国FDA由9个中心级组织和13个总部办公室组成（图4-2）。9个中心级组织分别是生物制剂评价

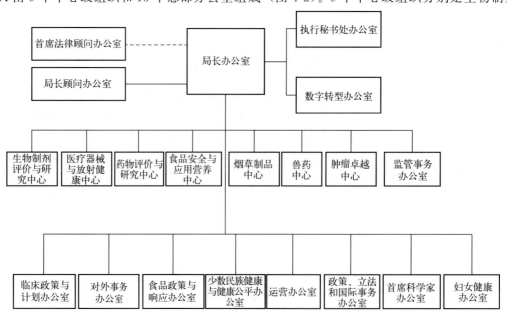

------ 直接向DHHS总法律顾问报告

图 4-2　美国 FDA 组织构架示意图

与研究中心、医疗器械与放射健康中心、药物评价与研究中心、食品安全与应用营养中心、烟草制品中心、兽药中心、肿瘤卓越中心、监管事务办公室和行动厅。13 个办公室分别是局长办公室，首席法律顾问办公室，执行秘书处办公室，局长顾问办公室，数字转型办公室，临床政策与计划办公室，对外事务办公室，食品政策与响应办公室，少数民族健康与健康公平办公室，运营办公室，政策、立法和国际事务办公室，首席科学家办公室和妇女健康办公室。其中首席法律顾问办公室直接向 DHHS 总法律顾问报告（图 4-2）。

生物制剂评价与研究中心（Center for Biologics Evaluation and Research，CBER）：监管人类使用的生物制品。

医疗器械与放射健康中心（Center for Devices and Radiological Health，CDRH）：监管医疗器械和辐射性产品。

药物评价与研究中心（Center for Drug Evaluation and Research，CDER）：监管非处方药和处方药，包括生物制品和仿制药。

食品安全与应用营养中心（Center for Food Safety and Applied Nutrition，CFSAN）：向消费者、国内外产业和其他外部团体提供有关实地项目、机构管理任务、科学分析和支持以及与食品和化妆品有关的重大问题的政策、规划和处理方面的服务。

烟草制品中心（Center for Tobacco Products，CTP）：负责监督《家庭吸烟预防和烟草控制法》的实施。

兽药中心（Center for Veterinary Medicine，CVM）：监管动物药品、动物食品与饲料（包括宠物食品）和动物医疗器械。

肿瘤卓越中心（Oncology Center of Excellence，OCE）：该中心联合了美国 FDA 的专家，对肿瘤和血液恶性肿瘤的医疗产品进行快速审查。

监管事务办公室（Office of Regulatory Affairs，ORA）：所有机构现场活动的牵头办公室，检查受管制的产品和制造商，对受管制的产品进行抽样分析，并审查进入美国的进口产品。

（二）州政府的药品监督管理机构

在美国，主管药品监督管理的行政机构主要分为两级，即美国 FDA 和州政府卫生局（一般设有药政机构）。美国联邦政府和各州政府各自承担一定的食品药品监管职责，各自配置相应的监管资源，联邦政府的监管活动需要各州政府的支持与合作。美国各州都有自己的《药房法》，《药房法》的执法机构是药房委员会，药房委员会通过法规的过程因州而异。大多数州药房委员会是行政机构，有权提出和通过法规以进一步实施药房法。尽管各州拥有许可和规范药房实践的主要权力，但联邦法律和法规有权通过管理药品的制造、分销和处理方式来影响药房实践的事项。例如，美国 FDA 对在美国使用的药品进行监管，从制造、分销、标签和营销确定药品在美国使用是否安全有效。美国缉毒局监管称为"受控物质"的药物子集，其中包括麻醉品和安眠药等药品。一般来讲，当州和联邦法律有不同的要求时，必须遵循更严格的法律。

（三）美国药典委员会

美国药典委员会（The United States Pharmacopeial Convention，USP）是专门的药品标准制定机构之一，负责制定和传播药品的公共质量标准，已有 200 多年的发展历史。USP 不仅仅保证了美国人民的用药安全有效，同时也对全球公众健康作出了卓越贡献。USP 的使命是通过公共标准和相关计划改善全球健康，帮助确保药品和食品的质量、安全性和益处。USP 制定的国家药品标准主要是《美国药典/国家处方集》，USP 标准可被全球任何组织或政府采用。美国药典委员会是独立机构，没有执法权，有关《美国药典》的执法权在美国 FDA 和相应的其他政府机构。

二、欧盟药事管理体制

欧盟的药品监管体系建立在欧盟委员会（European Commission，EC）、欧洲药品管理局（European

Medicines Agency，EMA）和 31 个欧洲经济区国家（28 个欧盟成员国、冰岛、列支敦士登和挪威）约 50 个药品监管机构的密切协调的监管网络之上，欧盟药品监管网络是 EMA 工作的基石。参与国家提供数千名专家参加 EMA 的科学委员会、工作组和其他团体，通过密切合作，确保安全、有效和高质量的药品在整个欧洲联盟（European Union，EU）获得批准，并向患者、医疗保健专业人员和公民提供充分和一致的药物信息。

（一）欧洲药品管理局

1993 年 7 月，欧盟委员会根据通过的 EEC No.2309/93 号理事会条例，建立欧洲药品评价局（European Medicines Evaluation Agency，EMEA），在伦敦设立总部。EMEA 于 1995 年 1 月 1 日正式开始运作，其职能是负责协调提交到委员会的药品科学评价意见，在欧盟内监督药品使用的安全性和有效性，协调、监督、检查 GMP、GLP、GCP，并在欧盟内部促进科学技术的发展和交流。2004 年 4 月 30 日，EMEA 更名为 EMA，并沿用至今。

EMA 是欧盟的一个分散机构，由独立的管理委员会管理。通过对人用和兽用药品进行科学评估、监督和安全检测，保护和促进公众和动物健康。欧盟委员会根据 EMA 的评估结果决定药品是否可以在欧盟上市，生产药品的公司也只有在获得欧盟委员会的上市许可后才能上市。EMA 的主要职责如下：

① 促进药物的开发和获取。EMA 致力于让患者及时获得新药，并在支持药物研发方面发挥着至关重要的作用。EMA 还负责监测和缓解重大事件造成的关键药品潜在或实际短缺。

② 评估营销授权申请。EMA 的科学委员会对数据进行全面科学评估，为人用和兽用药品提供独立建议。

③ 监控药品在整个生命周期内的安全性。EMA 通过制定指导方针和制定标准、协调监测制药公司遵守药物警戒义务、与欧盟以外的当局共同促进国际药物警戒活动、与外部各方合作向公众宣传药物的安全性等措施，持续监控和监督欧盟授权药物的安全性，确保其益处大于风险。EMA 应成员国或欧盟委员会的要求，就药品发表科学意见。

④ 向医疗保健专业人员和患者提供清晰公正的信息。

（二）EMA 科学委员会

EMA 的机构可分为内部机构和外部机构。内部机构由全职人员构成，外部机构指科学委员会、工作组、咨询小组、专家组等。EMA 共有 7 个科学委员会，主要通过向新药研发公司提供科学建议、出台指南、监督指导，来帮助制药公司完善产品的上市申请，他们分别是：人用药品委员会（Committee for Medicinal Products for Human Use，CHMP）、药物警戒风险评估委员会（Pharmacovigilance Risk Assessment Committee，PRAC）、兽药委员会（Committee for Veterinary Medicinal Products，CVMP）、孤儿药品委员会（Committee for Orphan Medicinal Products，COMP）、草药产品委员会（Committee on Herbal Medicinal Products，HMPC）、先进疗法委员会（Committee for Advanced Therapeutics，CAT）和儿科委员会（Pediatric Committee，PDCO）。

1. 人用药品委员会

根据欧盟指令 2001/83/EC（Directive 2001/83/EC），CHMP 负责对上市前药品进行评估、对上市后药品进行管理、对各成员国有关药品的不同意见作出公断，如有必要，也将向欧盟委员会申请药品的停止销售与撤市。CHMP 会对每个申报的品种作出一份欧洲公共评估报告，为药品添加标签、包装、补充保护证书及评估细节，为公司提供新药开发技术帮助，进一步为行业制订指南方针，并通过国际合作保证药品的规范化。

2. 药物警戒风险评估委员会

PRAC 是根据 2012 年生效的药物警戒立法而正式建立的，其目的是加强欧盟药品的安全监测，是 EMA 负责评估及监测人用药物安全事务的科学委员会。PRAC 负责评估人用药物风险管理的各个方面，如负责对产品有效性的检测；在确保药物疗效的前提下，对不良反应进行风险评估、监测，从而实现风险最小化；设计、评价药品授权后的安全性研究等。

3. 兽药委员会

CVMP 主要负责兽药注册审评中科学及技术方面的问题，其任务是协助 EMA 准备所有与动物用药有关的意见和建议，在欧盟市场畜用药物认证许可的审核过程中扮演着重要的角色。在欧盟地区统一管理方面，兽药委员会还负责申请进入欧盟市场的动物药品的初步评估和一些后续追踪工作。

4. 孤儿药品委员会

COMP 源于 1999 年欧洲议会通过的关于孤儿药品的第 141/2000 号条例〔Regulation（EC）No 141/2000〕，该法规主要包括制定孤儿药认定程序、界定已认定的孤儿药研发与上市的激励措施，成立专门负责孤儿药审核、认定孤儿药品委员会。该委员会主要负责对孤儿药申报的审核，以及对欧盟委员会在建立孤儿药的政策与实施办法过程中提出科学性的建议。

5. 草药产品委员会

HMPC 主要负责提供 EMA 对草药的意见，主要任务是协助欧盟各国整合草药产品的审核和提供相关咨询帮助。目前根据《欧盟传统植物药（草药）注册程序指令》（2004/24/EC），草药产品在欧洲注册和上市共有 3 种程序，分别是传统使用注册、固定使用注册，以及单独/混合申请注册。为促进欧盟草药注册程序和草药物质信息的统一，HMPC 编写了传统和固定使用草药专论，制定了传统草药的物质、制剂和复方的目录。草药专论不仅包括 HMPC 对草药物质及其制剂的安全性和有效性的科学意见，还包括 HMPC 科学评估时的所有信息。相比于欧盟草药专论，传统草药的物质、制剂和复方的目录对申请者和成员国监管当局均具有法律约束力。

6. 先进疗法委员会

CAT 是根据欧盟关于新兴医疗产品的第 1394/2007 号条例（EC）〔Regulation（EC）No 1394/2007〕而建立的，主要任务是在 CHMP 审核决定前，为各种新兴医疗产品的申请提出全面的科学意见。所有的新兴医疗产品都由 EMA 集中许可，它们受益于单一的评估和许可程序。在审评过程中，CAT 会对每一个新兴医疗产品申请准备草案意见，然后送交给 CHMP，CHMP 在此基础上给 EC 提供批准或拒绝上市许可的建议，最后由 EC 做出最终决策。

7. 儿科委员会

PDCO 源于 2007 年欧盟关于儿科用药品的第 1901/2006 号条例（EC）〔Regulation（EC）No 1901/2006〕的实施，该法规规定了一系列 EMA 关于儿科药品发展的重要工作和职责，涉及儿科药品的开发和许可等问题，极大改进了儿科药品的监管环境。其工作主要包括儿科药品质量、药效或安全性方面的资料评估、搜集儿科方面用药信息、协助 EMA 建立关于儿科药物研究的专家网络、提供儿科用药方面问题的咨询、编列更新儿科用药需求目录、提供 EMA 和欧盟委员会在儿科用药信息研究方面的咨询等。

（三）EMA 关键任务小组

2020 年 3 月，EMA 对其组织结构进行了改革，主要变化包括：将人用药品领域的业务全部整合到一个部门，并建立了 3 个关键任务工作组来支持人用药和兽药部门推动高优先级领域的转型变革。

数字业务转型工作组负责推动复杂的数字变革计划，从而避免这些计划影响 EMA 与欧盟药品监管网络以及其合作伙伴和利益相关者的运营战略、运营结构。数据分析和方法工作组采取支持欧盟临床试验转型、为正在开发的产品提供专家科学建议、加强对上市许可评估的支持、为市场上的产品提供专家方法建议和数据分析等措施，在 EMA 和整个欧盟药品监管网络中建立影响力，为药物的收益风险决策提供强有力的临床证据。监管科学与创新工作组使 EMA 和欧盟药品监管网络能够持续"面向未来"，通过制定 EMA 科学监管战略，解决关键的科学和技术问题，增强开发商（特别是中小型企业）与学术界的联系。

三、日本药事管理体制

日本的药品监督管理体制分为三级，即中央级、都道府县级和市町村级。中央政府厚生劳动省药务局是权力机构，地方政府为政策的贯彻执行部门。

（一）厚生劳动省

2001 年 1 月 6 日，基于中央政府机构改革方案，原厚生省和原劳动省合并为现在的厚生劳动省。厚生省设立于 1938 年 1 月，由内务省卫生局、社会局等整合而成，主要负责社会福利、社会保障和公共卫生的促进和完善。1947 年 9 月，厚生省中劳动相关行政管理独立出来，成立劳动省。1999 年，以强化内阁功能、改编省厅、创设独立行政法人制度等为主要内容的《中央省厅等改革基本法》通过。2001 年，根据国家行政组织法的一部分修正以及厚生劳动省设置法，厚生省（废弃物行政移交给环境省）和劳动省合并。

厚生劳动省主要由内政部和外设办组成。内政部下辖内部部门、审议会、科研院所、地方分部等机构单位。内部部门下设部长秘书处和 11 个事务局及政策官员；审议会等包括社会保障委员会、药品和食品卫生委员会等；科研院所包括国立医药品食品卫生研究所、国立感染症研究所等；地方分部主要是指各地方厚生局和都道府县劳动局。中央劳动委员会为直属外设机构。

（二）医药生活卫生局

2015 年 10 月 1 日，厚生劳动省内部进行了系列改组，医药食品局变更为"医药生活卫生局"。

医药生活卫生局的主要职能除了确保药品、准药品（功能性食品、药用化妆品等）、化妆品、医疗器械等的有效性和安全性以及医疗单位的安全运行之外，还涵盖与国民生活健康息息相关的各类问题，如食品和饮水卫生、血液管理、毒品和兴奋剂管控、药剂师国家考评等。除去生活卫生与食品安全部门，医药生活卫生局主要由总务科、医药品副作用损害对策室以及 5 个负责具体实施的职能部门（医药品审查管理科、医疗器械审查管理科、医药安全对策科、监视指导与毒品对策科、血液对策科）组成。

（三）医药品医疗器械综合机构

医药品医疗器械综合机构（Pharmaceuticals and Medical Devices Agency，PMDA），其日语名称翻译为"独立行政法人医药品医疗器械综合机构"，是厚生劳动省医药生活卫生局所管辖的独立行政法人。PMDA 的业务主要包括审查、安全对策、健康损害救济三大板块，其中涉及药品的板块为审查和安全对策。

1. 审查

审查业务旨在管控风险、降低风险，是上市前对产品安全有效性的审核，审查业务包括临床试验和其他问题的咨询，对药品、医疗器械和再生医疗产品的合规性审查、再审查/再评价，针对按法规要求实施的试验的科学性、伦理性进行调查（GCP/GLP/GSP 符合性评估），生产过程和设施的 GMP/QMS/GCTP 检查，已注册认证机构的检查，标准的制修订等。自 2015 年 10 月，医疗器械审查部门实行新体制，由原来两个审查部调整为三个。

2. 安全对策

安全对策业务是指上市后的安全措施，旨在持续性降低风险，是 PMDA 与厚生劳动省一同协作，为了保证医疗器械的安全、放心使用而实施。PMDA 与厚生劳动省从制造商、经销商、医疗机构等处收集与医疗器械产品质量、有效性、安全性相关的信息，并对收集的信息进行科学的调查、探讨，形成的安全对应策略。根据各项规定要求，在 PMDA 官网上不仅可以查到审查相关的资料，同时可以查到紧急安全性信息、关于医疗安全信息的通知等。

四、世界卫生组织体系

世界卫生组织（World Health Organization，WHO，以下简称"世卫组织"）成立于 1948 年 4 月 7 日，是联合国系统内负责指导和协调全球公共卫生工作的主管机构，总部设置在瑞士日内瓦，只有主权国家才能参加，是国际上最大的政府间卫生组织。该组织将健康定义为"身体、精神和社会生活的完美状态"，自成立始，WHO 围绕其宗旨与愿景，一直致力于消灭极端贫穷和饥饿、降低儿童死亡率、改善孕妇健康、与人类免疫缺陷病毒/艾滋病、疟疾和其他疾病作斗争、确保环境的可持续发展、建立促进发展的全球伙伴关系。

（一）WHO 的主要任务

① 指导和协调国际卫生工作。
② 根据各国政府的申请，协助加强国家的卫生事业，提供技术援助。
③ 主持国际性流行病学和卫生统计业务。
④ 促进防治和消灭流行病、地方病和其他疾病。
⑤ 促进防治工伤事故及改善营养、居住、计划生育和精神卫生。
⑥ 促进从事增进人民健康的科学和职业团体之间的合作。
⑦ 提出国际卫生公约、规划、协定。
⑧ 促进并指导生物医学研究工作。
⑨ 促进医学教育和培训工作。
⑩ 制定有关疾病、死因及公共卫生方面的国际名称。
⑪ 制定诊断方法的国际规范的标准。
⑫ 制定并发展食品卫生、生物制品、药品的国际标准。
⑬ 协助在各国人民中开展卫生宣传教育工作。

（二）WHO 的组织机构

WHO 的组织架构由大会、委员会、秘书处、地区组织和代表等组成。WHO 通过其最高决策机构世界卫生大会以及执行卫生大会的决定和政策的执行委员会来进行管理。组织的首长为总干事，由卫生大会根据执行委员会提名任命。

世界卫生大会是世卫组织的最高决策机构。世卫组织所有会员国派代表团参加大会，并集中于执行委员会准备的特定卫生议程。世界卫生大会的主要职能是决定世卫组织的政策，任命总干事，监督财政政策，以及审查和批准规划预算方案。世界卫生大会一般于每年 5 月在瑞士日内瓦举行会议。

执行委员会由 34 名委员组成。当选委员任期为 3 年。执行委员会主要会议于 1 月举行，商定即将召开的世界卫生大会议程和通过呈交世界卫生大会的决议，第二次较短会议于 5 月紧接世界卫生大会之后举行，审议较为行政性的事项。执行委员会的主要职能是执行世界卫生大会的决定和政策，向其提供建议并促进其工作。

总干事是世卫组织首席技术和行政官员。现任总干事为谭德塞（Tedros Adhanom Ghebreyesus，埃塞俄比亚人），2017 年 7 月 1 日上任，2022 年 5 月 24 日连任，任期至 2027 年。

五、国际人用药品注册技术协调会

国际人用药品注册技术协调会（The International Council for Harmonisation of Technical Requirements for Pharmaceuticals for Human Use，ICH）是一个国际性非营利组织，该组织依照瑞士法律成立于 2015 年 10 月。ICH 的独特之处在于，它将监管机构和制药行业聚集在一起，讨论药品的科学和技术，并制定 ICH 指南。目前，ICH 已包含 21 名成员和 36 名观察员。2017 年 6 月，国家食品药品监督管理总局正式加入 ICH，成为其全球第 8 个监管机构成员，并于 2018 年第一次大会上当选为 ICH 管理委员会成员，2021 年实现连任。

（一）ICH 的宗旨

通过对相关技术要求进行国际协调，加快引进创新药，确保患者能够持续获得已批准药物，从而推动公众健康，同时避免在人体上重复开展临床试验，以经济有效的方式来保证研发、注册和生产的药品安全、有效且高质量，同时在不影响安全性和有效性的前提下最大限度地减少动物实验。

（二） ICH 的任务及目标

① 在药品注册与注册维护的技术指导原则和要求的解释与应用中为实现更大程度的协调提出建议；协调作用，就药品技术要求在监管机构和医药行业间构建科学问题对话。

② 从国际视角出发，为保护公众健康作出贡献。

③ 监测与更新协调的技术要求，使研发数据更大程度地相互接受。

④ 通过对因治疗手段的进步和药品生产新技术的发展而有需要的议题的协调，避免未来要求的不同。

⑤ 促进采纳新的或改善的技术研究与开发方法，更新或替代目前做法。

⑥ 通过协调指导原则及其使用方面信息的传播、交流及培训，鼓励通用标准的实施与接轨。

⑦ 制定 ICH 国际医学用语词典（MedDRA）的政策，同时确保 MedDRA 作为人用药品国际监管信息分享的标准化词典的科学与技术维护、开发和传播。

📖 知识拓展

ICH 指导原则制修订过程

ICH 指导原则制修订过程一般分为 5 个阶段：

第 1 阶段构筑共识：新议题提案经大会批准成为新议题后，成立专家工作组。专家工作组依据概念文件和业务计划不断讨论形成第 1 阶段技术文件（step1 technical document），即指导原则草案的基础。

第 2a 阶段确认共识：第 1 阶段的技术文件经大会批准后，全体大会成员将会对技术文件共识进行确认，形成第 2a 阶段终版技术文件（step 2a final technical document）。

第 2b 阶段采纳指导原则草案：根据第 2a 阶段终版技术文件制定第 2b 阶段指导原则草案（step 2b draft guideline），并由 ICH 大会监管机构成员确认。

第 3 阶段监管机构征求意见和讨论：ICH 各地区/国家的监管机构对指导原则草案公开征求意见。根据反馈的意见，专家工作组进行讨论，修改指导原则草案。

第 4 阶段采纳指导原则：大会监管机构成员对指导原则草案达成最终一致，并通过。

第 5 阶段实施指导原则：ICH 各地区/国家监管机构通过各自行政程序实施指导原则。

👥 思考与讨论

截至 2022 年底，国家药品监督管理局已采纳实施了全部 66 个 ICH 指导原则，尝试从我国医药产业或国际第三方角度思考和评价讨论国家药品监督管理局的举措。

第四节　药品生产、经营、使用及其他组织

一、药品生产与经营组织

（一）药品生产企业

药品生产企业是指生产药品的专营企业或者兼营企业，俗称药厂、制药公司，是依法获得药品生产许可，从事原料药或药物制剂生产的企业。药品生产企业属于应用现代科学技术，自主地进行药品生产经营活动，实行独立核算，自负盈亏，具有法人资格的基本经济组织。《药品监督管理统计年度数据（2022年）》显示，全国共有《药品生产许可证》持证企业 7974 家，原料药和制剂生产企业 5228 家。

药品生产企业按产品大致可以分为：化学药生产企业（包括原料药和制剂）、中药制剂生产企业、中药饮片生产企业和生物制品生产企业等。

（二）药品经营企业

药品经营企业是指经营药品的专营企业和兼营企业。从事药品经营活动，向市场供应药品，属于依法自主开展药品交易服务的经济组织，曾称医药商业企业、医药商业公司。《药品监督管理统计年度数据（2022 年）》显示，我国共有《药品经营许可证》持证企业 64.38 万家，其中批发企业 1.39 万家，总部连锁企业数量 6650 家，零售连锁门店 36 万家，零售药店 26.32 万家。

药品经营企业可以分为药品批发企业和药品零售企业两种。将购进的药品销售给药品生产企业、药品零售企业、医疗机构的药品经营企业为药品批发企业；将购进的药品直接销售给消费者的药品经营企业为药品零售企业。药品零售连锁企业总部按照批发企业进行要求，连锁门店按照零售企业进行要求。

二、医疗机构药事组织

医疗机构药事组织是指负责医疗机构临床用药和各项药学工作并组织落实相关药事法规的医疗机构专业技术和管理组织。医疗机构药事管理工作是医疗工作的重要组成部分。根据《医疗机构药事管理规定》，医疗机构应当设置药事管理组织和药学部门。

二级以上医院应当设立药事管理与药物治疗学委员会；其他医疗机构应当成立药事管理与药物治疗学组，其日常工作由药学部门负责。

二级综合医院设置药剂科，三级综合医院设置药学部。药剂科应当设置相应的工作室，如药品调剂室、药品库、临床药学室和质量监控室等。药学部应当设置相应的科（室），如药品调剂科（室）、临床药学科（室）、药品供应科（室）、质量监控科（室）等。

医院药学部门负责有关的药事管理和药学服务工作，包括本医院药品保障供应与管理；处方审核、药品调配以及安全用药指导；实施临床药师制，直接参与临床药物治疗；药学门诊；居家社区药学服务；药学教育、与医院药学相关的药学研究等。

三、药学教育与科研组织

（一）药学教育组织

药学教育组织是一个继承和发展药学事业，从事培养各类药学专门人才的事业性组织。药学教育组织的主要功能是教育，以各大专科院校为主的药学教育机构以及科研院所是中国药学教育组织主要的组成部分。

药学教育与国民健康服务质量息息相关，更关系着"健康中国"发展战略的有效推进。《中国药学年鉴 2020—2021》统计显示，截至 2020 年底，全国设置药学相关专业（共 15 个专业：药学、临床药学、药物制剂、药物化学、药物分析、药事管理、中药学、中药制药、中药资源与开发、海洋药学、中草药栽培与鉴定、藏药学、蒙药学、制药工程、生物制药）的普通高等院校共有 488 所，其中综合院校 150 所、医药院校 105 所、理工院校 108 所、师范院校 71 所、农业院校 30 所、民族院校 10 所、财经院校 11 所、林业院校 2 所和语言院校 1 所，专门开设药事管理专业的学校共有 13 所，已建成全世界规模最大的药学教育体系。目前，积累了一定的理论成果和实践经验，为中国发展成为全球第二大医药市场提供了人才支撑和智力保障。

随着我国医药卫生行业的迅速发展，高等药学院校开始重视解决原创药物研发技术链"卡脖子"瓶颈和"以患者为中心"的理念更新，形成"药学科学"和"药学服务"双轨制人才培养改革思路，并根据自身办学定位和特色，制定人才培养目标和方案，总体形成"创新药物研发型""制药工程技术型""药学管理与服务型"3 种药学类人才培养模式。我国的高等药学教育正在向现代化逐步迈进。

（二）药学科研组织

药学科研组织是指专门从事有关药物的研究及药品工艺、技术开发等业务的科研机构或部门。药学科研组织可分为两大类，即独立的药物研究机构或企业与附设在高等院校、大型制药企业、大型医院中的药物研究所（室）。

2018年5月，科技部网站发布了《2016年国家重点实验室年度报告》，报告对我国国家重点实验室的运行情况进行了披露。报告期内254个国家重点实验室分布在8个学科领域，其中生物科学领域40个，占实验室总数的15.70％；医学科学领域34个，占实验室总数的13.4％。国家发展改革委认定的生物医药领域的国家企业技术中心共143家，占已经认定的国家企业技术中心8.34％。

2019年和2021年，国家药品监督管理局分两批公布了117家国家药监局重点实验室。以产品类型划分，药品、医疗器械、化妆品和创新型多领域方面分别占总数的55％、25％、8％和12％。就区域布局来看，这些重点实验室分布在27个省（自治区、直辖市），覆盖比例达到87％以上，京津冀、长三角、粤港澳大湾区等药品、医疗器械、化妆品产业集中区域均有重点实验室布局。与此同时，重点实验室的遴选也关注其他地区的医药产业发展，力争做到全面统筹、有序推进。这些实验室将为促进我国药品、医疗器械、化妆品创新及其产业高质量发展，提升我国药品监管体系和监管能力，推进我国药品监管的科学化、法治化、国际化和现代化水平，提供重要的技术支撑。

四、药事社团组织

药事社团组织一般是指从事药事工作的公民或单位为实现会员共同意愿而自愿组成的，并按照一定的章程开展药事活动的社会组织。中国药学会等学术性和行业性药事社团组织，发挥联系和团结药学工作者的桥梁纽带作用，奋力开创我国药学事业高质量发展新局面，为建设健康中国、制药强国发挥了重要作用。

（一）中国药学会

中国药学会（Chinese Pharmaceutical Association）成立于1907年，是中国近代成立最早的学术团体之一，是全国药学工作者自愿组成并依法登记成立、具有法人资格的全国性、学术性、非营利性社会组织。

学会现有普通会员10万余人，高级会员6000余人，单位会员115家，15个工作委员会，48个专业委员会，主办24种科技期刊，3个实体机构。现为中国科协团体会员，国际药学联合会、亚洲药物化学联合会成员。学会接受业务主管单位中国科学技术协会和社团登记管理机关民政部的业务指导和管理，业务上接受国家药品监督管理局的指导和管理。

中国药学会宗旨是坚持以习近平新时代中国特色社会主义思想为指导，深刻领悟"两个确立"的决定性意义，增强"四个意识"、坚定"四个自信"、做到"两个维护"，团结和凝聚广大会员和药学工作者，认真履行为科技工作者服务、为创新驱动发展服务、为提高全民科学素质服务、为党和政府科学决策服务职责，促进药学科学技术事业的繁荣和发展，促进药学科技的普及和推广，促进药学人才的成长与提高，反映药学工作者的意见建议，维护药学工作者的合法权益，推动开放型、枢纽型、平台型组织建设，为实现中华民族伟大复兴的中国梦不懈奋斗。

学会的业务范围包括：

① 开展国内外药学科学技术学术交流；发展与世界各国和地区药学学术团体、药学工作者的友好交往与合作。

② 依照有关规定，编辑出版药学学术、技术等各类期刊，组织编写药学图书资料及电子音像制品。

③ 举荐优秀药学科技人才，经有关部门批准表彰奖励优秀药学科技工作者。

④ 开展对会员和药学工作者的继续教育与培训工作。

⑤ 组织开展药学及相关学科的科学技术知识普及与宣传，承办开展医药产品展览、推荐及宣传活动，提供医药技术服务与推广科研成果转化等。

⑥ 维护会员和药学工作者的合法权益；建立和完善药学科学研究诚信监督机制。

⑦ 承办药学发展、药品监管等有关事项，组织会员和药学工作者参与国家有关的科学论证、科技与经济咨询，开展医药科技评价和团体标准制定。

⑧ 举办为会员服务的活动。

⑨ 依法兴办符合本会业务范围的社会公益事业。

（二）中国药品监督管理研究会

中国药品监督管理研究会（China Society for Drug Regulation，CSDR）是 2013 年 7 月 19 日正式成立的全国性社会组织。国家市场监督管理总局为业务主管单位，日常工作委托国家药监局管理。是政府药品监管部门的"智库"，是联系政府与企业的桥梁纽带。

研究会现设有 17 个专业委员会，覆盖了我国药品、医疗器械、化妆品等各个领域。宗旨是服务监管、服务公众、服务行业和服务会员。职能是有效组织、协调社会相关资源，团结从事和关心药品监管事业的社会各界人士，开展药品监管相关理论和实际问题研究，促进我国药品监管科学和药品监管事业的创新发展，为不断提升我国药品监管水平、公众用药安全保障水平、医药产业发展水平，提供理论、政策和技术等支持，为公众和人类健康贡献智慧和力量。

（三）中国药师协会

2003 年 2 月 22 日，中国执业药师协会正式成立。2014 年 5 月，正式更名为中国药师协会（Chinese Pharmacists Association，CPA）。中国药师协会是由具有药学专业技术职务或执业药师职业资格的药学技术人员及相关企事业单位自愿结成的全国性、行业性社会团体，是非营利性社会组织。

协会以"自律、维权、协调、服务"为宗旨，以马克思列宁主义、毛泽东思想、邓小平理论、"三个代表"重要思想、科学发展观、习近平新时代中国特色社会主义思想作为行动指南，致力于加强药师队伍建设与管理，维护药师的合法权益；增强药师的法律、道德和专业素质，提高药师的执业能力；保证药品质量和药学服务质量，促进公众合理用药，保障人民身体健康。

其业务范围如下。

① 加强药师的自律管理，规范药师的执业行为，维护药师的合法权益。

② 宣传、贯彻、落实有关法律法规及合理用药的政策措施。

③ 积极推进药师立法工作，参与有关法律法规和规章的制定。

④ 制定药师的职业规范、道德准则、药师药学服务胜任力评价标准和有关业务标准。

⑤ 加强药师队伍建设，组织开展药师培训和技能竞赛，促进药师能力提升。

⑥ 协助政府有关部门制定全国合理用药管理的工作目标、工作方案、相关管理政策、管理规范及技术标准并开展有关培训。

⑦ 宣传、推广药学新理论、新知识、新技术、新方法，促进药学技术的发展和进步。

⑧ 组织开展国内外药学技术的学术交流与合作。

⑨ 组织开展相关课题研究。

⑩ 依照有关规定，编辑出版合理用药有关书籍和杂志，宣传合理用药知识，向专业人员及公众提供药学信息和健康知识服务。

⑪ 承担政府委托的有关药学学术发展、药品合理使用、全民健康促进等方面的任务。

（四）其他药学协会

我国其他药学协会还包括中国医药企业管理协会、中国非处方药物协会、中国化学制药工业协会、中国医药商业协会、中国医药教育协会、中国中药协会、中国医药质量管理协会等。

📖 知识拓展

完善科技创新体系

党的二十大报告提出，完善科技创新体系。坚持创新在我国现代化建设全局中的核心地位。完善党中央对科技工作统一领导的体制，健全新型举国体制，强化国家战略科技力量，优化配置创新资源，优化国家科研机构、高水平研究型大学、科技领军企业定位和布局，形成国家实验室体系，统筹推进国际科技创新中心、区域科技创新中心建设，加强科技基础能力建设，强化科技战略咨询，提升国家创新体系整体效能。深化科技体制改革，深化科技评价改革，加大多元化科技投入，加强知识产权法治保障，形成支持全面创新的基础制度。培育创新文化，弘扬科学家精神，涵养优良学风，营造创新氛围。扩大国际科技交流合作，加强国际化科研环境建设，形成具有全球竞争力的开放创新生态。

参考文献

[1] 边振甲，刘德培. 中华医学百科全书·药事管理学 [M]. 北京：中国协和医科大学出版社，2017.

[2] 孟锐. 药事管理学 [M]. 5 版. 北京：科学出版社，2023.

[3] 谢明，田侃. 药事管理学 [M]. 3 版. 北京：人民卫生出版社，2021.

[4] 冯变玲. 药事管理学 [M]. 7 版. 北京：人民卫生出版社，2022.

[5] 杨牧，王晓，赵红菊. 美国 FDA 药品监管体系发展分析 [J]. 中国药事，2019，33（03）：337-343.

[6] 姚文兵，王欣然，樊陈琳，等. 我国高等药学教育改革十年来的创新与实践 [J]. 中国药学杂志，2023，58（10）：849-855.

[7] 樊陈琳，孙子秋，许凤国，等. "药学教育学"学科内涵辨析与发展路径研究 [J]. 中国药科大学学报，2022，53（05）：623-632.

[8] 樊陈琳，徐晓媛，吴晓明，等. 我国药学类专业认证发展历程回顾、反思与展望 [J]. 中国药学杂志，2022，57（02）：154-162.

第五章
药品监督管理的法律规制

第一节　药品管理立法概述

一、我国药品管理立法的历史沿革与发展

（一）药品管理立法的历史沿革与发展

中国古代的历代政府虽无完整的药事管理法规，但史书上记载有一些相关刑律。在宋朝，王安石为相时颁布市易法，由政府控制、管理市售的药物。在元朝，据《元典章》记：元政府明令禁售剧毒药品。1268 年禁售乌头、附子、巴豆、砒霜和堕胎药，1269 年禁止假医游街卖药，1272 年法令规定卖毒药致人于死者，买者、卖者均处死。1311 年又规定禁售大戟、芫花、藜芦、甘遂、附子、天雄、乌喙、莨菪等共计 12 种药物。清政府颁定相关刑律来处罚失职的医药人员，还规定有药铺出售药材时因辨认不清而致人于死者，以过失杀人论。

我国现代意义上的药品管理立法最早始于 1911 年辛亥革命之后，一百多年的发展变迁大体经历了三个阶段。

1. 药品管理立法的萌芽

新中国成立前是药品管理立法的萌芽阶段。1912 年辛亥革命胜利后，中华民国南京临时政府在内务部下设卫生司（1928 年改设卫生部），主管全国卫生工作，其下属第四科主办药政工作，并开始了早期药品管理的立法。1949 年之前，国民党政府先后发布《药师暂行条例》（1929 年 1 月）、《管理药商规则》（1929 年 8 月）、《麻醉药品管理条例》（1929 年 11 月）、《管理成药规则》（1930 年 4 月）、《购用麻醉药品暂行办法》（1935 年 8 月）、《细菌学免疫学制品管理规则》（1937 年 5 月）和《药师法》（1943 年 9 月）等药品管理法规，形成了我国最早的药品管理立法的框架。但由于刚刚起步，这些药品管理法规立法水平比较低，加之当时政治、经济因素的影响，大多流于纸上，在实践中未得到有效施行。

2. 药品管理立法的形成

新中国成立后至改革开放前是药品管理立法的初创阶段。1949 年新中国成立后，一方面，为配合戒烟禁毒工作和清理旧社会遗留下来的伪劣药品充斥市场的问题，卫生部制定了《关于严禁鸦片烟毒的通令》《关于管理麻醉药品暂行条例的公布令》《关于麻醉药品临时登记处理办法的通令》《关于抗疲劳素药品管理的通知》《关于由资本主义国家进口西药检验管理问题的指示》等一系列行政规范性文件，对加强药品管理，避免假劣药品的混进，保证人民用药安全起到了积极的作用。另一方面，随着我国制药工业的

发展，药品质量监督管理的问题日益重要。1953年，第一版《中华人民共和国药典》诞生。1963年，当时的卫生部、商业部和化工部联合出台了《关于药政管理的若干规定（草案）》，这是新中国成立以来药政的第一部综合性法规。经过1964年一年的调研，卫生部、化工部根据《关于药政管理的若干规定（草案）》于1965年联合下达了《药品新产品管理暂行办法（草案）》，这是我国第一个执行的药品新产品管理办法，对新药的定义、管理以及临床、生产审批做了更为具体的规定和要求。此外，国家有关部委制订了《关于综合医院药剂科工作制度和各级人员职责》《食用合成染料管理暂行办法》《管理毒药、限制性剧药暂行规定》《关于药品宣传工作的几点意见》《管理毒性中药的暂行办法》等一系列加强药品生产、经营、使用管理的规章，奠定了我国《药品管理法》的基础，并在实践中取得了一定的成效。

3. 药品管理立法的发展

改革开放以来是我国药品管理立法的发展阶段。

一是建立健全法律法规体系。1984年，全国人民代表大会常务委员会审议通过《中华人民共和国药品管理法》，标志着我国药政和药品监管工作进入了法治化轨道。之后，国家多次对《药品管理法》进行修订修正。截至2023年8月，国务院共颁布8部与药品相关的行政法规，主要包括《药品管理法实施条例》《疫苗流通和预防接种管理条例》（已废止）等。药品监督管理系统制定了24个部门规章，主要包括《药品注册管理办法》《生物制品批签发管理办法》《药品临床试验管理规范》《药品生产质量管理规范》（*Good Manufacturing Practice*，GMP）《药品经营质量管理规范》（*Good Supply Practice*，GSP）等。

二是健全完善国家标准体系。《中国药典》是保障公众用药安全、保证药品质量的法定技术规范，是药品生产、供应、使用、检验和药品管理部门共同遵循的法定依据。1953年，国家颁布第一版《中国药典》。改革开放以后，《药品管理法》明确了药品标准的法定地位，药品标准和《中国药典》制修订工作步入法治化轨道。新中国成立至今，我国已经颁布实施11版药典，现行版本为2020年版，收载品种总数达到5911个，是第一版中国药典收载数量的10倍，品种种类也更为齐全，涵盖了基本药物、医疗保险目录品种和临床常用药品，更加适合于临床用药的需求。此外，我国还发布了《中国上市药品目录集》（橙皮书），截至2022年4月底，《中国上市药品目录集》已收录了934个品种，包括4558个批文信息，持续完善、制定、转化药品审评技术指导原则。

改革开放40年来，在党中央、国务院统一领导和部署下，药品监督管理法治建设取得了重大突破，基本形成了以《药品管理法》为基础的监督管理法律法规体系，形成了以《中国药典》为核心的国家标准体系，为依法监督管理提供了法律和技术保障，对医药产业结构调整发挥了强大的推动作用。

🌐 **思政材料 5-1**

法治精神

法律法规是推广社会主流价值的重要保证。要把社会主义核心价值观贯彻到依法治国、依法执政、依法行政实践中，落实到立法、执法、司法、普法和依法治理各个方面，用法律的权威来增强人们培育和践行社会主义核心价值观的自觉性。厉行法治，严格执法，公正司法，捍卫宪法和法律尊严，维护社会公平正义。加强法制宣传教育，培育社会主义法治文化，弘扬社会主义法治精神，增强全社会学法尊法守法用法意识。注重把社会主义核心价值观相关要求上升为具体法律规定，充分发挥法律的规范、引导、保障、促进作用，形成有利于培育和践行社会主义核心价值观的良好法治环境。

法治的根基在人民。要加大全民普法工作力度，弘扬社会主义法治精神，增强全民法治观念，完善公共法律服务体系，夯实依法治国社会基础。要坚持依法治国和以德治国相结合，把社会主义核心价值观融入法治建设，完善诚信建设长效机制，加大对公德失范、诚信缺失等行为惩处力度，努力形成良好的社会风尚和社会秩序。（摘自习近平2020年2月5日在中央全面依法治国委员会第三次会议上的讲话）

（二）《药品管理法》的历史沿革与发展

1978年7月30日，国务院批准颁发了卫生部制订的《药政管理条例（试行）》。这是新中国成立以来我国发布的药品监督管理领域的第二个系统管理法规。

1979 年 10 月 6 日，卫生部根据国务院关于药政要立法的精神，报经世界卫生组织拨专款 10 万美元，派出中国药政药检工作考察团 10 人分赴英国、美国、瑞士、瑞典、加拿大、日本以及日内瓦世界卫生组织本部考察各国药政工作，搜集各国有关药政法规材料，为起草我国《药品管理法》提供了参考。

1980 年，《药品管理法》制定工作正式启动。卫生部以 1978 年的《药政管理条例》为基础，总结新中国成立以来药政管理工作的经验教训，针对药品管理方面存在的问题，参考国外相关法规并广泛征求有关部门意见，牵头起草了《药政法（草案）》。

1984 年 9 月 20 日，第六届全国人民代表大会常务委员会第七次会议上，根据委员建议将《药政法》改为《药品管理法》，第一部法律位阶的药品管理基本法《中华人民共和国药品管理法》获得审批通过，从建立监管机构、设立行政审批制度、建立国家药品标准、法律责任体系等多方位回应了药品质量管理现状对监管工作提出的需求，确认了政府监管机构的法律地位、法定职权和法律责任，药品监管体制雏形形成。

1985 年 7 月 1 日，《药品管理法》正式实施。

1998 年，组建国家药品监督管理局。1998 年是药品监督管理工作极为重要的一年，全国人民代表大会第一次会议通过了国务院机构改革方案，成立国家药品监督管理局，赋予其药品监督管理执法的职能。

2001 年，《药品管理法》第一次修订，对其作出的全面修改多达百余处，以修订的方式使之成为一部新的药品管理法。本次修订确认了专设监督管理部门的药品监管体制，监督管理权责从卫生行政部门转到药品监督管理部门。在法条的内容上，药品监管内容、监管程序、监管方式、监管责任等方面都有较大变动，体现了从药品质量安全单一重心转为质量安全和经济行为并重的监管理念。如简化开办药品生产企业、经营企业审批程序，变"两证一照"为"一证一照"；将质量管理规范认证制度法定化，进一步完善了认证的监督检查制度；建立处方药与非处方药分类管理制度等。

2013 年，《药品管理法》第一次修正部分条款，修改了第十三条，下放了药品生产企业接受委托生产药品的批准权，由国务院药品监督管理部门或国务院药品监督管理部门授权的省、自治区、直辖市政府药品监督管理部门修改为省、自治区、直辖市政府药品监督管理部门。

2015 年，《药品管理法》第二次修正部分条款，改革了"先证后照"企业证照审批制度，删除了"凭《药品生产许可证》到工商行政管理部门办理登记注册""凭《药品经营许可证》到工商行政管理部门办理登记注册"的内容。据此，药品企业可以先照后证、先证后照或证照并行。同时，还对药品价格管理制度进行了比较大的改革，删去了第五十五条关于实行政府定价、政府指导价的相关规定，只保留了关于市场调节价的规定，体现了尊重市场规律的价格监管理念，即基本放弃政府为主导的药品定价体系，转为市场体系定价为主。

2016 年，国务院的立法规划将修订《药品管理法》列入立法项目。

2019 年，第十三届全国人民代表大会常务委员会第十二次会议作了《药品管理法》第二次修订，篇章结构方面进行了重大调整，原来的《药品管理法》10 章 104 条，修订以后变成 12 章 155 条。新修订的《药品管理法》明确体现了药品管理应当以人民健康为中心的立法目的，主要集中在调整假药劣药范围、鼓励研究和创制新药、新增药品上市许可持有人制度、允许网络销售处方药、加重违法行为惩处力度等方面。

一是新修订的《药品管理法》明确药品管理应当以人民健康为中心，坚持风险管理、全程管控、社会共治原则，围绕鼓励创新、全生命周期管理要求，作出药品上市许可持有人、药品追溯、药物警戒、药品安全信息统一公布、处罚到人等多项重大制度创新，对药品研制、注册、生产、经营、使用、上市后管理以及药品价格和广告、储备和供应、监督管理、法律责任等作出全面规定。二是建立了全新的药品上市许可持有人制度，允许药品上市许可持有人委托其他企业进行药品生产和经营工作，打破"研产销"一体化格局。三是网售处方药合法化，明确了一定条件下，允许网络销售处方药，但仍禁止销售疫苗、血液制品、麻醉药品、精神药品、医疗用毒性药品、放射性药品、药品类易制毒化学品等多种特殊管理类药品。四是强化动态监管，取消药品生产质量管理规范（GMP）认证和药品经营质量管理规范（GSP）认证，药品监督管理部门随时对 GMP、GSP 等执行情况进行检查，企业的 GMP、GSP 标准执行情况将直接与药品生产许可和经营许可挂钩。五是完善药品安全责任制度，明确企业主体责任，加强事中事后监管，重典治乱，严惩重处违法行为。

二、法的基本概念和我国法律渊源

法是由国家制定或者认可，体现统治阶级意志，并由国家强制力保证实施的具有普遍效力的行为规范的总称。根据《中华人民共和国立法法》（以下简称《立法法》），在我国，法包括宪法、法律、行政法规、地方性法规、部门规章、地方政府规章、民族自治地方自治条例和单行条例、中国政府承认或加入的国际条约、法律解释等几个层次。具体如表 5-1 所示。

表 5-1　中国法律渊源

法律渊源	制定部门	法律地位	适用范围
宪法	全国人民代表大会	最高	全国
法律	全国人民代表大会及其常务委员会	次于宪法	全国
行政法规	国务院有关部门或者国务院法制机构	次于宪法、法律	全国
部门规章	国务院各部、各委员会、直属机构	次于宪法、法律、行政法规	全国
地方性法规	省级和设区的市级人民代表大会及其常务委员会	次于宪法、法律、行政法规	本行政区域
地方政府规章	省级和设区的市级人民政府	次于宪法、法律、行政法规、地方性法规	本行政区域
民族自治地方自治条例和单行条例	民族自治地方的人民代表大会	次于宪法、法律、行政法规	本行政区域
法律解释	全国人民代表大会常务委员会	同法律具有同等效力	全国

（一）宪法

宪法是国家的根本大法，规定国家的根本制度和根本任务，具有最高的法律效力，是其他法律规范的基础。宪法由我国最高权力机关——全国人民代表大会制定和修改。

（二）法律

法律是指全国人民代表大会及其常务委员会制定的规范性文件，由国家主席签署主席令公布。全国人民代表大会制定和修改刑事、民事、国家机构的和其他的基本法律。全国人民代表大会可以授权全国人民代表大会常务委员会制定相关法律。全国人民代表大会常务委员会制定和修改除应当由全国人民代表大会制定的法律以外的其他法律；在全国人民代表大会闭会期间，对全国人民代表大会制定的法律进行部分补充和修改，但是不得同该法律的基本原则相抵触。

（三）行政法规

行政法规由国务院有关部门或者国务院法制机构具体负责起草，重要行政管理的法律、行政法规草案由国务院法制机构组织起草。国务院，即中央人民政府，是最高国家权力机关的执行机关，是最高国家行政机关。行政法规由总理签署国务院令公布。

（四）部门规章

国务院各部、各委员会、中国人民银行、审计署和具有行政管理职能的直属机构（如国家市场监督管理总局）以及法律规定的机构，可以根据法律和国务院的行政法规、决定、命令，在本部门的权限范围内，制定规章。部门规章由部门首长签署命令予以公布。

（五）地方性法规

省、自治区、直辖市的人民代表大会及其常务委员会根据本行政区域的具体情况和实际需要，在不同宪法、法律、行政法规相抵触的前提下，可以制定地方性法规。省、自治区、直辖市的人民代表大会制定的地方性法规由大会主席团发布公告予以公布。省、自治区、直辖市的人民代表大会常务委员会制定的地方性法规由常务委员会发布公告予以公布。

此外，设区的市的人民代表大会及其常务委员会根据本市的具体情况和实际需要，在不同宪法、法律、行政法规和本省、自治区的地方性法规相抵触的前提下，可以对城乡建设与管理、生态文明建设、历史文化保护、基层治理等方面的事项制定地方性法规。设区的市的地方性法规须报省、自治区的人民代表大会常务委员会批准后施行。

自治州的人民代表大会及其常务委员会可以行使设区的市制定地方性法规的职权。设区的市、自治州的人民代表大会及其常务委员会制定的地方性法规报经批准后，由设区的市、自治州的人民代表大会常务委员会发布公告予以公布。

（六）地方政府规章

省、自治区、直辖市和设区的市、自治州的人民政府，可以根据法律、行政法规和本省、自治区、直辖市的地方性法规，制定规章。设区的市、自治州的人民政府制定地方政府规章限于城乡建设与管理、生态文明建设、历史文化保护、基层治理等方面的事项。地方政府规章由省长、自治区主席、市长或者自治州州长签署命令予以公布。

（七）民族自治地方自治条例和单行条例

民族自治地方的人民代表大会有权依照当地民族的政治、经济和文化的特点，制定自治条例和单行条例。自治区的自治条例和单行条例，报全国人民代表大会常务委员会批准后生效。自治州、自治县的自治条例和单行条例，报省、自治区、直辖市的人民代表大会常务委员会批准后生效。自治条例和单行条例可以依照当地民族的特点，对法律和行政法规的规定作出变通规定，但不得违背法律或者行政法规的基本原则，不得对宪法和民族区域自治法的规定以及其他有关法律、行政法规专门就民族自治地方所作的规定作出变通规定。

（八）法律解释

法律如有以下情况：法律的规定需要进一步明确具体含义的；法律制定后出现新的情况，需要明确适用法律依据的。由全国人民代表大会常务委员会制定法律解释，全国人民代表大会常务委员会的法律解释同法律具有同等效力。

（九）中国政府承认或加入的国际条约

国际条约一般属于国际法范畴，但经中国政府缔结的双边、多边协议、条约和公约等，在我国也具有约束力。

（十）其他规范性文件

在国家机关所制定的规范性文件中，只有严格按照《立法法》规定的程序进行制定和发布的文件才能称为法律、法规或者规章。如果不完全符合法律、法规或者规章要求的形式要件，只能称其为其他规范性文件。

比较重要的其他规范性文件主要有四类：一是中共中央和国务院联合颁布的规范性文件；二是国务院或国务院办公厅颁布的关于药事管理方面的通知、办法、决定、命令等；三是国务院所属工作部门颁布的通知、办法、决定等；四是具有地方立法权的地方人民代表大会及其常务委员会和这些地方的人民政府所制定的通知、办法、决定、命令等。由于在颁发形式、审议程序方面不完全具备《立法法》规定的一些形式要件，其他规范性文件在设定处罚面存在着一些限制，但法律效力跟同一国家机关制定的法律、法规或者规章具有相同的效力层。

坚持全面依法治国，推进法治中国建设

党的二十大报告中提出"坚持全面依法治国，推进法治中国建设"。全面依法治国是国家治理的一场深刻革命，关系党执政兴国，关系人民幸福安康，关系党和国家长治久安。必须更好发挥法治固根本、稳预期、利长远的保障作用，在法治轨道上全面建设社会主义现代化国家。

我们要坚持走中国特色社会主义法治道路，建设中国特色社会主义法治体系、建设社会主义法治国家，围绕保障和促进社会公平正义，坚持依法治国、依法执政、依法行政共同推进，坚持法治国家、法治政府、法治社会一体建设，全面推进科学立法、严格执法、公正司法、全民守法，全面推进国家各方面工作法治化。

（一）完善以宪法为核心的中国特色社会主义法律体系。坚持依法治国首先要坚持依宪治国，坚持依法执政首先要坚持依宪执政，坚持宪法确定的中国共产党领导地位不动摇，坚持宪法确定的人民民主专政的国体和人民代表大会制度的政体不动摇。加强宪法实施和监督，健全保证宪法全面实施的制度体系，更好发挥宪法在治国理政中的重要作用，维护宪法权威。加强重点领域、新兴领域、涉外领域立法，统筹推进国内法治和涉外法治，以良法促进发展、保障善治。推进科学立法、民主立法、依法立法，统筹立改废释纂，增强立法系统性、整体性、协同性、时效性。完善和加强备案审查制度。坚持科学决策、民主决策、依法决策，全面落实重大决策程序制度。

（二）扎实推进依法行政。法治政府建设是全面依法治国的重点任务和主体工程。转变政府职能，优化政府职责体系和组织结构，推进机构、职能、权限、程序、责任法定化，提高行政效率和公信力。深化事业单位改革。深化行政执法体制改革，全面推进严格规范公正文明执法，加大关系群众切身利益的重点领域执法力度，完善行政执法程序，健全行政裁量基准。强化行政执法监督机制和能力建设，严格落实行政执法责任制和责任追究制度。完善基层综合执法体制机制。

（三）严格公正司法。公正司法是维护社会公平正义的最后一道防线。深化司法体制综合配套改革，全面准确落实司法责任制，加快建设公正高效权威的社会主义司法制度，努力让人民群众在每一个司法案件中感受到公平正义。规范司法权力运行，健全公安机关、检察机关、审判机关、司法行政机关各司其职、相互配合、相互制约的体制机制。强化对司法活动的制约监督，促进司法公正。加强检察机关法律监督工作。完善公益诉讼制度。

（四）加快建设法治社会。法治社会是构筑法治国家的基础。弘扬社会主义法治精神，传承中华优秀传统法律文化，引导全体人民做社会主义法治的忠实崇尚者、自觉遵守者、坚定捍卫者。建设覆盖城乡的现代公共法律服务体系，深入开展法治宣传教育，增强全民法治观念。推进多层次多领域依法治理，提升社会治理法治化水平。发挥领导干部示范带头作用，努力使尊法学法守法用法在全社会蔚然成风。

三、我国药品管理立法的基本特征

药品管理立法是指由特定的国家机关，依据法定的权限和程序，制定、认可、修订、补充和废除药品管理法律规范的活动。

（一）药品管理和人民的健康紧密结合

药品是用于防病治病的，以人体为作用对象，用药必须保障人体安全，维护人体健康。其次，药品是用于防病治病的特殊商品，人们付出代价取得这种商品，就有权要求它是安全有效的，付出的代价是合理的，应当维护用药者这种正当的权力和利益。因此药品管理立法，就是要保护和促进公众健康，药品管理应当以人民健康为中心，应当和人民的健康紧密结合起来。

（二）构建药品监管法规制度体系

加强法规建设是药品监管高质量发展的长远之策、根本之策，是推进药品监管能力现代化的法制保障。同时药品管理是国家行使其权力对药品的研制、生产、经营、使用实施的监督管理。这种监督管理并不是随意进行的，而是严肃地、有规范地实施的。它必须有充足的法律根据，一方面是监督者凭借其能行使监督管理的权力，另一方面则是对被监督者具有约束力而得以遵守。因此必须制定相应的法律，建立、健全有关药品管理的法律制度。自 2019 年新修订《药品管理法》实施，国家药品监督管理局以科学化、法制化、国际化、现代化为目标，革故鼎新、承前启后、继往开来，组织全行业开展制度建设，具有中国特色的药品监管制度体系基本成形，法规更加精确详尽、紧密衔接。

（三）药品监督管理走向国际趋同

由于《药品管理法》的客体主要是药品和控制药品（麻醉药品、精神药品），即物质，衡量这些物质性质的标准不会因国家的国体、政体不同而发生变化，加之药品的国际贸易和技术交流日益频繁，客观环境要求统一标准，因此各国药品管理法的内容越来越相似，国际性药品管理、控制药品管理的公约、协议、规范、制度和参加缔约的国家也不断增加。这是现代药品管理立法的一个特征。

四、药品监督管理的法律体系

历经 30 余年，我国已建立起由法律、行政法规、部门规章及其他规范性文件构成的药品管理法律体系，基本涵盖药品全生命周期不同阶段发展及监管需求。

（一）药品监督管理法律

法律层面，主要有《中华人民共和国药品管理法》《中华人民共和国疫苗管理法》和《中华人民共和国中医药法》。2019 年修订的《药品管理法》在药品上市许可持有人、药品追溯、药物警戒、职业化检查员、处罚力度等方面均有了重大创新和突破，对未来我国医药行业的规范和发展必将产生深远影响。《疫苗管理法》的施行，对于我国加强疫苗管理，保证疫苗质量和供应，规范预防接种，促进疫苗行业发展，保障公众健康，以及维护公共卫生安全起到了重要作用。具体见表 5-2。

表 5-2　药品监督管理法律

法律文件名称	发布序号	施行日期
《中华人民共和国中医药法》	2016 年 12 月 25 日第十二届全国人民代表大会常务委员会第二十五次会议通过	2017 年 7 月 1 日
《中华人民共和国疫苗管理法》	2019 年 6 月 29 日第十三届全国人民代表大会常务委员会第十一次会议通过	2019 年 12 月 1 日
《中华人民共和国药品管理法》	1984 年 9 月 20 日第六届全国人民代表大会常务委员会第七次会议通过	1985 年 7 月 1 日
	2001 年 2 月 28 日第九届全国人民代表大会常务委员会第二十次会议第一次修订 根据 2013 年 12 月 28 日第十二届全国人民代表大会常务委员会第六次会议《关于修改〈中华人民共和国海洋环境保护法〉等七部法律的决定》第一次修正 根据 2015 年 4 月 24 日第十二届全国人民代表大会常务委员会第十四次会议《关于修改〈中华人民共和国药品管理法〉的决定》第二次修正	2001 年 12 月 1 日
	2019 年 8 月 26 日第十三届全国人民代表大会常务委员会第十二次会议第二次修订	2019 年 12 月 1 日

其他相关法律：《中华人民共和国行政许可法》《中华人民共和国产品质量法》《中华人民共和国禁毒法》《中华人民共和国刑法》《中华人民共和国广告法》《中华人民共和国价格法》《中华人民共和国消费者权益保护法》《中华人民共和国反不正当竞争法》《中华人民共和国专利法》等

（二）药品监督管理行政法规

行政法规层面，最主要的法规为《中华人民共和国药品管理法实施条例》，于 2002 年 9 月 15 日正式实施，2022年5月9日国家药监局综合司公开征求《中华人民共和国药品管理法实施条例（修订草案征求意见稿）》意见，条例共十章181条。总则6条、药品研制与注册34条、药品上市许可持有人11条、药品生产18条、药品经营18条、医疗机构药事管理24条、药品供应保障16条、监督管理25条、法律责任26条、附则3条。该征求意见稿一方面是对2019年12月1日施行的《药品管理法》《疫苗管理法》的细化及补充，另一方面也是对药品各个管理环节的部门规章、意见、指导原则进行法律层面的统一和落实。

此外，与药品管理相关的行政法规还包括《中华人民共和国行政复议法实施条例》《医疗器械监督管理条例》《放射性药品管理办法》《麻醉药品和精神药品管理条例》《医疗用毒性药品管理办法》等。具体见表5-3。

表5-3 药品监督管理行政法规

行政法规名称	发布序号	施行日期
《野生药材资源保护管理条例》	1987年10月30日国务院发布	1987年12月1日
《医疗用毒性药品管理办法》	1988年11月15日国务院第25次常务会议通过 1988年12月27日中华人民共和国国务院令第23号发布	1988年12月27日
《放射性药品管理办法》	1989年1月13日中华人民共和国国务院令第25号发布 根据2011年1月8日《国务院关于废止和修改部分行政法规的决定》第一次修订 根据2017年3月1日《国务院关于修改和废止部分行政法规的决定》第二次修订 根据2022年3月29日《国务院关于修改和废止部分行政法规的决定》第三次修订	1989年1月13日
《中药品种保护条例》	1992年10月14日中华人民共和国国务院令第106号发布 根据2018年9月18日《国务院关于修改部分行政法规的决定》修订	1993年1月1日
《血液制品管理条例》	1996年12月30日国务院令第208号发布 根据2016年2月6日国务院令第666号《国务院关于修改部分行政法规的决定》修正	1996年12月30日
《中华人民共和国药品管理法实施条例》	2002年8月4日中华人民共和国国务院令第360号公布 根据2016年2月6日《国务院关于修改部分行政法规的决定》第一次修订 根据2019年3月2日《国务院关于修改部分行政法规的决定》第二次修订	2002年9月15日
《疫苗流通和预防接种管理条例》	2005年3月24日国务院令第434号公布 根据2016年4月23日《国务院关于修改〈疫苗流通和预防接种管理条例〉的决定》修订	2005年6月1日
《麻醉药品和精神药品管理条例》	2005年8月3日中华人民共和国国务院令第442号公布 根据2013年12月7日《国务院关于修改部分行政法规的决定》第一次修订 根据2016年2月6日《国务院关于修改部分行政法规的决定》第二次修订	2005年11月1日
其他相关行政法规：《优化营商环境条例》《戒毒条例》《反兴奋剂条例》《易制毒化学品管理条例》《中华人民共和国国境卫生检疫法实施细则》		

（三）药品监督管理部门规章

部门规章是我国药品监督管理法律体系中最重要的组成部分，其数量较多。目前药品监管的部门规章多以局令形式发布，《药品注册管理办法》《药品生产质量管理规范》等重要规章均属此列。同时，原国家发改委、劳动和社会保障部、农业部、卫生部、国家工商总局、商务部和海关总署等部门，在国务院规定的职责范围内分别制订与药品管理相关的部门规章。具体见表5-4。

表5-4 药品监督管理部门规章

领域	部门规章名称	发布序号	施行日期
注册	《医疗机构制剂注册管理办法（试行）》	2005年6月22日国家食品药品监督管理局令第20号公布	2005年8月1日
	《国家食品药品监督管理局药品特别审批程序》	2005年11月18日国家食品药品监督管理局令第21号公布	2005年11月18日

领域	部门规章名称	发布序号	施行日期
注册	《国家食品药品监督管理总局关于调整部分药品行政审批事项审批程序的决定》	2017年3月17日国家食品药品监督管理总局令第31号公布	2017年5月1日
	《药物非临床研究质量管理规范》	2017年7月27日国家食品药品监督管理总局令第34号公布	2017年9月1日
	《国家食品药品监督管理总局关于调整进口药品注册管理有关事项的决定》	2017年10月10日国家食品药品监督管理总局令第35号公布	2017年10月10日
	《药品注册管理办法》	2020年1月22日国家市场监督管理总局令第27号公布	2020年7月1日
生产	《医疗机构制剂配制质量管理规范(试行)》	2001年3月13日国家药品监督管理局令第27号公布	2001年3月13日
	《药品生产质量管理规范》	2011年1月17日卫生部令第79号公布	2011年3月1日
	《药品生产监督管理办法》	2020年1月22日国家市场监督管理总局令第28号公布	2020年7月1日
经营	《药品进口管理办法》	2003年8月18日国家食品药品监管局、海关总署第4号令公布	2004年1月1日
	《互联网药品信息服务管理办法》	2004年7月8日国家食品药品监督管理局令第9号公布 根据2017年11月7日国家食品药品监督管理总局局务会议《关于修改部分规章的决定》修正	2004年7月8日
	《药品经营质量管理规范》	2015年6月25日国家食品药品监督管理总局令第13号公布并施行 根据2016年7月13日国家食品药品监督管理总局令第28号《关于修改〈药品经营质量管理规范〉的决定》修正	2015年6月25日
	《生物制品批签发管理办法》	2020年12月11日国家市场监督管理总局令第33号公布	2021年3月1日
	《药品网络销售监督管理办法》	2022年8月3日国家市场监督管理总局令第58号公布	2022年12月1日
	《药品经营和使用质量监督管理办法》	2023年9月27日国家市场监督管理总局令第84号公布	2024年1月1日
监督管理	《医疗机构制剂配制监督管理办法(试行)》	2005年4月14日国家食品药品监督管理局令第18号公布	2005年6月1日
	《药品不良反应报告和监测管理办法》	2011年5月4日卫生部令第81号公布	2011年7月1日
	《药品医疗器械飞行检查办法》	2015年6月29日国家食品药品监督管理总局令第14号公布	2015年9月1日
	《药品召回管理办法》	2007年12月6日经国家食品药品监督管理局局务会审议通过 2022年10月24日,国家药监局关于发布《药品召回管理办法》的公告(2022年第92号),自2022年11月1日起施行	2022年11月1日
其他	《处方药与非处方药分类管理办法(试行)》	1999年6月18日国家药品监督管理局令第10号公布	2000年1月1日
	《药品说明书和标签管理规定》	2006年3月15日国家食品药品监督管理局令第24号公布	2006年6月1日
	《药品类易制毒化学品管理办法》	2010年3月18日卫生部令第72号公布	2010年5月1日

领域	部门规章名称	发布序号	施行日期
其他	《蛋白同化制剂和肽类激素进出口管理办法》	2014 年 8 月 5 日国家食品药品监督管理局总局令第 9 号公布 根据 2017 年 11 月 7 日国家食品药品监督管理总局局务会议《关于修改部分规章的决定》修正	2014 年 12 月 1 日
	《进口药材管理办法》	2019 年 5 月 16 日国家市场监督管理总局令第 9 号公布	2020 年 1 月 1 日

（四）药品监督管理规范性文件

我国药品管理法律体系中还包含大量规范性文件，如《药物非临床研究质量管理规范认证管理办法》《药品注册现场核查管理规定》《药物临床试验机构资格认定办法》《药品生产质量管理规范认证管理办法》等，在药品检查工作职责、程序及标准统一方面也发挥着重要作用。具体见表 5-5。

表 5-5 药品监督管理规范性文件

规范性文件名称	发布序号	施行日期
《国家药监局关于进一步完善药品关联审评审批和监管工作有关事宜的公告》	国家药监局 2019 年第 56 号	2019 年 8 月 15 日
《国家药监局关于仿制药质量和疗效一致性评价工作中药品标准执行有关事宜的公告》	国家药监局 2019 年第 62 号	2019 年 8 月 2 日
《药物临床试验机构管理规定》	国家药监局 国家卫生健康委 2019 年第 101 号	2019 年 12 月 1 日
《国家药监局关于当前药品经营监督管理有关事宜的通告》	国家药监局 2020 年第 23 号	2020 年 4 月 3 日
《药品生产质量管理规范（2010 年修订）》生物制品附录修订稿	国家药监局 2020 年第 58 号	2020 年 7 月 1 日
《药物临床试验质量管理规范》	国家药监局 国家卫生健康委 2020 年第 57 号	2020 年 7 月 1 日
《突破性治疗药物审评工作程序（试行）》	国家药监局 2020 年第 82 号	2020 年 7 月 8 日
《药品附条件批准上市申请审评审批工作程序（试行）》		
《药品上市许可优先审评审批工作程序（试行）》		
《药品注册审评结论异议解决程序（试行）》	国家药监局 2020 年第 94 号	2020 年 9 月 1 日
《医药代表备案管理办法（试行）》	国家药监局 2020 年第 105 号	2020 年 12 月 1 日
《药品记录与数据管理要求（试行）》	国家药监局 2020 年第 74 号	2020 年 12 月 1 日
《国家药监局关于规范药品零售企业配备使用执业药师的通知》	国药监药管〔2020〕25 号	2021 年 1 月 1 日
《药品上市后变更管理办法（试行）》	国家药监局 2021 年第 8 号	2021 年 1 月 13 日
《已上市化学药品变更事项及申报资料要求》	国家药监局 2021 年第 15 号	2021 年 2 月 10 日
《已上市中药变更事项及申报资料要求》	国家药监局 2021 年第 19 号	2021 年 2 月 24 日
《药品检查管理办法（试行）》	国药监药管〔2021〕31 号	2021 年 5 月 24 日
《已上市生物制品变更事项及申报资料要求》	国家药监局 2021 年第 40 号	2021 年 6 月 18 日
《国家药监局关于印发执业药师注册管理办法的通知》	国药监人〔2021〕36 号	2021 年 6 月 18 日
《药品专利纠纷早期解决机制实施办法（试行）》	国家药监局 国家知识产权局 2021 年第 89 号	2021 年 7 月 4 日
《国家药监局关于药械组合产品注册有关事宜的通告》	国家药监局 2021 年第 52 号	2021 年 7 月 27 日
《关于结束中药配方颗粒试点工作的公告》	国家药监局 国家中医药局 国家卫生健康委 国家医保局 2021 年第 22 号	2021 年 11 月 1 日
《药物警戒质量管理规范》	国家药监局 2021 年第 65 号	2021 年 12 月 1 日

规范性文件名称	发布序号	施行日期
《国家药监局关于进一步加强放射性药品管理有关事宜的通告》	国家药监局 2022 年第 5 号	2022 年 1 月 14 日
《中药材生产质量管理规范》	国家药监局 农业农村部 国家林草局 国家中医药局 2022 年第 22 号	2022 年 3 月 17 日
《药品年度报告管理规定》	国药监药管〔2022〕16 号	2022 年 4 月 12 日
《药物警戒检查指导原则》	国药监药管〔2022〕17 号	2022 年 4 月 15 日
《药品生产质量管理规范(2010 年修订)》临床试验用药品附录	国家药监局 2022 年第 43 号	2022 年 7 月 1 日
《疫苗生产流通管理规定》	国家药监局 2022 年第 55 号	2022 年 7 月 8 日
《国家药监局关于医用透明质酸钠产品管理类别的公告》	国家药监局 2022 年第 103 号	2022 年 11 月 10 日
《药品经营质量管理规范附录 6:药品零售配送质量管理》	国家药监局 2022 年第 113 号	2023 年 1 月 1 日
《药品上市许可持有人落实药品质量安全主体责任监督管理规定》	国家药监局 2022 年第 126 号	2023 年 3 月 1 日
《药物非临床研究质量管理规范认证管理办法》	国家药监局 2023 年第 15 号	2023 年 7 月 1 日
《中药注册管理专门规定》	国家药监局 2023 年第 20 号	2023 年 7 月 1 日

第二节 《药品管理法》的主要内容

　　《药品管理法》是我国药品监管的基本法律,是实施药品管理的基本法律依据。《药品管理法》的颁布实施对规范药品生产经营活动、加强药品监督管理、保障公众用药需求、促进医药产业发展发挥了重要作用。《药品管理法》确立了药品管理的行为准则:国家对药品管理行使什么样的权力,国家机关对药品怎样实施监督管理的权力;药品管理的法定范围,国家对什么样的对象、什么样的行为实施药品管理;谁是实施药品管理的法定机构,药品管理体制如何构成,由哪些国家机构实施药品管理;实施药品管理必须遵循的指导原则,由法律确定了通过药品管理所要达到的目的;药品生产、经营的行为规则,包括所要具备的条件和达到的标准;药品管理的行为规范;在药品管理中禁止的行为,特别是禁止生产、销售假药、劣药的行为;药品包装、药品价格、药品广告所必须遵守的规则,如何进行管理;对药品生产、经营以及使用如何监督检查,应遵循的规则;违反药品管理各项法律规定应承担的法律责任,给予什么样的处罚。

一、立法宗旨和适用范围

(一)立法宗旨

　　《药品管理法》第一条规定了本法的立法宗旨:"为了加强药品管理,保证药品质量,保障公众用药安全和合法权益,保护和促进公众健康,制定本法。"

　　习近平总书记指出,要"用最严谨的标准、最严格的监管、最严厉的处罚、最严肃的问责,加快建立科学完善的药品安全监管体系"。《药品管理法》第一条立法宗旨就是全面贯彻落实总书记"四个最严"要求的具体体现,为构建完善药品研制、生产、经营、使用等各环节、全链条、全过程的监管制度指明了方向、提供了根本遵循。

　　一是加强药品管理。药品是用于预防、治疗、诊断人的疾病,有目的地调节人的生理机能并规定有适应证或者功能主治、用法和用量的特殊商品。药品是否安全有效以及其价格的高低、市场供应的充裕程度、使用是否正确合理等，都直接关系到广大群众的身体健康和生命安全。为保证人民群众用药的安全有效、价格合理，国家有必要对药品的研制、生产、经营等各个环节，药品的质量、价格、广告等各个方面，实施必要的管理。因此，根据"四个最严"要求，将"加强药品管理"作为立法目的之一。在立法过程中，《药品管理法》在加强药品全生命周期的监管的同时，在强化药品监管方式方法的创新基础上，强化了药品研制这个阶段的管理，强化了上市后监管，也强化了药品的供应保障，确立了药品上市许可持有人制度、药品全程追溯制度、药物警戒制度、附条件审批制度、优先审批制度等一系列的制度，强调药品监管体系和监管能力建设。同时，完善了药品安全的责任制度，坚持重典治乱，严惩各种违法行为，全面体现了"加强药品管理"这一立法目的。

二是保证药品质量。"加强药品管理"的目的就是"保证药品质量"。《药品管理法》在立法过程中，一方面强调过程保证，坚持风险管理、全程管控的原则，强化药品上市许可人的全生命周期责任，药品生产经营者的合法合规责任，要求生产企业严格执行药品生产质量管理规范等；另一方面，强调结果保证，要求药品经出厂检验合格后方可上市销售，授权监管部门可以对药品质量进行抽检等，特别是要求建立健全药品的追溯制度，实现药品的可追溯，用信息化的手段保障药品生产经营使用的质量安全，全面体现了"保证药品质量"这一立法目的。

三是保障公众用药安全和合法权益。药品是用于防病治病的特殊商品，人们付出代价取得这种商品，就有权要求它是安全有效的，付出的代价是合理的，应当维护用药者这种正当的权力和利益。新修订《药品管理法》坚持问题导向，紧密结合多年来药品安全领域存在的突出问题，围绕"创新、质量、效率、体系、能力"五大主题，完善监管措施，加强监管，堵塞监管漏洞，确保公众安全。同时，强化药品安全"社会共治"的理念，强化地方政府、有关部门、药品行业协会、新闻媒体等各方面的责任，齐心合力共同保障药品安全。全面体现了"保障公众用药安全和合法权益"这一立法目的。

四是保护和促进公众健康。"加强药品管理，保证药品质量，保障公众用药安全和合法权益"的最终目的是为"保护和促进公众健康"。新修订《药品管理法》完善了药品管理法的立法宗旨，将保护和促进公众健康作为药品监管的立法宗旨，第三条中提出药品管理应当以人民健康为中心。药品管理和人民的健康紧密结合实际上也是药品监管的使命，这样的药品监管更加积极、更加开放、更加担当、更加作为。

🌐 思政材料 5-3

推进健康中国建设

党的二十大报告中提出"推进健康中国建设"。人民健康是民族昌盛和国家强盛的重要标志。把保障人民健康放在优先发展的战略位置，完善人民健康促进政策。优化人口发展战略，建立生育支持政策体系，降低生育、养育、教育成本。实施积极应对人口老龄化国家战略，发展养老事业和养老产业，优化孤寡老人服务，推动实现全体老年人享有基本养老服务。深化医药卫生体制改革，促进医保、医疗、医药协同发展和治理。促进优质医疗资源扩容和区域均衡布局，坚持预防为主，加强重大慢性病健康管理，提高基层防病治病和健康管理能力。深化以公益性为导向的公立医院改革，规范民营医院发展。发展壮大医疗卫生队伍，把工作重点放在农村和社区。重视心理健康和精神卫生。促进中医药传承创新发展。创新医防协同、医防融合机制，健全公共卫生体系，提高重大疫情早发现能力，加强重大疫情防控救治体系和应急能力建设，有效遏制重大传染性疾病传播。深入开展健康中国行动和爱国卫生运动，倡导文明健康生活方式。

（二）适用范围

《药品管理法》第二条第一款规定了本法的适用范围："在中华人民共和国境内从事药品研制、生产、经营、使用和监督管理活动，适用本法。"

法律的适用范围，即法律在哪些范围具有法律效力，因此也可以说是效力范围，具体包括空间效力、时间效力和对人的效力。

空间效力是指法律在多大的地域范围内有效的问题。关于空间效力，本条规定为"中华人民共和国境内"。需要注意的是，"中华人民共和国境内"不包括香港、澳门地区，这两个地区按照其特别行政区基本法的规定执行。

时间效力是指法律生效和废止的时间界限。按照立法惯例，时间效力规定在条例的"附则"部分，即第一百五十五条规定"本法自2019年12月1日起施行。"

对人的效力是指法律对哪些主体有效的问题，也包括对这部分主体哪些行为有效。在对人效力上，本条规定包括药品研制、生产、经营、使用和监督管理活动五方面，即在中华人民共和国境内任何从事药品研制、生产、经营、使用和监督管理活动的主体，均须遵守本法。

按照本法后续条文的规定，有两类主体必须遵守本法。一是一切从事药品的研制、生产、经营、使用活动的单位和个人。包括有关的科研机构、各类企业、医疗机构及个人。按照本法规定，主要有药品上市许可持有人、药品生产企业、药品经营企业、医疗机构、药品网络交易第三方平台提供者、药品非临床安全性评价研究机构、药物临床试验机构等。需要说明的是，这里讲的药品的"研制"仅指为药品上市的研制，"使用"主要是指医疗机构为临床治疗使用药品的活动，而不是包括患者本身的直接用药行为。患者本身直接用药的行为不属于本法规定范围。二是从事药品监督管理活动的主体。按照本法规定，狭义上药品监督管理活动的主体就是指药品监督管理部门，包括国务院药品监督管理部门和有关部门，以及负责本行政区域药品监督管理工作的县级以上人民政府的药品监督管理部门和有关部门；广义上则还包括药品行业协会、消费者组织、新闻媒体等社会组织。上述组织开展药品监督管理活动时，应当遵守本法。

二、药品研制和注册

《药品管理法》第二章共14个条文（第16～29条），对药品研制激励、非临床研究、临床试验的申请与批准、伦理要求、风险管理、药品上市审批程序、药品标准的相关要求作出规定。

（一）药品研制激励政策

国家支持以临床价值为导向、对人的疾病具有明确或者特殊疗效的药物创新，鼓励具有新的治疗机理、治疗严重危及生命的疾病或者罕见病、对人体具有多靶向系统性调节干预功能等的新药研制，推动药品技术进步。

国家鼓励运用现代科学技术和传统中药研究方法开展中药科学技术研究和药物开发，建立和完善符合中药特点的技术评价体系，促进中药传承创新。

国家采取有效措施，鼓励儿童用药品的研制和创新，支持开发符合儿童生理特征的儿童用药品新品种、剂型和规格，对儿童用药品予以优先审评审批。

（二）非临床研究的法律要求

从事药品研制活动，应当遵守《药物非临床研究质量管理规范》（*Good Laboratory Practice*，GLP）、《药物临床试验质量管理规范》（*Good Clinical Practice*，GCP），保证药品研制全过程持续符合法定要求。《药物非临床研究质量管理规范》《药物临床试验质量管理规范》由国务院药品监督管理部门会同国务院有关部门制定。开展药物非临床研究，应当符合国家有关规定，有与研究项目相适应的人员、场地、设备、仪器和管理制度，保证有关数据、资料和样品的真实性。

（三）临床试验的法律要求

1. 临床试验申请与批准

开展药物临床试验，应当按照国务院药品监督管理部门的规定如实报送研制方法、质量指标、药理及毒理试验结果等有关数据、资料和样品，经国务院药品监督管理部门批准。国务院药品监督管理部门应当自受理临床试验申请之日起60个工作日内决定是否同意并通知临床试验申办者，逾期未通知的，视为同意。其中，开展生物等效性试验的，报国务院药品监督管理部门备案。开展药物临床试验，应当在具备相应条件的临床试验机构进行。药物临床试验机构实行备案管理，具体办法由国务院药品监督管理部门、国务院卫生健康主管部门共同制定。

2. 开展药物临床试验的伦理要求

开展药物临床试验，应当符合伦理原则，制定临床试验方案，经伦理委员会审查同意。伦理委员会应当建立伦理审查工作制度，保证伦理审查过程独立、客观、公正，监督规范开展药物临床试验，保障受试者合法权益，维护社会公共利益。

3. 药物临床试验的风险管理

实施药物临床试验，应当向受试者或者其监护人如实说明和解释临床试验的目的和风险等详细情况，取得受试者或者其监护人自愿签署的知情同意书，并采取有效措施保护受试者合法权益。药物临床试验期间，发现存在安全性问题或者其他风险的，临床试验申办者应当及时调整临床试验方案、暂停或者终止临床试验，并向国务院药品监督管理部门报告。必要时，国务院药品监督管理部门可以责令调整临床试验方案、暂停或者终止临床试验。对正在开展临床试验的用于治疗严重危及生命且尚无有效治疗手段的疾病的药物，经医学观察可能获益，并且符合伦理原则的，经审查、知情同意后可以在开展临床试验的机构内用于其他病情相同的患者。

（四）药品上市审批程序

在中国境内上市的药品，应当经国务院药品监督管理部门批准，取得药品注册证书；但是，未实施审批管理的中药材和中药饮片除外。实施审批管理的中药材、中药饮片品种目录由国务院药品监督管理部门会同国务院中医药主管部门制定。申请药品注册，应当提供真实、充分、可靠的数据、资料和样品，证明药品的安全性、有效性和质量可控性。对申请注册的药品，国务院药品监督管理部门应当组织药学、医学和其他技术人员进行审评，对药品的安全性、有效性和质量可控性以及申请人的质量管理、风险防控和责任赔偿等能力进行审查；符合条件的，颁发药品注册证书。

1. 原料、辅料、包材关联审评审批制度

国务院药品监督管理部门在审批药品时，对化学原料药一并审评审批，对相关辅料、直接接触药品的包装材料和容器一并审评，对药品的质量标准、生产工艺、标签和说明书一并核准。

2. 附条件审批制度

对治疗严重危及生命且尚无有效治疗手段的疾病以及公共卫生方面急需的药品，药物临床试验已有数据显示疗效并能预测其临床价值的，可以附条件批准，并在药品注册证书中载明相关事项。

3. 沟通交流、专家咨询制度

国务院药品监督管理部门应当完善药品审评审批工作制度，加强能力建设，建立健全沟通交流、专家咨询等机制，优化审评审批流程，提高审评审批效率。

批准上市药品的审评结论和依据应当依法公开，接受社会监督。对审评审批中知悉的商业秘密应当保密。

（五）药品标准的法律要求

1. 药品应当符合国家药品标准

药品应当符合国家药品标准，经国务院药品监督管理部门核准的药品质量标准高于国家药品标准的，按照经核准的药品质量标准执行；没有国家药品标准的，应当符合经核准的药品质量标准。

2. 国家药品标准的两种法定形式

国务院药品监督管理部门颁布的《中华人民共和国药典》和药品标准为国家药品标准。

3. 药典委员会的组织和职权

国务院药品监督管理部门会同国务院卫生健康主管部门组织药典委员会，负责国家药品标准的制定和修订。

4. 国家药品标准品、对照品

国务院药品监督管理部门设置或者指定的药品检验机构负责标定国家药品标准品、对照品。

5. 药品通用名称

列入国家药品标准的药品名称为药品通用名称。已经作为药品通用名称的，该名称不得作为药品商标使用。

三、药品上市许可持有人

《药品管理法》第三章共 11 个条文（第 30～40 条），对药品上市许可持有人的资格、药品上市许可持有人的权利、义务和责任进行了集中式的概括。

药品上市许可持有人制度是指拥有药品技术的药品研发机构、药品生产企业等主体，通过提出药品上市许可申请并获得药品注册证书，以自己的名义将产品投放市场，对药品全生命周期承担相应责任的一种现代药品管理制度，是《药品管理法》所确定的药品管理的基本制度，这项制度贯穿了药品研制、生产、经营、使用全过程。当今国际社会，特别是发达国家，药品上市许可持有人制度已经普遍采用，是国际社会通行的一种制度。2015 年 11 月，经第十二届全国人民代表大会常务委员会第十七次会议授权，国务院在十个省市开展了药品上市许可持有人制度的试点。经过四年的试点，这项工作取得了积极成效。药品上市许可持有人制度的实施可以产生多方面的良好的社会效益。

第一，鼓励药物创新，提升竞争能力。药品上市许可持有人制度允许药品研发机构申请药品注册，可以有效激发激励科研机构从事新药的研制。

第二，优化资源配置，促进产业集中。药品上市许可持有人制度有几个好处，一是上市许可持有人可以自己生产药品，也可以委托其他企业生产药品，二是可以自己经营，也可以委托其他企业来进行经营。三是经国务院药品监督管理部门批准，药品上市许可持有人可以转让药品上市许可。

第三，落实企业主体责任，强化全程管理。在总则当中明确规定药品上市许可持有人对整个药品研制、生产、经营、使用过程，依法承担管理责任。

第四，推动管理创新，实现管理升级。药品上市许可持有人制度是《药品管理法》修订的一条主线，这个制度无论对于企业还是对于政府监管部门来讲都会产生一系列的创新，通过创新，进一步落实企业责任、监管责任，进一步创新企业的管理方式，同时也创新政府监管方式。

（一）药品上市许可持有人的资格

药品上市许可持有人是指取得药品注册证书的企业或者药品研制机构等。

（二）药品上市许可持有人的权利

药品上市许可持有人可以自行生产药品，也可以委托药品生产企业生产。

药品上市许可持有人自行生产药品的，应当依照本法规定取得《药品生产许可证》；委托生产的，应当委托符合条件的药品生产企业。药品上市许可持有人和受托生产企业应当签订委托协议和质量协议，并严格履行协议约定的义务。国务院药品监督管理部门制定药品委托生产质量协议指南，指导、监督药品上市许可持有人和受托生产企业履行药品质量保证义务。血液制品、麻醉药品、精神药品、医疗用毒性药品、药品类易制毒化学品不得委托生产；但是，国务院药品监督管理部门另有规定的除外。药品上市许可持有人应当建立药品上市放行规程，对药品生产企业出厂放行的药品进行审核，经质量受权人签字后方可放行。不符合国家药品标准的，不得放行。

药品上市许可持有人可以自行销售其取得药品注册证书的药品，也可以委托药品经营企业销售。药品上市许可持有人从事药品零售活动的，应当取得《药品经营许可证》。药品上市许可持有人自行销售药品的，应当具备本法第五十二条规定的条件；委托销售的，应当委托符合条件的药品经营企业。药品上市许可持有人和受托经营企业应当签订委托协议，并严格履行协议约定的义务。

（三）药品上市许可持有人的义务

药品上市许可持有人、药品生产企业、药品经营企业委托储存、运输药品的，应当对受托方的质量保证能力和风险管理能力进行评估，与其签订委托协议，约定药品质量责任、操作规程等内容，并对受托方进行监督。

药品上市许可持有人、药品生产企业、药品经营企业和医疗机构应当建立并实施药品追溯制度，按照规定提供追溯信息，保证药品可追溯。

药品上市许可持有人应当建立年度报告制度，每年将药品生产销售、上市后研究、风险管理等情况按照规定向省、自治区、直辖市人民政府药品监督管理部门报告。

药品上市许可持有人为境外企业的，应当由其指定的在中国境内的企业法人履行药品上市许可持有人义务，与药品上市许可持有人承担连带责任。

中药饮片生产企业履行药品上市许可持有人的相关义务，对中药饮片生产、销售实行全过程管理，建立中药饮片追溯体系，保证中药饮片安全、有效、可追溯。

经国务院药品监督管理部门批准，药品上市许可持有人可以转让药品上市许可。受让方应当具备保障药品安全性、有效性和质量可控性的质量管理、风险防控和责任赔偿等能力，履行药品上市许可持有人义务。

（四）药品上市许可持有人的责任

药品上市许可持有人应当依照本法规定，对药品的非临床研究、临床试验、生产经营、上市后研究、不良反应监测及报告与处理等承担责任。其他从事药品研制、生产、经营、储存、运输、使用等活动的单位和个人依法承担相应责任。

药品上市许可持有人的法定代表人、主要负责人对药品质量全面负责。

药品上市许可持有人应当建立药品质量保证体系，配备专门人员独立负责药品质量管理。

药品上市许可持有人应当对受托药品生产企业、药品经营企业的质量管理体系进行定期审核，监督其持续具备质量保证和控制能力。

四、药品生产经营和医疗机构药事管理

药品生产、经营和医疗机构的管理是保证药品质量、保障用药安全的关键环节，也是《药品管理法》的重点内容。《药品管理法》第四章"药品生产"（第41～50条）、第五章"药品经营"（第51～68条）、第六章"医疗机构药事管理"（第69～76条）对从事药品生产、经营和医疗机构配制制剂的许可制度、必须具备的法定条件及特定要求等作出了规定。

（一）实行许可证制度

从事药品生产、经营和医疗机构配制制剂必须取得许可证，未取得许可证的，不得从事这项业务。给予许可的对象为药品生产许可、药品经营许可和医疗机构制剂许可三类。

1. 药品生产许可

从事药品生产活动，应当经所在地省、自治区、直辖市人民政府药品监督管理部门批准，取得《药品生产许可证》。无《药品生产许可证》的，不得生产药品。《药品生产许可证》应当标明有效期和生产范围，到期重新审查发证。

2. 药品经营许可

从事药品批发活动，应当经所在地省、自治区、直辖市人民政府药品监督管理部门批准，取得《药品经营许可证》。从事药品零售活动，应当经所在地县级以上地方人民政府药品监督管理部门批准，取得《药品经营许可证》。无《药品经营许可证》的，不得经营药品。《药品经营许可证》应当标明有效期和经营范围，到期重新审查发证。药品监督管理部门实施药品经营许可，除依据本法第五十二条规定的条件

外，还应当遵循方便群众购药的原则。

3. 医疗机构制剂许可

医疗机构配制制剂，应当经所在地省、自治区、直辖市人民政府药品监督管理部门批准，取得《医疗机构制剂许可证》。无《医疗机构制剂许可证》的，不得配制制剂。《医疗机构制剂许可证》应当标明有效期，到期重新审查发证。医疗机构配制的制剂，应当是本单位临床需要而市场上没有供应的品种，并应当经所在地省级人民政府药品监督管理部门批准，法律对配制中药制剂另有规定的除外。

（二）必须具备法定条件

《药品管理法》对从事药品生产、经营的企业、医疗机构配制制剂规定了必须具备的条件，如应具备的人员、设备、技术等，这些条件由法律确定，必不可少。具体内容如下。

从事药品生产的企业，必须具有：①有依法经过资格认定的药学技术人员、工程技术人员及相应的技术工人；②有与药品生产相适应的厂房、设施和卫生环境；③有能对所生产药品进行质量管理和质量检验的机构、人员及必要的仪器设备；④有保证药品质量的规章制度，并符合国务院药品监督管理部门依据本法制定的药品生产质量管理规范要求。这四项是必须都具有的法定条件，缺一不可。

从事药品经营的企业，必须具有：①有依法经过资格认定的药师或者其他药学技术人员；②有与所经营药品相适应的营业场所、设备、仓储设施和卫生环境；③有与所经营药品相适应的质量管理机构或者人员；④有保证药品质量的规章制度，并符合国务院药品监督管理部门依据本法制定的药品经营质量管理规范要求。这四项条件也都是要求依法具备的，缺一不可，目的就是提供保证药品经营的必要条件。

关于医疗机构配制制剂，则在法律中要求：①医疗机构应当配备依法经过资格认定的药师或者其他药学技术人员，负责本单位的药品管理、处方审核和调配、合理用药指导等工作，非药学技术人员不得直接从事药剂技术工作；②医疗机构配制制剂，应当有能够保证制剂质量的设施、管理制度、检验仪器和卫生环境。

医疗机构配制制剂，应当按照经核准的工艺进行，所需的原料、辅料和包装材料等应当符合药用要求。

（三）制定和实施两个质量管理规范

《药品管理法》中作出以下基本规定：一是质量管理规范的制定。由国务院药品监督管理部门依照《药品管理法》制定《药品生产质量管理规范》和《药品经营质量管理规范》。二是质量管理规范的效力。从事药品生产活动，应当遵守《药品生产质量管理规范》，建立健全药品生产质量管理体系，保证药品生产全过程持续符合法定要求。药品生产企业的法定代表人、主要负责人对本企业的药品生产活动全面负责。从事药品经营活动，应当遵守《药品经营质量管理规范》，建立健全药品经营质量管理体系，保证药品经营全过程持续符合法定要求。国家鼓励、引导药品零售连锁经营。从事药品零售连锁经营活动的企业总部，应当建立统一的质量管理制度，对所属零售企业的经营活动履行管理责任。药品经营企业的法定代表人、主要负责人对本企业的药品经营活动全面负责。

（四）药品生产的特定要求

针对药品生产的特点，《药品管理法》还专门作出如下内容的规定。

① 药品应当按照国家药品标准和经药品监督管理部门核准的生产工艺进行生产。生产、检验记录应当完整准确，不得编造。

② 在药品标准方面，对中药饮片有特别规定，也就是有国家标准的必须按国家标准炮制，没有国家标准的，应当按照省、自治区、直辖市人民政府药品监督管理部门制定的炮制规范炮制。省、自治区、直辖市人民政府药品监督管理部门制定的炮制规范应当报国务院药品监督管理部门备案。不符合国家药品标准或者不按照省、自治区、直辖市人民政府药品监督管理部门制定的炮制规范炮制的，不得出厂、销售。这种规定考虑了中药饮片的特殊性，不同于一般药品。

③ 生产药品所需的原料、辅料，应当符合药用要求、药品生产质量管理规范的有关要求。生产药品，应当按照规定对供应原料、辅料等的供应商进行审核，保证购进、使用的原料、辅料等符合前款规定要

求。即原辅料也须符合 GMP 要求。生产企业应进行原辅料供应商审计。

④ 对药品包装的规定。直接接触药品的包装材料和容器，应当符合药用要求，符合保障人体健康、安全的标准。对不合格的直接接触药品的包装材料和容器，由药品监督管理部门责令停止使用。

药品包装应当适合药品质量的要求，方便储存、运输和医疗使用。发运中药材应当有包装。在每件包装上，应当注明品名、产地、日期、供货单位，并附有质量合格的标志。药品包装应当按照规定印有或者贴有标签并附有说明书。

标签或者说明书应当注明药品的通用名称、成分、规格、上市许可持有人及其地址、生产企业及其地址、批准文号、产品批号、生产日期、有效期、适应证或者功能主治、用法、用量、禁忌、不良反应和注意事项。标签、说明书中的文字应当清晰，生产日期、有效期等事项应当显著标注，容易辨识。

麻醉药品、精神药品、医疗用毒性药品、放射性药品、外用药品和非处方药的标签、说明书，应当印有规定的标志。

⑤ 对药品出厂前质量检验的要求。药品生产企业应当对药品进行质量检验。不符合国家药品标准的，不得出厂。药品生产企业应当建立药品出厂放行规程，明确出厂放行的标准、条件。符合标准、条件的，经质量受权人签字后方可放行。

（五）药品经营的特定要求

根据药品流通环节的特点确定了以下特定规则。

1. 药品经营企业购销药品、保管药品的规定

药品经营企业购进药品，应当建立并执行进货检查验收制度，验明药品合格证明和其他标识；不符合规定要求的，不得购进和销售。药品经营企业购销药品，应当有真实、完整的购销记录。购销记录应当注明药品的通用名称、剂型、规格、产品批号、有效期、上市许可持有人、生产企业、购销单位、购销数量、购销价格、购销日期及国务院药品监督管理部门规定的其他内容。药品经营企业应当制定和执行药品保管制度，采取必要的冷藏、防冻、防潮、防虫、防鼠等措施，保证药品质量。药品入库和出库应当执行检查制度。

2. 明确销售药品的基本规则

药品经营企业零售药品应当准确无误，并正确说明用法、用量和注意事项；调配处方应当经过核对，对处方所列药品不得擅自更改或者代用。对有配伍禁忌或者超剂量的处方，应当拒绝调配；必要时，经处方医师更正或者重新签字，方可调配。药品经营企业销售中药材，应当标明产地。

依法经过资格认定的药师或者其他药学技术人员负责本企业的药品管理、处方审核和调配、合理用药指导等工作。

3. 城乡集贸市场出售中药材的规定

城乡集市贸易市场可以出售中药材，国家另有规定的除外。城乡集贸市场可以出售的中药材，一般是指当地农民（或者药农）自产（或自采、自养）、自炙、自销的地产中药材。国家另有规定的一般指毒性、成瘾及资源稀缺等药材。

4. 网络销售药品的规定

① 网络销售药品企业的要求。药品上市许可持有人、药品经营企业通过网络销售药品，应当遵守本法药品经营的有关规定。具体管理办法由国务院药品监督管理部门会同国务院卫生健康主管部门等部门制定。

疫苗、血液制品、麻醉药品、精神药品、医疗用毒性药品、放射性药品、药品类易制毒化学品等国家实行特殊管理的药品不得在网络上销售。

② 药品网络交易第三方平台的资格与义务。药品网络交易第三方平台提供者应当按照国务院药品监督管理部门的规定，向所在地省、自治区、直辖市人民政府药品监督管理部门备案。

第三方平台提供者应当依法对申请进入平台经营的药品上市许可持有人、药品经营企业的资质等进行审核，保证其符合法定要求，并对发生在平台的药品经营行为进行管理。

第三方平台提供者发现进入平台经营的药品上市许可持有人、药品经营企业有违反本法规定行为的，应当及时制止并立即报告所在地县级人民政府药品监督管理部门；发现严重违法行为的，应当立即停止提供网络交易平台服务。

5. 进出口药品的规定

① 药材进口。新发现和从境外引种的药材，经国务院药品监督管理部门批准后，方可销售。

② 药品进口。药品应当从允许药品进口的口岸进口，并由进口药品的企业向口岸所在地药品监督管理部门备案。海关凭药品监督管理部门出具的进口药品通关单办理通关手续。无进口药品通关单的，海关不得放行。口岸所在地药品监督管理部门应当通知药品检验机构按照国务院药品监督管理部门的规定对进口药品进行抽查检验。允许药品进口的口岸由国务院药品监督管理部门会同海关总署提出，报国务院批准。

③ 临床急需进口。医疗机构因临床急需进口少量药品的，经国务院药品监督管理部门或者国务院授权的省、自治区、直辖市人民政府批准，可以进口。进口的药品应当在指定医疗机构内用于特定医疗目的。个人自用携带入境少量药品，按照国家有关规定办理。

④ 进口、出口麻醉药品和精神药品。进口、出口麻醉药品和国家规定范围内的精神药品，应当持有国务院药品监督管理部门颁发的《药品进口准许证》、《药品出口准许证》。

⑤ 禁止进口的药品。禁止进口疗效不确切、不良反应大或者因其他原因危害人体健康的药品。

⑥ 进口检验的规定。国务院药品监督管理部门对下列药品在销售前或者进口时，应当指定药品检验机构进行检验；未经检验或者检验不合格的，不得销售或者进口：首次在中国境内销售的药品；国务院药品监督管理部门规定的生物制品；国务院规定的其他药品。

📖 **知识拓展**

《广东省粤港澳大湾区内地临床急需进口港澳药品医疗器械管理暂行规定》

2020年9月29日，国家市场监督管理总局、国家药品监督管理局等八部委联合印发《粤港澳大湾区药品医疗器械监管创新发展工作方案》，明确授权"在粤港澳大湾区内地9市开业的指定医疗机构使用临床急需、已在港澳上市的药品，由国家药监局批准改为由国务院授权广东省人民政府批准"；"区域内开业的指定医疗机构使用临床急需、港澳公立医院已采购使用、具有临床应用先进性的医疗器械，由广东省政府批准。"

广东省药品监督管理局联合省市场监督管理总局、省发展和改革委员会、省财政厅、省商务厅、省卫生健康委员会、省医疗保障局、海关总署广东分署、省港澳事务办公室、省中医药局等部门制定了《广东省粤港澳大湾区内地临床急需进口港澳药品医疗器械管理暂行规定》（以下简称《暂行规定》）。《暂行规定》共二十九条，主要明确了指定医疗机构必须具备的条件、内地临床急需进口港澳药械（以下简称"急需药械"）的范围、审批模式、各方责任、风险控制等具体内容及要求。主要内容如下。

（一）急需药械的范围。综合考虑港澳药械的安全和有效性，将进口药品范围确定为内地临床急需且已在港澳上市的药品；医疗器械范围为港澳公立医院已采购使用、属于临床急需、具有临床应用先进性的医疗器械。对进口的急需药械实行目录管理，并进行动态调整、及时公布。

（二）指定医疗机构必须具备的条件。指定医疗机构是由广东省卫生健康委员会审核确定的，符合《暂行规定》要求的医疗机构。指定医疗机构必须具备的条件有：港澳医疗卫生服务提供主体在粤港澳大湾区内地以独资、合资或者合作等方式设置的医疗机构；配备了使用急需药械的专业医疗团队或者科室人员；具有满足急需药械特性和说明书要求的购进和储存保障设施和制度；能够正确履行药品医疗器械不良反应（不良事件）监测职责；具有急需药械发生严重不良反应（不良事件）应急预案和处置能力。

（三）进口品种实行联合审批。广东省药品监督管理局会同广东省卫生健康委员会共同建立评审专家库，对指定医疗机构提出的拟进口使用的急需药械进行评估审核；审核同意批准的，发给批准文件，批准文件有效期1年。在批件有效期内，指定医疗机构可以根据临床需要进口使用急需药械。

（四）明确经营企业条件。指定医疗机构应当通过药品或者医疗器械经营企业采购、进口和配送急需药械。经营企业应当在经营许可范围内开展业务，按照《药品经营质量管理规范》《医疗器械经营质量管理规范》的要求采购、储存、配送急需药械，并对急需药械经营质量安全承担责任。

（五）加强使用和风险管理。指定医疗机构应当根据产品说明书制定临床技术规范，合理使用急需药械；急需药械使用相关的临床诊疗病历及相关数据信息，应当长期保存；使用急需药械前应当经过医疗机构伦理委员会审查同意，并做好知情同意有关工作；应当制定完善的安全防范措施和风险监控处置预案；建立急需药械不良反应（不良事件）监测报告管理制度，按照相关规定报告，同时通报相应的持证企业。指定医疗机构、经营企业、持证企业应当关注急需药械在境外使用的情况，建立信息共享机制，确保信息及时通报。

（六）明确召回处置流程。经营企业和指定医疗机构应当在境外主动召回或者被要求召回急需药械时根据召回原因及处置措施，按照召回行动方案主动配合境外上市许可持有人履行召回义务；将急需药械召回和处理的情况，及时报告所在地地级以上市卫生健康主管部门和药品监督管理部门。召回方案涉及本医疗机构急需药械需要停用的，应当立即停止使用急需药械；经营企业应当立即停止配送并收回已经配送的急需药械。对有证据证明急需药械可能具有危及人体健康和生命安全的风险应当召回急需药械而未召回的，药品监督管理部门可以责令指定医疗机构和经营企业召回急需药械。

（七）落实各方主体责任。指定医疗机构对所进口急需药械的使用风险承担责任。使用急需药械造成患者人体伤害的，指定医疗机构按照国家有关规定承担赔偿责任。指定医疗机构应当与经营企业签订质量协议，经营企业应当与持证企业签订质量协议，明确经营企业、境外上市许可持有人质量责任。

（六）医疗机构药事管理的特定要求

根据医疗机构的特点确定了以下特定规则。

1. 医疗机构配备药学技术人员的规定

医疗机构应当配备依法经过资格认定的药师或者其他药学技术人员，负责本单位的药品管理、处方审核和调配、合理用药指导等工作。非药学技术人员不得直接从事药剂技术工作。

2. 医疗机构购进药品的规定

医疗机构购进药品，应当建立并执行进货检查验收制度，验明药品合格证明和其他标识；不符合规定要求的，不得购进和使用。

3. 医疗机构药品保管制度

医疗机构应当有与所使用药品相适应的场所、设备、仓储设施和卫生环境，制定和执行药品保管制度，采取必要的冷藏、防冻、防潮、防虫、防鼠等措施，保证药品质量。

4. 医疗机构调配处方的规定

医疗机构应当坚持安全有效、经济合理的用药原则，遵循药品临床应用指导原则、临床诊疗指南和药品说明书等合理用药，对医师处方、用药医嘱的适宜性进行审核。

医疗机构以外的其他药品使用单位，应当遵守本法有关医疗机构使用药品的规定。依法经过资格认定的药师或者其他药学技术人员调配处方，应当进行核对，对处方所列药品不得擅自更改或者代用。对有配伍禁忌或者超剂量的处方，应当拒绝调配；必要时，经处方医师更正或者重新签字，方可调配。

（七）处方药与非处方药分类管理

国家对药品实行处方药与非处方药分类管理制度。具体办法由国务院药品监督管理部门会同国务院卫生健康主管部门制定。

处方药是指凭医师处方购买，在医师指导下使用的药品；非处方药是指不需要凭医师处方就可以自行购买、使用的药品。

五、药品上市后管理

《药品管理法》第七章有7个条文（第77~83条），主要规定了药品上市许可持有人在上市后的权利义务和责任，包括规定建立年度报告制度，药品上市许可持有人每年将药品生产销售、上市后研究、风险管理等情况按照规定向药品监督管理部门报告。同时药品上市许可持有人应当主动开展药品上市后研究，对药品安全性、有效性和质量可控性进行进一步确证，对已识别风险的药品及时采取风险控制措施。给用药者造成损害的，依法承担赔偿责任。

（一）药品上市后风险管理

药品上市许可持有人应当制定药品上市后风险管理计划，主动开展药品上市后研究，对药品的安全性、有效性和质量可控性进行进一步确证，加强对已上市药品的持续管理。

对附条件批准的药品，药品上市许可持有人应当采取相应风险管理措施，并在规定期限内按照要求完成相关研究；逾期未按照要求完成研究或者不能证明其获益大于风险的，国务院药品监督管理部门应当依法处理，直至注销药品注册证书。

对药品生产过程中的变更，按照其对药品安全性、有效性和质量可控性的风险和产生影响的程度，实行分类管理。属于重大变更的，应当经国务院药品监督管理部门批准，其他变更应当按照国务院药品监督管理部门的规定备案或者报告。药品上市许可持有人应当按照国务院药品监督管理部门的规定，全面评估、验证变更事项对药品安全性、有效性和质量可控性的影响。

（二）药品不良反应报告制度

药品上市许可持有人、药品生产企业、药品经营企业和医疗机构应当经常考察本单位所生产、经营、使用的药品质量、疗效和不良反应。发现疑似不良反应的，应当及时向药品监督管理部门和卫生健康主管部门报告。具体办法由国务院药品监督管理部门会同国务院卫生健康主管部门制定。

对已确认发生严重不良反应的药品，由国务院药品监督管理部门或者省、自治区、直辖市人民政府药品监督管理部门根据实际情况采取停止生产、销售、使用等紧急控制措施，并应当在五日内组织鉴定，自鉴定结论作出之日起十五日内依法作出行政处理决定。

（三）药品召回制度

药品存在质量问题或者其他安全隐患的，药品上市许可持有人应当立即停止销售，告知相关药品经营企业和医疗机构停止销售和使用，召回已销售的药品，及时公开召回信息，必要时应当立即停止生产，并将药品召回和处理情况向省、自治区、直辖市人民政府药品监督管理部门和卫生健康主管部门报告。药品生产企业、药品经营企业和医疗机构应当配合。

药品上市许可持有人依法应当召回药品而未召回的，省、自治区、直辖市人民政府药品监督管理部门应当责令其召回。

（四）药品上市后评价

药品上市许可持有人应当对已上市药品的安全性、有效性和质量可控性定期开展上市后评价。必要时，国务院药品监督管理部门可以责令药品上市许可持有人开展上市后评价或者直接组织开展上市后评价。

经评价，对疗效不确切、不良反应大或者因其他原因危害人体健康的药品，应当注销药品注册证书。

已被注销药品注册证书的药品，不得生产或者进口、销售和使用。

已被注销药品注册证书、超过有效期等的药品，应当由药品监督管理部门监督销毁或者依法采取其他无害化处理等措施。

六、药品价格和广告管理

《药品管理法》第八章是关于药品的价格管理和广告管理的内容,共 8 个条文(第 84～91 条)。维护人民身体健康和用药的合法权益,是《药品管理法》的一个重要内容。本章与《中华人民共和国价格法》《中华人民共和国反垄断法》《中华人民共和国反不正当竞争法》《中华人民共和国广告法》相衔接,规定了政府价格主管部门对药品价格的管理,明确药品生产企业、经营企业和医疗机构必须遵守有关价格管理的规定,禁止暗中给予、收受回扣等违法行为;并规定药品广告须经药品监督管理部门批准,取得广告批准文号,规范了药品广告的管理。

(一)药品价格管理

1. 药品价格监测制度

国家完善药品采购管理制度,对药品价格进行监测,开展成本价格调查,加强药品价格监督检查,依法查处价格垄断、哄抬价格等药品价格违法行为,维护药品价格秩序。

药品上市许可持有人、药品生产企业、药品经营企业和医疗机构应当依法向药品价格主管部门提供其药品的实际购销价格和购销数量等资料。

2. 实行市场调节价药品的定价原则

依法实行市场调节价的药品,药品上市许可持有人、药品生产企业、药品经营企业和医疗机构应当按照公平、合理和诚实信用、质价相符的原则制定价格,为用药者提供价格合理的药品。

药品上市许可持有人、药品生产企业、药品经营企业和医疗机构应当遵守国务院药品价格主管部门关于药品价格管理的规定,制定和标明药品零售价格,禁止暴利、价格垄断和价格欺诈等行为。

3. 保护用药者权利并受其监督

医疗机构应当向患者提供所用药品的价格清单,按照规定如实公布其常用药品的价格,加强合理用药管理。具体办法由国务院卫生健康主管部门制定。

4. 禁止非法的行销手段

禁止药品上市许可持有人、药品生产企业、药品经营企业和医疗机构在药品购销中给予、收受回扣或者其他不正当利益。

禁止药品上市许可持有人、药品生产企业、药品经营企业或者代理人以任何名义给予使用其药品的医疗机构的负责人、药品采购人员、医师、药师等有关人员财物或者其他不正当利益。

禁止医疗机构的负责人、药品采购人员、医师、药师等有关人员以任何名义收受药品上市许可持有人、药品生产企业、药品经营企业或者代理人给予的财物或者其他不正当利益。

(二)药品广告管理

1. 药品广告的审批

药品广告应当经广告主所在地省、自治区、直辖市人民政府确定的广告审查机关批准;未经批准的,不得发布。

2. 药品广告的内容要求

药品广告的内容应当真实、合法,以国务院药品监督管理部门核准的药品说明书为准,不得含有虚假的内容。

药品广告不得含有表示功效、安全性的断言或者保证;不得利用国家机关、科研单位、学术机构、行业协会或者专家、学者、医师、药师、患者等的名义或者形象做推荐、证明。

非药品广告不得有涉及药品的宣传。

七、药品储备和供应

《药品管理法》第九章对"药品储备和供应"做出专章规定，共6个条文（第92～97条），明确国家实行药品储备制度、国家建立药品供求监测体系、国家实行短缺药品清单管理制度、国家实行短缺药品优先审评制度等，多部门共同加强药品供应保障工作。

（一）两级药品储备制度

国家实行药品储备制度，建立中央和地方两级药品储备。

发生重大灾情、疫情或者其他突发事件时，依照《中华人民共和国突发事件应对法》的规定，可以紧急调用药品。

（二）基本药物制度

国家实行基本药物制度，遴选适当数量的基本药物品种，加强组织生产和储备，提高基本药物的供给能力，满足疾病防治基本用药需求。

（三）药品供求监测体系

国家建立药品供求监测体系，及时收集和汇总分析短缺药品供求信息，对短缺药品实行预警，采取应对措施。

（四）短缺药品清单管理制度

国家实行短缺药品清单管理制度。药品上市许可持有人停止生产短缺药品的，应当按照规定向国务院药品监督管理部门或者省、自治区、直辖市人民政府药品监督管理部门报告。

对短缺药品，国务院可以限制或者禁止出口。必要时，国务院有关部门可以采取组织生产、价格干预和扩大进口等措施，保障药品供应。

药品上市许可持有人、药品生产企业、药品经营企业应当按照规定保障药品的生产和供应。

（五）短缺药品优先审评制度

国家鼓励短缺药品的研制和生产，对临床急需的短缺药品、防治重大传染病和罕见病等疾病的新药予以优先审评审批。

八、监督管理

《药品管理法》第十章监督管理共16个条文（第98～113条），从药物警戒、监督检查、信用管理、应急处置等方面强化了药品全生命周期管理理念的落实，细化完善了药品监管部门的处理措施，提升监管效能。

（一）假、劣药品的界定

有下列情形之一的，为假药：①药品所含成分与国家药品标准规定的成分不符；②以非药品冒充药品或者以他种药品冒充此种药品；③变质的药品；④药品所标明的适应证或者功能主治超出规定范围。

有下列情形之一的，为劣药：①药品成分的含量不符合国家药品标准；②被污染的药品；③未标明或者更改有效期的药品；④未注明或者更改产品批号的药品；⑤超过有效期的药品；⑥擅自添加防腐剂、辅料的药品；⑦其他不符合药品标准的药品。

禁止生产（包括配制，下同）、销售、使用假药、劣药。

禁止未取得药品批准证明文件生产、进口药品；

禁止使用未按照规定审评、审批的原料药、包装材料和容器生产药品。

（二）法定监管部门依法实施监督权

药品监督管理部门应当依照法律、法规的规定对药品研制、生产、经营和药品使用单位使用药品等活动进行监督检查，必要时可以对为药品研制、生产、经营、使用提供产品或者服务的单位和个人进行延伸检查，有关单位和个人应当予以配合，不得拒绝和隐瞒。

药品监督管理部门应当对高风险的药品实施重点监督检查。

对有证据证明可能存在安全隐患的，药品监督管理部门根据监督检查情况，应当采取告诫、约谈、限期整改以及暂停生产、销售、使用、进口等措施，并及时公布检查处理结果。

药品监督管理部门进行监督检查时，应当出示证明文件，对监督检查中知悉的商业秘密应当保密。

药品监督管理部门应当对药品上市许可持有人、药品生产企业、药品经营企业和药物非临床安全性评价研究机构、药物临床试验机构等遵守《药品生产质量管理规范》《药品经营质量管理规范》《药物非临床研究质量管理规范》《药物临床试验质量管理规范》等情况进行检查，监督其持续符合法定要求。

（三）药品抽查检验

1. 药品质量抽查检验

药品监督管理部门根据监督管理的需要，可以对药品质量进行抽查检验。抽查检验应当按照规定抽样，并不得收取任何费用；抽样应当购买样品。所需费用按照国务院规定列支。

对有证据证明可能危害人体健康的药品及其有关材料，药品监督管理部门可以查封、扣押，并在七日内作出行政处理决定；药品需要检验的，应当自检验报告书发出之日起十五日内作出行政处理决定。

2. 公告抽查检验结果

国务院和省、自治区、直辖市人民政府的药品监督管理部门应当定期公告药品质量抽查检验结果；公告不当的，应当在原公告范围内予以更正。

3. 药品检验结果的异议

当事人对药品检验结果有异议的，可以自收到药品检验结果之日起七日内申请复验。申请者可以选择申请复验的三种药品检验机构为：一是原来进行检验的机构；二是上一级药品监督管理部门设置或者指定的药品检验机构；三是国务院药品监督管理部门设置或者指定的药品检验机构。

受理复验的药品检验机构应当在国务院药品监督管理部门规定的时间内作出复验结论。

（四）建立检查员队伍

国家建立职业化、专业化药品检查员队伍。检查员应当熟悉药品法律法规，具备药品专业知识。

（五）药品安全信用管理

1. 建立药品安全信用档案

药品监督管理部门建立药品上市许可持有人、药品生产企业、药品经营企业、药物非临床安全性评价研究机构、药物临床试验机构和医疗机构药品安全信用档案，记录许可颁发、日常监督检查结果、违法行为查处等情况，依法向社会公布并及时更新；对有不良信用记录的，增加监督检查频次，并可以按照国家规定实施联合惩戒。

2. 设立投诉举报渠道

药品监督管理部门应当公布本部门的电子邮件地址、电话，接受咨询、投诉、举报，并依法及时答复、核实、处理。对查证属实的举报，按照有关规定给予举报人奖励。

药品监督管理部门应当对举报人的信息予以保密，保护举报人的合法权益。举报人举报所在单位的，该单位不得以解除、变更劳动合同或者其他方式对举报人进行打击报复。

3. 药品安全信息统一公布制度

国家实行药品安全信息统一公布制度。国家药品安全总体情况、药品安全风险警示信息、重大药品安全事件及其调查处理信息和国务院确定需要统一公布的其他信息由国务院药品监督管理部门统一公布。药品安全风险警示信息和重大药品安全事件及其调查处理信息的影响限于特定区域的，也可以由有关省、自治区、直辖市人民政府药品监督管理部门公布。未经授权不得发布上述信息。公布药品安全信息，应当及时、准确、全面，并进行必要的说明，避免误导。

任何单位和个人不得编造、散布虚假药品安全信息。

（六）药品安全应急处置

1. 制定药品安全事件应急预案

县级以上人民政府应当制定药品安全事件应急预案。药品上市许可持有人、药品生产企业、药品经营企业和医疗机构等应当制定本单位的药品安全事件处置方案，并组织开展培训和应急演练。

发生药品安全事件，县级以上人民政府应当按照应急预案立即组织开展应对工作；有关单位应当立即采取有效措施进行处置，防止危害扩大。

2. 未履行药品安全职责的处置

药品监督管理部门未及时发现药品安全系统性风险，未及时消除监督管理区域内药品安全隐患的，本级人民政府或者上级人民政府药品监督管理部门应当对其主要负责人进行约谈。

地方人民政府未履行药品安全职责，未及时消除区域性重大药品安全隐患的，上级人民政府或者上级人民政府药品监督管理部门应当对其主要负责人进行约谈。

被约谈的部门和地方人民政府应当立即采取措施，对药品监督管理工作进行整改。约谈情况和整改情况应当纳入有关部门和地方人民政府药品监督管理工作评议、考核记录。

（七）制止地方保护

地方人民政府及其药品监督管理部门不得以要求实施药品检验、审批等手段限制或者排斥非本地区药品上市许可持有人、药品生产企业生产的药品进入本地区。

（八）监督管理者不得参与药品生产经营活动

药品监督管理部门及其设置或者指定的药品专业技术机构不得参与药品生产经营活动，不得以其名义推荐或者监制、监销药品。

药品监督管理部门及其设置或者指定的药品专业技术机构的工作人员不得参与药品生产经营活动。

第三节　法律责任

一、法律责任的概念和分类

法律责任是指公民、法人或其他组织实施违法行为而受到的相应法律制裁。法律责任是由国家强制力来保障实施的，对于维护法律尊严，教育违法者和广大公民自觉守法具有重要意义。法律责任从性质上说可分为三种：行政责任（包括行政处分和行政处罚）、民事责任和刑事责任。

我国的法律责任制度包括以下三方面。

1. 刑事责任

它是违反刑事法律规范应当承担的法律责任，有主刑和附加刑两大类。主刑有管制、拘役、有期徒刑、无期徒刑、死刑，附加刑有罚金、剥夺政治权利、没收财产。我国的刑法对此作了全面详尽的规定。

2. 民事责任

它是平等主体之间违反民事法律规范应当承担的法律责任，承担民事责任的方式主要有：停止侵害；排除妨碍；消除危险；返还财产；恢复原状；修理、重作、更换；继续履行；赔偿损失；支付违约金；消除影响、恢复名誉；赔礼道歉。《中华人民共和国民法典》对此作了规定。

3. 行政责任

行政责任是指实施违反行政法规定的义务的行为所必须承担的法律后果。追究行政责任的形式有两种：一是行政处分，二是行政处罚。行政处分是指国家机关或企事业单位对其所属工作人员或职工违反规章制度时进行的处分。形式有警告、记过、记大过、降级、撤职、开除留用、开除等。行政处罚是指行政机关依法对违反行政管理秩序的公民、法人或者其他组织，以减损权益或者增加义务的方式予以惩戒的行为。行政处罚的种类有：警告、通报批评；罚款、没收违法所得、没收非法财物；暂扣许可证件、降低资质等级、吊销许可证件；限制开展生产经营活动、责令停产停业、责令关闭、限制从业；行政拘留等。《中华人民共和国行政处罚法》对此作了规定。

二、刑法中涉及药品管理的法律责任

《中华人民共和国刑法》（以下简称《刑法》）中涉及药品管理的法律责任主要有生产、销售、提供假药罪；生产、销售、提供劣药罪；妨害药品管理罪；非法提供麻醉药品、精神药品罪；食品、药品监管渎职罪。

（一）生产、销售、提供假药罪

《刑法》第三章"破坏社会主义市场经济秩序罪"，第一节"生产、销售伪劣商品罪"第一百四十一条规定：生产、销售假药的，处三年以下有期徒刑或者拘役，并处罚金；对人体健康造成严重危害或者有其他严重情节的，处三年以上十年以下有期徒刑，并处罚金；致人死亡或者有其他特别严重情节的，处十年以上有期徒刑、无期徒刑或者死刑，并处罚金或者没收财产。

药品使用单位的人员明知是假药而提供给他人使用的，依照前款的规定处罚。

（二）生产、销售、提供劣药罪

《刑法》第三章"破坏社会主义市场经济秩序罪"，第一节"生产、销售伪劣商品罪"第一百四十二条规定：生产、销售劣药，对人体健康造成严重危害的，处三年以上十年以下有期徒刑，并处罚金；后果特别严重的，处十年以上有期徒刑或者无期徒刑，并处罚金或者没收财产。

药品使用单位的人员明知是劣药而提供给他人使用的，依照前款的规定处罚。

（三）妨害药品管理罪

《刑法》第三章"破坏社会主义市场经济秩序罪"，第一节"生产、销售伪劣商品罪"第一百四十二条之一规定：违反药品管理法规，有下列情形之一，足以严重危害人体健康的，处三年以下有期徒刑或者拘役，并处或者单处罚金；对人体健康造成严重危害或者有其他严重情节的，处三年以上七年以下有期徒刑，并处罚金：

① 生产、销售国务院药品监督管理部门禁止使用的药品的；

② 未取得药品相关批准证明文件生产、进口药品或者明知是上述药品而销售的；

③ 药品申请注册中提供虚假的证明、数据、资料、样品或者采取其他欺骗手段的；

④ 编造生产、检验记录的。

有前款行为，同时又构成本法第一百四十一条、第一百四十二条规定之罪或者其他犯罪的，依照处罚较重的规定定罪处罚。

（四）非法提供麻醉药品、精神药品罪

《刑法》第六章"妨害社会管理秩序罪"的第七节"走私、贩卖、运输、制造毒品罪"第三百五十五

条规定：依法从事生产、运输、管理、使用国家管制的麻醉药品、精神药品的人员，违反国家规定，向吸食、注射毒品的人提供国家规定管制的能够使人形成瘾癖的麻醉药品、精神药品的，处三年以下有期徒刑或者拘役，并处罚金；情节严重的，处三年以上七年以下有期徒刑，并处罚金。向走私、贩卖毒品的犯罪分子或者以牟利为目的，向吸食、注射毒品的人提供国家规定管制的能够使人形成瘾癖的麻醉药品、精神药品的，依照本法第三百四十七条的规定定罪处罚。

单位犯前款罪的，对单位判处罚金，并对其直接负责的主管人员和其他直接责任人员，依照前款的规定处罚。

（五）食品、药品监管渎职罪

《刑法》第九章"渎职罪"第四百零八条之一规定：负有食品药品安全监督管理职责的国家机关工作人员，滥用职权或者玩忽职守，有下列情形之一，造成严重后果或者有其他严重情节的，处五年以下有期徒刑或者拘役；造成特别严重后果或者有其他特别严重情节的，处五年以上十年以下有期徒刑：

① 瞒报、谎报食品安全事故、药品安全事件的；
② 对发现的严重食品药品安全违法行为未按规定查处的；
③ 在药品和特殊食品审批审评过程中，对不符合条件的申请准予许可的；
④ 依法应当移交司法机关追究刑事责任不移交的；
⑤ 有其他滥用职权或者玩忽职守行为的。
徇私舞弊犯前款罪的，从重处罚。

三、《药品管理法》的法律责任

新修订《药品管理法》第十一章法律责任共38个条文（第114～151条），第一条就专条规定，违反本法规定，构成犯罪的，依法追究刑事责任，旗帜鲜明地保持对药品安全犯罪行为的高压态势。

此外，新修订《药品管理法》还完善了民事责任制度，《药品管理法》第144条规定："药品上市许可持有人、药品生产企业、药品经营企业或者医疗机构违反本法规定，给用药者造成损害的，依法承担赔偿责任。因药品质量问题受到损害的，受害人可以向药品上市许可持有人、药品生产企业请求赔偿损失，也可以向药品经营企业、医疗机构请求赔偿损失。接到受害人赔偿请求的，应当实行首负责任制，先行赔付；先行赔付后，可以依法追偿。生产假药、劣药或者明知是假药、劣药仍然销售、使用的，受害人或者其近亲属除请求赔偿损失外，还可以请求支付价款十倍或者损失三倍的赔偿金；增加赔偿的金额不足一千元的，为一千元。"第138条规定："药品检验机构出具的检验结果不实，造成损失的，应当承担相应的赔偿责任。"

在行政责任上，新修订《药品管理法》全面加大对违法行为的处罚力度，提高了财产罚幅度，加大了资格罚力度，落实"处罚到人"，严格贯彻"过罚相当"的原则，区分一般违法行为和情节严重、造成严重后果的违法行为，重点加大对主观故意或者严重违法行为的惩处力度。具体如下。

（一）行使行政处罚权机关

《药品管理法》第139条规定：本法第一百一十五条至第一百三十八条规定的行政处罚，由县级以上人民政府药品监督管理部门按照职责分工决定；撤销许可、吊销许可证件的，由原批准、发证的部门决定。

（二）违反许可证、批准证明文件要求的行政责任

法律条款	行为主体	违法行为	行政责任
第115条	单位或个人	未取得《药品生产许可证》《药品经营许可证》或者《医疗机构制剂许可证》生产、销售药品	1. 责令关闭 2. 没收违法生产、销售的药品和违法所得 3. 并处违法生产、销售的药品（包括已售出和未售出的药品，下同）货值金额十五倍以上三十倍以下的罚款；货值金额不足十万元的，按十万元计算

法律条款	行为主体	违法行为	行政责任
第122条	单位或个人	伪造、变造、出租、出借、非法买卖许可证或者药品批准证明文件	1. 没收违法所得 2. 并处违法所得一倍以上五倍以下的罚款。违法所得不足十万元的,按十万元计算 3. 情节严重的: (1)并处违法所得五倍以上十五倍以下的罚款 (2)吊销《药品生产许可证》《药品经营许可证》《医疗机构制剂许可证》或者药品批准证明文件 (3)对法定代表人、主要负责人、直接负责的主管人员和其他责任人员,处二万元以上二十万元以下的罚款,十年内禁止从事药品生产经营活动,并可以由公安机关处五日以上十五日以下的拘留
第123条	单位或个人	提供虚假的证明、数据、资料、样品或者采取其他手段骗取临床试验许可、药品生产许可、药品经营许可、医疗机构制剂许可或者药品注册等许可	1. 撤销相关许可,十年内不受理其相应申请 2. 并处五十万元以上五百万元以下的罚款 3. 情节严重的: 对法定代表人、主要负责人、直接负责的主管人员和其他责任人员,处二万元以上二十万元以下的罚款,十年内禁止从事药品生产经营活动,并可以由公安机关处五日以上十五日以下的拘留

 教学案例

魏某涛非法收购药品案

【案情简介】2021年12月,北京市某区市场监督管理局与北京市公安局某分局联合检查,发现魏某涛未取得《药品经营许可证》,通过现金交易、当场结算的形式在丰台区周边从个人处收购尿毒清颗粒、阿卡波糖片等药品。魏某涛上述行为违反了《药品流通监督管理办法》第二十二条规定。2022年8月,北京市某区市场监督管理局依据《药品管理法》第一百一十五条、《北京市药监局行政处罚裁量权适用规定(试行)》第十七条第一项、第四项以及《北京市药品监管行政处罚裁量基准(试行)》第一百五十二条第三款规定,对当事人处以没收涉案药品、罚款160万元的行政处罚。

【典型意义】我国对药品经营活动实行严格的许可制度,且禁止非法收购药品。本案中,不法分子利用收购的医保药品与正常销售药品间的差价,拟从中获得高额利润,不仅严重扰乱了药品经营秩序,而且非法收购的药品脱离正规管理,药品储存条件无法保障,相关药品再流通到患者手中,给公众用药安全带来极大隐患。药品监管部门依法严厉查处,对有效遏制相关违法活动具有积极的示范作用,有利于规范药品流通秩序,切实保障人民群众用药安全。(材料来自2023年1月16日国家药监局发布"第四批药品安全专项整治典型案例")

(三)生产、销售假药、劣药的行政责任

法律条款	行为主体	违法行为	行政责任
第116条	单位或个人	生产、销售假药	1. 没收违法生产、销售的药品和违法所得 2. 责令停产停业整顿 3. 吊销药品批准证明文件 4. 并处违法生产、销售的药品货值金额十五倍以上三十倍以下的罚款;货值金额不足十万元的,按十万元计算 5. 药品上市许可持有人为境外企业的,十年内禁止其药品进口 6. 情节严重的: 吊销《药品生产许可证》《药品经营许可证》或者《医疗机构制剂许可证》,十年内不受理其相应申请

法律条款	行为主体	违法行为	行政责任
第117条	单位或个人	生产、销售劣药	1. 没收违法生产、销售的药品和违法所得 2. 并处违法生产、销售的药品货值金额十倍以上二十倍以下的罚款;违法生产、批发的药品货值金额不足十万元的,按十万元计算,违法零售的药品货值金额不足一万元的,按一万元计算 3. 情节严重的: (1)责令停产停业整顿 (2)吊销药品批准证明文件、《药品生产许可证》《药品经营许可证》或者《医疗机构制剂许可证》
		生产、销售的中药饮片不符合药品标准,尚不影响安全性、有效性的	1. 责令限期改正 2. 给予警告 3. 可以处十万元以上五十万元以下的罚款
第118条	单位或个人	生产、销售假药,或者生产、销售劣药且情节严重的	对法定代表人、主要负责人、直接负责的主管人员和其他责任人员: 1. 没收违法行为发生期间自本单位所获收入 2. 并处所获收入百分之三十以上三倍以下的罚款 3. 终身禁止从事药品生产经营活动 4. 并可以由公安机关处五日以上十五日以下的拘留
		生产者专门用于生产假药、劣药的原料、辅料、包装材料、生产设备	没收
第119条	药品使用单位	使用假药、劣药	1. 按照销售假药、零售劣药的规定处罚 2. 情节严重的,法定代表人、主要负责人、直接负责的主管人员和其他责任人员有医疗卫生人员执业证书的,还应当吊销执业证书
第120条	单位或个人	知道或者应当知道属于假药、劣药或者本法第一百二十四条第一款第一项至第五项规定的药品,而为其提供储存、运输等便利条件	1. 没收全部储存、运输收入 2. 并处违法收入一倍以上五倍以下的罚款 3. 情节严重的,并处违法收入五倍以上十五倍以下的罚款;违法收入不足五万元的,按五万元计算

 知识拓展

广东省率先出台中药饮片不影响安全性、有效性的认定指导原则

2021年6月1日,《广东省药品监督管理局中药饮片不符合药品标准尚不影响安全性、有效性的认定指导原则》(以下简称《指导原则》)经广东省人民政府法制办公室审查通过,自2021年8月1日起施行。

《指导原则》是广东省药品监督管理局针对《药品管理法》第一百一十七条第二款规定"生产、销售的中药饮片不符合药品标准,尚不影响安全性、有效性的,责令限期改正,给予警告;可以处十万元以上五十万元以下的罚款。"中"尚不影响安全性、有效性"的情形进行的细化。新《药品管理法》出台后,国家层面并没有出台"尚不影响安全性、有效性的"相关的具体解释,此条款内容在一线执法层面无法落地。广东省是中药饮片生产使用大省,广东省药品监管局主动作为,结合广东省中药饮片的特点和历年中药饮片抽检不合格的情况,充分听取相关企业专家的意见,从执法工作实际需要、产业发展和保证人民用药健康安全的角度出发,对"尚不影响安全性、有效性的"相关的具体情形进行了探索。

《指导原则》适用于全省各级药品监督管理部门办理"中药饮片不符合药品标准"的案件时,认定该不符合药品标准的结果是否影响其安全性、有效性。《指导原则》所称"中药饮片不符合药品标准"的范围是指《中华人民共和国药品管理法》第九十八条第三款第七项规定的"其他不符合药品标准的药品",不包括该款第一项至第六项。

根据《指导原则》，"中药饮片不符合药品标准"案件，可直接认定影响安全性、有效性的情形有：

1. 二氧化硫残留量、重金属及有害元素、农药残留量、真菌毒素、直接口服及泡服饮片的微生物限度、毒性成分的限量检查等项目不符合标准时通常认定为影响中药饮片安全性；

2. 鉴别、浸出物、特征图谱/指纹图谱、含量测定等项目不符合标准时通常认定为影响中药饮片有效性。

根据《指导原则》，须根据不符合标准的项目和具体结果，综合考虑是否认定为"不影响安全性、有效性"的情形有：

1. 性状、水分或干燥失重、总灰分、酸不溶性灰分、杂质等项目不符合标准时；

2. 本指导原则未涉及、一些特殊品种难以认定或企业对认定结果有异议时。

 教学案例

某医药连锁有限公司康健店销售假药案

【案情简介】2021年，山东省济宁市市场监督管理局与曲阜市市场监督管理局联合对曲阜市辖区内的某医药连锁有限公司康健店进行检查并抽样检验，发现该店销售的标称为"特效筋骨痛""痛除根"等药品中含有双氯芬酸钠等成分，认定为假药。曲阜市市场监督管理局将该案件移送曲阜市公安局立案侦查。2022年6月，山东省曲阜市人民法院判决该店负责人犯销售假药罪，判处拘役并处罚金。2022年10月，济宁市市场监督管理局依据《药品管理法》第一百一十六条、第一百一十八条等规定，对该店处以吊销《药品经营许可证》的行政处罚，对该店负责人处以终身禁止从事药品生产经营活动的行政处罚。

【典型意义】药品作为治病救人的特殊商品，质量安全直接关系到公众身体健康和生命安全，必须严防严管严控药品安全风险，坚决防范、杜绝假劣药对人民群众生命健康造成损害。本案当事人销售假药，社会危害极大。司法机关依法对有关责任人员判处拘役并处罚金，药品监管部门依法对当事人作出吊销许可证、对相关责任人作出禁业的行政处罚，体现了坚决落实药品安全"四个最严"要求的决心。本案系药品监管部门与公安司法部门行刑联动的典型案例，体现了行政部门与公安司法部门信息互通、密切协作的良好工作机制，体现了行刑衔接的高效执法合力，对各级药品监管部门、公安司法部门信息共享、联合打击违法违规行为，具有借鉴意义。（材料来自2023年1月16日国家药监局发布"第四批药品安全专项整治典型案例"）

（四）违反药品生产经营相关规定的行政责任

法律条款	行为主体	违法行为	行政责任
第128条	药品上市许可持有人、药品生产企业	药品包装未按照规定印有、贴有标签或者附有说明书，标签、说明书未按照规定注明相关信息或者印有规定标志的	1. 责令改正 2. 给予警告 3. 情节严重的，吊销药品注册证书
第129条	药品上市许可持有人、药品生产企业、药品经营企业或者医疗机构	未从药品上市许可持有人或者具有药品生产、经营资格的企业购进药品	1. 责令改正 2. 没收违法购进的药品和违法所得 3. 并处违法购进药品货值金额二倍以上十倍以下的罚款 4. 情节严重的： （1）并处货值金额十倍以上三十倍以下的罚款 （2）吊销药品批准证明文件、《药品生产许可证》《药品经营许可证》或者《医疗机构执业许可证》 （3）货值金额不足五万元的，按五万元计算

法律条款	行为主体	违法行为	行政责任
第130条	药品经营企业	购销药品未按照规定进行记录,零售药品未正确说明用法、用量等事项,或者未按照规定调配处方	1. 责令改正 2. 给予警告 3. 情节严重的,吊销《药品经营许可证》
第131条	药品网络交易第三方平台提供者	未履行资质审核、报告、停止提供网络交易平台服务等义务	1. 责令改正 2. 没收违法所得 3. 并处二十万元以上二百万元以下的罚款 4. 情节严重的,责令停业整顿,并处二百万元以上五百万元以下的罚款
第132条	单位或个人	进口已获得药品注册证书的药品,未按照规定向允许药品进口的口岸所在地药品监督管理部门备案	1. 责令限期改正 2. 给予警告 3. 逾期不改正的,吊销药品注册证书
第133条	医疗机构	将其配制的制剂在市场上销售的	1. 责令改正 2. 没收违法销售的制剂和违法所得 3. 并处违法销售制剂货值金额二倍以上五倍以下的罚款 4. 情节严重的,并处货值金额五倍以上十五倍以下的罚款;货值金额不足五万元的,按五万元计算
第141条	药品上市许可持有人、药品生产企业、药品经营企业或者医疗机构	在药品购销中给予、收受回扣或者其他不正当利益	1. 由市场监督管理部门没收违法所得 2. 并处三十万元以上三百万元以下的罚款 3. 情节严重的: (1)吊销药品上市许可持有人、药品生产企业、药品经营企业营业执照 (2)并由药品监督管理部门吊销药品批准证明文件、《药品生产许可证》《药品经营许可证》
	药品上市许可持有人、药品生产企业、药品经营企业或者代理人	给予使用其药品的医疗机构的负责人、药品采购人员、医师、药师等有关人员财物或者其他不正当利益	
	药品上市许可持有人、药品生产企业、药品经营企业	在药品研制、生产、经营中向国家工作人员行贿	对法定代表人、主要负责人、直接负责的主管人员和其他责任人员终身禁止从事药品生产经营活动
第142条	药品上市许可持有人、药品生产企业、药品经营企业的负责人、采购人员等有关人员	在药品购销中收受其他药品上市许可持有人、药品生产企业、药品经营企业或者代理人给予的财物或者其他不正当利益	1. 没收违法所得 2. 依法给予处罚 3. 情节严重的,五年内禁止从事药品生产经营活动
	医疗机构的负责人、药品采购人员、医师、药师等有关人员	收受药品上市许可持有人、药品生产企业、药品经营企业或者代理人给予的财物或者其他不正当利益	1. 由卫生健康主管部门或者本单位给予处分 2. 没收违法所得 3. 情节严重的,还应当吊销其执业证书

 教学案例

拼多多商城网店无证销售药品案

2022年10月,河北省衡水市市场监督管理局根据国家药品网络销售监测平台监测线索,对刘某民在拼多多商城经营的"万相美肤会所"和"优美养生会所"进行检查,发现刘某民未取得《药品经营许可证》,销售未从药品上市许可持有人或者具有药品生产、经营资格的企业购进的药品盐酸氨溴索注射液等,涉案货值金额2.49万元。刘某民上述行为违反了《药品管理法》第五十一条、第五十五条规定。2023年1月,河北省衡水市市场监督管理局依据《药品管理法》第一百一十五条、第一百二十九条的规定、《行政处罚法》第二十九条和第三十二条、《河北省药品行政处罚裁量适用情形》

第二条和《河北省市场监督管理行政处罚裁量权适用规则》规定，对刘某民处以没收违法所得、罚款15.1万元的行政处罚。（材料来自2023年4月11日国家药监局发布"药品网络销售典型案例"）

（五）违反药品上市后相关规定的行政责任

法律条款	行为主体	违法行为	行政责任
第134条	药品上市许可持有人	未按照规定开展药品不良反应监测或者报告疑似药品不良反应	1. 责令限期改正 2. 给予警告 3. 逾期不改正的,责令停产停业整顿,并处十万元以上一百万元以下的罚款
	药品经营企业	未按照规定报告疑似药品不良反应	1. 责令限期改正 2. 给予警告 3. 逾期不改正的,责令停产停业整顿,并处五万元以上五十万元以下的罚款
	医疗机构	未按照规定报告疑似药品不良反应	1. 责令限期改正 2. 给予警告 3. 逾期不改正的,处五万元以上五十万元以下的罚款
第135条	药品上市许可持有人	药品上市许可持有人在省、自治区、直辖市人民政府药品监督管理部门责令其召回后,拒不召回的	1. 处应召回药品货值金额五倍以上十倍以下的罚款;货值金额不足十万元的,按十万元计算 2. 情节严重的: (1)吊销药品批准证明文件、《药品生产许可证》《药品经营许可证》 (2)对法定代表人、主要负责人、直接负责的主管人员和其他责任人员,处二万元以上二十万元以下的罚款
	药品生产企业、药品经营企业、医疗机构	拒不配合召回的	处十万元以上五十万元以下的罚款
第143条	单位或个人	违反本法规定,编造、散布虚假药品安全信息,构成违反治安管理行为的	由公安机关依法给予治安管理处罚

（六）监督管理者违法行为的行政责任

法律条款	行为主体	违法行为	行政责任
第138条	药品检验机构	出具虚假检验报告	1. 责令改正 2. 给予警告 3. 对单位并处二十万元以上一百万元以下的罚款 4. 对直接负责的主管人员和其他直接责任人员依法给予降级、撤职、开除处分,没收违法所得,并处五万元以下的罚款 5. 情节严重的,撤销其检验资格
第145条	药品监督管理部门或者其设置、指定的药品专业技术机构	参与药品生产经营活动	1. 上级主管机关责令改正 2. 没收违法收入 3. 情节严重的,对直接负责的主管人员和其他直接责任人员依法给予处分
	药品监督管理部门或者其设置、指定的药品专业技术机构的工作人员	参与药品生产经营活动	处分

法律条款	行为主体	违法行为	行政责任
第146条	药品监督管理部门或者其设置、指定的药品检验机构	在药品监督检验中违法收取检验费用	1. 由政府有关部门责令退还 2. 对直接负责的主管人员和其他直接责任人员依法给予处分 3. 情节严重的,撤销其检验资格
第147条	药品监督管理部门	(一)不符合条件而批准进行药物临床试验 (二)对不符合条件的药品颁发药品注册证书 (三)对不符合条件的单位颁发《药品生产许可证》《药品经营许可证》或者《医疗机构制剂许可证》	1. 撤销相关许可 2. 对直接负责的主管人员和其他直接责任人员依法给予处分
第148条	县级以上地方人民政府	(一)瞒报、谎报、缓报、漏报药品安全事件 (二)未及时消除区域性重大药品安全隐患,造成本行政区域内发生特别重大药品安全事件,或者连续发生重大药品安全事件 (三)履行职责不力,造成严重不良影响或者重大损失	1. 对直接负责的主管人员和其他直接责任人员给予记过或者记大过处分 2. 情节严重的,给予降级、撤职或者开除处分
第149条	药品监督管理等部门	(一)瞒报、谎报、缓报、漏报药品安全事件 (二)对发现的药品安全违法行为未及时查处 (三)未及时发现药品安全系统性风险,或者未及时消除监督管理区域内药品安全隐患,造成严重影响 (四)其他不履行药品监督管理职责,造成严重不良影响或者重大损失	1. 对直接负责的主管人员和其他直接责任人员给予记过或记大过处分 2. 情节较重的,给予降级或者撤职处分 3. 情节严重的,给予开除处分
第150条	药品监督管理人员	滥用职权、徇私舞弊、玩忽职守	依法给予处分
		查处假药、劣药违法行为有失职、渎职行为	药品监督管理部门直接负责的主管人员和其他直接责任人员依法从重给予处分

（七）其他违法行为的行政责任

法律条款	行为主体	违法行为	行政责任
第124条	单位或个人	(一)未取得药品批准证明文件生产、进口药品 (二)使用采取欺骗手段取得的药品批准证明文件生产、进口药品 (三)使用未经审评审批的原料药生产药品 (四)应当检验而未经检验即销售药品 (五)生产、销售国务院药品监督管理部门禁止使用的药品 (六)编造生产、检验记录 (七)未经批准在药品生产过程中进行重大变更	1. 没收违法生产、进口、销售的药品和违法所得以及专门用于违法生产的原料、辅料、包装材料和生产设备 2. 责令停产停业整顿 3. 并处违法生产、进口、销售的药品货值金额十五倍以上三十倍以下的罚款;货值金额不足十万元的,按十万元计算 4. 情节严重的: (1)吊销药品批准证明文件直至吊销《药品生产许可证》《药品经营许可证》或者《医疗机构制剂许可证》 (2)对法定代表人、主要负责人、直接负责的主管人员和其他责任人员,没收违法行为发生期间自本单位所获收入,并处所获收入百分之三十以上三倍以下的罚款,十年直至终身禁止从事药品生产经营活动,并可以由公安机关处五日以上十五日以下的拘留

法律条款	行为主体	违法行为	行政责任
第124条	单位或个人	销售以上(一)至(三)规定的药品	1. 依照以上规定处罚 2. 情节严重的,药品使用单位的法定代表人、主要负责人、直接负责的主管人员和其他责任人员有医疗卫生人员执业证书的,还应当吊销执业证书
	药品使用单位	使用以上(一)至(五)规定的药品	
	单位或个人	未经批准进口少量境外已合法上市的药品,情节较轻的	依法减轻或者免予处罚
第125条	单位或个人	(一)未经批准开展药物临床试验 (二)使用未经审评的直接接触药品的包装材料或者容器生产药品,或者销售该类药品 (三)使用未经核准的标签、说明书	1. 没收违法生产、销售的药品和违法所得以及包装材料、容器 2. 责令停产停业整顿 3. 并处五十万元以上五百万元以下的罚款 4. 情节严重的: (1)吊销药品批准证明文件、《药品生产许可证》《药品经营许可证》 (2)对法定代表人、主要负责人、直接负责的主管人员和其他责任人员处二万元以上二十万元以下的罚款,十年直至终身禁止从事药品生产经营活动
第126条	药品上市许可持有人、药品生产企业、药品经营企业、药物非临床安全性评价研究机构、药物临床试验机构	未遵守药品生产质量管理规范、药品经营质量管理规范、药物非临床研究质量管理规范、药物临床试验质量管理规范等	1. 责令限期改正,给予警告 2. 逾期不改正的,处十万元以上五十万元以下的罚款 3. 情节严重的: (1)处五十万元以上二百万元以下的罚款 (2)责令停产停业整顿直至吊销药品批准证明文件、《药品生产许可证》《药品经营许可证》等 (3)药物非临床安全性评价研究机构、药物临床试验机构等五年内不得开展药物非临床安全性评价研究、药物临床试验 (4)对法定代表人、主要负责人、直接负责的主管人员和其他责任人员,没收违法行为发生期间自本单位所获收入,并处所获收入百分之十以上百分之五十以下的罚款,十年直至终身禁止从事药品生产经营等活动
第127条	单位或个人	(一)开展生物等效性试验未备案 (二)药物临床试验期间,发现存在安全性问题或者其他风险,临床试验申办者未及时调整临床试验方案、暂停或者终止临床试验,或者未向国务院药品监督管理部门报告 (三)未按照规定建立并实施药品追溯制度 (四)未按照规定提交年度报告 (五)未按照规定对药品生产过程中的变更进行备案或者报告 (六)未制定药品上市后风险管理计划 (七)未按照规定开展药品上市后研究或者上市后评价	1. 责令限期改正 2. 给予警告 3. 逾期不改正的,处十万元以上五十万元以下的罚款
第140条	药品上市许可持有人、药品生产企业、药品经营企业或者医疗机构	违反本法规定聘用人员	1. 由药品监督管理部门或者卫生健康主管部门责令解聘 2. 处五万元以上二十万元以下的罚款

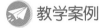

铁岭经济开发区程浩氧气厂从事药品生产活动未遵守药品生产质量管理规范案

【案情简介】2022年3月，辽宁省药品监督管理局在日常监督检查中发现，铁岭经济开发区程浩氧气厂存在严重违反《药品生产质量管理规范》的行为。经查，该公司质量管理体系不健全，存在未按照规程生产、检查、检验、复核等行为，且企业负责人、生产管理负责人、质量受权人未能履行相应管理职责。该公司上述行为违反了《药品管理法》第四十三条第一款、《药品生产监督管理办法》第六十九条第六项规定。2022年8月，辽宁省药品监督管理局依据《药品管理法》第一百二十六条以及《辽宁省药监局行政处罚裁量权适用规定》第四条、第六条和第九条规定，对该公司处以责令停产停业整顿，罚款10万元的行政处罚，并对该公司法定代表人、生产管理负责人和质量受权人分别处以没收违法行为发生期间自本单位所获收入、罚款的行政处罚。

【典型意义】氧气是人体进行新陈代谢的关键物质，医用氧在临床上主要用于缺氧的患者吸氧，尤其是在急救状态下，高纯氧可以用来挽救患者生命。我国对医用氧的生产管理、质量控制、贮存、放行有严格要求。本案中，企业关键人员未能履行相应管理职责，企业未遵守《药品生产质量管理规范》组织生产，产品质量难以保证，对公众用药安全有效带来潜在隐患。药品监管部门认真落实"双罚制"要求，在对企业依法查处的同时，对企业相关责任人员依法作出相应行政处罚，对督促企业落实主体责任和压实相关从业人员岗位责任具有重要意义。（材料来自2023年1月16日国家药监局发布"第四批药品安全专项整治典型案例"）

（八）关于从重处罚情形

《药品管理法》第137条规定：有下列行为之一的，在本法规定的处罚幅度内从重处罚：

① 以麻醉药品、精神药品、医疗用毒性药品、放射性药品、药品类易制毒化学品冒充其他药品，或者以其他药品冒充上述药品；

② 生产、销售以孕产妇、儿童为主要使用对象的假药、劣药；

③ 生产、销售的生物制品属于假药、劣药；

④ 生产、销售假药、劣药，造成人身伤害后果；

⑤ 生产、销售假药、劣药，经处理后再犯；

⑥ 拒绝、逃避监督检查，伪造、销毁、隐匿有关证据材料，或者擅自动用查封、扣押物品。

假药小败毒膏生产案

2020年7月，药品监督管理部门监测发现，天津市某药业有限公司生产的口服药小败毒膏出现聚集性不良反应信号。天津市药品监督管理局立即对涉案批次药品采取风险控制措施，并深入开展调查。经查，该公司在生产小败毒膏过程中，误将生产外用药的原料颠茄流浸膏用于该涉案批次小败毒膏生产，导致所含成分与国家药品标准规定不符。涉案批次药品共10980盒，货值金额91591.5元。调查中研判认为，现有证据不足以证明该公司具有生产假药的主观故意，由药品监督管理部门依法处理。2021年7月，天津市药品监督管理局根据《药品管理法》第九十八条第二款第一项规定，认定涉案批次药品为假药；依据《药品管理法》第一百一十六条、第一百一十八条、第一百三十七条第四项等规定，处以该公司没收涉案药品、没收违法所得5625.5元、责令停产停业整顿、罚款300万元的行政处罚，处以该公司法定代表人没收违法行为发生期间自本单位所获收入1万元、罚款3万元、终身禁止从事药品生产经营活动的行政处罚。2022年2月，国家药品监督管理局依据《药品管理法》第一百一十六条规定，吊销该产品的药品批准证明文件。（材料来自2022年4月20日国家药监局发布"5起药品安全专项整治典型案例"）

"四个最严"出台的目的

食品药品安全关系每个人身体健康和生命安全。要用最严谨的标准、最严格的监管、最严厉的处罚、最严肃的问责，确保人民群众"舌尖上的安全"。要加快相关安全标准制定，加快建立科学完善的食品药品安全治理体系，努力实现食品药品质量安全稳定可控、保障水平明显提升。要坚持产管并重，加快建立健全覆盖生产加工到流通消费的全程监管制度，加快检验检测技术装备和信息化建设，严把从农田到餐桌、从实验室到医院的每一道防线，着力防范系统性、区域性风险。要着力解决违规使用高剧毒农药、滥用抗生素和激素类药物、非法使用"瘦肉精"和孔雀石绿等添加物，重点打击农村、城乡接合部、学校周边销售违禁超限、假冒伪劣食品药品，一项一项整治，务求取得实际效果。

（摘自习近平 2015 年 5 月 29 日在十八届中央政治局第二十三次集体学习时的讲话）

第四节　国外药品管理立法简介

一、美国药品管理立法

（一）美国药品管理法规体系

美国的药品管理法规体系按照法律（law）、法规（regulations）、指导文件（guidance）的层级自上而下共同构成。第一级法律，是由国会通过的重要法律文件，通过的法律将会收录于《美国法典》（*United States Code*，U.S.C）。如《联邦食品、药品和化妆品法案》（*Federal Food，Drug，and Cosmetic Act*，FDCA）收录于《美国法典》第 21 篇的第 9 章（第 321～399 节）。第二级法规，其法律层级类似于我国的行政法规。当法律制定生效后，政府行政部门如美国食品药品管理局（Food and Drug Administration，FDA）便会通过制定法规，进一步细化法律的实施。通过的法规会被收录进《联邦法规汇编》（*Code of Federal Regulations*，CFR），如 GMP、GLP、GCP 等，同样具有法律强制作用。第三级指导文件，主要是为美国 FDA 工作人员、申请人和公众准备的文件，描述了该机构对监管问题或政策的解释。指导文件不具有法律约束力。

（二）美国药品管理立法概况

1906 年的《纯净食品和药品法案》（*Pure Food and Drug Act*）是美国历史上的一项重要法律，这项法律的主要目标是改善食品和药品的质量、安全性和透明度。该法律要求药品生产商在药品标签上提供准确的信息，包括成分、用途、剂量和副作用等。禁止进口或跨州销售"掺假与虚假标注"的食品和药品。

1938 年的《联邦食品、药品和化妆品法案》（FDCA）是在磺胺酏剂事件后通过的，它取代了《纯净食品和药品法案》。该法律明确了药物的定义；要求新药需经注册批准方能上市；上市前企业需证明药物的安全性；禁止对药物疗效进行虚假宣传；授权美国 FDA 监管食品、药品、医疗器械和化妆品，对企业进行检查等。

1944 年，《公共卫生服务法案》（*Public Health Service Act*）出台，规定了生物制品在提交新药上市申请的同时需要提交生物制品许可申请（biologics license application，BLA），同时生物制品适用于药品法律。

《联邦食品、药品和化妆品法案》的部分修正案如下：

1962 年，《科夫沃-哈里斯修正案》（*Kefauver-Harris Amendments*），引入了临床试验要求、药品广告真实性、药品标签和说明书等方面的规定，并建立了药物不良事件报告制度，增强了药品监管的严格性和科学性。

1983 年，《孤儿药法案》（*Orphan Drug Act*），旨在鼓励和支持开发治疗罕见疾病的药物，法案为开发孤儿药物的公司提供了一系列的激励措施，包括长期的市场独占权（市场专利），设立孤儿药品委员会，为制药公司提供免费的指导和协助，提供税收优惠和资金支持，以减轻制药公司的研发成本。

1984 年，《药品价格竞争和专利期补偿法案》（*Drug Price Competition and Patent Term Restoration Act*，简称"Hatch-Waxman 修正案"），法案主要针对药品的专利保护和市场准入问题，以平衡药品创新和竞争，促进药品的快速开发和低成本的普及，包括：引入了专利期限恢复机制，以弥补由于药品开发和审批过程所导致的专利期限减少；为药品制造商提供了快速批准机制，使其能够在原创药品专利期限结束后更快地进入市场；规定了药品制造商对原创药品专利的侵权诉讼程序，在药品生产商准备进入市场时，可以提前挑战原创药品的专利，这有助于解决可能的专利侵权争议。

1987 年，《处方药营销法案》（*Prescription Drug Marketing Act*），旨在规范处方药的销售和分销，确保处方药的安全性和合规性，防止流通渠道中的不法行为，包括规定了处方药的进口要求、处方药的再分销要求，生产企业和分销商的义务等。

1992 年，《处方药修正案》（*Prescription Drug Amendments*）。

1992 年，《处方药使用者付费法案》（*Prescription Drug User Fee Act*，PDUFA），该法案允许美国 FDA 向制药公司收取费用，以换取对新药申请的加速审查。根据 PDUFA，制药公司在提交新药申请（new drug application，NDA）或补充申请时向美国 FDA 支付费用，这些费用旨在为美国 FDA 提供额外资源，以支持审查过程。为此美国 FDA 引入加速批准（accelerated approval）、优先审批（priority review）两种特别审批程序。PDUFA 要求美国 FDA 定期提供关于审查过程、绩效和用户费用使用情况的更新和报告。

1997 年，《食品和药品管理现代化法案》（*Food and Drug Administration Modernization Act*，FDAMA），旨在对美国 FDA 的监管流程进行现代化改进，提高美国 FDA 监管的效率、透明度和有效性，同时促进公共健康和安全。FDAMA 建立了用于旨在治疗严重或危及生命状况的新药物和生物制品的快速审评通道（fast track）。

2002 年，《最佳儿童药品法案》（*Best Pharmaceuticals for Children Act*）。

2007 年，《食品和药品管理修正法案》（*Food and Drug Administration Amendments Act*，FDAAA）。

2009 年，《生物制品价格竞争和创新法案》（*Biologics Price Competition and Innovation Act*，BPCIA）。

2012 年，《食品和药品管理安全和创新法案》（*Food and Drug Administration Safety and Innovation Act*，FDASIA），建立了突破性疗法（breakthrough therapy）审评通道，旨在加快用于治疗严重疾病的药物的开发和审查的过程。

2013 年，《药品质量和安全法案》（*Drug Quality and Security Act*）。

2016 年，《21 世纪治愈法案》（*21st Century Cures Act*），旨在帮助加快医药产品开发，该法律建立在美国食品药品管理局正在进行的工作的基础上，在美国 FDA 关于药物、生物产品和设备开发的决策过程中，纳入患者的观点，增强实现临床试验设计现代化的能力，包括使用真实世界证据和临床结果评估，加快新型医药产品的开发和审查。

2017 年，《FDA 再授权法案》（*FDA Reauthorization Act*，FDARA）。

（三）《联邦食品、药品和化妆品法案》

FDCA 于 1938 年 6 月 25 日由富兰克林·罗斯福总统签署成为法律，核心目标是确保食品、药品、化妆品和医疗器械的安全性、有效性和质量，以保护公众免受有害产品的影响。法律规定了药品的注册、审批、生产质量控制、标签和包装要求等。此外，FDCA 法案授权美国食品药品管理局（FDA）对药品进行监管和执法，以确保药品生产、销售和使用的合规性，以及满足公众的医疗需求。具体如下：

章节	具体内容
第一章	简称（第 301 条）
第二章	定义（第 321 条至 321d 条）
第三章	禁止的行为和处罚（第 331 条至 337a 条）
第四章	食品（第 341 条至第 350m 条）
第五章	药品和器械（第 351 条至 360fff-8 条）
	A 部分——药品和器械（第 351 至 360n-2 条）
	B 部分——罕见疾病或病症的治疗药物（第 360aa 至 360ff-1 条）
	C 部分——电子产品辐射控制（第 360hh 至 360ss 条）
	D 部分——治疗信息的传播（第 360aaa 至 360aaa-6 条）
	E 部分——与药品和器械有关的一般规定（第 360bbb 至 360bbb-8d 条）
	F 部分——次要用途和次要物种的新动物药品（第 360ccc 至 360ccc-2 条）
	G 部分——医用气体（第 360ddd 至 360ddd-2 条）
	H 部分——药品分销供应链（第 360eee 至 360eee-4 条）
	I 部分——非处方防晒霜和其他活性成分（第 360fff 至 360fff-8 条）
第六章	化妆品（第 361 至 364j 条）
第七章	一般权力（第 371 至 379dd-2 条）
第八章	进出口（第 381 至 384g 条）
第九章	烟草制品（第 387 至 387v 条）
第十章	杂项（第 391 至 399i 条）

二、欧盟主要的药品法规和指令

（一）欧盟药品管理法规体系

欧盟采取的每一项行动都建立在条约的基础上。欧盟成员国之间这些具有约束力的协议规定了欧盟的目标、欧盟机构的规则、决策方式以及欧盟与其成员国之间的关系。欧盟法律主要有两种类型——主要和次要。条约（EU treaties）是欧盟法律的起点，在欧盟被称为主要法律。条约规定了欧盟的目标、欧盟机构的规则和决策方式以及欧盟与其成员国之间的关系。欧盟条约不时被修订，以改革欧盟机构并赋予其新的责任范围，或者进行修订以允许新的欧盟国家加入欧盟。条约由所有欧盟国家谈判和商定，然后由其议会批准，有时在公民投票之后。

源自条约原则和目标的法律体系被称为次级法，包括条例（Regulations）、指令（Directives）、决定（Decisions）、建议（Recommendations）和意见（Opinions）。

1. 条例

一旦生效就自动统一适用于所有欧盟国家的法律行为，无需转换为国家法律。它们对所有欧盟国家都具有约束力。

2. 指令

指令设定立法目标和标准，对所指定的成员国具拘束力。一般来讲，大多数情况下会指定全部成员国。对此，有关成员国须根据自身实际情况，自行在限期前将指令内容转换成国内法，条文只可以优于不可以劣于指令标准，否则欧盟委员会可能会考虑到欧盟法院状告有关成员国未能履行条约义务（failure of a member state to fulfil obligations）。

3. 决定

决定自生效之日起自动在整个欧盟具有约束力，具体指定适用对象则仅对其具拘束力，适用对象可以是部分或全部成员国也可以是其他法律主体。

4. 建议

建议是欧盟机构的观点，并提出一项行动方针，对所针对的人不施加任何法律义务。建议没有法律约束力。

5. 意见

意见是一种欧盟机构发表声明的工具，意见没有法律约束力。

（二）欧盟药品管理立法概况

1. 条例

2004 年 3 月 31 日，第 726/2004 号条例（EC）[Regulation（EC）No 726/2004] 规定了共同体对人类和兽用药品的授权和监督程序，并成立了欧洲药品管理局（European Medicines Agency，EMA）。

1999 年 12 月 16 日，第 141/2000 号条例（EC）[Regulation（EC）No 141/2000]，关于孤儿药品。

2006 年 12 月 12 日，第 1901/2006 号条例（EC）[Regulation（EC）No 1901/2006]，关于儿童用药品。

2007 年 11 月 13 日，第 1394/2007 号条例（EC）[Regulation（EC）No 1394/2007]，关于新兴医疗产品。

2009 年 5 月 6 日，第 469/2009 号条例（EC）[Regulation（EC）No 469/2009]，关于药品补充保护证书。

2014 年 4 月 16 日，第 536/2014 号条例（EU）[Regulation（EU）No 536/2014]，关于人用药品临床试验。

1995 年 2 月 10 日，第 297/95 号理事会条例（EC）[Council Regulation（EC）No 297/95]，关于向欧洲药品评估机构支付费用。

2014 年 5 月 15 日，第 658/2014 号条例（EU）[Regulation（EU）No 658/2014]，关于就人用药品进行药物警戒活动应向欧洲药品管理局支付的费用。

2. 指令

2001 年 11 月 6 日，第 2001/83/EC 号指令（Directive 2001/83/EC），关于人用药品相关共同体法规的指令。

2001 年 4 月 4 日，第 2001/20/EC 号指令（Directive 2001/20/EC），内容涉及成员国在进行人用药品临床试验时实施良好临床实践的法律法规和规定。

1988 年 12 月 21 日，第 89/105/EEC 号指令（Directive 89/105/EEC），关于管制人用药品定价的透明度及其纳入国家健康保险制度的范围。

2009 年 4 月 23 日，第 2009/35/EC 号指令（重定）[Directive 2009/35/EC（Recast）]，关于可添加到药品中的着色剂。

2009 年 5 月 6 日，第 2009/41/EC 号指令（重定）[Directive 2009/41/EC（Recast）]，关于转基因微生物的控制使用。

（三）第 2001/83/EC 号指令

Directive 2001/83/EC 是欧盟颁布的一项关于药品的综合性法规。该指令包含了药品监管的全面框架，涵盖了药品的定义、市场准入、销售许可、特定药品类型（如顺势疗法药品、传统草药产品）的规定、市场准入程序（相互承认和分散程序）、药品制造和进口、标签和包装要求、药物分类、医药产品分销与代理、广告、药物警戒、监督与制裁等多个方面，为药品的研发、生产、销售和监管提供了详细的法律框架和规范。具体如下：

篇章		具体内容
第一篇		定义(DEFINITIONS)(第 1 条)
第二篇		范围(SCOPE)(第 2 条至第 5 条)
第三篇		投放市场(PLACING ON THE MARKET)
	第一章	销售许可(Marketing authorization)(第 6 条至第 12 条)
	第二章	适用于顺势疗法药品的具体规定(Specific provisions applicable to homeopathic medicinal products) (第 13 条至第 16 条)
	第二章 A	适用于传统草药产品的具体规定(Specific provisions applicable to traditional herbal medicinal products)(第 16a 条至第 16i 条)
	第三章	与上市许可相关的程序(Procedures relevant to the marketing authorization)(第 17 条至第 27 条)
	第四章	相互承认和分散程序(Mutual recognition and decentralised procedure)(第 28 条至第 39 条)
第四篇		制造和进口(MANUFACTURE AND IMPORTATION)(第 40 条至第 53 条)
第五篇		标签和包装说明书(LABELLING AND PACKAGE LEAFLET)(第 54 条至第 69 条)
第六篇		药品分类(CLASSIFICATION OF MEDICINAL PRODUCTS)(第 70 条至第 75 条)
第七篇		药品的批发分销和代理(WHOLESALE DISTRIBUTION AND BROKERING OF MEDICINAL PRODUCTS)(第 76 条至第 85b 条)
第七篇 A		向公众远程销售(SALE AT A DISTANCE TO THE PUBLIC)(第 85c 条至第 85d 条)
第八篇		广告(ADVERTISING)(第 86 条至第 88 条)
第八篇 A		信息与广告(INFORMATION AND ADVERTISING)(第 88a 条至第 100 条)
第九篇		药物警戒(PHARMACOVIGILANCE)
	第一章	一般规定(General provisions)(第 101 条至第 105 条)
	第二章	透明度和沟通(Transparency and communications)(第 106 条至第 106a 条)
	第三章	药物警戒数据的记录、报告和评估(Recording,reporting and assessment of pharmacovigilance data)
		第一节　记录和报告疑似不良反应(Recording and reporting of suspected adverse reactions)(第 107 条至第 107a 条)
		第二节　定期安全性更新报告(Periodic safety update reports)(第 107b 条至第 107g 条)
		第三节　信号检测(Signal detection)(第 107h 条)
		第四节　紧急联盟程序(Urgent Union procedure)(第 107i 条至第 107k 条)
		第五节　公布评估(Publication of assessments)(第 107l 条)
	第四章	授权后安全研究的监督(Supervision of post-authorisation safety studies)(第 107m 条至第 107q 条)
	第五章	实施、授权和指导(Implementation,Delegation and Guidance)(第 108 条至第 108b 条)
第十篇		人体血液和血浆药品的特别规定(SPECIAL PROVISIONS ON MEDICINAL PRODUCTS DERIVED FROM HUMAN BLOOD AND PLASMA)(第 109 条至第 110 条)
第十一篇		监督和制裁(SUPERVISION AND SANCTIONS)(第 111 条至第 119 条)
第十二篇		常务委员会(STANDING COMMITTEE)(第 120 条至第 121a 条)
第十三篇		一般规定(GENERAL PROVISIONS)(第 122 条至第 127d 条)
第十四篇		最后条款(FINAL PROVISIONS)(第 128 条至第 130 条)
附件 1		与药品检测相关的分析、药理学和临床标准与方案
附件 2	A 部分	废止的指令及其后续的修正案(参见第 128 条)
	B 部分	转化为国家法律的时限(参见第 128 条)
附件 3		关联表格

三、日本药事法

（一）日本药品管理法规体系

日本的药品管理法规体系主要分为三类：第一类是由日本国会批准颁布的法律；第二类是由日本政府内阁批准通过的政令或法令；第三类是由厚生劳动省大臣批准通过的告示或省令。

法律是由日本国会通过的正式法令，对各种事务和领域进行规范。法律在日本法律层级中的地位次于宪法，法律必须遵循宪法的框架。

政令是由日本政府内阁颁布的行政法规，用于执行法律的规定。政令在法律层级中的地位次于法律，但它们可以细化和具体化法律的规定。

（二）日本药品管理立法概况

1. 法律

1960 年 8 月 10 日，《关于确保药品、医疗器械等的质量、有效性和安全性的法律》（第 145 号法律）。

1960 年 8 月 10 日，《药剂师法》（第 146 号法律）。

1979 年 10 月 1 日，《药物不良反应救济基金法》（第 55 号法律）。

其他相关法律：《毒物及剧物取缔法》《麻药及精神药取缔法》《关于化学物质的审查及制造等限制的法律》等。

2. 法令

1961 年 1 月 26 日，《关于确保药品、医疗器械等的质量、有效性和安全性的法律施行令》（第 11 号法令）。

2005 年 3 月 30 日，《关于确保药品、医疗器械质量、有效性和安全性保障的法律相关收费的法令》（第 91 号法令）。

3. 省令

1961 年 2 月 1 日，《关于确保药品、医疗器械质量、有效性和安全性的法律的实施条例》（厚生省令第 1 号）。

1961 年 2 月 1 日，《药房等的结构设施规定》（厚生省令第 2 号）。

1961 年 2 月 1 日，《放射性药物的制造和处理规定》（厚生省令第 4 号）。

1964 年 2 月 3 日，《关于建立药房、商店销售业务和配售业务制度的省令》（厚生省令第 3 号）。

1966 年 8 月 31 日，《规定可用于医药品等的焦油染料的省令》（厚生省令第 30 号）。

1997 年 3 月 26 日，《关于药品安全性非临床试验实施标准的省令》（厚生省令第 21 号）。

1997 年 3 月 27 日，《药品临床试验标准省令》（厚生省令第 28 号）。

2004 年 9 月 22 日《药品、准药品、化妆品、医疗器械、再生医疗产品上市后安全管理标准省令》（厚生劳动省令第 135 号）。

2004 年 9 月 22 日，《药品、准药品、化妆品、再生医疗产品质量控制标准的省令》（厚生劳动省令第 136 号）。

2004 年 12 月 20 日，《药品上市后调查和测试标准的省令》（厚生劳动省令第 171 号）。

2004 年 12 月 24 日，《药品和准药品生产管理和质量控制标准的省令》（厚生劳动省令第 179 号）。

（三）《关于确保药品、医疗器械等的质量、有效性和安全性的法律》

《关于确保药品、医疗器械等的质量、有效性和安全性的法律》（简称《药机法》）是由日本国会批准颁布的日本药政法规管理中最重要的一部药品管理法律，负责管理药品、准药品、化妆品、医疗器械，以保证它们的质量、疗效、安全性，包括总则、地方药事管理委员会、药房、制造销售及生产许可、药品及医疗器械零售商管理、药品标准与检定、药品管理、药品广告、监督、杂则及处罚条款等 18 章，共 91

条。具体如下：

章节	具体内容
第一章	一般规定(第 1 条至第 2 条)
第二章	地方药事管理委员会(第 3 条)
第三章	药房(第 4 条至第 11 条)
第四章	药品、准药品、化妆品的销售及制造业务(第 12 条至第 23 条)
第五章	医疗器械、体外诊断产品的销售、生产等
	第一节　医疗器械、体外诊断设备的销售、制造业务(第 23-2 至第 23-2-22 条)
	第二节　注册认证机构(第 23-2-23 条至第 23-19 条)
第六章	再生医学产品营销业务及制造业务(第 23-20 至 23-42 条)
第七章	药品、医疗器械、再生医学产品的销售等
	第一节　药品销售(第 24 条至第 38 条)
	第二节　医疗器械的销售、租赁、修理(第 39 条至第 40-4 条)
	第三节　再生医学产品的销售(第 40-5 至第 40-7 条)
第八章	药品等的标准和检验(第 41 至第 43 条)
第九章	药品等的处理
	第一节　毒物、毒药的处理(第 44 条至第 48 条)
	第二节　药品的处理(第 49 条至第 58 条)
	第三节　准药品的处理(第 59 条至第 60 条)
	第四节　化妆品的处理(第 61 条至第 62 条)
	第五节　医疗器械的处理(第 63 条至第 65 条)
	第六节　再生医学制品的处理(第 65-2 至第 65-5 条)
第十章	药品等广告(第 66 条至第 68 条)
第十一章	药品等的安全措施(第 68-2 条至第 68-15 条)
第十二章	生物制品的特殊规定(第 68-16 条至第 68-25 条)
第十三章	监督(第 69 条至第 76-3-3 条)
第十四章	药品等行政评审监督委员会(第 76-3-4 条至第 76-3-12 条)
第十五章	指定物质的处理(第 76-4 至第 77 条)
第十六章	罕见病药品、罕见病医疗器械、罕见病再生医学产品等的指定等(第 77-2 条至第 77-7 条)
第十七章	其他规定(第 78 条至第 83-5 条)
第十八章	处罚规定(第 83-6 条至第 91 条)
补充规定	

思考与讨论

1. 简述我国法律体系与药事管理法律体系的关系及特点。
2. 我国药事管理法律体系中的形式体系与内容体系有何不同？
3. 《药品管理法》(2019 年修订)与《药品管理法》(2001 年修订)的立法宗旨差别。
4. 如何理解《药品管理法》(2019 年修订)社会共治内容？
5. 讨论《药品管理法》(2019 年修订)有哪些全新理念。

6. 讨论《药品管理法》（2019 年修订）中对企业、政府、监管部门之间的责任划分。

7. 讨论《药品管理法》（2019 年修订）对你的职业生涯影响。

参考文献

［1］ 张鸣皋. 药学发展简史［M］. 北京：中国医药科技出版社，1993.

［2］ 杨世民. 药事管理学［M］. 6 版. 北京：中国医药科技出版社，2019.

［3］ 国家药品监督管理局. 与时代同行，谱写药品监管新篇章——回顾改革开放 40 年药品监管工作［EB/OL］（2018-12-12）. https：//www. nmpa. gov. cn/yaowen/ypjgyw/zhyw/20181212162201271. html.

［4］ 高红梅. 法律制度创新与药品监管改革：《药品管理法》立法回顾与前瞻［J］. 中国食品药品监管. 2019（1）：16-23.

［5］ 孟锐. 药事管理学［M］. 5 版. 北京：科学出版社，2023.

［6］ 国家药品监督管理局. 国家药监局解读药品管理法，亮点详情一一细说［EB/OL］（2019-09-18）. https：//www. nmpa. gov. cn/hudong/zxft/20190918161201286. html

［7］ 国家药品监督管理局. 中华人民共和国药品管理法［EB/OL］（2019-08-27）. https：//www. nmpa. gov. cn/xxgk/fgwj/flxzhfg/20190827083801685. html

［8］ 广东省药品监督管理局.《广东省粤港澳大湾区内地临床急需进口港澳药品医疗器械管理暂行规定》政策解读［EB/OL］（2021-08-27）. http：//mpa. gd. gov. cn/zwgk/zcfg/fgjd/yaopin/content/post _ 3498410. html

［9］ 国家药品监督管理局. 国家药监局公布第四批药品安全专项整治典型案例［EB/OL］（2023-01-16）. https：//www. nmpa. gov. cn/yaowen/ypjgyw/zhyw/20230116095911197. html.

［10］ 广东省药品监督管理局.《广东省药品监督管理局中药饮片不符合药品标准尚不影响安全性、有效性的认定指导原则》解读［EB/OL］（2021-06-25）. http：//mpa. gd. gov. cn/zwgk/zcfg/fgjd/yaopin/content/post _ 3329764. html.

［11］ 国家药品监督管理局. 药品网络销售典型案例［EB/OL］（2024-04-11）. https：//www. nmpa. gov. cn/yaowen/ypjgyw/ypyw/20230411155204163. html.

［12］ 国家药品监督管理局. 国家药监局公布 5 起药品安全专项整治典型案例［EB/OL］（2022-04-20）. https：//www. nmpa. gov. cn/yaowen/ypjgyw/zhyw/20220420174434189. html.

［13］ FDA. Selected Amendments to the FD&C Act. 参见美国 FDA 官网.

［14］ FDA. Breakthrough Therapy. 参见美国 FDA 官网.

［15］ FDA. 21st Century Cures Act. 参见美国 FDA 官网.

［16］ FDA. Federal Food，Drug，and Cosmetic Act（FD&C Act）. 参见美国 FDA 官网.

［17］ European Commission. Types of EU law. 参见欧盟官网.

［18］ European Commission. EudraLex - Volume 1. 参见欧盟官网.

［19］ Europa. EUR-Lex - 02001L0083-20220101 - EN. 参见欧盟官网.

［20］ 厚生劳动省. 法令等データベースサービス. 参见日本厚生劳动省官网.

［21］ 厚生劳动省. 医薬品、医療機器等の品質、有効性及び安全性の確保等に関する法律. 参见日本厚生劳动省官网.

第六章
药物研发与药品注册管理

第一节　药物研发与药品注册概述

一、药物研发历史

人类自诞生以来一直伴随着疾病与死亡的困扰。药物则是人类在长期的生产、生活和与疾病作斗争的过程中发现和逐步发展起来的。分子生物学普及之前，人们通常从动植物发现有生物活性的化合物，再通过提取或人工合成的方式获得这些化合物，并将这些化合物用于疾病治疗。二十世纪七八十年代，伴随分子生物学、高通量筛选和组合化学的发展，研究人员可以先选出一个生物机理相对明确的"靶标"，再从众多化合物中筛选出可以调节该靶标的化合物，进行成药性优化，最终在临床试验中加以验证。2000年，人类基因组工作草图绘制完成，越来越多变异与受损的基因被发现并作为药物研发的靶标，研究人员开始着手开展个体化医疗、精准医疗、基因治疗等。此外，人工智能、大数据等新技术的应用也为现代制药的发展提供了重要的支持。

📖 知识拓展

人类药物研发的历史

最早的药物来自天然植物、动物及矿物原料。原始人类为维持生存，不断地与伤痛、疾病作斗争，在捕捉动物、采集植物为食的过程中意外发现有些天然的动物、植物、矿物质有减轻伤痛或解除疾病的功效，便逐步有意识地应用它们来治疗病痛。如麻黄治喘、常山截疟、楝实祛虫、柳皮退热、水银和硫黄治皮肤病等。人们将这些民间医药实践的经验汇集成册，如公元一世纪前后我国的《神农本草经》、埃及的《埃伯斯纸草书》等，为后世的药物研究打下了坚实的基础。

18世纪后期，伴随工业革命，有机化学逐步发展，同时为药理学提供了物质基础。人们开始从植物药中提取纯度较高活性成分，如尼古丁、奎宁、阿托品、麻黄碱等。天然药物化学成为现代药学发展的基石。20世纪初期，化学药物治疗渐成主流，药物合成全面兴起。1932年，德国人多马克在染料中发现了对链球菌感染有特效的化合物百浪多息，成为第一个问世的磺胺类药物。之后，青霉素的发现和应用推动了链霉素、四环素类等抗生素的发现，同时也促进了半合成抗生素这个全新药学领域的出现。

此后，制药企业着力于鉴别和制备合成药物并研究其在治疗方面的作用。合成化学在此期间得到了快速发展，很多产品至今仍然得到广泛的应用。如：泰诺、百服宁、白加黑等药品中使用的对乙酰氨基酚（扑热息痛），它是 N-乙酰苯胺和非那西丁的活性代谢产物；德国化学家 Felix Hoffmann 使用苯酚合成水杨酸，进而制成阿司匹林，目前仍然是产量最大的药物之一；1847 年合成的治疗心绞痛的药物硝酸甘油，至今仍用于临床；Ehrlich 基于构效理论合成治疗梅毒的砷凡纳明，该药被认为是第一个通过系统方法合成的药物。

在合成药物大量上市的同时，生物化学也取得了巨大的进展，为分子水平的药物研究奠定了基础。早在 20 世纪 50 年代，世界上就已经产生动物细胞培养技术，可以利用动物细胞体外培养和扩增来生产生物产品。人们利用当时的动物细胞技术生产疫苗和少量的干扰素、尿激酶等。1953 年，英国《自然》杂志发表了关于核酸的分子结构——DNA 结构的文章。DNA 双螺旋结构的发现让人们认识到，正是 DNA 和基因运作轨迹的不同导致了生物进化过程和生命过程的不同。之后，分子生物学的研究进入了快车道。在接下来的十几年里，科学家先后发现了 DNA 聚合酶、DNA 连接酶、限制性内切酶。在此基础上，科学家利用重组 DNA 技术合成了重组人源胰岛素。除了基因重组技术，1975 年，Kohler 和 Milstein 发明杂交瘤技术，利用杂交瘤细胞可以大量生产单克隆抗体，由此揭开了抗体工程的序幕。20 世纪 80 年代，全球生物制药的发展开启了加速模式。1982 年，美国 FDA 批准了重组人胰岛素（Humulin）上市，该药被认为是人类历史上第一个基因重组生物制品。1986 年，生物制药行业百花齐放，先是人源化抗体技术创立，克服了鼠源抗体用于人体治疗的诸多缺陷。同年，第一个治疗性单克隆抗体药物上市，用于防止肾移植排斥；第一个抗肿瘤生物技术药物 α-干扰素上市，用于治疗白血病，真正实现了干扰素的大批量生产；第一个基因重组疫苗——乙肝疫苗上市，这是首个基于病毒蛋白质基因序列重组而产生的疫苗产品。进入 90 年代，第一个治疗肿瘤的单抗——利妥昔单抗于 1997 上市，单抗药物的发展迈入另一个新阶段。此后两年时间内，美国 FDA 相继批准了 7 个单抗和 1 个 TNF-α 受体抑制蛋白，全球生物制药行业迎来快速发展。2015 年之后，随着我国药品审评审批的改革、一系列新药政策的推出、海外资本的涌入以及医疗人才的大批回归，国内生物药研发也迎来了蓬勃发展。我国生物制药在 CAR-T、PD-1 抑制剂和双特异性抗体等研究热点领域研究水平几乎与欧美齐平。

思政材料 6-1

历经曲折艰难寻药——诺贝尔生理学或医学奖获得者屠呦呦

屠呦呦是新中国培养的第一代药学家。她说过，青蒿素是传统中医药送给世界人民的礼物，而诺贝尔奖，是中国科技工作者为祖国捧回的一件礼物。

1969 年 1 月，屠呦呦了解到一个全国性大协作项目——"523"任务，它涵盖了疟疾防控的所有领域。抗疟药的研发，就是和疟原虫夺命的速度赛跑。接到任务后，屠呦呦翻阅古籍，寻找方药，拜访老中医，对能获得的中药信息，逐字逐句抄录。在汇集了包括植物、动物、矿物等 2000 余种内服、外用方药的基础上，课题组编写了以 640 种中药为主的《疟疾单秘验方集》。这些信息的收集和解析为青蒿素的发现打下了基础。到 1971 年 9 月初，课题组已筛选了 100 余种中药的水提物和醇提物样品 200 余个，但效果并不理想。

课题组只好再努力，从《神农本草经》到《圣济总录》再到《温病条辨》……终于，葛洪的《肘后备急方》中关于青蒿抗疟的记载，给了课题组灵感——"青蒿一握，以水二升渍，绞取汁，尽服之。"屠呦呦决定用沸点只有 34.6℃ 的乙醚来提取青蒿，实验的过程繁复而冗长。1971 年 10 月 4 日，在 190 次失败后，191 号青蒿乙醚中性提取物样品抗疟实验的最后结果出炉——对疟原虫的抑制率达到 100％。屠呦呦报告该结果后，"523"办公室要求当年就必须到海南临床，看一看效果到底如何。

上临床就必须制备大量青蒿乙醚提取物。当时，药厂停了，课题组便"土法"上阵，用 7 个大水缸取代实验室常规提取容器。设备简陋，没有通风系统，也没有实验防护。屠呦呦整天泡在实验室，不幸患了中毒性肝炎。有了提取物，但在个别动物的病理切片中，又发现了药的疑似毒副作用。药理人员认为，只有确认安全性后才能用于临床。为了不错过当年的临床观察季，屠呦呦决定"以身试药"。1972 年 7 月，屠呦呦等 3 名科研人员在医院严密的监控下进行了一周的试药观察，未发现该提取物对人体有明显毒副作用。随后，屠呦呦携药，去往海南昌江疟区救人。结果显示，该药品对当地、低疟区、外来人口的间日疟和恶性疟均有一定效果。再之后，屠呦呦课题组的组员分离出了有抗疟作用的有效单体。再后来，青蒿素从实验室走向制药厂……

屠呦呦说，发现青蒿素，是一个在艰苦的环境下，中国科学家努力奋斗从中医药中寻找抗疟新药的故事。

二、药物研发类型与特点

（一）药物研发的类型

药物研究开发（research and development，R&D），简称药物研发，包括从药物的设计、筛选，到临床前药物制备、药理毒理、质量标准，再通过临床试验确证其安全性、有效性及用法用量，以及经过药品监督管理部门审查、审批并获得药品上市许可的全过程。

根据药物的不同种类，药物研发可分为化学原料药研发、生化药物研发、微生物发酵或提取物研发、天然药物提取物研发、新给药途径研发、新剂型研发、新复方中药新药研发、新适应证研发、制药新工艺研发、新药物辅料研发等。根据药物的创新水平，药物研发包括使用全新的、独特的作用机制来治疗某种疾病的首创性新药研发模式（first-in-class）和在不侵犯他人专利的前提下，基于已有靶点和机理，对新药进行分子结构改造或修饰，寻找作用机制相同或相似，具有新治疗效果的快速追踪新药模式（fast-follow）。快速追踪新药模式还包括"me-too"和"me-better"。其中，"me-too"是在原研药基础上的创新，通过避开他人的专利开发具有相同效果的新药；"me-better"是指改良模仿，是在原研药基础上创新，得到比原研药更好的疗效。

（二）药物研发的特点

1. 高技术性

药物研发融合了多种学科的先进技术，是一个复杂的体系，需要尖端技术人才，并依赖精密的设备和先进工艺。新技术的启用已成为制药企业竞争的焦点和发展的动力。学界、业界和监管机构也都在围绕新技术展开大规模的研究、试验、实践与思考。近年来，这种高技术性也体现在多学科交叉渗透方面，现代药物研发不仅包括传统的药物化学、药理学、药剂学学科，还包括分子生物学、生物化学、分子动力学等一些新兴或边缘学科。

2. 高投入性

新药研发是一项庞大的系统工程，包含许多复杂的环节，研发成本高昂，并呈逐年上升的趋势。据 2016 年数据统计，成功研发出一个创新药的平均成本超过 26 亿美元。全球制药行业每年研发投入总额由 2015 年的 1498 亿美元增至 2021 年的 1993 亿美元，预计 2024 年全球制药行业研发投入将达到 2270 亿美元。2020 年世界排名前十大制药巨头的研发投入共 1081 亿美元，约占总营收的 13%～25%。

3. 长周期性

新药从研究开发到上市一般都需要经过复杂而漫长的过程。20 世纪 30～50 年代是新药蓬勃发展时期，开发周期较短，2～3 年便可研发出 1 个新药。但随着新药研发的难度越来越大，目前，一个新药一般都需要 10～15 年，甚至更长的时间。有研究统计了 2010—2020 年期间美国 FDA 批准的 440 款新药，研发时间范围从 5 年到超过 20 年，平均需要 8.3 年。

4. 高风险性

新药研发是一项高风险性的事业。一项关于药物研发成功率的报告显示，2011 年至 2020 年期间，美国 1779 家公司的 9704 个药物开发项目从 I 期临床试验到获得美国 FDA 批准上市的成功率平均为 7.9%。药物研发的风险通常来源于技术、市场、财务、生产和政策等方面。例如，现有的技术能力不能完全保证实现预定的创新；市场接受能力、产品价格及竞争能力、市场需求等不确定；资金的分配、使用和保障未能做好规划而延缓研发过程；原辅料供应商无法保证新药批量生产；国家药物政策导致新药在上市、生产、经营、保障支付等方面都可能受到冲击和影响等。

5. 高收益性

虽然药物研发风险高、投入大，但它同时也具有高回报、高利润、高附加值的一面。研发企业在专利保护期内享有独占市场份额的权利，一旦新药获得上市批准，初期在定价方面会有较高溢价，很快就能够获得高额利润回报。据统计，2021 年全球销量超 10 亿美元的重磅创新药共有 170 个，相较于 2020 年新增了 20 款药物。TOP 100 畅销药品上榜门槛由 2020 年的 15.4 亿美元，提高到了 17.53 亿美元。TOP 100 畅销药品销售总额更是高达 4519.55 亿美元。

三、国内外药品注册管理的发展及现状

（一）国际药品注册发展及现状

1. 药品注册管理制度的产生

20 世纪上半叶，随着磺胺、青霉素的上市，世界各国掀起了药品研发的热潮，但各国对药品的管理还十分薄弱。1906 年，为解决当时严重的药品掺假问题，美国国会颁布了第一部综合性药品管理法《纯净食品和药品法案》（Pure Food and Drug Art，PFDA）。由于该法案缺乏对药品的安全、有效性的关注，"药害"事件仍层出不穷。1937 年，美国发生磺胺酏剂事件造成 107 人死亡，其中多数是儿童。经检查发现，导致死亡的物质是所用辅料工业用二甘醇，但按当时的 PFDA 并无明确的法律依据进行处理，只有按照"掺假和贴假标签"对药厂处以罚款。为此，美国国会于 1938 年通过《联邦食品、药品和化妆品法案》要求新上市药品必须向美国 FDA 提供新药安全性证明并经过审查，这也成为药品注册管理制度的启蒙。

2. 各国药品注册法制化管理的发展和完善

1961 年发生的"反应停"事件震惊世界，促进各国政府对新药审批注册实行法制化管理，造成新药研究开发形势又一次世界性的大转折。1962 年，美国国会通过《科夫沃-哈里斯修正案》（Kefauver-Harris 修正案），规定任何一种药品上市前，除安全性证明外，还必须向美国 FDA 提供充分的有效性证明。1984 年，美国国会又通过了专门规定药品注册批准程序的特别法案《哈奇-韦克斯曼法案》（Hatch-Waxman Act），其内容包括申请书受理、新药技术评审、现场考察、通知审评结果、双方交流等。目前，美国的药品注册申请主要有 2 种：一种是新药注册申请（new drug application），另一种是简略新药注册申请（abbreviated new drug application）。

其他各国政府也对新药审批注册实行了法制化管理。许多国家修订或制定了药品管理法律，有些还制定了有关新药注册的单行法律法规。有关新药注册法律、法规的内容主要有以下方面：①定义新药，明确药品注册范围；②明确新药注册集中于中央政府卫生行政部门（或有关部门）专门机构负责审批注册；③规定申请和审批程序，即申请进行临床试验的审批，申请注册新药上市的审批，以及上市后监测；④规定申请者必须提交的研究资料；⑤制定各项试验研究指南；⑥推行《药物非临床研究质量管理规范》和《药物临床试验质量管理规范》等。各国新药审批注册法规内容大体一致，但在具体技术指标上有差别。

（二）我国药品注册发展及现状

1. 初始阶段

新中国成立后，我国开始建设药政法规体系，药品审评制度作为药品管理的重要内容很受重视。1963

年，卫生部、化工部和商业部联合制定的《关于药政管理的若干规定》是我国最早关于药品审批的法规，其中明确了药品的定义、审批注册程序、临床研究、生产审批和药品审批的范围，为当时医药产业恢复提供了政策支持。1965年卫生部、化工部发布的《药品新产品管理暂行办法》，成为我国第一个单行的新药管理规章，其中对新药的管理做了更为具体的规定。

2. 形成阶段

1978年，国务院批转的《药政管理条例（试行）》中对"新药的临床鉴定和审批"（共4条）做了明确规定；同年，卫生部和国家医药管理总局联合发布《新药管理办法（试行）》，对新药的定义、分类、研究、临床、鉴定、审批、生产和管理作了全面规定。

1984年颁布的我国第一部《药品管理法》中，首次以法律的形式确认了药品审批制度。1985年7月卫生部发布《新药审批办法》《新生物制品审批办法》《进口药品管理办法》。按照《药品管理法》及《新药审批办法》等的规定，进口药品、新药由卫生部审批，已有药品标准的药品由各省级卫生行政部门审批，并规定了相应的药品批准文号。卫生部和各省级卫生行政部门负责拟定和修订国家药品标准和各省、自治区、直辖市药品标准。

3. 完善阶段

1998年药品监督管理工作划归国家药品监督管理局主管，1999年国家药品监督管理局陆续修订发布《新药审批办法》等一系列药品注册及管理的法律法规，如《新生物制品审批办法》《新药保护和技术转让的规定》《进口药品管理办法》《仿制药品审批办法》《药品非临床研究质量管理规范》《药品临床试验质量管理规范》《药品注册工作程序》等，明确药品的注册审批集中由国家药品监督管理局统一管理，我国药品注册管理的法规体系日益健全并与国际接轨。2001年12月我国正式参加世界贸易组织，根据世贸组织协议之一《与贸易有关的知识产权协定》（TRIPS）的宗旨、准则和有关具体规定，2002年10月，国家药品监督管理局发布了《药品注册管理办法（试行）》及其附件。其中将新药概念定位为"未曾在中国境内上市销售的药品"，缩小了原新药管理办法中新药概念的范围；取消了与《中华人民共和国专利法》不接轨的原行政保护；增加了按TRIPS有关条文制定的，对含有新化合物新药未披露数据的保护，和基于保护公众健康而设置的监护期等；并增加了对执法主体执法程序和时限的要求。

4. 发展阶段

《药品注册管理办法（试行）》在实施过程中暴露出一些薄弱环节，如药品注册与监督管理脱节，监督措施也不到位；审评、审批标准偏低，鼓励创新不够；监督制约不到位，审评权力配置不合理，程序不够严密，过程不够透明等问题。经反复调研论证和公开征求意见，2005年4月和2007年7月国家药品监督管理部门又两次修订了《药品注册管理办法》，并于2008—2009年期间相继发布《药品注册现场核查管理规定》《新药注册特殊审批管理规定》《药品技术转让注册管理规定》等一系列规定，使得我国药品注册管理日趋完善。

为深化改革和不断完善药品注册管理体制和机制，进一步提高审评工作的质量和效益，2013年国家食品药品监督管理局发布《关于深化药品审评审批改革进一步鼓励药物创新的意见》，在转变创新药审评理念、调整仿制药审评策略、加强药物临床试验质量管理、鼓励儿童药物的研制等方面有明显突破和创新。2015年，国务院发布《关于改革药品医疗器械审评审批制度的意见》，提出了12项改革任务。2017年，中国共产党中央委员会办公厅、中华人民共和国国务院办公厅发布《关于深化审评审批制度改革鼓励药品医疗器械创新的意见》，提出鼓励药品创新36条意见。这些政策措施都促使药品审评审批工作改革取得了重大进展，药品审评审批工作的理念和具体审评工作流程都有了重大调整。2019年的《药品管理法》也将上述一系列改革成果和行之有效的做法上升为法律。

为进一步固化改革成果，依法建立科学、严格的药品监督管理制度，进一步推进药品审评审批改革向纵深推进，经三次向社会公开征求意见后的《药品注册管理办法》于2020年7月1日实施。新修订的《药品注册管理办法》坚持"最严谨的标准、最严格的监管、最严厉的处罚、最严肃的问责"要求，严格药品注册管理；深化改革创新，全面实施药品上市许可持有人管理制度；鼓励药品创新，持续优化药品注册审评审批制度，构建科学高效审评审批制度。

第二节 药品注册管理的基本概念和要求

一、《药品注册管理办法》的主要内容

《药品注册管理办法》是我国药品注册管理的重要部门规章，在规范药品注册行为、引导药物研发、促进医药产业发展等方面发挥了重要的作用。2020 年 1 月新修订的《药品注册管理办法》正式发布，共分十章一百二十六条。该办法对既往国内药品注册管理的理念、思路以及程序设计都进行了调整，增加了一系列新制度，如药品上市许可持有人制度、药物临床试验默示许可制度、优先审评审批制度、原辅包关联审评审批制度、沟通交流制度以及专家咨询制度等；在程序上也提出药品注册检验前置、药品注册现场核查和上市前药品生产质量管理规范检查衔接实施等新理念。

二、药品注册的相关概念

药品注册（drug registration）是指药品注册申请人（以下简称"申请人"）依照法定程序和相关要求提出药物临床试验、药品上市许可、再注册等申请以及补充申请，药品监督管理部门基于法律法规和现有科学认知进行安全性、有效性和质量可控性等审查，决定是否同意其申请的活动。申请人取得药品注册证书后，为药品上市许可持有人。

从本质上来说，药品注册是一项行政主体基于当事人的申请，依法赋予特定的行政相对方从事某种活动或实施某种行为的权利或资格的行政许可行为。

三、药品注册的管理机构

（一）药品注册管理部门

国家药品监督管理局是全国药品注册管理工作主管部门，负责建立药品注册管理工作体系和制度，制定药品注册管理规范，依法组织药品注册审评审批以及相关的监督管理工作。

省级药品监督管理部门负责本行政区域内药品注册相关管理工作，具体包括：①境内生产药品再注册申请的受理、审查和审批；②药品上市后变更的备案、报告事项管理；③组织对药物非临床安全性评价研究机构、药物临床试验机构的日常监管及违法行为的查处；④参与国家药品监督管理局组织的药品注册核查、检验等工作；⑤国家药品监督管理局委托实施的药品注册相关事项。

（二）药品注册专业技术机构

国家药品监督管理局药品审评中心（以下简称"药品审评中心"）负责药物临床试验申请、药品上市许可申请、补充申请和境外生产药品再注册申请等的审评。中国食品药品检定研究院、国家药典委员会、国家药品监督管理局食品药品审核查验中心（以下简称"药品核查中心"）、国家药品监督管理局药品评价中心（以下简称"药品评价中心"）、国家药品监督管理局行政事项受理服务和投诉举报中心、国家药品监督管理局信息中心（以下简称"信息中心"）等药品专业技术机构，承担依法实施药品注册管理所需的药品注册检验、通用名称核准、核查、监测与评价、制证送达以及相应的信息化建设与管理等相关工作。

省、自治区、直辖市药品监督管理部门设置或者指定的药品专业技术机构，承担依法实施药品监督管理所需的审评、检验、核查、监测与评价等工作。

四、药品注册分类

药品注册按照中药、化学药和生物制品等进行分类注册管理。各类药品具体分类如下所述。

（一）中药注册分类

中药注册按照中药创新药、中药改良型新药、古代经典名方中药复方制剂、同名同方药等进行分类。

（1）中药创新药

中药创新药指处方未在国家药品标准、药品注册标准及国家中医药主管部门发布的《古代经典名方目录》中收载，具有临床价值，且未在境外上市的中药新处方制剂。

（2）中药改良型新药

中药改良型新药指改变已上市中药的给药途径、剂型，且具有临床应用优势和特点，或增加功能主治等的制剂。

（3）古代经典名方中药复方制剂

古代经典名方中药复方制剂是指来源于古代经典名方的中药复方制剂。

（4）同名同方药

同名同方药指通用名称、处方、剂型、功能主治、用法及日用饮片量与已上市中药相同，且在安全性、有效性、质量可控性方面不低于该已上市中药的制剂。

（二）化学药注册分类

化学药注册按照化学药创新药、化学药改良型新药、仿制药等，分为以下 5 个类别。

（1）1 类：境内外均未上市的创新药

它指含有新的结构明确的、具有药理作用的化合物，且具有临床价值的药品。

（2）2 类：境内外均未上市的改良型新药

它指在已知活性成分的基础上，对其结构、剂型、处方工艺、给药途径、适应证等进行优化，且具有明显临床优势的药品。

（3）3 类：境内申请人仿制境外上市但境内未上市原研药品的药品

该类药品应与参比制剂的质量和疗效一致。

（4）4 类：境内申请人仿制已在境内上市原研药品的药品

该类药品应与参比制剂的质量和疗效一致。

（5）5 类：境外上市的药品申请在境内上市。

（三）生物制品注册分类

生物制品注册将生物制品分为预防用生物制品、治疗用生物制品和按生物制品管理的体外诊断试剂。

（1）预防用生物制品注册分类

预防用生物制品注册可分为：

1 类，创新型疫苗，境内外均未上市的疫苗。

2 类，改良型疫苗，对境内或境外已上市疫苗产品进行改良，使新产品的安全性、有效性、质量可控性有改进，且具有明显优势的疫苗。

3 类，境内或境外已上市的疫苗。

（2）治疗用生物制品注册分类

治疗用生物制品注册可分为：

1 类，创新型生物制品，境内外均未上市的治疗用生物制品。

2 类，改良型生物制品，对境内或境外已上市制品进行改良，使新产品的安全性、有效性、质量可控性有改进，且具有明显优势的治疗用生物制品。

3 类，境内或境外已上市生物制品。

（3）按生物制品管理的体外诊断试剂注册分类

按生物制品管理的体外诊断试剂注册可分为：

1 类，创新型体外诊断试剂。

2 类，境内外已上市的体外诊断试剂。

中药、化学药和生物制品等药品的细化分类和相应的申报资料要求，由国家药品监督管理局根据注册药品的产品特性、创新程度和审评管理需要组织制定，并向社会公布。境外生产药品的注册申请，按照药品的细化分类和相应的申报资料要求执行。

五、药品注册标准

从事药物研制和药品注册活动，应当遵守有关法律、法规、规章、标准和规范；参照相关技术指导原则，采用其他评价方法和技术的，应当证明其科学性、适用性；应当保证全过程信息真实、准确、完整和可追溯。

药品应当符合国家药品标准和经国家药品监督管理局核准的药品质量标准。经国家药品监督管理局核准的药品质量标准，为药品注册标准。药品注册标准应当符合《中国药典》通用技术要求，不得低于《中国药典》的规定。申报注册品种的检测项目或者指标不适用《中国药典》的，申请人应当提供充分的支持性数据。

药品审评中心等专业技术机构，应当根据科学进展、行业发展实际和药品监督管理工作需要制定技术指导原则和程序，并向社会公布。

六、药品注册申请人的要求

药品注册申请人应当为能够承担相应法律责任的企业或者药品研制机构等。境外申请人应当指定中国境内的企业法人办理相关药品注册事项。

第三节　药品上市许可管理

一、药物临床前研究及内容

药物的临床前研究（preclinical study）是新药研发的基础阶段。根据药品注册申报资料要求，临床前研究内容可概括为以下三方面：①文献研究，包括药品名称和命名依据，立题目的与依据；②药学研究，包括原料药工艺研究，制剂处方及工艺研究，确证化学结构或组分的试验，药品质量试验，药品标准起草及说明，样品检验，辅料，稳定性试验，包装材料和容器有关试验等；③药理毒理研究，包括一般药理试验，主要药效学试验、动物药代动力学试验以及临床前药物安全性评价（drug safety evaluation，DSE），如急性毒性试验，长期毒性试验，过敏性、溶血性和局部刺激性试验，致突变试验，生殖毒性试验，致癌毒性试验，依赖性试验等。临床前药物安全性评价是药物临床前研究的核心内容。

为了从源头上提高药物研究水平，获得关于药物安全性、有效性、质量可控性等数据的资料，保证用药安全，国家药品监督管理局于 1999 年颁布了《药品非临床研究质量管理规范（试行）》；2003 年国家食品药品监督管理局重新修订并颁布了《药物非临床研究质量管理规范》（*Good Laboratory Practice*，GLP）；2017 年国家食品药品监督管理总局局务会议审议通过并实施了新的《药物非临床研究质量管理规范》。GLP 是关于药品临床前研究行为和实验室条件的规范，是国际上新药安全性评价实验室共同遵循的准则，也是新药研究数据国际互认的基础。根据 GLP 要求，药品安全性评价必须在通过 GLP 认证的实验室完成。

二、药物临床试验分期及其特点

药物临床试验是指以药品上市注册为目的，为确定药物安全性与有效性在人体开展的药物研究。药物临床试验分为Ⅰ期临床试验、Ⅱ期临床试验、Ⅲ期临床试验、Ⅳ期临床试验以及生物等效性试验。根据药物特点和研究目的，研究内容包括临床药理学研究、探索性临床试验、确证性临床试验和上市后研究。新药在批准上市前，应当进行Ⅰ、Ⅱ、Ⅲ期临床试验。经批准后，特殊情况可仅进行Ⅱ期和Ⅲ期临床试验或者仅进行Ⅲ期临床试验。各期临床试验的目的、主要内容及最低受试者（病例）数（试验组）要求见表 6-1。

表 6-1　药物临床试验分期及要求

临床试验分期	内容	目的	试验设计及受试者	例数
Ⅰ期	初步的临床药理学及人体安全性评价试验	观察人体对于新药的耐受程度和药代动力学，为制定给药方案提供依据	除麻醉药品和第一类精神药品，该期临床试验一般选择健康人为受试对象	一般为 20～30 例
Ⅱ期	治疗作用初步评价阶段	初步评价药物对目标适应证患者的治疗作用和安全性，也包括为Ⅲ期临床试验研究设计和给药剂量方案的确定提供依据	此阶段的研究设计可以根据具体的研究目的，采用多种形式，包括随机盲法对照临床试验	一般不少于 100 例
Ⅲ期	治疗作用确证阶段	进一步验证药物对目标适应证患者的治疗作用和安全性，评价利益与风险关系，最终为药物注册申请的审查提供充分的依据	试验一般应为具有足够样本量的随机盲法对照试验	一般不少于 300 例
Ⅳ期	新药上市后由申请人进行的应用研究阶段	考察在广泛使用条件下的药物的疗效和不良反应，评价在普通或者特殊人群中使用的利益与风险关系以及改进给药剂量等	普通或特殊人群	一般不少于 2000 例

生物等效性试验是指用生物利用度研究的方法，以药代动力学参数为指标，比较同一种药物的相同或者不同剂型的制剂，在相同的试验条件下，其活性成分吸收程度和速度有无统计学差异的人体试验。生物利用度试验病例数为 18～24 例。

预防用生物制品的临床试验的最低受试者（病例）数（试验组）要求是：Ⅰ期 20 例、Ⅱ期 300 例、Ⅲ期 500 例。罕见病、特殊病种及其他情况，要求减少临床试验病例数或者免做临床试验的，必须经国家药品监督管理局审查批准。

三、药物临床试验的申报审批管理

申请人完成支持药物临床试验的药学、药理毒理学等研究后，提出药物临床试验申请的，应当按照申报资料要求向国务院药品监督管理部门提交相关研究资料。经形式审查，申报资料符合要求的，予以受理。

我国对临床试验申请实施默示许可制度，即对药物临床试验申请应当自受理之日起六十日内决定是否同意开展，并通过药品审评中心网站通知申请人审批结果；逾期未通知的，视为同意，申请人可以按照提交的方案开展药物临床试验。申请人获准开展药物临床试验的为药物临床试验申办者（以下简称"申办者"）。具体见图 6-1。

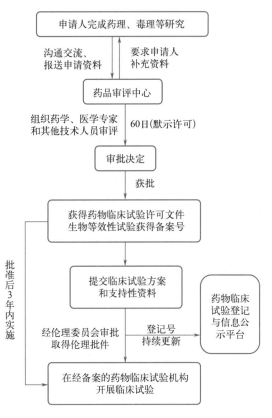

图 6-1　药物临床试验审批流程

申请人拟开展生物等效性试验的，应当按照要求在药品审评中心网站完成生物等效性试验备案后，按照备案的方案开展相关研究工作。

四、药品上市许可申请、审评及批准

（一）药品上市许可

药品上市的路径有三种，包括需要经历临床试验提交上市申请，以及不需要经历临床试验的直接上市申报和 OTC 上市申请。

1. 药品上市申请的完整路径

申请人在完成支持药品上市注册的药学、药理毒理学和药物临床试验等研究，确定质量标准，完成商业规模生产工艺验证，并做好接受药品注册检验核查的准备后，可以提出药品上市许可申请，并按照申报资料要求提交相关研究资料。药品上市申请的完整路径主要适用于新药，以及其他不适于直接申报上市的情形。因此，该路径也常称为新药申请（new drug application，NDA）。

2. 药品直接上市申请路径

仿制药、按照药品管理的体外诊断试剂以及其他符合条件的情形，经申请人评估，认为无须或者不能开展药物临床试验，符合豁免药物临床试验条件的，申请人可以直接提出药品上市许可申请。直接申报上市路径又常称为简略新药申请（abbreviated new drug application，ANDA）路径。

3. 非处方药申请上市路径

符合以下情形之一的，可以直接提出非处方药上市许可申请：①境内已有相同活性成分、适应证（或者功能主治）、剂型、规格的非处方药上市的药品；②经国家药品监督管理局确定的非处方药改变剂型或者规格，但不改变适应证（或者功能主治）、给药剂量以及给药途径的药品；③使用国家药品监督管理局确定的非处方药的活性成分组成的新的复方制剂；④其他直接申报非处方药上市许可的情形。

（二）受理、撤回申请及补充资料

药品监督管理部门收到药品注册申请后进行形式审查，并根据具体情形作出是否受理的决定。申请事项属于本部门职权范围，申报资料齐全、符合法定形式或者申请人按照要求提交全部补正资料的，应当受理药品注册申请。

药品注册申请受理后，有药品安全性新发现的，申请人应当及时报告并补充相关资料。药品注册申请受理后，需要申请人在原申报资料基础上补充新的技术资料的，药品审评中心原则上提出一次补充资料要求，列明全部问题后，以书面方式通知申请人在 60 日内补充提交资料。申请人应当一次性按要求提交全部补充资料。药品审评中心收到申请人全部补充资料后启动审评。

药品注册申请受理后，申请人可以提出撤回申请。同意撤回申请的，药品审评中心或者省级药品监督管理部门终止其注册程序，并告知药品注册核查、检验等技术机构。审评、核查和检验过程中发现涉嫌存在隐瞒真实情况或者提供虚假信息等违法行为的，依法处理，申请人不得撤回药品注册申请。

（三）药品上市的审评与批准

药品审评中心应当组织药学、医学和其他技术人员对已受理的药品上市许可申请进行审评。根据药品注册申报资料、核查结果、检验结果等，对药品的安全性、有效性和质量可控性等进行综合审评，非处方药还应当转药品评价中心进行非处方药适宜性审查。

审评过程中基于风险启动药品注册核查、检验，相关技术机构应当在规定时限内完成核查、检验工作。

综合审评结论通过的，批准药品上市，颁发药品注册证书。综合审评结论不通过的，作出不予批准决定。药品注册证书载明药品批准文号、药品上市许可持有人、生产企业等信息。非处方药的药品注册证书还应当注明非处方药类别。

经核准的药品生产工艺、质量标准、说明书和标签作为药品注册证书的附件一并发给申请人，必要时还应当附药品上市后研究要求。上述信息纳入药品品种档案，并根据上市后变更情况及时更新。

药品上市申请与审批完整流程见图 6-2。

（四）药品上市许可审评期的变更

药品上市许可申请审评期间，发生可能影响药品安全性、有效性和质量可控性的重大变更的，申请人应当撤回原注册申请，补充研究后重新申报。申请人名称变更、注册地址名称变更等不涉及技术审评内容的，应当及时书面告知药品审评中心并提交相关证明性资料。

（五）关联审评审批

1. 关联审评审批制度

国际上将原料药、药用辅料和药包材与药物制剂关联审评是惯常做法，如美国药品上市申请递交资料的主文件制度（drug master file，DMF）中就包括了原料药、药用辅料、药包材资料，ICH 要求上市申请药品提交的通用技术文件（common technical document，CTD）中也包括原料药、药用辅料、药包材申报资料等。

2015 年以前，我国对直接接触药品的包装材料和容器（简称"药包材"）、药用辅料和药物制剂实行单独审批。为落实国务院《关于改革药品医疗器械审评审批制度的意见》，简化药品审批程序，加强药品风险管理，同时适应药品上市许可持有人制度实施的需要，我国国家食品药品监督管理总局先后于 2016年、2017 年发布了《关于药包材药用辅料与药品关联审评审批有关事项的公告》和《关于调整原料药、药用辅料和药包材审评审批事项的公告》，取消了药用辅料及直接接触药品的包装材料和容器的单独审评审批事项，将药包材和药用辅料单独审批改为在审批药品注册申请时一并审评审批。2019 年，国家药品监督管理局发布《关于进一步完善药品关联审评审批和监管工作有关事宜的公告》，进一步明确原料药、药用辅料、直接接触药品的包装材料和容器（以下简称"原辅包"）与药品制剂关联审评审批。

2020 年修订发布的《药品注册管理办法》中，对关联审评审批制度做出了具体规定和要求。关联审

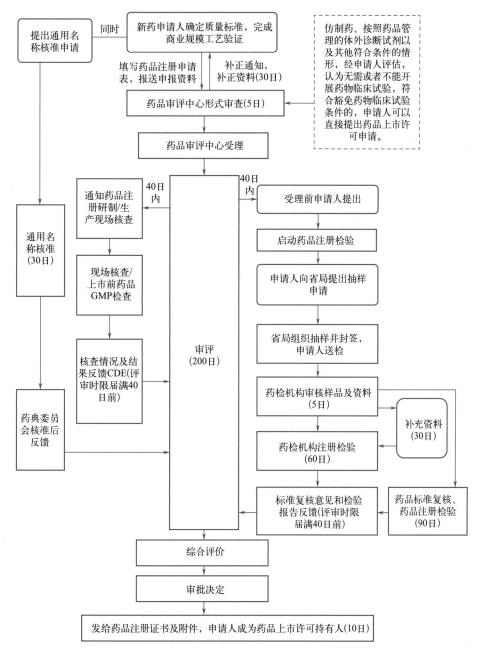

图 6-2　药品上市申请与审批完整流程

评审批制度在减少审批事项、提高审评审批效率的同时，更加突出了药品制剂持有人对辅料及直接接触药品的包装材料和容器的管理责任和主体地位。

2. 关联审评审批的范围和内容

药品审评中心在审评药品制剂注册申请时，对药品制剂选用的化学原料药、辅料及直接接触药品的包装材料和容器进行关联审评。

化学原料药、辅料及直接接触药品的包装材料和容器生产企业应当按照关联审评审批制度要求，在化学原料药、辅料及直接接触药品的包装材料和容器登记平台登记产品信息和研究资料。药品审评中心向社会公示登记号、产品名称、企业名称、生产地址等基本信息，供药品制剂注册申请人选择。

3. 关联审评审批的程序和要求

（1）药品注册申请时的关联申报

药品制剂申请人提出药品注册申请，可以直接选用已登记的化学原料药、辅料及直接接触药品的包装材料和容器。选用未登记的化学原料药、辅料及直接接触药品的包装材料和容器的，相关研究资料应当随药品制剂注册申请一并申报。

（2）关联审评

药品审评中心在审评药品制剂注册申请时，对药品制剂选用的化学原料药、辅料及直接接触药品的包装材料和容器进行关联审评，需补充资料的，按照补充资料程序要求药品制剂申请人或者化学原料药、辅料及直接接触药品的包装材料和容器登记企业补充资料，可以基于风险提出对化学原料药、辅料及直接接触药品的包装材料和容器企业进行延伸检查。仿制境内已上市药品所用的化学原料药的，可以申请单独审评审批。

（3）审批与登记公示

化学原料药、辅料及直接接触药品的包装材料和容器关联审评通过的或者单独审评审批通过的，药品审评中心在化学原料药、辅料及直接接触药品的包装材料和容器登记平台更新登记状态标识，向社会公示相关信息。其中，化学原料药同时发给化学原料药批准通知书及核准后的生产工艺、质量标准和标签，化学原料药批准通知书中载明登记号；不予批准的，发给化学原料药不予批准通知书。

未通过关联审评审批的，化学原料药、辅料及直接接触药品的包装材料和容器产品的登记状态维持不变，相关药品制剂申请不予批准。

五、药品注册核查及药品注册检验

（一）药品注册核查

1. 定义

药品注册核查是指为核实申报资料的真实性、一致性以及药品上市商业化生产条件，检查药品研制的合规性、数据可靠性等，对研制现场和生产现场开展的核查活动，以及必要时对药品注册申请所涉及的化学原料药、辅料及直接接触药品的包装材料和容器生产企业、供应商或者其他受托机构开展的延伸检查活动。

2. 药品注册研制现场核查

药品审评中心根据药物创新程度、药物研究机构既往接受核查情况等，基于风险决定是否开展药品注册研制现场核查。药品审评中心决定启动药品注册研制现场核查的，通知药品核查中心在审评期间组织实施核查，同时告知申请人。药品核查中心应当在规定时限内完成现场核查，并将核查情况、核查结论等相关材料反馈药品审评中心进行综合审评。

3. 药品注册生产现场核查

药品审评中心根据申报注册的品种、工艺、设施、既往接受核查情况等因素，基于风险决定是否启动药品注册生产现场核查。对于创新药、改良型新药以及生物制品等，应当进行药品注册生产现场核查和上市前药品生产质量管理规范检查。对于仿制药等，根据是否已获得相应生产范围《药品生产许可证》且已有同剂型品种上市等情况，基于风险进行药品注册生产现场核查、上市前药品生产质量管理规范检查。

需要上市前药品生产质量管理规范检查的，由药品核查中心协调相关省、自治区、直辖市药品监督管理部门与药品注册生产现场核查同步实施。上市前药品生产质量管理规范检查的管理要求，按照药品生产监督管理办法的有关规定执行。

（二）药品注册检验

1. 定义

药品注册检验包括标准复核和样品检验。标准复核是指对申请人申报药品标准中设定项目的科学性、检验方法的可行性、质控指标的合理性等进行的实验室评估。样品检验是指按照申请人申报或者药品审评中心核定的药品质量标准对样品进行的实验室检验。

2. 药品注册检验的机构

中检院或者经国家药品监督管理局指定的药品检验机构承担以下药品注册检验：①创新药；②改良型新药（中药除外）；③生物制品、放射性药品和按照药品管理的体外诊断试剂；④国家药品监督管理局规定的其他药品。境外生产药品的药品注册检验由中检院组织口岸药品检验机构实施。其他药品的注册检验，由申请人或者生产企业所在地省级药品检验机构承担。

3. 药品注册检验的时限要求

申请人完成支持药品上市的药学相关研究，确定质量标准，并完成商业规模生产工艺验证后，可以在药品注册申请受理前向中检院或者省级药品监督管理部门提出药品注册检验；申请人未在药品注册申请受理前提出药品注册检验的，在药品注册申请受理后四十日内由药品审评中心启动药品注册检验。申请人提交的药品注册检验资料应当与药品注册申报资料的相应内容一致，不得在药品注册检验过程中变更药品检验机构、样品和资料等。

4. 境内生产药品的注册检验

境内生产药品的注册申请，申请人在药品注册申请受理前提出药品注册检验的，向相关省级药品监督管理部门申请抽样，省级药品监督管理部门组织进行抽样并封签，由申请人将抽样单、样品、检验所需资料及标准物质等送至相应药品检验机构。境内生产药品注册申请受理后需要药品注册检验的，药品审评中心应当在受理后四十日内向药品检验机构和申请人发出药品注册检验通知。申请人向相关省级药品监督管理部门申请抽样，省级药品监督管理部门组织进行抽样并封签，申请人应当在规定时限内将抽样单、样品、检验所需资料及标准物质等送至相应药品检验机构。

5. 境外生产药品的注册检验

境外生产药品的注册申请，申请人在药品注册申请受理前提出药品注册检验的，申请人应当按规定要求抽取样品，并将样品、检验所需资料及标准物质等送至中检院。境外生产药品注册申请受理后需要药品注册检验的，申请人应当按规定要求抽取样品，并将样品、检验所需资料及标准物质等送至中检院。

六、药品注册审评工作时限管理

药品注册的受理、审评、核查、检验、审批工作都有明确的时限规定。药品注册相关时限，见表 6-2。

表 6-2　药品注册审评相关时限

分类	时限要求
形式审查及受理时限	药品监督管理部门收到药品注册申请后进行形式审查，应当在五日内作出受理、补正或者不予受理决定
	申报资料不齐全或者不符合法定形式的，应当当场或者在五日内一次告知申请人需要补正的全部内容
	申请人应当在三十日内完成补正资料。申请人无正当理由逾期不予补正的，视为放弃申请，无需作出不予受理的决定。逾期未告知申请人补正的，自收到申请材料之日起即为受理
临床试验相关时限	药物临床试验申请、药物临床试验期间补充申请的审评审批时限为六十日
	药物临床试验应当在批准后三年内实施。药物临床试验申请自获准之日起，三年内未有受试者签署知情同意书的，该药物临床试验许可自行失效
	研发期间安全性更新报告应当每年提交一次，于药物临床试验获准后每满一年后的两个月内提交。药品审评中心可以根据审查情况，要求申办者调整报告周期。
	药物临床试验暂停时间满三年且未申请并获准恢复药物临床试验的，该药物临床试验许可自行失效
药品注册相关时限	药品注册申请受理后，药品审评中心应当在受理后四十日内进行初步审查
	药品注册申请受理后，需要申请人在原申报资料基础上补充新的技术资料的，药品审评中心原则上提出一次补充资料要求，列明全部问题后，以书面方式通知申请人在八十日内提交补充资料。申请人应当一次性按要求提交全部补充资料，补充资料时间不计入药品审评时限。药品审评中心收到申请人全部补充资料后启动审评，审评时限延长三分之一；适用优先审评审批程序的，审评时限延长四分之一

分类	时限要求
药品注册相关时限	不需要申请人补充新的技术资料,仅需要申请人对原申报资料进行解释说明的,药品审评中心通知申请人在<u>五日</u>内按照要求提交相关解释说明
	药品上市许可申请审评时限为<u>二百日</u>,其中优先审评审批程序的审评时限为<u>一百三十日</u>,临床急需境外已上市罕见病用药优先审评审批程序的审评时限为<u>七十日</u>
	单独申报仿制境内已上市化学原料药的审评时限为<u>二百日</u>
	审批类变更的补充申请审评时限为<u>六十日</u>,补充申请合并申报事项的,审评时限为<u>八十日</u>,其中涉及临床试验研究数据审查、药品注册核查检验的审评时限为<u>二百日</u>。
	药品通用名称核准时限为<u>三十日</u>
	非处方药适宜性审核时限为<u>三十日</u>
	关联审评时限与其关联药品制剂的审评时限一致
药品注册核查时限	药品审评中心应当在药品注册申请受理后<u>四十日</u>内通知药品核查中心启动核查,并同时通知申请人
	药品核查中心原则上在审评时限届满<u>四十日</u>前完成药品注册生产现场核查,并将核查情况、核查结果等相关材料反馈至药品审评中心
药品注册检验时限	样品检验时限为<u>六十日</u>,样品检验和标准复核同时进行的时限为<u>九十日</u>
	药品注册检验过程中补充资料时限为<u>三十日</u>
	药品检验机构原则上在审评时限届满<u>四十日</u>前完成药品注册检验相关工作
药品再注册的时限	药品再注册应在有效期届满前<u>六个月</u>申请
	药品再注册审查审批时限为<u>一百二十日</u>
异议的处理	药品注册期间,对于审评结论为不通过的,药品审评中心应当告知申请人不通过的理由,申请人可以在<u>十五日</u>内向药品审评中心提出异议。药品审评中心结合申请人的异议意见进行综合评估并反馈申请人
	申请人对综合评估结果仍有异议的,药品审评中心应当按照规定,在<u>五十日</u>内组织专家咨询委员会论证,并综合专家论证结果形成最终的审评结论。申请人异议和专家论证时间不计入审评时限
其他相关时限	药品注册证书有效期为<u>五年</u>
	行政审批决定应当在<u>二十日</u>内作出
	药品监督管理部门应当自作出药品注册审批决定之日起<u>十日</u>内颁发、送达有关行政许可证件
	因品种特性及审评、核查、检验等工作遇到特殊情况确需延长时限的,延长的时限不得超过原时限的<u>二分之一</u>

七、药品批准文号的格式管理

国务院药品监督管理部门批准药品上市后,发给申请人药品注册证书。药品注册证书载明药品批准文号、药品上市许可持有人、生产企业等信息。

药品批准文号的格式包括以下四种。①境内生产药品批准文号格式为:国药准字 H(Z、S)+四位年号+四位顺序号。②中国香港、澳门和台湾地区生产药品批准文号格式为:国药准字 H(Z、S)C+四位年号+四位顺序号。③境外生产药品批准文号格式为:国药准字 H(Z、S)J+四位年号+四位顺序号。④古代经典名方中药复方制剂的药品批准文号格式为:国药准字 C+四位年号+四位顺序号。其中,H 代表化学药,Z 代表中药,S 代表生物制品。药品批准文号不因上市后的注册事项的变更而改变。

第四节 药品加快上市注册程序

为了鼓励以临床价值为导向的药物创新,《药品注册管理办法》规定了四种药品加快上市注册程序:突破性治疗药物、附条件批准、优先审评审批和特别审批程序。对于符合加快上市注册的药品,在药品研制和注册过程中,药品监督管理部门及其专业技术机构给予必要的技术指导、沟通交流、优先配置资源、缩短审评时限等政策和技术支持。

一、突破性治疗药物程序

药物临床试验期间,用于防治严重危及生命或者严重影响生存质量的疾病,且尚无有效防治手段或者与现有治疗手段相比有足够证据表明具有明显临床优势的创新药或者改良型新药等,申请人可以申请适用突破性治疗药物程序。

申请适用突破性治疗药物程序的,申请人应当向药品审评中心提出申请。符合条件的,药品审评中心按照程序公示后纳入突破性治疗药物程序。对纳入突破性治疗药物程序的药物临床试验,给予以下政策支持:①申请人可以在药物临床试验的关键阶段向药品审评中心提出沟通交流申请,药品审评中心安排审评人员进行沟通交流;②申请人可以将阶段性研究资料提交药品审评中心,药品审评中心基于已有研究资料,对下一步研究方案提出意见或者建议,并反馈给申请人。

对纳入突破性治疗药物程序的药物临床试验,申请人发现不再符合纳入条件时,应当及时向药品审评中心提出终止突破性治疗药物程序。药品审评中心发现不再符合纳入条件的,应当及时终止该品种的突破性治疗药物程序,并告知申请人。

二、附条件批准程序

药物临床试验期间,符合以下情形的药品,可以申请附条件批准:①治疗严重危及生命且尚无有效治疗手段的疾病的药品,药物临床试验已有数据证实疗效并能预测其临床价值的;②公共卫生方面急需的药品,药物临床试验已有数据显示疗效并能预测其临床价值的;③应对重大突发公共卫生事件急需的疫苗或者国家卫生健康委员会认定急需的其他疫苗,经评估获益大于风险的。

申请附条件批准的,申请人应当就附条件批准上市的条件和上市后继续完成的研究工作等与药品审评中心沟通交流,经沟通交流确认后提出药品上市许可申请。经审评,符合附条件批准要求的,在药品注册证书中载明附条件批准药品注册证书的有效期、上市后需要继续完成的研究工作及完成时限等相关事项。审评过程中,发现纳入附条件批准程序的药品注册申请不能满足附条件批准条件的,药品审评中心应当终止该品种附条件批准程序,并告知申请人按照正常程序研究申报。

对附条件批准的药品,药品上市许可持有人应当在药品上市后采取相应的风险管理措施,并在规定期限内按照要求完成药物临床试验等相关研究,以补充申请方式申报。对批准疫苗注册申请时提出进一步研究要求的,疫苗持有人应当在规定期限内完成研究。对附条件批准的药品,药品上市许可持有人逾期未按照要求完成研究或者不能证明其获益大于风险的,国家药品监督管理局应当依法处理,直至注销药品注册证书。

三、优先审评审批程序

药品上市许可申请时,以下具有明显临床价值的药品,可以申请适用优先审评审批程序:①临床急需的短缺药品、防治重大传染病和罕见病等疾病的创新药和改良型新药;②符合儿童生理特征的儿童用药品新品种、剂型和规格；③疾病预防、控制急需的疫苗和创新疫苗；④纳入突破性治疗药物程序的药品；⑤符合附条件批准的药品；⑥国家药品监督管理局规定其他优先审评审批的情形。

申请人在提出药品上市许可申请前，应当与药品审评中心沟通交流，经沟通交流确认后，在提出药品上市许可申请的同时，向药品审评中心提出优先审评审批申请。符合条件的，药品审评中心按照程序公示后纳入优先审评审批程序。

对纳入优先审评审批程序的药品上市许可申请，给予以下政策支持：①药品上市许可申请的审评时限为一百三十日；②临床急需的境外已上市境内未上市的罕见病药品，审评时限为七十日；③需要核查、检验和核准药品通用名称的，予以优先安排；④经沟通交流确认后，可以补充提交技术资料。

审评过程中，发现纳入优先审评审批程序的药品注册申请不能满足优先审评审批条件的，药品审评中心应当终止该品种优先审评审批程序，按照正常审评程序审评，并告知申请人。

四、特别审批程序

在发生突发公共卫生事件的威胁时以及突发公共卫生事件发生后，国家药品监督管理局可以依法决定对突发公共卫生事件应急所需防治药品实行特别审批。

对实施特别审批的药品注册申请，国家药品监督管理局按照统一指挥、早期介入、快速高效、科学审批的原则，组织加快并同步开展药品注册受理、审评、核查、检验工作。特别审批的情形、程序、时限、要求等按照药品特别审批程序规定执行。

对纳入特别审批程序的药品，可以根据疾病防控的特定需要，限定其在一定期限和范围内使用；发现其不再符合纳入条件的，应当终止该药品的特别审批程序，并告知申请人。

第五节　药品上市后变更和再注册

一、药品上市后研究和变更

药品上市后的变更，按照其对药品安全性、有效性和质量可控性的风险和产生影响的程度，实行分类管理，分为审批类变更、备案类变更和报告类变更。

（一）审批类变更

以下变更，药品上市许可持有人应当以补充申请方式申报，经批准后实施：①药品生产过程中的重大变更；②药品说明书中涉及有效性内容以及增加安全性风险的其他内容的变更；③药品上市许可持有人转让药品上市许可；④国家药品监督管理局规定需要审批的其他变更。

（二）备案类变更

以下变更，药品上市许可持有人应当在变更实施前，报所在地省级药品监督管理部门备案：①药品生产过程中的中等变更；②药品包装标签内容的变更；③药品分包装；④国家药品监督管理局规定需要备案的其他变更。境外生产药品发生上述变更的，应当在变更实施前报药品审评中心备案。

（三）报告类变更

以下变更，药品上市许可持有人应当在年度报告中报告：①药品生产过程中的微小变更；②国家药品监督管理局规定需要报告的其他变更。

药品上市后提出的补充申请，需要核查、检验的，参照《药品注册管理办法》有关药品注册核查、检验程序进行。

二、药品再注册

药品注册证书有效期为五年，药品注册证书有效期内药品上市许可持有人应当持续保证上市药品的安全性、有效性和质量可控性，并在有效期届满前六个月申请药品再注册。

（一）药品再注册的申请和审批程序

境内生产药品再注册申请由药品上市许可持有人向其所在地省级药品监督管理部门提出，省级药品监督管理部门对申报资料进行审查，符合要求的，予以受理。境外生产药品再注册申请由药品上市许可持有人向药品审评中心提出。

药品再注册申请受理后，省级药品监督管理部门或者药品审评中心对药品上市许可持有人开展药品上市后评价和不良反应监测情况，按照药品批准证明文件和药品监督管理部门要求开展相关工作情况，以及药品批准证明文件载明信息变化情况等进行审查，符合规定的，予以再注册，发给药品再注册批准通知书。不符合规定的，不予再注册，并报请国家药品监督管理局注销药品注册证书。

（二）不予再注册的情形和规定

有下列情形之一的，不予再注册：①有效期届满未提出再注册申请的；②药品注册证书有效期内药品上市许可持有人不能履行持续考察药品质量、疗效和不良反应责任的；③未在规定时限内完成药品批准证明文件和药品监督管理部门要求的研究工作且无合理理由的；④经上市后评价，属于疗效不确切、不良反应大或者因其他原因危害人体健康的；⑤法律、行政法规规定的其他不予再注册情形。对不予再注册的药品，药品注册证书有效期届满时予以注销。

第六节　中药注册管理的专门规定

为促进中医药传承创新发展，遵循中医药研究规律，加强中药新药研制与注册管理，国家药品监督管理局制定并发布《中药注册管理的专门规定》（以下简称《专门规定》）。《专门规定》于 2023 年 7 月 1 日正式实施，共包括 11 章 82 条。《专门规定》在《药品管理法》《药品注册管理办法》关于药品注册管理通用性规定的基础上，进一步对中药研制相关要求进行细化，加强了中药新药研制与注册管理。

一、中药研制与注册的基本原则

（一）促进中药传承创新

中药新药研制应当注重体现中医药原创思维及整体观，鼓励运用传统中药研究方法和现代科学技术研究、开发中药。支持研制基于古代经典名方、名老中医经验方、医疗机构配制的中药制剂（以下简称"医疗机构中药制剂"）等具有丰富中医临床实践经验的中药新药；支持研制对人体具有系统性调节干预功能等的中药新药，鼓励应用新兴科学和技术研究阐释中药的作用机理。中药新药研制应当坚持以临床价值为导向，重视临床获益与风险评估，发挥中医药防病治病的独特优势和作用，注重满足尚未满足的临床需求。

（二）坚持以临床价值为导向

中药新药研制应当坚持以临床价值为导向，重视临床获益与风险评估，发挥中医药防病治病的独特优势和作用，注重满足尚未满足的临床需求。

（三）坚持中医药理论的指导

中药新药研制应当符合中医药理论，在中医药理论指导下合理组方，拟定功能、主治病证、适用人群、剂量、疗程、疗效特点和服药宜忌。鼓励在中医临床实践中观察疾病进展、证候转化、症状变化、药后反应等规律，为中药新药研制提供中医药理论的支持证据。

（四）注重临床实践

来源于中医临床实践的中药新药，应当在总结个体用药经验的基础上，经临床实践逐步明确功能主治、适用人群、给药方案和临床获益，形成固定处方，在此基础上研制成适合群体用药的中药新药。鼓励在中医临床实践过程中开展高质量的人用经验研究，明确中药临床定位和临床价值，基于科学方法不断分析总结，获得支持注册的充分证据。

（五）采用科学合理的审评证据体系

中药注册审评，采用中医药理论、人用经验和临床试验相结合的审评证据体系，综合评价中药的安全性、有效性和质量可控性。

🌐 **思政材料 6-2**

促进中医药传承创新发展

中医药学是中华民族的伟大创造，是中国古代科学的瑰宝。党的十八大以来，中医药发展成就卓著，但也面临基础薄弱、传承不足等问题。如何继承好、发展好、利用好这一宝贵财富，为维护百姓健康发挥更大作用？

2019 年 10 月 26 日发布的《中共中央　国务院关于促进中医药传承创新发展的意见》（以下简称《意见》），为中医药发展"把脉""开方"，更为新时代传承创新发展中医药事业指明方向。

其中，《意见》中的"（九）改革完善中药注册管理"注入了中国特色。建立健全符合中医药特点的中药安全、疗效评价方法和技术标准。及时完善中药注册分类，制定中药审评审批管理规定，实施基于临床价值的优先审评审批制度。加快构建中医药理论、人用经验和临床试验相结合的中药注册审评证据体系，优化基于古代经典名方、名老中医方、医疗机构制剂等具有人用经验的中药新药审评技术要求，加快中药新药审批。鼓励运用新技术新工艺以及体现临床应用优势的新剂型改进已上市中药品种，优化已上市中药变更技术要求。优化和规范医疗机构中药制剂备案管理。国务院中医药主管部门、药品监督管理部门要牵头组织制定古代经典名方目录中收载方剂的关键信息考证意见。［摘自《中共中央 国务院关于促进中医药传承创新发展的意见》中央有关文件 中国政府网（www.gov.cn）］

二、中药注册上市审批基本要求

（一）中药新药研制路径或模式

中药新药的研发应当结合中药注册分类，根据品种情况选择符合其特点的研发路径或者模式。基于中医药理论和人用经验发现、探索疗效特点的中药，主要通过人用经验和（或）必要的临床试验确认其疗效；基于药理学筛选研究确定拟研发的中药，应当进行必要的Ⅰ期临床试验，并循序开展Ⅱ期临床试验和Ⅲ期临床试验。

（二）中药新药的特殊审评审批程序

1. 中药的简化注册审批程序

对古代经典名方中药复方制剂的上市申请实施简化注册审批，具体要求按照相关规定执行。

2. 中药的优先审评审批程序

对临床定位清晰且具有明显临床价值的以下情形中药新药等的注册申请实行优先审评审批：①用于重大疾病、新发突发传染病、罕见病防治；②临床急需而市场短缺；③儿童用药；④新发现的药材及其制剂，或者药材新的药用部位及其制剂；⑤药用物质基础清楚、作用机理基本明确。

3. 中药的附条件审批程序

对治疗严重危及生命且尚无有效治疗手段的疾病以及国务院卫生健康或者中医药主管部门认定急需的中药，药物临床试验已有数据或者高质量中药人用经验证据显示疗效并能预测其临床价值的，可以附条件批准，并在药品注册证书中载明有关事项。

4. 中药的特别审批程序

在突发公共卫生事件时，国务院卫生健康或者中医药主管部门认定急需的中药，可应用人用经验证据直接按照特别审批程序申请开展临床试验或者上市许可或者增加功能主治。

三、人用经验证据在中药审评审批中的合理应用

（一）人用经验证据的含义

中药人用经验通常在临床实践中积累，具有一定的规律性、可重复性和临床价值，包含了在临床用药过程中积累的对中药处方或者制剂临床定位、适用人群、用药剂量、疗效特点和临床获益等的认识和总结。

（二）人用经验的收集与使用

申请人可以多途径收集整理人用经验，应当对资料的真实性、可溯源性负责，人用经验的规范收集整理与评估应当符合有关要求。作为支持注册申请关键证据的人用经验数据，由药品监督管理部门按照相关程序组织开展相应的药品注册核查。

对数据进行合理、充分的分析并给予正确结果解释的人用经验，可作为支持注册申请的证据。申请人可根据已有人用经验证据对药物安全性、有效性的支持程度，确定后续研究策略，提供相应的申报资料。

（三）人用经验研究的药学要求

作为支持注册申请关键证据的人用经验所用药物的处方药味（包括基原、药用部位、炮制等）及其剂量应当固定。申报制剂的药学关键信息及质量应当与人用经验所用药物基本一致，若制备工艺、辅料等发生改变，应当进行评估，并提供支持相关改变的研究评估资料。

（四）人用经验对相关申报资料的豁免

中药创新药处方来源于古代经典名方或者中医临床经验方，如处方组成、临床定位、用法用量等与既往临床应用基本一致，采用与临床使用药物基本一致的传统工艺，且可通过人用经验初步确定功能主治、适用人群、给药方案和临床获益等的，可不开展非临床有效性研究。

来源于临床实践的中药新药，人用经验能在临床定位、适用人群筛选、疗程探索、剂量探索等方面提供研究、支持证据的，可不开展Ⅱ期临床试验。

（五）真实世界证据作为支持产品上市的依据

已有人用经验中药的临床研发，在处方、生产工艺固定的基础上，存在适用的高质量真实世界数据，

且通过设计良好的临床研究形成的真实世界证据科学充分的，申请人就真实世界研究方案与国家药品审评机构沟通并达成一致后，可申请将真实世界证据作为支持产品上市的依据之一。

四、不同中药注册分类的上市审批要求

（一）中药创新药上市审批要求

中药创新药上市审批要求应当有充分的有效性、安全性证据，上市前原则上应当开展随机对照的临床试验。鼓励根据中医临床实践，探索采用基于临床治疗方案进行序贯联合用药的方式开展中药创新药临床试验及疗效评价。新的提取物及其制剂的注册申请，如已有单味制剂或者单味提取物制剂上市且功能主治（适应证）基本一致，应当与该类制剂进行非临床及临床对比研究，以说明其优势与特点。新药材及其制剂的注册申请，应当提供该药材性味、归经、功效等的研究资料，相关研究应当为新药材拟定的性味、归经、功效等提供支持证据。

中药创新药的注册申请人可根据中药特点、新药研发的一般规律，针对申请临床试验、Ⅲ期临床试验前、申请上市许可等不同研究阶段的主要目的进行分阶段研究。中药药学分阶段研究应当体现质量源于设计理念，注重研究的整体性和系统性。

中药创新药的研制，应当根据药物特点、临床应用情况等获取的安全性信息，开展相应的非临床安全性试验。可根据不同注册分类、风险评估情况、开发进程开展相应的非临床安全性试验。应当开展必要的Ⅰ期临床试验的情况包括：①处方含毒性药味；②除处方含确有习用历史且被省级中药饮片炮制规范收载的中药饮片外，处方含无国家药品标准且不具有药品注册标准的中药饮片、提取物；③非临床安全性试验结果出现明显毒性反应且提示对人体可能具有一定的安全风险；④需获得人体药代数据以指导临床用药等的中药注册申请。

（二）中药改良型新药上市审批要求

1. 中药改良型新药研发的基本原则

改良型新药的研发应当遵循必要性、科学性、合理性的原则，明确改良目的。应当在已上市药品的基础上，基于对被改良药品的客观、科学、全面的认识，针对被改良中药存在的缺陷或者在临床应用过程中新发现的治疗特点和潜力进行研究。研制开发儿童用改良型新药时，应当符合儿童生长发育特征及用药习惯。

2. 改剂型、改给药途径的中药改良型新药应具备临床应用优势和特点

改变已上市中药剂型或者给药途径的改良型新药，应当具有临床应用优势和特点，如提高有效性、改善安全性、提高依从性等，或者在有效性、安全性不降低的前提下，促进环境保护、提升生产安全水平等。

改变已上市药品给药途径的注册申请，应当说明改变给药途径的合理性和必要性，开展相应的非临床研究，并围绕改良目的开展临床试验，证明改变给药途径的临床应用优势和特点。

3. 改剂型的中药改良型新药上市审批的研究要求

改变已上市中药剂型的注册申请，应当结合临床治疗需求、药物理化性质及生物学性质等提供充分依据说明其科学合理性。申请人应当根据新剂型的具体情形开展相应的药学研究，必要时开展非临床有效性、安全性研究和临床试验。

对儿童用药、特殊人群（如吞咽困难者等）用药、某些因用法特殊而使用不便的已上市中药，通过改变剂型提高药物临床使用依从性，若对比研究显示改剂型后药用物质基础和药物吸收、利用无明显改变，且原剂型临床价值依据充分的，可不开展临床试验。

4. 中药增加适应证上市审批的研究要求

中药增加功能主治，除《专门规定》第二十三条和第四十六条规定的情形外，应当提供非临床有效性

研究资料，循序开展Ⅱ期临床试验及Ⅲ期临床试验。

延长用药周期或者增加剂量者，应当提供非临床安全性研究资料。上市前已进行相关的非临床安全性研究且可支持其延长周期或者增加剂量的，可不进行新的非临床安全性试验。申请人不持有已上市中药申请增加功能主治的，应当同时提出同名同方药的注册申请。

已上市中药申请增加功能主治，其人用经验证据支持相应临床定位的，可不提供非临床有效性试验资料。使用剂量和疗程不增加，且适用人群不变的，可不提供非临床安全性试验资料。

（三）古代经典名方中药复方制剂上市审批要求

1. 古代经典名方中药复方制剂管理及评审原则

古代经典名方中药复方制剂处方中不含配伍禁忌或者药品标准中标有剧毒、大毒及经现代毒理学证明有毒性的药味，均应当采用传统工艺制备，采用传统给药途径，功能主治以中医术语表述。该类中药复方制剂的研制不需要开展非临床有效性研究和临床试验。药品批准文号给予专门格式。

古代经典名方中药复方制剂采用以专家意见为主的审评模式。由国医大师、院士、全国名中医为主的古代经典名方中药复方制剂专家审评委员会对该类制剂进行技术审评，并出具是否同意上市的技术审评意见。

2. 古代经典名方中药复方制剂上市审批的研究要求

按古代经典名方目录管理的中药复方制剂申请上市，申请人应当开展相应的药学研究和非临床安全性研究。其处方组成、药材基原、药用部位、炮制规格、折算剂量、用法用量、功能主治等内容原则上应当与国家发布的古代经典名方关键信息一致。

其他来源于古代经典名方的中药复方制剂的注册申请，除提供相应的药学研究和非临床安全性试验资料外，还应当提供古代经典名方关键信息及其依据，并应当提供对中医临床实践进行的系统总结，说明其临床价值。对古代经典名方的加减化裁应当在中医药理论指导下进行。

（四）同名同方药上市审批要求

1. 同名同方药研制的基本原则

同名同方药的研制应当避免低水平重复。申请人应当对用于对照且与研制药物同名同方的已上市中药（以下简称"对照同名同方药"）的临床价值进行评估。申请注册的同名同方药的安全性、有效性及质量可控性应当不低于对照同名同方药。

2. 与对照同名同方药进行比较研究

同名同方药的研制，应当与对照同名同方药在中药材、中药饮片、中间体、制剂等全过程质量控制方面进行比较研究。申请人根据对照同名同方药的有效性、安全性证据以及同名同方药与对照同名同方药的工艺、辅料等比较结果，评估是否开展非临床安全性研究及临床试验。

申请人应当基于临床价值评估结果选择对照同名同方药。对照同名同方药应当具有有效性、安全性方面充分的证据，按照药品注册管理要求开展临床试验后批准上市的中药、现行版《中国药典》收载的已上市中药以及获得过中药保护品种证书的已上市中药，一般可视作具有充分的有效性、安全性证据。这里的获得过中药保护证书的已上市中药，是指结束保护期的中药保护品种以及符合中药品种保护制度有关规定的其他中药保护品种。

3. 同名同方药开展临床试验的要求

申请注册的同名同方药与对照同名同方药需要通过临床试验进行比较的，至少需进行Ⅲ期临床试验。提取的单一成分中药可通过生物等效性试验证明其与对照同名同方药的一致性。

对照同名同方药有充分的有效性和安全性证据，同名同方药的工艺、辅料与对照同名同方药相同的，或者同名同方药的工艺、辅料变化经研究评估不引起药用物质基础或者药物吸收、利用明显改变的，一般无需开展非临床安全性研究和临床试验。

五、中药上市后变更

（一）已上市中药变更的基本要求

已上市中药的变更应当遵循中药自身特点和规律，符合必要性、科学性、合理性的有关要求。药品上市许可持有人应当履行变更研究及其评估、变更管理的主体责任，全面评估、验证变更事项对药品安全性、有效性和质量可控性的影响。根据研究、评估和相关验证结果，确定已上市中药的变更管理类别，变更的实施应当按照规定经批准、备案后进行或者报告。药品上市许可持有人在上市后变更研究过程中可与相应药品监督管理部门及时开展沟通交流。

（二）已上市中药不同变更情形的具体要求

变更已上市中药药品规格应当遵循与处方药味相对应的原则以及与适用人群、用法用量、装量规格相协调的原则。对于已有同品种上市的，所申请的规格一般应当与同品种上市规格一致。

生产工艺及辅料等的变更不应当引起药用物质或者药物吸收、利用的明显改变。生产设备的选择应当符合生产工艺及品质保障的要求。

变更用法用量或者增加适用人群范围但不改变给药途径的，应当提供支持该项改变的非临床安全性研究资料，必要时应当进行临床试验。除符合《专门规定》第六十四条规定之情形外，变更用法用量或者增加适用人群范围需开展临床试验的，应当循序开展Ⅱ期临床试验和Ⅲ期临床试验。已上市儿童用药【用法用量】中剂量不明确的，可根据儿童用药特点和人用经验情况，开展必要的临床试验，明确不同年龄段儿童用药的剂量和疗程。

已上市中药申请变更用法用量或者增加适用人群范围，功能主治不变且不改变给药途径，人用经验证据支持变更后的新用法用量或者新适用人群的用法用量的，可不开展Ⅱ期临床试验，仅开展Ⅲ期临床试验。

替代或者减去国家药品标准处方中的毒性药味或者处于濒危状态的药味，应当基于处方中药味组成及其功效，按照相关技术要求开展与原药品进行药学、非临床有效性和（或）非临床安全性对比的研究。替代或者减去处方中已明确毒性药味的，可与安慰剂对照开展Ⅲ期临床试验。替代或者减去处方中处于濒危状态药味的，至少开展Ⅲ期临床试验的比较研究。必要时，需同时变更药品通用名称。

中药复方制剂处方中所含按照新药批准的提取物由外购变更为自行提取的，申请人应当提供相应研究资料，包括但不限于自行研究获得的该提取物及该中药复方制剂的药学研究资料、提取物的非临床有效性和安全性对比研究资料以及该中药复方制剂Ⅲ期临床试验的对比研究资料。该提取物的质量标准应当附设于制剂标准后。

对主治或者适用人群范围进行删除的，应当说明删除该主治或者适用人群范围的合理性，一般不需开展临床试验。

六、中药注册标准

中药注册标准的研究、制定应当以实现中药质量的稳定可控为目标，根据产品特点建立反映中药整体质量的控制指标。尽可能反映产品的质量状况，并关注与中药有效性、安全性的关联。

支持运用新技术、新方法探索建立用于中药复方新药的中间体、制剂质量控制的指纹图谱或者特征图谱、生物效应检测等。中药注册标准中的含量测定等检测项目应当有合理的范围。

根据产品特点及实际情况，药品上市许可持有人应当制定不低于中药注册标准的企业内控标准，并通过不断修订和完善其检验项目、方法、限度范围等，提高中药制剂质量。

药品上市后，应当积累生产数据，结合科学技术的发展，持续修订完善包括中药材、中药饮片、中间体和制剂等在内的完整的质量标准体系，以保证中药制剂质量稳定可控。

七、中药药品名称和说明书要求

中成药命名应当符合《中成药通用名称命名技术指导原则》的要求及国家有关规定。

（一）含毒性中药饮片中成药药品说明书要求

中药处方中含毒性药味，或者含有其他已经现代毒理学证明具有毒性、易导致严重不良反应的中药饮片的，应当在该中药说明书【成分】项下标明处方中所含的毒性中药饮片名称，并在警示语中标明制剂中含有该中药饮片。

（二）涉及辨证使用中药新药说明书的要求

涉及辨证使用的中药新药说明书的【注意事项】应当包含，但不限于以下内容：①因中医的证、病机、体质等因素需要慎用的情形，以及饮食、配伍等方面与药物有关的注意事项；②如有药后调护，应当予以明确。

（三）已上市中成药药品说明书持续完善要求

药品上市许可持有人应当加强对药品全生命周期的管理，加强对安全性风险的监测、评价和分析，应当参照相关技术指导原则及时对中药说明书【禁忌】、【不良反应】、【注意事项】进行完善。

中药说明书【禁忌】、【不良反应】、【注意事项】中任何一项在本规定施行之日起满3年后申请药品再注册时仍为"尚不明确"的，依法不予再注册。

（四）古代经典名方中药复方制剂说明书要求

古代经典名方中药复方制剂说明书中应当列明【处方来源】、【功能主治的理论依据】等项。人用经验作为批准上市或者增加功能主治证据的中药新药，说明书中应当列入【中医临床实践】项。

第七节　药品知识产权保护

 教学案例

　　奥氮平作为一种抗精神病药，有着毒副作用小、疗效好等优点。该药1996年在美国获批上市，1998年在中国上市。L公司拥有奥氮平制备方法的中国发明专利，专利有效期届满日为2011年4月24日。2003年5月，S公司获得了该产品原料药和片剂的注册批件。

　　2003年9月29日，L公司因认为S公司使用了其拥有发明专利的奥氮平生产工艺，已构成侵权，遂向南京市中级人民法院提起诉讼，要求停止侵权并赔偿经济损失。法院经审理后认定L公司的侵权指控成立，S公司需停止侵权并赔偿L公司50万元。

　　10年后，2013年7月15日，L公司又将S公司诉至江苏省高级人民法院，称S公司在2003年9月29日至涉案专利有效期届满日期间，持续使用涉案专利技术生产奥氮平，请求法院判令S公司构成专利侵权，赔偿经济损失1.5亿元、合理开支2.8万元、律师费150万元，并刊登声明消除其侵权行为造成的不良影响。

　　江苏省高级人民法院认为，S公司在该案中主张，自2003年起，其一直使用2008年补充报备工艺生产涉案产品，这与其在前案中表述一直使用2003年备案工艺进行生产的陈述存在矛盾，且2008年补充报工艺未对2003年备案工艺作实质性变更，而前案中经鉴定，2003年备案工艺不可行。因此，S公司的不侵权抗辩不成立，法院判令S公司赔偿L公司350万元。

双方当事人均不服一审判决，向最高人民法院提起上诉。最高人民法院通过指派技术调查官调查并确定了 2003 年至 2008 年期间 S 公司的实际工艺路线未落入涉案专利保护范围，最终认定被诉侵权技术方案未侵权。2016 年 6 月，最高人民法院作出终审判决：判决撤销江苏省高级人民法院的判决，驳回 L 公司诉讼请求，但 S 公司负担大部分诉讼费用。

思考与讨论

结合案例思考知识产权保护对企业有何意义？

一、药品知识产权保护的意义

医药行业作为一种技术密集型的行业，对其知识产权的有效保护对于打造行业的核心竞争力、提高研发人员积极性及促进行业对外交流等都具有重要作用。具体体现在以下几个方面：

（一）鼓励新药研发创新

作为一种特殊的商品，药品与人的生命和健康息息相关，因此，药品在上市前往往需要经过设计与筛选、临床前研究、临床研究、生产工艺优化、申报审批以及市场准入等大量工作。近些年，世界各国政府都对药品的安全性和有效性采取更为严格的审查制度，虽然新药能够带来高昂的收益，但药品研发活动比其他领域新产品需要更高昂的投入、更漫长的周期、承担更高的风险。通过专利等有效的法律手段、行政手段进行药品知识产权保护，能够提高研发人员的积极性，促进新药技术的创新和发展。

（二）规范医药市场竞争秩序

维护市场公平、有序、诚信经营，是知识产权法的重要原则。知识产权法可以防止个人或公司非法利用知识产权获利。此外，知识产权制度通过保护专利、商标、服务标记、厂商名称、货源名称等专属权利和制止不正当竞争，维护投资企业的竞争优势，维护市场的公平和有序竞争，并用法律正确规范人们的行为，促使人们自觉尊重他人的知识产权，使社会形成尊重知识、尊重人才、尊重他人智力劳动成果的良好社会环境和公平、公正的市场竞争机制，从而使医药企业有更多的财力、物力和智力资源投向新药研究开发。

（三）提升我国医药贸易的国际地位

知识产权是影响医药贸易的重要因素之一，知识产权保护状况已构成影响国际关系发展的重要砝码。良好的知识产权保护氛围可以吸引更多的国家和企业在我国进行医药开发的技术投资与科研合作，也有利于我国医药产品与技术，尤其中医药产品的对外出口与贸易。

（四）促进传统中医药传承发展

中医药是中华民族的瑰宝。中医药学凝聚着深邃的哲学智慧和中华民族几千年的健康养生理念及实践经验。法治保障对于中医药发展具有基础性作用，其中，推动知识产权制度创新对于提高中医药国际竞争力尤为重要。我国现有知识产权法律对中药秘方、中药商标、传统工艺制法等有一定程度的保护。完善知识产权法律保护能够维护中医药企业和技术人员的合法权益，保护传统中药资源不流失到国外，并且推动我国中医药企业市场化与规模化发展。

二、药品知识产权保护的概念和特点

（一）概念

药品知识产权是指自然人、法人或其他组织对自己与药品有关的智力劳动成果所享有的占有、处分和收益的权利。我国药品知识产权保护的形式主要包括专利保护、商标保护、著作权保护、商业秘密保护、数据独占性保护等。

（二）我国医药知识产权保护的形式

1. 医药专利保护

专利（patent）是医药领域最为重要的知识产权保护形式。专利的数量和质量也是反映一个国家或组织的研究实力的重要依据。

专利一词起源于拉丁语 litterae patentes，意为公开的信件或公共文献，是中世纪君主用来授予某种特权的证明。现代专利一般是由政府机关或者代表若干国家的区域性组织根据申请而颁发的一种文件，在文件记载了发明创造的内容，并且在一定时期内产生一种法律状态，即获得专利的发明创造在一般情况下他人只有经专利权人许可才能予以实施。

在市场经济环境下，只要得到一项技术的专利权，就能够排他性地防止他人实施该项技术并申请相应的专利。一旦他人未经专利权人许可，利用专利权所保护的技术进行商业性制造、使用、许诺销售、销售或进口，就会对专利权人的专利权造成侵害。为了维护其市场份额，专利权人则有权要求侵权人停止侵害并赔偿相应的损失，或者直接通过诉讼的方式解决。也正是由于专利的排他性使用，使其在申请环节也较为复杂，且耗时长、成本高，且需设置一定的保护期限。这主要是为了防止专利权人长期利用专利对某种技术形成垄断，进而导致恶意竞争、技术发展停滞的局面，来更好地平衡专利权人与公众之间的利益。

1984 年，第六届全国人民代表大会常务委员会第四次会议通过了我国第一部《中华人民共和国专利法》（以下简称《专利法》），保护发明、实用新型、外观设计三种创新成果。实施的第一天，中国专利局就收到来自国内外的专利申请 3455 件，被世界知识产权组织誉为"创造了世界专利历史的新纪录"。但基于药品涉及公众利益和人民健康的理由，当时的药品并不在保护范围之列。1992 年，为更好履行我国政府就中美两国达成的知识产权谅解备忘录中的承诺，我国对《专利法》进行了第一次修改。这次修改在医药方面的最大变化之一，就是取消了药品不给予专利保护的规定。2000 年，为了顺应我国加入世界贸易组织的需要，对《专利法》进行了第二次修改。2008 年，《专利法》第三次修改获得通过，增加了两项针对药品的内容：一是允许仿制药在原研药专利到期前开始仿制；二是通过立法授权国家知识产权局在符合规定条件的情况下给予强制许可，允许我国企业制造有关专利药品并将其出口到符合我国参加的有关国际条约规定的国家或者地区，帮助解决其面临的公共健康问题。2020 年，第四次修订的《专利法》对"药品专利期补偿"条款进行了修改完善，并明确增加了"药品专利纠纷早期解决机制"（即"药品专利链接制度"）的条款。

伴随专利制度的完善，中国医药产业在技术研究层面一直在向更快速更高质量的方向迈进。在 2013 年之前，我国医药专利申请数量虽然也处于匀速增长的阶段，但仍然远低于美国、欧洲、日本这些知识产权体系建立较早的国家。2013—2015 年间，中国的专利申请数量逐步超越日本和欧洲。2016 年，随着中国药品审评改革，中国企业在此时积极地布局创新药，国外企业也更加重视中国市场，医药的专利申请数量出现了跃增，达到了近 5 万件的申请量，位居世界第一。此后，我国医药专利申请数量一直维持在增长后的水平。

2. 医药商标保护

商标是商品的生产、经营者或服务提供者用于区别他人的商品或服务的标记符号。商标作为医药企业的无形资产，不仅能够起到宣传企业的作用，同时也是企业的重要财富，在企业的发展竞争中起到了不可估量的作用。

我国在 1982 年通过了第一部《中华人民共和国商标法》（以下简称《商标法》），标志着商标权受到了法律的保护。1985 年实施的《药品管理法》规定，药品必须使用注册商标，只有中药材和中药饮片除外；未经核准注册的，禁止在市场上销售。1993 年《商标法》经历第一次修订，人用药品必须使用注册商标，这也就是说人用药品的商标注册是一种强制性的规定。而 2001 年全国人民代表大会常务委员会第二次修改《药品管理法》时却并未就药品是否必须使用注册商标做出明确规定，且之后历次修改的《药品管理法》也均未就药品是否必须使用注册商标做出明确规定，这意味着从法律层面上取消了药品强制注册商标的规定。但是，2006 年施行的《药品说明书和标签管理规定》第二十七条明确药品说明书和标签中禁止使用未经注册的商标以及其他未经国家食品药品监督管理局批准的药品名称。

为了便于商标检索、审查和管理工作的需要，人们把某些具有共同属性的商品或服务编为一个类别。国际上一般将商品及服务共划分为 45 个类别，形成商标注册用商品和服务分类。医药企业注册商标一般申请第 5 类医药卫生产品。

3. 著作权保护

医药著作权是指权利人对医药有关的文学、艺术和科学创作作品依法享有的人身权和财产权。根据《中华人民共和国著作权法》（以下简称《著作权法》）自动保护原则的规定，作品在完成的时候就会自动获得相关保护。也就是说，医药相关作品属于《著作权法》规定的保护客体时，一旦完成便会自动产生著作权并生效。医药领域的科技工作者所创作的作品（医疗和科研活动中），如专著、论文、口述作品、工程设计、产品说明书、计算机软件、数据库等都可以自动获取相应的著作权。例如，中国中医科学院中医药信息研究所开发的中医药数据库、国家知识产权局开发的中药专利数据库等都可以取得《著作权法》的保护。此外，企业在经营过程中也可以产生著作权可以保护的作品。比如药品包装盒、宣传材料、商业展板等美术作品，可以通过著作权登记的方式获得更好的保护。

4. 商业秘密保护

药品研发周期长、投入大、竞争激烈，对大量不宜通过充分公开换取专利保护的产出成果采取商业秘密保护是医药企业的常见策略。医药商业秘密是指在医药行业中不为公众所知悉、能为权利人带来经济利益、具有实用性并经权利人采取保密措施的技术信息和经营信息。医药商业秘密主要涉及医药技术秘密和医药经营秘密。其中，医药技术秘密主要包括药品相关产品信息、配方与工艺、机器设备的改进以及药品研发的有关文件等；医药经营秘密主要包括未公开的经营信息，如与公司各种重要经营活动有关联的文件（如采购计划、进货渠道、供应商清单、销售计划、销售方法、会计财务报表、分配方案、市场调查资料等）、客户情报（如客户清单、销售渠道、协作关系、货源情报、产销策略、招投标中的标底及标书内容等）、经营过程中的管理技术（如医药经营各个环节中有效运作的管理模式、管理方法、管理诀窍、管理步骤等）。商业秘密涉及管理制度与程序、部门架构、权限范围、经营策略等方面的，保护难度较大。

5. 数据独占保护

药品试验数据是指药物上市申请者按照规定所报送的数据包中，相关的非临床研究数据和临床试验数据。由于获得药品试验数据需要付出大量的时间和成本，为了维护原创制药企业的利益，保障其获得研发新药的预期利益，不断激发制药企业的积极性、创造性，对药品试验数据的保护也十分重要。数据独占性保护制度就是规定在一定时间期限内，未经数据持有人同意，药品监督管理部门不允许仿制药企业使用原研药企业取得的、用以证明药品安全性、有效性及稳定性而向政府机关提交的未披露试验数据，在这段时间内药品监督管理部门也不能依赖原创药厂的试验数据批准相关仿制药的上市申请。数据独占权与专利权都是药品知识产权保护的形式。两者的主要区别体现在存续关系上：数据独占权一般由药品批准上市之日起算；专利权则由专利申请之日起算。由于两者权利期限长短也不同，可能出现平行并存、完全重合、部分重合或前后接续。若专利权先到期，数据独占则在实质上延长了专利权的独占权。但无论药品有没有申请专利，都不影响药品获批上市后享有的数据独占权。

药品数据独占保护制度由美国在《药品价格竞争和专利期补偿法案》（Hatch-Waxman 修正案）中首先推出，赋予原创药企业药品试验数据独占权，保护其一定期限内排他性地占有原研药试验数据而不被他人使用。其他药企要想生产与该药品成分、功效相似的药品需要重新进行试验、提出申请。1994 年，WTO 的 TRIPS 协定中，药品试验数据保护被确立为一项国际义务。由于加入世界贸易组织的需要，中国在入世报告中承诺会遵守 TRIPS 协定，通过立法的方式对试验数据提供有效保护。2002 年，我国为遵守上述承诺，出台了《药品管理法实施条例》，规定除公共利益需要和已采取措施确保不会被不正当商业利用以外，对试验数据设置六年的保护期限。自此，我国将数据保护以国内法的方式确定下来，但缺乏更为具体的规定。2017 年，我国出台了《关于深化审评审批制度改革鼓励药品医疗器械创新的意见》，其中数据保护相关条款的设立，意在让试验数据保护制度进一步落实。2018 年，国家药品监督管理局公布的《药品试验数据保护实施办法（暂行）（征求意见稿）》对数据保护对象、方式与期限以及执行流程等进行了细化规定。

目前，数据独占保护制度已基本被世界各国所接受，它可以对传统的药品专利保护制度起到加强或延伸或补充的作用，丰富了药品知识产权保护制度的内涵和手段，使药品的知识产权保护方式更加有效和完整。

三、药品专利保护

（一）概念及特征

药品专利是指源于药品领域的发明创造，转化为一种具有独占权的形态，是被各国普遍采用的以独占市场为主要特征的，谋求市场竞争有利地位的一种手段。作为一种无形的财产权，专利具有独占性、时间性和地域性等特征。

1. 独占性

专利的独占性亦称垄断性、排他性或专有性，是指专利权人对其拥有的专利权享有独占或排他的权利，未经其许可或者出现法律规定的特殊情况，任何人不得使用，否则即构成侵权。专利独占性可体现在对市场利益的垄断，包括对创新药品的生产、销售、使用和进口的垄断，其巨大的经济利益是不言而喻的。

2. 时间性

专利权的时间性，即指专利权具有一定的时间限制，也就是法律规定的保护期限。各国的专利法对于专利权的有效保护期均有各自的规定，而且计算保护期限的起始时间也不尽相同。按照我国现行的《专利法》，发明专利权的期限为二十年，实用新型专利权的期限为十年，外观设计专利权的期限为十五年，均自申请日起计算。专利保护期过后，专利权随之消失。

3. 地域性

地域性，就是对专利权的空间限制。地域性是指一个国家或一个地区所授予和保护的专利权仅在该国或地区的范围内有效，对其他国家和地区不发生法律效力，其专利权是不被确认与保护的。特别是药品专利，各国保护范围和强度有所不同。以药品专利保护期限延长这一制度来说，美国、欧洲和日本等国家（地区）可申请延长，但印度则无相应制度。此外，同一个技术主题的专利申请，在某些国家能获得授权，并不意味着在其他国家也能获得授权，即专利申请的授权也有地域性。如果专利权人希望其专利技术在多个国家取得独占权，则应依照其他国家的法律另行提出申请（签有国际公约或双边互惠协定的除外）。

4. 公开性

公开性是指任何申请专利的技术发明都必须向全社会公开（关系国家安全和其他重大国家利益的保密专利除外）。专利的公开性，使全世界的专利技术成为公开信息，大大促进了世界范围的科学技术交流。

（二）类型

根据我国《专利法》的规定，专利范围包括发明、实用新型和外观设计三种类型。

1. 药品发明专利

发明是指对产品、方法或者其改进所提出的新的技术方案。药品发明专利又可以细分为产品专利、方法专利和用途专利等。

① 产品专利：包括新化合物、复方制剂、药物组合物、新剂型、微生物及其代谢物等。
② 方法专利：包括新制备工艺、检测方法等。
③ 用途专利：如新适应证等。

2. 药品实用新型

实用新型是指对产品的形状、构造或者其结合所提出的适于实用的新的技术方案。

3. 药品外观设计

外观设计是指对产品的整体或者局部的形状、图案或者其结合以及色彩与形状、图案的结合所作出的富有美感并适于工业应用的新设计。

（三）申请与获得

1. 专利授予的条件

根据《专利法》授予专利权的发明和实用新型，应当具备新颖性、创造性和实用性。

（1）新颖性

新颖性是指该发明或者实用新型不属于现有技术；也没有任何单位或者个人就同样的发明或者实用新型在申请日以前向国务院专利行政部门提出过申请，并记载在申请日以后公布的专利申请文件或者公告的专利文件中。

（2）创造性

创造性是指与现有技术相比，该发明具有突出的实质性特点和显著的进步，该实用新型具有实质性特点和进步。这里的现有技术，是指申请日以前在国内外为公众所知的技术。从中可以看出，理论上发明专利对创造性的要求比实用新型专利要高。

（3）实用性

实用性是指发明或者实用新型能够制造或者使用，并且能够产生积极效果。简单来说，就是该技术能够规模化、重复被制造和使用，并在此过程中对社会产生积极效果。

通过专利法对"三性"的概念定义可以看出，在医药领域，原研药之所以容易获得专利权，是因为付出了创造性劳动，而仿制药则不具有专利法意义上的新颖性，因此是不能得到专利保护的。但改变剂型的药物可以获得剂型和制备的相关专利。

2. 专利申请的原则

（1）形式法定原则

申请专利的各项手续，都应当以书面形式或国家知识产权局专利局（以下简称"专利局"）规定的其他形式办理，否则不产生效力。

（2）先申请原则

先申请原则指在两个以上的申请人分别就同样的发明创造申请专利的情况下，对先提出申请的申请人授予专利权。

（3）单一性原则

单一性原则指一份专利申请文件只能就一项发明创造提出专利申请。

（4）优先权原则

优先权包括国外优先权和本国优先权。国外优先权的主要内容是，申请人自发明或实用新型在外国第一次提出专利申请之日起十二个月内，或者自外观设计在外国第一次提出专利申请之日起六个月内，又在中国就相同主题提出专利申请的，依照该外国同中国签订的协议或者共同参加的国际条约，或者依照相互承认优先权原则，可以享有优先权。国内优先权的主要内容是，申请人自发明或实用新型在中国第一次提出专利申请之日起十二个月内，又向国务院专利行政部门就相同主题提出专利申请的，可以享有优先权。

3. 专利申请的文件

专利权不同于商业秘密或著作权，不是自发明创造完成后能够自动产生。因此，一项发明创造想要获得专利权需要经过准备阶段、申请阶段、审查阶段和批准阶段。我国国家知识产权局负责专利申请的受理和审查，对于符合法律规定的发明创造授予专利。不同类型的专利申请所需提交的资料不同，具体见表 6-3。

表 6-3　不同专利的申请文件

专利类型	必备文件	视情况准备文件
发明创造	请求书、说明书及其摘要和权利要求书	摘要附图、说明书附图、遗传资源来源披露登记表
实用新型	请求书、说明书及其摘要、权利要求书、说明书附图	摘要附图
外观设计	提交请求书、该外观设计的图片或者照片以及对该外观设计的简要说明	—

4. 专利申请的程序

根据《专利法》的规定，发明专利申请审批的程序包括受理申请、初步审查（初审）、公布申请、实质审查（实审）以及授权公布五个阶段。实用新型或者外观设计专利申请在审批中不进行早期公布和实审，只有受理、初审和授权三个阶段。

（1）受理申请

国家知识产权局在收到发明专利申请的请求书、说明书和权利要求书后，应明确申请日、给予申请号，并通知申请人。不予受理的，通知申请人。

（2）初步审查

初步审查即形式审查，是国家知识产权局对专利申请是否具备形式条件进行的审查，为之后的专利公开和实质审查做准备。

（3）公布申请

国家知识产权局收到发明专利申请后，经过初步审查认为符合《专利法》要求的，自申请日起满18个月，即行公布。国家知识产权局也可以根据申请人的请求早日公布其申请。

（4）实质审查

实质审查是国家知识产权局根据申请人的要求，从技术角度对发明的新颖性、创造性、实用性等实质性条件进行审查。

（5）授权公布

发明专利的申请经实质审查没有发现驳回理由的，由国家知识产权局做出授予发明专利权的决定，发给发明专利证书，同时予以登记和公告。发明专利权自公告之日起生效。

实用新型或外观设计专利申请实行的则是初审制，无实质审查程序。详见图6-3。

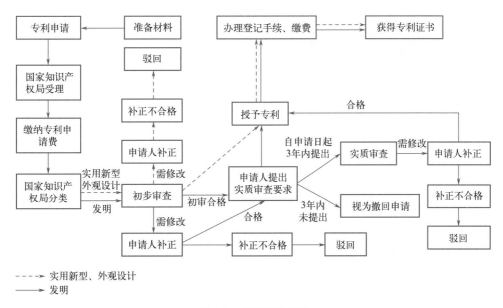

图 6-3　专利审批程序

（四）专利权保护范围

发明或者实用新型专利权的保护范围以其权利要求的内容为准，说明书及附图可以用于解释权利要求的内容。外观设计专利权的保护范围以表示在图片或者照片中的该产品的外观设计为准，简要说明可以用于解释图片或者照片所表示的该产品的外观设计。

（五）专利权内容

专利权保护主要涉及人身权和财产权。

1. 专利人身权

专利人身权又称专利人格权，是专利权的重要组成，主要是指专利发明人或设计人享有在专利文件中写明其姓名的权利。专利人身权是专利权人所特有的，不依赖财产权而存在，不因专利财产权的转让而消失。

2. 专利财产权

专利作为一种财产，其专利权人所拥有的财产占有、支配、使用的权利。具体包括以下几种。

（1）独占实施权

独占实施权即专利权被授予后，专利权人有权自行实施其发明创造，并有权禁止他人未经许可擅自实施其发明创造，以确保自己独占实施权的实现。

（2）授权许可权

授权许可权即专利权人许可他人实施其专利技术并收取专利使用费的权利。任何单位或个人实施他人专利的，应当与专利权人签订书面实施许可合同，向专利权人支付专利使用费。专利实施许可合同生效后，专利权仍在专利权人手中。被许可人只享有合同约定范围内的实施权。授权许可包括普通许可、独占许可、排他许可和交叉许可等多种形式。

（3）转让权

专利权人享有将其专利权转让给他人的权利，但需要与当事人订立书面合同，并向国务院专利行政部门登记，由国务院专利行政部门予以公告，专利权的转让自登记之日起生效。中国单位或者个人向外国人转让专利权的，必须经国务院有关主管部门批准。

（4）标记权

专利权人享有在其专利产品或使用专利方法获得的产品或产品的包装上标注专利标记和专利号的权利。专利标记对宣传企业、取信市场、制止侵权都有意义。标记权是专利权人的权利，但不是义务。专利权人可自行选择行使还是放弃此项权利。

（六）专利权的限制

我国《专利法》允许第三方在法定情况下，可以不经专利权人的许可而实施其专利，且其实施行为并不构成侵权。专利法保护专利权人的独占权，但是，为了平衡专利权人与国家和社会之间的利益，各国专利法都在不同程度上对专利权人的权利作了限制性的规定。我国对专利权的限制主要表现为不视为侵犯专利权的行为和专利实施的强制许可。

1. 不视为侵权

我国《专利法》规定有下列情形之一的，不视为侵犯专利权：

① 专利产品或者依照专利方法直接获得的产品，由专利权人或者经其许可的单位、个人售出后，使用、许诺销售、销售、进口该产品的；

② 在专利申请日前已经制造相同产品、使用相同方法或者已经做好制造、使用的必要准备，并且仅在原有范围内继续制造、使用的；

③ 临时通过中国领陆、领水、领空的外国运输工具，依照其所属国同中国签订的协议或者共同参加的国际条约，或者依照互惠原则，为运输工具自身需要而在其装置和设备中使用有关专利的；

④ 专为科学研究和实验而使用有关专利的；

⑤ 为提供行政审批所需要的信息，制造、使用、进口专利药品或者专利医疗器械的，以及专门为其制造、进口专利药品或者专利医疗器械的。

2. 强制许可

专利强制实施许可是指国务院专利行政部门在法定的情形下，不经专利权人许可，授权他人实施发明或者实用新型专利的法律制度，取得实施强制许可的单位或者个人应当付给专利权人合理的使用费。强制许可的对象指发明专利和实用新型专利，不包括外观设计。

（1）基于公共利益和公共健康的需要

在国家出现紧急状态或者非常情况时，或者为了公共利益的目的，国务院专利行政部门可以给予实施发明专利或者实用新型专利的强制许可。为了公共健康目的，对取得专利权的药品，国务院专利行政部门可以给予制造并将其出口到符合中华人民共和国参加的有关国际条约规定的国家或者地区的强制许可。

（2）基于专利不实施或垄断的情形

有下列情形之一的，国务院专利行政部门根据具备实施条件的单位或者个人的申请，可以给予实施发明专利或者实用新型专利的强制许可：①专利权人自专利权被授予之日起满三年，且自提出专利申请之日起满四年，无正当理由未实施或者未充分实施其专利的；②专利权人行使专利权的行为被依法认定为垄断行为，为消除或者减少该行为对竞争产生的不利影响的。

（3）基于阻碍科技进步和应用的原因

一项取得专利权的发明或者实用新型比前已经取得专利权的发明或者实用新型具有显著经济意义的重大技术进步，其实施又有赖于前一发明或者实用新型的实施的，国务院专利行政部门根据后一专利权人的申请，可以给予实施前一发明或者实用新型的强制许可。

（4）特别许可

国有企业事业单位的发明专利，对国家利益或者公共利益具有重大意义的，国务院有关主管部门和省、自治区、直辖市人民政府报经国务院批准，可以决定在批准的范围内推广应用，允许指定的单位实施，由实施单位按照国家规定向专利权人支付使用费。

（七）专利保护期限、终止和无效

1. 专利保护期限

《专利法》第四十二条规定发明专利权的期限为二十年，实用新型专利权的期限为十年，外观设计专利权的期限为十五年，均自申请日起计算。自发明专利申请日起满四年，且自实质审查请求之日起满三年后授予发明专利权的，国务院专利行政部门应专利权人的请求，就发明专利在授权过程中的不合理延迟给予专利权期限补偿，但由申请人引起的不合理延迟除外。为补偿新药上市审评审批占用的时间，对在中国获得上市许可的新药相关发明专利，国务院专利行政部门应专利权人的请求给予专利权期限补偿。补偿期限不超过五年，新药批准上市后总有效专利权期限不超过十四年。

2. 专利权的终止

在以下情况下专利权终止：①专利权期限届满自行终止；②专利权人以书面声明放弃其专利权；③专利权人没有按照规定缴纳年费而终止。专利权在期限届满前终止的，由国务院专利行政部门登记和公告。专利权终止后，其发明创造就成为公共财富，任何人都可以利用。

3. 专利权的无效

自国务院专利行政部门公告授予专利权之日起，任何单位或者个人认为该专利权的授予不符合《专利法》有关规定的，可以请求国务院专利行政部门宣告该专利权无效。国务院专利行政部门对宣告专利权无效的请求应当及时审查和做出决定，并通知请求人和专利权人。对国务院专利行政部门宣告专利权无效或者维持专利权的决定不服的，可以自收到通知之日起三个月内向人民法院起诉。宣告无效的专利视为自始即不存在。

（八）专利侵权的解决途径

不同性质的专利侵权纠纷，双方当事人可以自愿选择协商解决、调解、仲裁、行政处理或诉讼的方式解决纠纷。

1. 协商解决

双方当事人在平等自愿的基础上，通过友好协商、互谅互让达成和解协议，进而解决纠纷。实务中，自行协商解决应当是当事人首选的方法。当事人自行协商，有助于减小矛盾激化的概率，从而最小成本地化解争议。

2. 调解

无论是当事人与行政机关之间的纠纷，还是当事人之间的专利纠纷都可以在双方自愿的基础上，由第三方介入调停，促使双方当事人达成和解。依据调停人的身份不同，调解可分为人民调解、行政调解、仲裁调解和法院调解。

3. 仲裁

当事人双方自愿的基础上由仲裁机构以第三者的身份，依法对争议做出具有法律约束力的裁决。在专利纠纷中采取仲裁解决方式一般仅限于专利合同纠纷。

4. 行政处理

国务院有关主管部门或者地方人民政府设立的管理专利工作的部门对本系统内的专利权属纠纷、临时保护期使用费支付的纠纷、对职务发明创造发明人或设计人奖励的纠纷，可以做出行政处理决定。

假冒专利的，除依法承担民事责任外，由负责专利执法的部门责令改正并予公告，没收违法所得，可以处违法所得五倍以下的罚款；没有违法所得或者违法所得在五万元以下的，可以处二十五万元以下的罚款；构成犯罪的，依法追究刑事责任。

请求管理专利工作的部门处理专利纠纷的时效为 2 年，自专利权人或者利害关系人得知或者应当得知之日起计算。对管理专利工作的部门的处理决定不服可以向法院提起诉讼。

5. 诉讼

管理专利工作的部门处理时，认定侵权行为成立的，可以责令侵权人立即停止侵权行为，当事人不服的，可以自收到处理通知之日起十五日内依照《中华人民共和国行政诉讼法》向人民法院起诉；侵权人期满不起诉又不停止侵权行为的，管理专利工作的部门可以申请人民法院强制执行。进行处理的管理专利工作的部门应当事人的请求，可以就侵犯专利权的赔偿数额进行调解；调解不成的，当事人可以依照《中华人民共和国民事诉讼法》向人民法院起诉。

四、药品专利纠纷早期解决机制

（一）药品专利纠纷早期解决机制产生的背景

药品专利链接制度始于美国，伴随药品注册制度的产生及完善经历了漫长的发展历程。1937 年，"磺胺酏剂"重大药害事件的发生。美国国会为避免药害事件重现，于 1938 年通过了《联邦食品、药品和化妆品法案》（*Federal Food，Drug，and Cosmetic Act*），要求新药上市必须进过严格审查，只有证明了安全性的新药才能上市销售；同时，药品说明书中必须列举所有的有效成分和警告，并配以详细的安全使用说明。

此后，美国更加重视药品安全问题。二十世纪六十年代，为防止反应停事件在美国的扩散，美国通过了《科夫沃-哈里斯修正案》（*Kefauver-Harris Amendment*），要求所有原研药上市前须通过临床试验并留存完整试验数据，上市申请时必须提交能证明药品安全性和有效性的数据；通过层层严格审核方能上市销售，而仿制药仅需提供生物等效性的相关实验数据即可。严格的上市审核制度有效遏制了药害事件，不过也产生了巨大的负面效应，试验成本陡增、审批环节繁琐以及审批时限冗长大大压缩了专利的有效寿命，严重压制了药企的研发热情，最终导致药品供应不足、药价畸高不下，公共卫生面临逆境。为维护公共卫生、激发创新活力，1984 年美国通过了《药品价格竞争和专利期补偿法案》（简称 *Hatch-Waxman Act*），通过链接上市审批和专利保护，来激发原研药创新热情和促进仿制药竞争，进入链接时期后美国药品市场被彻底激活，链接各项制度也得到不断完善，取得了瞩目成效。

（二）我国药品专利纠纷早期解决制度建立的目的

药品专利纠纷早期解决机制是指将相关药品上市审批程序与相关药品专利纠纷解决程序相衔接的制度，旨在为当事人在相关药品上市审评审批环节提供相关专利纠纷解决的机制，保护药品专利权人合法权益，降低仿制药上市后专利侵权风险。

（三）《药品专利纠纷早期解决机制实施办法（试行）》主要内容

1. 药品专利信息登记平台建设

国务院药品监督管理部门组织建立中国上市药品专利信息登记平台，供药品上市许可持有人登记在中国境内注册上市的药品相关专利信息。未在中国上市药品专利信息登记平台登记相关专利信息的，不适用本办法。

国家药品审评机构负责建立并维护中国上市药品专利信息登记平台，对已获批上市药品的相关专利信息予以公开。

 知识拓展

中国上市药品专利信息登记平台

为贯彻落实中共中央办公厅、国务院办公厅《关于深化审评审批制度改革鼓励药品医疗器械创新的意见》（厅字〔2017〕42号）和国家药品监督管理局、国家知识产权局《药品专利纠纷早期解决机制实施办法（试行）》（2021年第89号）的要求，药品审评中心组织建立了中国上市药品专利信息登记平台，为落实药品专利纠纷早期解决机制建立了基础数据平台。平台首次集中展示了中国上市药品专利信息和仿制药专利声明信息，提高未来医药行业的预见性，用信息化手段保护药品专利权人的合法权益，同时避免仿制药盲目上市带来的侵权风险，推动药品产业结构调整和技术创新，满足公众临床需要。

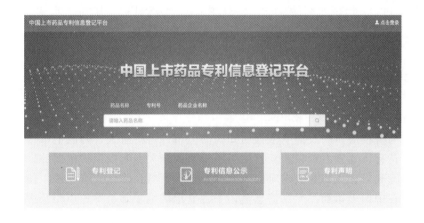

2. 药品专利信息登记要求

药品专利信息登记不是强制要求，药品上市许可持有人在获得药品注册证书后30日内，自行登记药品名称、剂型、规格、药品上市许可持有人、相关专利号、专利名称、专利权人、专利被许可人、专利授权日期及保护期限届满日、专利状态、专利类型、药品与相关专利权利要求的对应关系等内容。相关信息发生变化的，药品上市许可持有人应当在信息变更生效后30日内完成更新。

药品上市许可持有人对其登记的相关信息的真实性、准确性和完整性负责。登记信息与专利登记簿、专利公报以及药品注册证书相关信息应当一致；医药用途专利权与获批上市药品说明书的适应证或者功能主治应当一致；相关专利保护范围覆盖获批上市药品的相应技术方案。

3. 可登记的药品专利信息

可以在中国上市药品专利信息登记平台中登记的具体药品专利见表6-4。

表6-4 药品专利信息登记

类型	药品专利信息
化学药品 （不含原料药）	药物活性成分化合物专利、含活性成分的药物组合物专利、医药用途专利
中药	中药组合物专利、中药提取物专利、医药用途专利
生物制品	生物制品活性成分的序列结构专利、医药用途专利

上述相关专利不包括中间体、代谢产物、晶型、制备方法、检测方法等的专利。

4. 仿制药专利声明制度

化学仿制药申请人提交药品上市许可申请时，应当对照已在中国上市药品专利信息登记平台公开的专利信息，针对被仿制药每一件相关的药品专利作出声明。仿制药申请人对相关声明的真实性、准确性负责。中药同名同方药、生物类似药申请人声明同化学仿制药。

（1）化学仿制药申请人专利声明

化学仿制药申请人专利声明具体见表6-5。

表 6-5　化学仿制药申请人声明类型

声明类型	声明内容
一类声明	中国上市药品专利信息登记平台中没有被仿制药的相关专利信息
二类声明	中国上市药品专利信息登记平台收录的被仿制药相关专利权已终止或者被宣告无效，或者仿制药申请人已获得专利权人相关专利实施许可
三类声明	中国上市药品专利信息登记平台收录有被仿制药相关专利，仿制药申请人承诺在相应专利权有效期届满之前所申请的仿制药暂不上市
四类声明	中国上市药品专利信息登记平台收录的被仿制药相关专利权应当被宣告无效，或者其仿制药未落入相关专利权保护范围

（2）公开程序

仿制药申请被受理后10个工作日内，国家药品审评机构应当在信息平台向社会公开申请信息和相应声明。

（3）仿制药申请人的通知义务

仿制药申请人应当将相应声明及声明依据通知药品上市许可持有人，药品上市许可持有人非专利权人的，由药品上市许可持有人通知专利权人。其中声明未落入相关专利权保护范围的，声明依据应当包括仿制药技术方案与相关专利的相关权利要求对比表及相关技术资料。除纸质资料外，仿制药申请人还应当向药品上市许可持有人在中国上市药品专利信息登记平台登记的电子邮箱发送声明及声明依据，并留存相关记录。

5. 专利权人或者利害关系人对声明的异议程序

专利权人或者利害关系人对四类专利声明有异议的，可以自国家药品审评机构公开药品上市许可申请之日起45日内，就申请上市药品的相关技术方案是否落入相关专利权保护范围向人民法院提起诉讼或者向国务院专利行政部门请求行政裁决。当事人对国务院专利行政部门作出的行政裁决不服的，可以在收到行政裁决书后依法向人民法院起诉。

专利权人或者利害关系人如在规定期限内提起诉讼或者请求行政裁决的，应当自人民法院立案或者国务院专利行政部门受理之日起15个工作日内将立案或受理通知书副本提交国家药品审评机构，并通知仿制药申请人。

6. 化学药的等待期制度

专利权人或者利害关系人收到人民法院立案或者国务院专利行政部门受理通知书副本后，国务院药品监督管理部门对化学仿制药注册申请设置9个月的等待期。等待期内国家药品审评机构不停止技术审评。等待期自人民法院立案或者国务院专利行政部门受理之日起，只设置一次。

7. 化学仿制药上市申请的分类审批及专利链接制度

对引发等待期的化学仿制药注册申请，专利权人或者利害关系人、化学仿制药申请人应当自收到判决书或者决定书等10个工作日内将相关文书报送国家药品审评机构。

对技术审评通过的化学仿制药注册申请，国家药品审评机构结合人民法院生效判决或者国务院专利行政部门行政裁决作出相应处理：①确认落入相关专利权保护范围的，待专利权期限届满前将相关化学仿制药注册申请转入行政审批环节；②确认不落入相关专利权保护范围或者双方和解的，按照程序将相关化学仿制药注册申请转入行政审批环节；③相关专利权被依法无效的，按照程序将相关化学仿制药注册申请转入行政审批环节；④超过等待期，国务院药品监督管理部门未收到人民法院的生效判决或者调解书，或者国务院专利行政部门的行政裁决，按照程序将相关化学仿制药注册申请转入行政审批环节；⑤国务院药品监督管理部门在行政审批期间收到人民法院生效判决或者国务院专利行政部门行政裁决，确认落入相关专利权保护范围的，待专利权期限届满前将相关化学仿制药注册申请转入行政审批环节。

国务院药品监督管理部门作出暂缓批准决定后，人民法院推翻原行政裁决的、双方和解的、相关专利权被宣告无效的，以及专利权人、利害关系人撤回诉讼或者行政裁决请求的，仿制药申请人可以向国务院药品监督管理部门申请批准仿制药上市，国务院药品监督管理部门可以作出是否批准的决定。

对一类、二类声明的化学仿制药注册申请，国务院药品监督管理部门依据技术审评结论作出是否批准上市的决定；对三类声明的化学仿制药注册申请，技术审评通过的，作出批准上市决定，相关药品在相应专利权有效期和市场独占期届满之后方可上市。

8. 首仿药市场独占期制度

对首个挑战专利成功并首个获批上市的化学仿制药，给予市场独占期。国务院药品监督管理部门在该药品获批之日起12个月内不再批准同品种仿制药上市，共同挑战专利成功的除外。市场独占期限不超过被挑战药品的原专利权期限。市场独占期内国家药品审评机构不停止技术审评。对技术审评通过的化学仿制药注册申请，待市场独占期到期前将相关化学仿制药注册申请转入行政审批环节。挑战专利成功是指化学仿制药申请人提交四类声明，且根据其提出的宣告专利权无效请求，相关专利权被宣告无效，因而使仿制药可获批上市。

9. 中药、生物制品专利链接制度

对中药同名同方药和生物类似药注册申请，国务院药品监督管理部门依据技术审评结论，直接作出是否批准上市的决定。对于人民法院或者国务院专利行政部门确认相关技术方案落入相关专利权保护范围的，相关药品在相应专利权有效期届满之后方可上市。

10. 药品专利链接制度与专利侵权程序关系

化学仿制药、中药同名同方药、生物类似药等被批准上市后，专利权人或者利害关系人认为相关药品侵犯其相应专利权，引起纠纷的，依据《专利法》等法律法规相关规定解决。已经依法批准的药品上市许可决定不予撤销，不影响其效力。

 教学案例

> 艾地骨化醇软胶囊是由日本Z公司（原告）研发的一款治疗骨质疏松的药物，该公司拥有相关中国发明专利（专利保护期届满日为2025年2月6日），已在中国上市药品专利信息登记平台就上述药品和专利进行登记。2021年8月，国内H公司（被告）向国家药品监督管理局申请上述原研药的仿制药上市许可，并作出相关声明，称其仿制药未落入登记平台收录的被仿制药品相关专利权保护范围。
>
> 2021年11月，Z公司依据《专利法》第七十六条规定向北京知识产权法院提起确认是否落入专利权保护范围之诉，并被受理。专利局经审理后认为涉案专利不符合专利法中的创造性要求，并于2022年1月作出无效决定，宣布涉案专利专利权全部无效。但是否落入专利权保护范围纠纷一案并未因涉案专利权的全部无效而中止审理。2022年4月15日，北京知识产权法院在涉案专利修改的基础上，作出被告申请注册的仿制药并未落入涉案专利权的保护范围，驳回原告诉讼请求的判决。
>
> Z公司不服一审判决，提起上诉。最高人民法院二审认为，H公司未针对保护范围最大的权利要求作出声明，及未将声明及声明依据通知药品上市许可持有人的行为有所不当，对此予以指出并作出批评；判断仿制药的技术方案是否落入专利权保护范围时，原则上应以仿制药申请人的申报资料为依据进行比对评判，经比对，涉案仿制药技术方案未落入专利权保护范围。二审判决驳回上诉，维持原判。

思考与讨论

> 1. H公司能否在Z公司的艾地骨化醇软胶囊专利到期前申请相关仿制药上市？为什么？
> 2. 药品专利链接制度的意义是什么？

五、药品商标保护

（一）商标的概念、特征和分类

1. 概念

商标（trademark）是指商品的生产者、经营者在其生产、制造、加工、拣选或者经销的商品上使用或服务的提供者在其提供的服务上使用的与其他生产者、经营者的商品或服务区别开来具有显著特征的标记。这些标记包括文字、图形、字母、数字、三维标志、颜色组合和声音等，以及上述要素的组合。

2. 特征

一般来说，商标具有以下特征。

（1）显著性

显著特征是商标的本质属性。这种显著性既要求商标区别于具有叙述性、公知公用性质的标志，又区别于他人商品或服务的标志，便于消费者识别。

（2）独占性

注册商标所有人对其商标具有专有权、独占权，未经注册商标所有人许可，他人不得擅自使用，否则，即构成侵权。

（3）依附性

商标的主要功能在于区分商品或服务的来源，只有附着在商品或服务上用来表明商品来源并区别其他同类商品的标志才是商标。

（4）价值性

商标能吸引消费者认牌购物，给经营者带来丰厚的利润。商标的价值可以通过评估确定。

（5）竞争性

商标是参与市场竞争的工具。生产经营者的竞争就是商品或服务质量与信誉的竞争，商标知名度越高，其商品或服务的竞争力就越强。

3. 商标的分类

根据商标的构成、使用对象、作用和功能、市场知名度和是否注册等分类依据，商标可以分为不同的类别，具体见表 6-6。

表 6-6　商标的分类

分类依据	商标的种类
商标载体	平面商标、立体商标、声音商标和气味商标
构成	文字商标、记号商标、图形商标和组合商标
功能和用途	商品商标和服务商标
使用目的	联合商标、防御商标、证明商标和集体商标
市场信誉程度	普通商标和驰名商标（well-known trademark）
商标管理	注册商标和未注册商标

（二）药品商标的特殊要求

药品商标除了具有一般商标的特征以外，鉴于其特殊性，我国对药品商标的文字描述、申请注册和使用方面有以下特殊要求：

1. 药品商标必须与医药行业的属性相吻合

医药行业的属性即健康性、安全性、生命性。药品商标不得使用对药品特征具有直接描述性的文字，否则容易使药品商标同药品通用名称造成混淆，可能造成医生和患者的误用。

2. 药品使用的商标必须是注册商标

根据《中华人民共和国商标法》（以下简称《商标法》）第六条的规定，法律、行政法规规定必须使用注册商标的商品，必须申请商标注册，未经核准注册的，不得在市场销售。也就是说，在我国商标注册一般采用自愿的原则，只对某些特殊的商品要求必须使用注册商标。而根据原国家食品药品监督管理局《药品说明书和标签管理规定》第二十七条的规定，药品说明书和标签中禁止使用未经注册的商标以及其他未经国家食品药品监督管理局批准的药品名称。可见，药品作为一种特殊的商品，它所使用的商标必须是注册商标。

3. 申请药品商标时应当附送药品批准证明文件

申请药品商标时，申请人应当附送国家药品监督管理部门发给的药品批准证明文件，且必须经过国家工商行政管理部门的审批注册后方可使用。

4. 药品商标不得使用药品通用名称

药品名称可以分为通用名和商品名。药品通用名是国家核定的药品法定名称，与国际通用的药品名称、我国药典及国家药品标准中的名称一致，是多家生产企业共同使用、约定俗成的名称，是反映该药品的适应证、主要原料的名称。这些名称用于指导生产企业、医生、患者使用，根据《商标法》第十一条的规定，不能由任何一家企业作为药品商标注册使用。

商品名属于药品名称的一种。一个通用名的药品可能有多个药品生产企业生产，每个企业为了树立自己的品牌，往往给自己的药品注册独特的商品名以示区别。商品名称由国家药品监督管理部门批准，然后经国家工商管理部门核准注册后获得保护，即商品名的商标保护。因此，同一个药品可以有多个商品名。药品商品名只要符合《商标法》的有关规定，就可以作为商标注册。

5. 药品商标应避免叙述性词汇过多，不易把握

药品商标是企业和企业产品的信誉、质量、安全、有效的代名词。所以药品生产经营企业商标标志的设计，要从企业的自身形象出发，准确把握和使用叙述性词汇，使药品商标真正能够体现企业的精神理念。

（三）药品商标的作用

1. 对于生产企业的作用

药品商标具有标彰药品来源、广告宣传的作用；商标可以使企业经营中积累的商誉得以凝聚，是医药企业重要的无形资产；创新专利药品配合以商标保护，是医药企业在市场经济条件下生存和发展的重要策略，通过法律手段保护药品生产经营者的注册商标专用权，可为其带来巨大的收益，可以促进医药市场的正当竞争和医药经济的健康发展。

2. 对于消费者的作用

药品商标具有区别商品、标示质量的作用。消费者可以通过注册商标所代表的药品质量和厂家信誉，正确地选择使用安全有效的药品。

3. 对于政府部门的作用

政府部门可以通过对医药商标的规范化管理，监督药品质量，稳定我国医药经济发展，提高国际市场竞争力。

4. 对于药品的作用

药品商标是药品是否合法经营的依据，是药品质量的保证。名牌药品，意味着质量，承诺着信誉，象征着市场。

（四）商标权的取得及内容

药品商标权，是指医药商标所有人对其在国家知识产权局商标局依法注册的商标所享有的专有权利。办理药品商标注册申请是获准商标注册、取得药品商标权的前提和必经程序。

（1）**商标权取得的原则**

① 自愿注册原则：商标使用人可以根据自己的需要和意愿，自行决定是否将其使用的商标申请注册。但我国《商标法》规定只有注册商标才能获得商标专用权，对于未注册商标，除非其被认定为驰名商标，商标使用人不享有任何权利。

② 先申请原则：两个或者两个以上的商标注册申请人，在同一种商品或者类似商品上，以相同或者近似的商标申请注册的，初步审定并公告申请在先的商标；同一天申请的，初步审定并公告使用在先的商标，驳回其他人的申请，不予公告。但申请商标注册不得损害他人现有的在先权利，也不得以不正当手段抢先注册他人已经使用并有一定影响的商标。

③ 优先权原则：商标注册申请人自其商标在外国第一次提出商标注册申请之日起六个月内，又在中国就相同商品以同一商标提出商标注册申请的，依照该外国同中国签订的协议或者共同参加的国际条约，或者按照相互承认优先权的原则，可以享有优先权。商标在中国政府主办的或者承认的国际展览会展出的商品上首次使用的，自该商品展出之日起六个月内，该商标的注册申请人可以享有优先权。

（2）**商标注册的要求**

《商标法》规定，申请注册的商标，应当有显著特征，便于识别，并不得与他人在先取得的合法权利相冲突。

《商标法》规定了不得作为商标使用的标志，具体包括：①同中华人民共和国的国家名称、国旗、国徽、国歌、军旗、军徽、军歌、勋章等相同或者近似的，以及同中央国家机关的名称、标志、所在地特定地点的名称或者标志性建筑物的名称、图形相同的；②同外国的国家名称、国旗、国徽、军旗等相同或者近似的，但经该国政府同意的除外；③同政府间国际组织的名称、旗帜、徽记等相同或者近似的，但经该组织同意或者不易误导公众的除外；④与表明实施控制、予以保证的官方标志、检验印记相同或者近似的，但经授权的除外；⑤同"红十字""红新月"的名称、标志相同或者近似的；⑥带有民族歧视性的；⑦带有欺骗性，容易使公众对商品的质量等特点或者产地产生误认的；⑧有害于社会主义道德风尚或者有其他不良影响的。县级以上行政区划的地名或者公众知晓的外国地名，不得作为商标。但是，地名具有其他含义或者作为集体商标、证明商标组成部分的除外；已经注册的使用地名的商标继续有效。

《商标法》也规定了不得作为商标注册的标志，具体包括：①仅有药品的通用名称、图形、型号的；②仅直接表示药品的质量、主要原料、功能、用途、重量、数量及其特点的；③其他缺乏显著特征的。

（3）**商标注册申请人及其申请途径**

自然人、法人或者其他组织在生产经营活动中，都可以向商标局申请商标注册，从而对其商品或者服务取得商标专用权。两个以上的自然人、法人或者其他组织可以共同向商标局申请注册同一商标，共同享有和行使该商标专用权。

申请人申请商标注册或者办理其他商标事宜通常有两种途径，可以自行办理，也可以委托依法设立的商标代理机构办理。但外国人或者外国企业在中国申请商标注册和办理其他商标事宜的，应当委托依法设立的商标代理机构办理。

（4）**商标注册管理机构**

国家知识产权局商标局主管全国商标注册和管理的工作。国家知识产权局商标局的主要职责包括：承担商标审查注册、行政裁决等具体工作；参与商标法及其实施条例、规章、规范性文件的研究制定；参与规范商标注册行为；参与商标领域政策研究；参与商标信息化建设、商标信息研究分析和传播利用工作；承担对商标审查协作单位的业务指导工作；组织商标审查队伍的教育和培训；完成国家知识产权局交办的其他事项。此外，国务院工商行政管理部门设立商标评审委员会，负责处理商标争议事宜。

（5）**商标注册申请的提出**

商标注册申请人应当按规定的商品分类表填报使用商标的商品类别和商品名称，提出注册申请。商标注册申请人可以通过一份申请就多个类别的商品申请注册同一商标。商标注册申请等有关文件，可以书面方式或者数据电文方式提出。注册商标需要在核定使用范围之外的商品上取得商标专用权的，应当另行提出注册申请。注册商标需要改变其标志的，应当重新提出注册申请。为申请商标注册所申报的事项和所提供的材料应当真实、准确、完整。

（6）商标注册申请的流程

商标注册申请主要包括以下环节：一是进行商标查询；二是形式审查；三是实质审查；四是审定公告。商标注册申请流程见图 6-4。

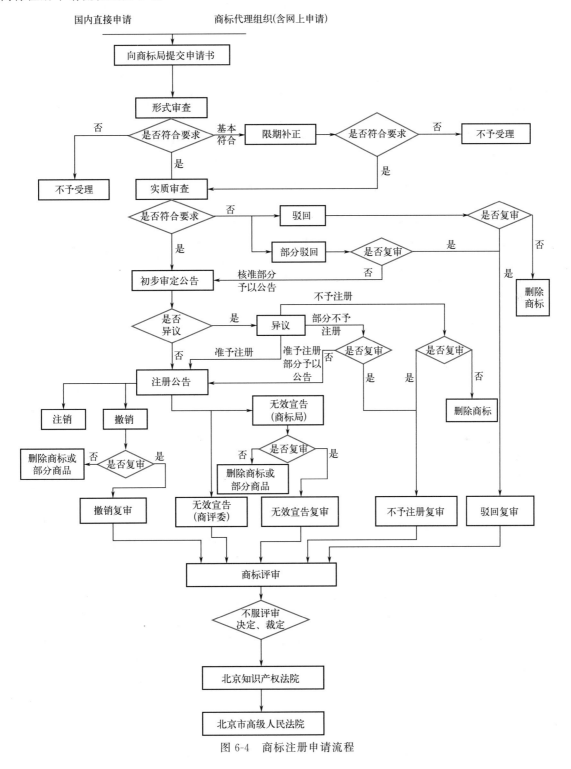

图 6-4　商标注册申请流程

（五）药品商标权的内容

1. 专有使用权

药品商标专有使用权是指商标权人在核定使用的医药商品或服务上使用核准的注册商标的权利。

2. 禁止权

药品商标禁止权是指商标权人有权禁止他人未经许可使用其注册商标，或以其他方式侵犯其商标专用权的权利。对于驰名商标，国家实行扩大保护，即商标权人有权禁止他人将驰名商标或与驰名商标相类似的商标使用到任何商品和服务项目上。

3. 转让权

药品商标转让权是指药品商标权人在法律允许的范围内，将其注册商标有偿或无偿转让的权利。转让注册商标的，转让人和受让人应当签订转让协议，并共同向商标局提出申请。

4. 许可权

药品商标许可权是指商标权人以收取使用费用为代价，通过合同的方式许可他人使用其注册商标的权力。

（六）注册商标的有效期、续展、转让和许可使用

1. 商标权的保护范围和期限

我国注册商标的有效期为十年，自核准注册之日起计算。注册商标有效期满，需要继续使用的，商标注册人应当在期满前十二个月内按照规定办理续展手续；在此期间未能办理的，可以给予六个月的宽展期。每次续展注册的有效期为十年，自该商标上一届有效期满次日起计算。期满未办理续展手续的，注销其注册商标。商标局应当对续展注册的商标予以公告。商标通过续展注册可得到永久性保护。

2. 注册商标的转让

转让注册商标的，转让人和受让人应当签订转让协议，并共同向商标局提出申请。受让人应当保证使用该注册商标的商品质量。转让注册商标的，商标注册人对其在同一种商品上注册的近似的商标或者在类似商品上注册的相同或者近似的商标，应当一并转让。对容易导致混淆或者有其他不良影响的转让，商标局不予核准，书面通知申请人并说明理由。转让注册商标经核准后，予以公告。受让人自公告之日起享有商标专用权。

3. 注册商标的许可使用

商标注册人可以通过签订商标使用许可合同，许可他人使用其注册商标。许可人应当监督被许可人使用其注册商标的商品质量。被许可人应当保证使用该注册商标的商品质量。经许可使用他人注册商标的，必须在使用该注册商标的商品上标明被许可人的名称和商品产地。许可他人使用其注册商标的，许可人应当将其商标使用许可报商标局备案，由商标局公告。商标使用许可未经备案不得对抗善意第三人。

（七）商标侵权的解决途径

商标侵权引起纠纷的可以由当事人协商解决；不愿协商或者协商不成的，商标注册人或者利害关系人可以向人民法院起诉，也可以请求市场监督管理部门处理。

市场监督管理部门处理时，认定侵权行为成立的，责令立即停止侵权行为，没收、销毁侵权商品和主要用于制造侵权商品、伪造注册商标标识的工具，并对违法人员处以一定数额的罚款。

对侵犯商标专用权的赔偿数额的争议，当事人可以请求进行处理的市场监督管理部门调解，也可以依照《中华人民共和国民事诉讼法》向人民法院起诉。经市场监督管理部门调解，当事人未达成协议或者调解书生效后不履行的，当事人可以依照《中华人民共和国民事诉讼法》向人民法院起诉。

（八）商标侵权的法律责任

1. 行政责任

行政责任是指市场监督管理部门依照《商标法》和有关的民事规定对侵权人的商标侵权行为所做出的，由侵权人承担的强制性处罚措施。商标侵权的行政责任有：责令停止侵权；封存或者收缴侵权商标标识；消除现存商品及其包装上的商标；没收、销毁侵权商品和主要用于制造侵权商品、伪造注册商标标识

的工具；责令并监督销毁侵权物品；尚未构成犯罪的，可视情节处以罚款。

2. 民事责任

民事责任是指人民法院依照《商标法》和有关的民事规定对侵权人的商标侵权行为所做出的，由侵权人承担的强制性处罚措施。商标侵权行为应承担的民事责任主要包括停止侵害、消除影响和赔偿损失。

侵犯商标专用权的赔偿数额，按照权利人因被侵权所受到的实际损失确定；实际损失难以确定的，可以按照侵权人因侵权所获得的利益确定；权利人的损失或者侵权人获得的利益难以确定的，参照该商标许可使用费的倍数合理确定。权利人因被侵权所受到的实际损失、侵权人因侵权所获得的利益、注册商标许可使用费难以确定的，由人民法院根据侵权行为的情节判决给予五百万元以下的赔偿。

3. 刑事责任

商标侵权情节严重构成犯罪的，可以追究刑事责任。侵犯商标专用权可能构成的犯罪罪名主要包括假冒注册商标罪、销售假冒注册商标商品罪以及销售非法制造的注册商标标识罪。

思考与讨论

1. 简述药物临床试验的分期和要求。
2. 简述药品关联审评审批的具体要求。
3. 简述药品加快上市注册程序及其适用的情形。
4. 专利授予的条件是什么？
5. 什么是商标？商标有什么特征？
6. 专利保护和商标保护的时间期限有何不同？

参考文献

［1］ Schlander M，Hernandez-Villafuerte K，Cheng C-Y，et al. How Much Does It Cost to Research and Develop a New Drug? A Systematic Review and Assessment ［J］. PharmacoEconomics，2021，39：1243-1269.

［2］ DiMasi J A，Hansen R W，Grabowski H G. Innovation in the pharmaceutical industry：new estimates of R&D costs ［J］. Journal of Health Economics，2016，47（1）：20-33.

［3］ Brown D，Wobst H，Kapoor A，et al. Clinical development times for innovative drugs ［J］. Nature Reviews Drug Discovery，2021，21（11）：793-794.

［4］ Schoonveld E. The Price of Global Health：Drug Pricing Strategies to Balance Patient Access and the Funding of Innovation ［M］. 3rd ed. London：Routledge，2020.

［5］ 杨世民. 药事管理学 ［M］. 6 版. 北京：中国医药科技出版社，2019.

［6］ 谢明，田侃. 药事管理学 ［M］. 3 版. 北京：人民卫生出版社，2021.

［7］ 李歆，李琨. 药事管理学 ［M］. 武汉：华中科技大学出版社，2021.

［8］ 冯变玲. 药事管理学 ［M］. 7 版. 北京：人民卫生出版社，2022.

［9］ 谢伟. 医药知识产权保护与运营 ［M］. 北京：知识产权出版社，2021.

第七章
药品生产管理

第一节 药品生产管理概述

一、药品生产

（一）药品生产的含义

药品生产（drug production）是指在特定的生产条件下，将原料加工制备成能供医疗使用的药品的过程。根据我国《药品管理法》规定，药品包括中药、化学药和生物制品等。以生物制品为例，其生产制备包括原材料的加工制备，也包括供医疗使用的生物药品的生产制备过程。具体而言，生物制品的生产既包括用普通技术或以基因工程、细胞工程、蛋白质工程等生物技术获得微生物、细胞及各种动物和人源的组织和液体等生物材料的过程，也包括用上述生物材料制备用于人类疾病预防、治疗和诊断的生物药品的过程。

（二）药品生产的分类

药品生产的全过程可分为原料药的生产阶段和制剂的生产阶段，如中药的生产分为中药饮片、中成药、中药配方颗粒等的生产；化学药的生产分为化学原料药和化学药品制剂的生产；生物制品的生产包括生物材料和医疗用生物制品的生产。

1. 原料药的生产

原料药是药品生产中对于原材料的统称，其中中药的原料药通常包括植物、动物和矿物三类，也称生药；生物制品的原料药包括微生物、细胞及各种动物和人源的组织和液体等生物材料；化学药物的原料药包括无机元素、无机化合物和有机化合物等组成的化学原料药。原料药生产根据原材料性质、加工制造方法的不同，可以分为以下三种：①生药的加工；②药用成分和化合物的生产；③生物制品的生产。

2. 化学药品制剂的生产

制剂生产是指按照一定的生产工艺将原料药与药用辅料混合均匀，然后制成供临床使用、具有特定剂型的药物制剂的生产过程。不同的剂型有不同的加工制造方法，如化学药和一些中药的软膏剂的制备方法有研和法、熔和法；栓剂的制备方法有熔融浸渍法和溶液浸渍法。

3. 中药饮片的生产

中药饮片的生产是指中药材按省级炮制规范或《中国药典》等标准，主要经过净选、切制、炮炙等加工，使之直接供中医临床调配处方用。中药饮片还是生产中成药的原料。

4. 中药配方颗粒的生产

中药配方颗粒生产是由单味中药饮片经水提、分离、浓缩、干燥、制粒而成颗粒的过程。

5. 中成药的生产

中成药的生产是指将中药用现代制剂技术制造为药物剂型，如片剂、注射剂、胶囊剂、丸剂、栓剂、软膏剂、气雾剂等的过程。

6. 生物制品的生产

生物制品生产是指应用普通的或以基因工程、细胞工程、蛋白质工程、发酵工程等生物技术获得的微生物、细胞及各种动物和人源的组织和液体等生物材料的制备过程。

（三）药品生产的特点

药品生产属于工业生产，具有一般工业生产的共性。同时，由于药品的特殊性和疾病的繁杂多样，使得用于治疗疾病的药品品种繁多、质量要求高、生产环境要求严格、相关法律法规管控严格，因而药品生产逐渐形成了鲜明的自身特性。

1. 产品种类和规格繁多，生产消耗大

无论是中药、化学药或生物制品及其制剂，投入的原料、辅料的种类都很大程度地超越了其他工业产品，并且产出的产品种类和规格繁多。依据我国药品上市许可持有人制度，药品上市许可持有人所生产上市的药品必然是国家药品标准中收载的品种和规格。以《中国药典（2020版）》为例，药典共收载有中药2711种、化学药2712种、生物制品153种和药用辅料335种，每种药品和辅料又有若干种规格。由于药品的质量与人民群众的生命健康息息相关，因此药品生产的产品种类都需要严格按照国家药品监管的法律法规排产，其生产的各项投入都要远甚于其他工业产品。

2. 机械化、自动化程度高

根据资本密集型行业技术装备多、投资量大、容纳劳动力较少、资金周转较慢、投资效果慢的特点，显然药品生产行业是资本密集型行业。随着技术的进步，药品生产中所用到的现代化设备、仪器不仅价格不菲，且自动化、智能化程度高。许多设备都采用了智能化和数字化等集成系统，各种电子技术、生物技术和自动控制设备覆盖了药品生产的全过程全链条。此外，药品生产所要求使用的生产设备应便于清洗且物理化学稳定性良好。

3. 生产过程卫生要求严格

药品作为直接影响人体生命健康的物质，其生产环境的卫生洁净状况必须被严格稳定地保持。不同品种或同一品种不同批次的药物之间都互为污染源，生产厂区、储存和运输等环节不得对药品的生产造成任何污染，生产人员、设备以及包装物均不得对药品造成污染。例如，我国《药品生产质量管理规范》（*Good Manufacturing Practice*，GMP）及其附录都对药品生产环境作出全面规定。洁净区与非洁净区之间、不同级别洁净区之间的压差应当不低于10Pa。必要时，相同洁净度级别的不同功能区域（操作间）之间也应当保持适当的压差梯度。

4. 产品质量要求基线高

为达到预期治疗目的，药品的质量必须严格稳定地保持在极高的水平，不允许有"等外品""处理品"等产品产出，必须是符合药品标准的合格品。产品一旦出现质量问题，通常不能"返修"。世界各国政府都制定了本国生产的每一种药品的质量标准，以及管理药品质量的制度与执行方法，使得药品生产企业的生产经营活动在国家严格的监督管理之下进行。

5. 生产技术复杂，品种更新较快

药品生产涉及多学科领域的最新成果，科学技术的发展和人民对医药需求的变化促使药品不断更新换代。新的生产设备和生产工艺可以大幅度提高生产效率，改善生产环境和提高产品质量。特别是近年来，随着人工智能、云计算、大数据等互联网技术在药物研发领域的应用，新药物的发现、药物设计、药理药

效研究、临床试验和数据分析等环节的效率大幅提升。

思政材料 7-1

弘扬工匠精神

　　大力弘扬劳模精神、劳动精神、工匠精神。"不惰者，众善之师也。"在长期实践中，我们培育形成了爱岗敬业、争创一流、艰苦奋斗、勇于创新、淡泊名利、甘于奉献的劳模精神，崇尚劳动、热爱劳动、辛勤劳动、诚实劳动的劳动精神，执着专注、精益求精、一丝不苟、追求卓越的工匠精神。劳模精神、劳动精神、工匠精神是以爱国主义为核心的民族精神和以改革创新为核心的时代精神的生动体现，是鼓舞全党全国各族人民风雨无阻、勇敢前进的强大精神动力。（摘自习近平 2020 年 11 月 24 日在全国劳动模范和先进工作者表彰大会上的讲话）

二、药品生产质量管理

（一）质量的含义

　　质量（quality）是指一组特性满足要求的程度，即质量是指一组固有的可区分特征，满足明示的、隐含的或必须履行的需求或期望的程度。质量不仅是产品和服务的质量，也可以是某项活动或过程的质量，还可以是质量管理体系运行的质量。其中，产品和服务"固有的可区分特征"是质量的内在质量，包括药品的理化性质、生物特性等，以及由这些特性所决定的药品剂型、制备方法、生产工艺、仓库与运输的条件等，又称为符合性质量，是满足现行标准的程度；产品"满足需求或期望的程度"主要是指药品的有效性、安全性、经济性等方面，如原研药品和仿制药品、同名同方药、生物类似药在有效性、安全性、经济性等方面的差异，以及因这些特性所延伸出来其他方面的差异，这些差异又可以称为适用性质量，是满足药品临床需要和期望的程度。

（二）质量管理

　　质量管理（quality management）是指在质量方面指挥和控制组织的协调活动。质量管理是管理的一部分。与产品、过程或体系质量有关的活动都是质量管理的内容，它包括制定组织的质量方针，确定在质量方面所追求的目标，进行质量策划、质量控制、质量保证和质量改进。

（三）质量控制

　　质量控制（quality control，QC）是质量管理的一部分，其目的在于满足质量要求。出于组织的自身要求，质量控制是质量管理最基础的作业活动。质量控制首先应明确质量要求。质量控制既没有一致的方法，也没有一成不变的方法。达到质量要求的总原则是采用"过程方法"，每一过程都应明确输入和输出，才能确定恰当的控制方法。一般来说，质量控制的方法倾向于技术性活动。例如，药品生产过程的质量控制，通常采用对原材料、中间品、产品的检验。质量控制的一般顺序：①明确质量要求；②编制作业规范或控制计划以及判断标准；③实施规范或控制计划；④按判断标准进行监督和评价。

（四）质量保证

　　质量保证（quality assurance，QA）是质量管理的一部分，致力于提供质量要求并得到满足的可靠性。其关键是提供信任，即被顾客和其他相关方确信组织有能力达到质量要求。当然，只有质量要求能够全面反映顾客和相关方的要求，生产方才能提供足够的信任。质量保证是有计划的系统活动，有一套足以让顾客任何时候都能够证实且放心的运行机制，建立并实施质量管理体系，并促进其有效运作。一般来说，质量保证的方法有质量保证计划、产品的质量审核、质量管理体系认证、由国家认可的检测机构提供产品合格的证据、质量控制活动的验证等。GMP 中指出，质量保证是质量管理体系的一部分，企业必须建立质量保证系统，同时一个完整的文件体系有助于保证系统有效运行。质量保证系统应当确保：①药品的设计与研发体现GMP的要求；②生产管理和质量控制活动符合GMP的要求；③管理职责明确；④采购和使用的原料包装材料正确无误；⑤中间产品得到有效控制；⑥确认、验证的实施；⑦严格按照规程进行生产、检查、检验和复核；⑧每批产品经质量受权人批准后方可放行；⑨在储存、发运和随后的各种操作过程中有保证药品质量的适当措施；⑩按照自检操作规程，定期检查评估质量保证系统的有效性和适用性。

三、药品生产企业

药品生产企业（drug manufacturer）指的是生产药品的专营企业或者兼营企业，是应用现代科学技术，获得国家相关部门批准从事药品生产活动、自主经营、独立核算、自负盈亏、具有法人资格的基本经济组织，是实现药品生产管理的必备条件，是药品生产管理的主体。

（一）药品生产企业的分类

1. 按照经济所有制类型分类

按照经济所有制类型的不同可以分为：①全民所有制企业；②集体所有制企业；③私营企业；④中外合资企业；⑤外资企业；⑥股份制企业等。

2. 按照所生产的药品种类分类

按照所生产的主要药品种类分类可分为：①化学药生产企业（包括原料药和制剂）；②中药制剂生产企业；③生化制药企业；④中药饮片生产企业等。

（二）药品生产企业的特点

1. 属于知识技术密集型

药品种类众多，品种更新迭代快，新药研究开发科学技术难度大，市场竞争激烈，对企业经营管理人员及生产技术人员的文化、专业知识要求高。药品生产各要素密集度相比，知识技术密集度被放在首位。

2. 属于资本密集型

药品生产企业研究开发新药的投资庞大。为了保证药品质量，各国政府对开办药品生产企业普遍实行严格的许可证制度，药品生产企业必须具备政府要求的软硬件条件，才能获得药品生产许可。药品生产企业的营销费用也极高，在激烈的药品市场竞争中，资本不足的中小企业纷纷倒闭。要办药厂必须具有足够的资本投入，并且需要不断地筹集资金进行新药开发和市场拓展活动，才能生存下去。

3. 多品种分批次生产模式

大型制药企业常设多个分厂，把同类型药品集中在某一个分厂中生产，可以大大提高劳动生产率、降低成本。在开拓国际市场时，则采用按地域设厂的办法。药品生产的分批方法，在各国GMP条文中做了规定，一般来说每批的批量不大，这与石油化工等产品很不相同。同品种药品的分批因药品生产企业的规模不同而不尽相同。

4. 以流水线为基础的小组生产

按照药品生产工艺流程特点设置生产小组，生产小组下设有不同岗位，有条不紊地组织生产。随着机械化、自动化程度的不断提高，很多药品生产企业采用计算机软件来控制生产，但是软件编制的基础仍是流水线生产或小组生产。一些原料药生产企业为了解决多品种小批量的问题，会采用机群式生产。

四、国内外药品生产管理概况

现代制药工业起步于19世纪后期。20世纪前期出现了一批规模较大的制药公司。20世纪中叶开始，欧美国家和日本等工业化程度较高的国家和地区的制药工业快速发展。制药工业被国际公认为"十五大产业"之一，也是世界众多工业部门中发展最快的行业之一。

当今世界制药工业总体发展格局为：美国遥遥领先，欧洲日渐式微但仍占有较大份额，中国快速崛起，日本占据一席之地（如表7-1所示）。

表7-1 2022年《财富》世界500强中制药行业统计表

排名	上年排名	公司中文名称(英文名称)	收入/百万美元	国家
70	69	中国华润有限公司(China Resources)	119601.2	中国
80	109	中国医药集团有限公司(Sinopharm)	108779.3	中国
107	94	强生(Johnson&Johnson)	93775.0	美国
137	281	辉瑞制药有限公司(Pfizer)	81288.0	美国
169	147	瑞士罗氏公司(Roche Group)	72053.9	瑞士
227	247	艾伯维(Abbvie)	56197.0	美国
248	218	诺华公司(Novartis)	52877.0	瑞士
254	227	拜耳集团(Bayer)	52118.4	德国
262	232	默沙东(Merck)	51216.0	美国
294	264	葛兰素史克集团(GSK)	46914.8	英国
301	278	百时美施贵宝公司(Bristol-Myers Squibb)	46385.0	美国
303	276	赛诺菲(Sanofi)	46317.9	法国
381	462	阿斯利康(AstraZeneca)	37417.0	英国
448	409	武田药品公司(Takeda Pharmaceutical)	31771.0	日本
467	468	广州医药集团有限公司(Guangzhou Pharmaceutical Holdings)	30466.4	中国

（一）国外药品生产管理概况

1. 美国

美国制药工业的发展程度在全世界范围内居于领先地位，是美国最重要的高科技产业之一。美国既是制药大国，又是制药强国，对世界制药工业的发展具有举足轻重的影响。雄厚的科学技术储备与资金支撑、完善的治理监管体系和产业发展环境等优势，使得美国的医药研发及生产能力一直保持在世界头部位置，因而长期处于世界制药工业的领导地位。全球制药领域在创新药领域取得的重大突破，如肿瘤免疫治疗、嵌合抗原受体T细胞免疫疗法（chimeric antigen receptor T-cell immunotherapy，CAR-T）、阿尔茨海默病治疗药物等均来源于美国。2021年美国医疗卫生支出3.2万亿美元，占GDP的18%。美国国会于1963年颁布了世界上第一部《药品生产质量管理规范》。美国是世界上最早实现GMP法制化的国家，世界其他国家纷纷效仿和学习其卓有成效的药品生产管理模式。美国FDA执法的科学性、公正性、严肃性和权威性得到了世界各国的普遍认同。美国药品生产管理的特点主要体现在三个方面：一是工业基础和经济实力雄厚；二是管理原则严苛；三是重视新药研发。

2. 日本

在20世纪50年代初期，日本的制药工业基本上同我国处于同一水平，然而经过20年的迅速发展，日本的药品产值跃居世界第二位。随着世界制药产业发展变化，2017年日本的制药产业产值落后于中国，居世界第三位。但日本国内有着广阔的医药产品市场，尤其是人口老龄化和较高的社会福利带来的庞大药物需求，目前其总体制药产业发展较好。据2019年的统计数据，日本的药品市场规模达到9万亿日元，其中处方药的市场规模约为4.6万亿日元，非处方药的市场规模约为1.2万亿日元，保健食品的市场规模约为1.5万亿日元。

日本从1973年开始制订并实施GMP，比美国晚了十年，比英国、法国、德国、瑞士等国也晚了几年。尽管如此，日本却是世界上第二个实现了GMP法制化的国家。日本的GMP从制订、实施到实现法制化共用了 8 年时间，其实施进程远快于我国。因此日本的药品生产管理水平得到了持续的提高。日本的药品生产管理主要有以下特点：一是适宜的政策；二是训练有素的人员；三是全民规模的高度质量意识。

3. 欧洲

在二十世纪以前的一百多年间，欧洲一直都是现代医药行业的领头羊。世界上最主要的几大制药企业都出自欧洲。直到二十世纪八十年代，欧洲经历了药品价格改革，各大药企的营收下降导致新药研发预算锐减，世界新药创新的中心逐渐向北美转移。如今的欧洲制药行业正处于组织架构调整和人员优化的阵痛期。虽然欧洲在制药行业已经优势不显，但仍然在行业内具有举足轻重的地位。欧洲是全球第二大制药市场，据欧洲制药工业协会联合会数据显示 2020 年的市场规模达到 2827.5 亿美元。此外，欧洲还是全球最大的药品出口方，2022 年的出口额总计 3582 亿美元，占全球总量的 72.1%。

（二）国内药品生产管理概况

2021 年，我国医药工业营业收入达到 29288.5 亿元人民币，较 2017 年增加 7699.7 亿元，五年年均复合增长率为 7.92%，我国已成为目前全球医药市场份额增长最快的国家。2021 年国内医药制造业实现利润总额 6271.4 亿元，较 2020 年增加 2764.7 亿元，同比增长 77.9%，五年复合增长率达到 17.19%。截至 2021 年，我国的医药工业百强榜中（见表 7-2），中国医药集团有限公司、华润医药控股有限公司、广州医药集团有限公司、上海复星医药（集团）股份有限公司、齐鲁制药集团有限公司、扬子江药业集团有限公司、上海医药（集团）有限公司、修正药业集团股份有限公司、石药控股集团有限公司、江苏恒瑞医药股份有限公司等位居全国前十。2021 年百强企业营收规模首破万亿，为 10762.0 亿元，同比增长 19.4%；营收超百亿的企业数量达到 28 家，较上一年度增加 2 家。而且 2021 年度"百亿俱乐部"上榜门槛跃升至 31.4 亿元，同比增幅为 12.9%，强劲的营收也使得百强企业利润总额显著增加，达到 2842.1 亿元，同比增幅 54.7%。产业集中度也进一步提升，2021 年，百强企业主营业务收入在医药工业全部营收中的比重为 32.6%，占比接近 1/3。与五年前的 23% 相比，百强企业 2021 年的集中度已增长了近 10 个百分点。

在药品生产管理方面，1998 年，国家药品监督管理局成立，随即 GMP（1998 年修订）颁布并强制实施。现行版 GMP 于 2011 年 1 月 17 日由国家卫生部颁布，称为 GMP（2010 年版）。随着国家"简政放权"改革的深入实施，自 2019 年 12 月 1 日起，取消 GMP 认证，不再受理 GMP 认证申请，不再发放药品 GMP 证书。但是国家不进行 GMP 认证，不代表企业生产药品可以不按照 GMP（2010 年版）要求，国家依然采取多种形式对药品上市许可持有人的药品生产过程进行严格的监督检查，如发现有不按照 GMP 生产的行为，将给予严厉处罚。如《药品管理法》（2019 年修订）第四十三条规定，从事药品生产活动，应当遵守药品生产质量管理规范；第一百二十六条规定了药品上市许可持有人、药品生产企业未遵守药品生产质量管理规范的罚则，包括限期改正、警告罚款、停业整顿和吊销药品批准证明文件等，并对法定代表人、主要负责人、直接负责的主管人员和其他责任人员处以没收收入、罚款和资格罚等。

表 7-2　2021 年中国医药工业百强企业前 10 强

排名	公司名称
1	中国医药集团有限公司
2	华润医药控股有限公司
3	广州医药集团有限公司
4	上海复星医药(集团)股份有限公司
5	齐鲁制药集团有限公司
6	扬子江药业集团有限公司
7	上海医药(集团)有限公司
8	修正药业集团股份有限公司
9	石药控股集团有限公司
10	江苏恒瑞医药股份有限公司

加快构建新发展格局，着力推动高质量发展

党的二十大报告中提出"加快构建新发展格局，着力推动高质量发展"。高质量发展是全面建设社会主义现代化国家的首要任务。发展是党执政兴国的第一要务。没有坚实的物质技术基础，就不可能全面建成社会主义现代化强国。必须完整、准确、全面贯彻新发展理念，坚持社会主义市场经济改革方向，坚持高水平对外开放，加快构建以国内大循环为主体、国内国际双循环相互促进的新发展格局。

我们要坚持以推动高质量发展为主题，把实施扩大内需战略同深化供给侧结构性改革有机结合起来，增强国内大循环内生动力和可靠性，提升国际循环质量和水平，加快建设现代化经济体系，着力提高全要素生产率，着力提升产业链供应链韧性和安全水平，着力推进城乡融合和区域协调发展，推动经济实现质的有效提升和量的合理增长。

建设现代化产业体系。坚持把发展经济的着力点放在实体经济上，推进新型工业化，加快建设制造强国、质量强国、航天强国、交通强国、网络强国、数字中国。实施产业基础再造工程和重大技术装备攻关工程，支持专精特新企业发展，推动制造业高端化、智能化、绿色化发展。巩固优势产业领先地位，在关系安全发展的领域加快补齐短板，提升战略性资源供应保障能力。推动战略性新兴产业融合集群发展，构建新一代信息技术、人工智能、生物技术、新能源、新材料、高端装备、绿色环保等一批新的增长引擎。构建优质高效的服务业新体系，推动现代服务业同先进制造业、现代农业深度融合。加快发展物联网，建设高效顺畅的流通体系，降低物流成本。加快发展数字经济，促进数字经济和实体经济深度融合，打造具有国际竞争力的数字产业集群。优化基础设施布局、结构、功能和系统集成，构建现代化基础设施体系。

第二节　药品生产监督管理

药品生产监督管理是指药品监督管理部门依法对药品生产条件和生产过程进行审核、许可、监督检查等管理活动。为了满足《疫苗管理法》和《药品管理法》执行的需要，并且进一步完善药事法规监管体系，2020年1月22日《药品生产监督管理办法》由国家市场监督管理总局发布，自2020年7月1日起施行。《药品生产监督管理办法》细化了药品监督管理部门在药品生产环节的监管事权；进一步明确药品上市许可持有人（包括自行生产以及委托生产）应当申请取得《药品生产许可证》；并细化了相关工作程序和要求等内容。《药品生产监督管理办法》共6章81条，规定了药品生产许可、生产管理、监督检查要求以及违反规定所承担的法律责任等内容。

一、生产许可

（一）从事药品生产应当符合的条件

根据《药品生产监督管理办法》的规定，从事药品生产应当有依法经过资格认定的药学技术人员、工程技术人员及相应的技术工人、法定代表人、企业负责人、生产管理负责人（以下简称"生产负责人"）、质量管理负责人（以下简称"质量负责人"）、质量受权人及其他相关人员并符合现行《药品管理法》《疫苗管理法》等规定的条件；有与药品生产相适应的厂房、设施、设备和卫生环境；有能对所生产药品进行质量管理和质量检验的机构、人员；有能对所生产药品进行质量管理和质量检验的必要的仪器设备；有保证药品质量的规章制度，并符合《药品生产质量管理规范》要求。

（二）从事疫苗生产活动应当具备的条件

根据《药品生产监督管理办法》的规定，从事疫苗生产活动的，应当具备适度规模和足够的产能储备；具有保证生物安全的制度和设施、设备；符合疾病预防、控制需要。

（三）药品生产许可的申请与审批

根据《药品生产监督管理办法》的规定，从事制剂、原料药、中药饮片生产活动，申请人应按照规定要求，向所在地省级药品监督管理局（以下简称"省级药监局"）提出申请。

委托生产制剂的药品上市许可持有人，应具备规定的条件，并与符合条件的药品生产企业签订委托协议和质量协议，将协议和申请资料合并提交至药品上市许可持有人所在地省级药监局，按照规定申请。

申请人对其申请材料全部内容的真实性负责。

（四）《药品生产许可证》的管理

1.《药品生产许可证》的内容

《药品生产许可证》有效期为五年，分为正本和副本。《药品生产许可证》样式由国家药品监督管理局统一制定。《药品生产许可证》电子证书与纸质证书具有同等法律效力。

《药品生产许可证》应载明许可证编号、分类码、企业名称、统一社会信用代码、质量受权人、生产地址和生产范围、发证机关、发证日期、有效期限等项目。其中，企业名称、统一社会信用代码、住所（经营场所）、法定代表人等项目应与市场监督管理部门核发的营业执照中的相关内容一致。《药品生产许可证》载明事项分为许可事项和登记事项。许可事项是指生产地址和生产范围等，登记事项是指企业名称、住所（经营场所）、法定代表人、企业负责人、生产负责人、质量负责人、质量受权人等。

2.《药品生产许可证》的变更

变更《药品生产许可证》许可事项的，向原发证机关提出许可证变更申请。未经批准，不得擅自变更许可事项。

原发证机关自收到变更申请之日起 15 日内作出决定。不予变更的，书面说明理由，并告知申请人享有行政复议或行政诉讼的权利。

变更生产地址或生产范围，药品生产企业应按规定提交涉及变更内容的有关材料，上报所在地省级药监局审查决定。原址或异地新建、改建、扩建车间或生产线的，应符合相关规定和技术要求，提交材料报经所在地省级药监局进行 GMP 符合性检查，检查结果应通知企业。检查结果符合规定，产品符合放行要求的可以上市销售。有关变更情况，应在《药品生产许可证》副本中载明。

上述变更事项涉及药品注册证书及其附件载明内容的，由省级药监局批准后，上报国家药品监督管理局药品审评中心更新药品注册证书及其附件相关内容。

变更《药品生产许可证》登记事项的，应在市场监督管理部门核准变更或企业完成变更后 30 日内，向原发证机关申请许可证变更登记。原发证机关自收到变更申请之日起 10 日内办理变更手续。

《药品生产许可证》变更后，原发证机关应在许可证副本上记录变更的内容和时间，重新核发《药品生产许可证》正本，收回原正本。变更后的《药品生产许可证》终止期限不变。药品生产许可的审批、换证及变更具体见表 7-3。

表 7-3　药品生产许可审批、换证及变更规程表

事项	内容
审批主体	企业所在地省级药品监督管理部门批准
期限	审查期限:30＋30 个工作日
证件	《药品生产许可证》:标明有效期和生产范围

事项	内容
换发期限	1. 有效期为 5 年 2. 有效期届满,应在有效期届满前 6 个月申请换发证 3. 终止生产药品或关闭,由原发证部门缴销
变更期限	1. 在许可事项发生变更 30 日前,向原发证机关申请变更 2. 原发证机关应当在收到申请之日起 15 个工作日内作出决定

3.《药品生产许可证》的换发、缴销及遗失

（1）《药品生产许可证》的换发

《药品生产许可证》有效期届满,需继续生产药品的,应在期满前 6 个月向原发证机关申请重新发放。原发证机关结合企业遵守药品管理法律法规 GMP 和质量体系运行情况,根据风险管理原则进行审查,在期满前做出是否准予重新发证的决定。符合规定的,收回原证,重新发证;不符合规定的,作出不予发证的书面决定,说明理由,告知申请人享有行政复议或行政诉讼的权利;逾期未决定的,视为同意,补办相应手续。

（2）《药品生产许可证》的缴销

有下列情形之一的,《药品生产许可证》由原发证机关注销并予以公告：①主动申请注销《药品生产许可证》的；②《药品生产许可证》有效期届满未重新发证的；③营业执照依法被吊销或注销的；④《药品生产许可证》依法被吊销或撤销的；⑤法律法规规定应注销行政许可的其他情形。

（3）《药品生产许可证》的遗失

《药品生产许可证》遗失的,药品上市许可持有人、药品生产企业应向原发证机关申请补发,原发证机关按照原核准事项在 10 日内补发《药品生产许可证》。《药品生产许可证》编号、有效期等与原许可证一致。

任何单位或个人不得伪造、变造、出租、出借、买卖《药品生产许可证》。省级药监局应当将药品生产许可证核发、重新发证、变更、补发、吊销、撤销、注销等办理情况,在办理工作完成后 10 日内在药品安全信用档案中更新。

4. 法律责任

（1）申请人不实申请的处罚

申请人提供虚假材料或者采取其他欺骗手段取得《药品生产许可证》的,撤销《药品生产许可证》,且在十年内不受理其相应申请,并处五十万元以上五百万元以下的罚款;情节严重的,对法定代表人、主要负责人、直接负责的主管人员和其他责任人员,处二万元以上二十万元以下的罚款,十年内禁止从事药品生产经营活动,并可以由公安机关处五日以上十五日以下的拘留。

（2）无许可证生产药品

未取得《药品生产许可证》或者《医疗机构制剂许可证》生产的,责令关闭,没收违法生产的药品和违法所得,并处违法生产货值金额十五倍以上三十倍以下的罚款;货值金额不足十万元的,按十万元计算。

（3）未按规定进行变更、建档和停产申报的处罚

药品上市许可持有人和药品生产企业有下列情形之一的,由所在地省级药品监督管理部门处一万元以上三万元以下的罚款：①企业名称、住所（经营场所）、法定代表人未按规定办理登记事项变更；②未按照规定每年对直接接触药品的工作人员进行健康检查并建立健康档案；③未按照规定对列入国家实施停产报告的短缺药品清单的药品进行停产报告。

（4）药品监督管理部门未履行相应监管职责的处罚规定

药品监督管理部门有下列行为之一的,对直接负责的主管人员和其他直接责任人员给予记过或者记大过处分;情节较重的,给予降级或者撤职处分;情节严重的,给予开除处分：①瞒报、谎报、缓报、漏报药品安全事件；②对发现的药品安全违法行为未及时查处；③未及时发现药品安全系统性风险,或者未及

时消除监督管理区域内药品安全隐患，造成严重影响；④其他不履行药品监督管理职责，造成严重不良影响或者重大损失。

二、生产管理

企业从事药品生产活动，应当遵守GMP，药品生产质量管理体系需涵盖影响药品质量的所有因素，保证药品生产全过程持续符合相关法律法规的要求。药品生产企业应按照国家药品标准、经药品监督管理部门核准的药品注册标准和生产工艺进行生产，按照规定提交并持续更新场地管理文件，对质量体系运行过程进行风险评估和持续改进，保证药品生产全过程持续符合相关法律法规的要求。

从事药品生产活动，应当对使用的原料药、辅料、直接接触药品的包装材料和容器等相关物料供应商或者生产企业进行审核，保证购进、使用符合法规要求。原辅料应符合药用要求及相应的GMP要求，药包材应符合药用要求。

经批准或通过关联审评审批的原辅包的生产企业，应确保质量保证体系持续合规，接受药品上市许可持有人的质量审核，接受药品监督管理部门的监督检查或者延伸检查。

（一）药品生产基本要求

1. 基本要求

从事药品生产活动，应遵守GMP，按照国家药品标准、经药品监管部门核准的药品注册标准和生产工艺进行生产，按规定提交并持续更新场地管理文件，对质量体系运行过程进行风险评估和持续改进，保证药品生产全过程持续符合相关法律法规的要求。生产、检验等记录真实完整准确，不得编造和篡改。

疫苗上市许可持有人应具备疫苗生产、检验必需的厂房设施设备，配备具有资质的管理人员，建立完整的质量管理体系，具备生产出符合注册要求疫苗的能力，超出生产能力确需委托生产的，应经国家药监局批准。

2. 人员职责

药品上市许可持有人应建立药品质量保证体系，并且配备专人独立负责药品质量管理，对受托药品生产企业、药品经营企业的质量管理体系进行定期审核，监督其持续具备质量保证和控制的能力。

药品上市许可持有人的法定代表人、主要负责人对药品质量全面负责，履行以下职责：①配备专门质量负责人独立负责药品质量管理；②配备专门质量受权人独立履行药品上市放行责任；③监督质量管理体系正常运行；④对药品生产企业、供应商等相关方与药品生产相关的活动定期开展质量体系审核，保证持续合规；⑤按照变更技术要求，履行变更管理责任；⑥对委托经营企业进行质量评估，与使用单位等进行信息沟通；⑦配合药品监管部门对药品上市许可持有人及相关方的延伸检查；⑧发生与药品质量有关的重大安全事件时，及时报告并按药品上市许可持有人制定的风险管理计划开展风险处置，确保风险得到及时控制；⑨其他法律法规规定的责任。

药品生产企业的法定代表人、主要负责人应当对本企业的药品生产活动全面负责，履行的职责包括：①配备专门质量负责人独立负责药品质量管理，监督质量管理规范执行，确保适当的生产过程控制和质量控制，保证药品符合国家药品标准和药品注册标准；②配备专门质量受权人履行药品出厂放行责任；③监督质量管理体系正常运行，保证药品生产过程控制、质量控制以及记录和数据真实性；④发生与药品质量有关的重大安全事件，应当及时报告并按企业制定的风险管理计划开展风险处置，确保风险得到及时控制；⑤其他法律法规规定的责任。

药品上市许可持有人、药品生产企业应当每年对直接接触药品的工作人员进行健康检查并建立健康档案，避免患有传染病或者其他可能污染药品疾病的人员从事直接接触药品的生产活动。

（二）建立药品质量保证体系

药品上市许可持有人、药品生产企业在药品生产过程中，应当开展风险评估、控制、验证、沟通、审核等质量管理活动，对已识别的风险及时采取有效的风险控制措施，以保证产品质量。

药品上市许可持有人、药品生产企业应当按照品种每年对所生产的药品进行产品质量回顾分析、记录，以确认工艺的稳定可靠性以及原料、辅料、成品现行质量标准的适用性。

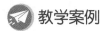 教学案例

某生物科技有限责任公司疫苗事件

2018年7月15日，国家药品监督管理局发布通告，某生物科技有限责任公司在冻干人用狂犬病疫苗生产过程中存在记录造假等严重违反GMP行为。国家药品监督管理局要求省食品药品监督管理局收回该企业药品GMP证书，责令停止狂犬疫苗的生产，责成企业严格落实主体责任，全面排查风险隐患，主动采取控制措施，确保公众用药安全。2018年7月16日，某生物科技有限责任公司发布公告，表示正对有效期内所有批次的冻干人用狂犬病疫苗全部实施召回。7月29日，公安机关对该生物科技有限责任公司董事长等18名犯罪嫌疑人提请批捕。8月17日，国家市场监督管理总局对问题疫苗案件相关工作人员问责。2018年10月16日，国家药品监督管理局和省食品药品监督管理局依法从严对该公司违法违规生产狂犬病疫苗作出行政处罚。行政处罚决定书载明，该公司存在以下八项违法事实：一是将不同批次的原液进行勾兑配制，再对勾兑合批后的原液重新编造生产批号；二是更改部分批次涉案产品的生产批号或实际生产日期；三是使用过期原液生产部分涉案产品；四是未按规定方法对成品制剂进行效价测定；五是生产药品使用的离心机变更未按规定备案；六是销毁生产原始记录，编造虚假的批生产记录；七是通过提交虚假资料骗取生物制品批签发合格证；八是为掩盖违法事实而销毁硬盘等证据。

（三）药品出厂放行管理

药品上市许可持有人应当建立药品上市放行规程，对药品生产企业出厂放行的药品检验结果和放行文件进行审核，经质量受权人签字后方可上市放行。

药品生产企业应当建立药品出厂放行规程，明确出厂放行的标准、条件，并对药品质量检验结果、关键生产记录和偏差控制情况进行审核，对药品进行质量检验。符合标准、条件的，经质量受权人签字后方可出厂放行。

中药饮片生产企业应当履行药品上市许可持有人的相关义务，确保中药饮片生产过程持续符合相关法律法规的要求。中药饮片符合国家药品标准或者省、自治区、直辖市药品监督管理部门制定的炮制规范的，方可出厂、销售。

（四）药品质量安全报告制度

药品上市许可持有人、药品生产企业应当每年进行自检，监控药品生产质量管理规范的实施情况，评估企业是否符合相关法规要求，并提出必要的纠正和预防措施。

药品上市许可持有人建立年度报告制度。按照国家药监局规定每年向省、自治区、直辖市药品监督管理部门报告药品生产、销售、上市后研究、风险管理等情况。疫苗上市许可持有人向国家药监局进行年度报告。

药品上市许可持有人持续开展药品风险与获益评估和控制，制订上市后药品风险管理计划，主动开展上市后研究，对药品的安全性、有效性和质量可控性进行进一步确证，加强对已上市药品的持续管理。

药品上市许可持有人应当建立药物警戒体系，按照国家药监局制定的《药物警戒质量管理规范》开展药物警戒工作。药品上市许可持有人、药品生产企业应当经常考察本单位的药品质量、疗效和不良反应。发现疑似不良反应的，应当及时按照要求报告。

（五）药品生产工艺变更及人员管理责任

药品上市许可持有人应按照GMP要求对生产工艺变更进行管理和控制，并根据核准的生产工艺制定工艺规程。生产工艺变更前应开展研究，并依法取得批准、备案或进行报告接受监督检查。

药品上市许可持有人、药品生产企业每年对所生产的药品按照品种进行产品质量回顾分析、总结，以确认工艺稳定性和可靠性，以及原料、辅料、成品现行质量标准的适用性。

药品上市许可持有人、药品生产企业的质量管理体系相关的组织机构、企业负责人、生产负责人、质量负责人、质量受权人发生变更的，自发生变更之日起 30 日内，完成登记手续。疫苗上市许可持有人自发生变更之日起 15 日内，向所在地省级药监局报告生产负责人、质量负责人、质量受权人等关键岗位人员的变更情况。

（六）短缺药品停产报告制度

列入国家实施停产报告的短缺药品清单的药品，药品上市许可持有人停止生产的，应在计划停产实施 6 个月前向所在地省级药监局报告；发生非预期停产的，在 3 日内报告省级药监局。必要时，向国家药监局报告。

省级药品监管部门接到报告后，及时通报同级短缺药品供应保障工作会商联动机制牵头单位。

（七）境外生产管理

药品上市许可持有人为境外企业的，应当指定一家在中国境内的企业法人履行《药品管理法》与《药品生产监督管理办法》，并负责协调配合境外检查工作。

药品上市许可持有人的生产场地在境外的，应当按照《药品管理法》与《药品生产监督管理办法》规定组织生产，配合境外检查。

（八）药品生产许可管理

根据《疫苗管理法》《药品管理法》及其他相关法律法规的规定，从事药品生产活动，应当遵守《药品生产质量管理规范》，建立健全药品生产质量管理体系，保证药品生产全过程持续符合法律规定的要求。药品生产企业的法定代表人、主要负责人对本企业的药品生产活动全面负责。药品应当按照国家药品标准和经药品监督管理部门核准的生产工艺进行生产。生产、检验记录应当真实完整准确，不得编造。

生产药品所需的原料、辅料，应当符合药用要求和《药品生产质量管理规范》的有关要求。生产药品，应当按照规定对供应原料、辅料等的供应商进行审核，保证购进、使用的原料、辅料等符合规定要求。

直接接触药品的包装材料和容器，应当符合药用要求，达到保障人体健康、安全的标准。对不合格的直接接触药品的包装材料和容器，由药品监督管理部门责令停止使用。

药品生产企业应当对药品进行质量检验。不符合国家药品标准的，不得出厂。药品生产企业应当建立药品出厂放行规程，明确出厂放行的标准、条件。符合标准、条件的，经质量受权人签字后方可放行。

药品包装应当符合药品质量的要求，方便储存、运输和医疗使用。药品包装应当按照规定印有或者贴有标签并附有说明书。标签或者说明书应当注明药品的通用名称、成分、规格、药品上市许可持有人及其地址、生产企业及其地址、批准文号、产品批号、生产日期、有效期、适应证或功能主治、用法、用量、禁忌证、不良反应和注意事项。标签、说明书中的文字应当清晰，生产日期、有效期等事项应当显著标注，容易辨识。麻醉药品、精神药品、医疗用毒性药品、放射性药品、外用药品和非处方药的标签、说明书，应当印有规定的标志。

三、药品委托生产管理

（一）药品委托生产的含义与管理机构

药品委托生产是指药品生产企业（委托方）在因技术改造暂不具备生产条件和能力或产能不足暂不能保障市场供应的情况下，将其持有药品批准文号的药品委托其他药品生产企业（受托方）生产的行为，不包括部分工序的委托加工行为。《药品委托生产监督管理规定》适用于境内药品生产企业之间委托生产药品的申请、审查、许可和监督管理。国家药监局负责对全国药品委托生产审批和监督管理进行指导和监督检查。各省级药监局负责药品委托生产的审批和监督管理。

（二）委托方和受托方的要求

1. 委托方要求

委托方应取得委托生产药品的批准文号。委托方负责委托生产药品的质量。应当对受托方的生产条件、技术水平和质量管理情况进行详细考察，向受托方提供委托生产药品的技术和质量文件，确认受托方具有受托生产的条件和能力。委托生产期间，应当对委托生产的全过程进行指导和监督，负责委托生产药品的批准放行。

2. 受托方要求

受托方应严格执行质量协议，有效控制生产过程，确保委托生产药品及其生产符合注册和 GMP 的要求。委托生产药品的质量标准应执行国家药品标准，其药品名称、剂型、规格、处方、生产工艺、原料药来源、直接接触药品的包装材料和容器、包装规格标签、说明书、批准文号等应当与委托方持有的药品批准证明文件的内容相同。

3. 双方要求

委托方和受托方均应是持有与委托生产药品相适应的 GMP 证书的药品生产企业。双方应签订书面合同，内容包括质量协议，明确双方的权利与义务，并具体规定双方在药品委托生产管理、质量控制等方面的质量责任及相关的技术事项，且符合国家药品管理法律法规。

委托方和受托方有关药品委托生产的所有活动应符合 GMP 的相关要求。在委托生产的药品包装、标签和说明书上，应标明委托方企业名称和注册地址、受托方企业名称和生产地址。

（三）药品委托生产的受理与审批

1. 品种界限

《药品管理法》《疫苗管理法》《药品生产监督管理办法》《药品委托生产监督管理规定》等法律法规规定了不同类别药品委托生产的受理和审批的权限，国家药监局可以根据监督管理工作需要调整不得委托生产的药品。

2. 审批流程

申请药品委托生产，由委托方向所在地省级药监局提出申请，填写《药品委托生产申请表》，提交申请材料。若委托方和受托方不在同一省，委托方应先将《药品委托生产申请表》连同申请材料报受托方所在地省级药监局审查；经审查同意后，再向委托方所在地省级药监局申报。

委托方所在地省级药监局组织对申报资料进行审查。对于首次申请，应组织对受托生产现场检查；对于延续申请，必要时也可组织检查。生产现场检查重点是考核受托方的生产条件、技术水平和质量管理情况以及受托生产的药品处方、生产工艺、质量标准与委托方的一致性。若委托方和受托方不在同一省，生产现场检查由双方所在地省级药监局联合组织开展。

各类药品委托生产的规定如表 7-4 所示。

表 7-4　各类药品委托生产的规定

药品类别和项目	委托生产受理与审批规定
麻醉药品、精神药品、药品类易制毒化学品及其复方制剂、医疗用毒性药品①	不得委托生产
血液制品、生物制品、多组分生化药品①	
中药注射剂、原料药①	
疫苗	超出疫苗生产能力确需委托生产的,应当经国家药监局批准,按照有关规定办理
放射性药品	按照有关法律法规规定办理

① 源自《药品委托生产监督管理规定》第十二条规定。

委托方所在地省级药监局自受理之日起 20 个工作日内，按规定条件对药品委托生产的申请进行审查，并作出决定；20 个工作日内不能作出决定的，经本部门负责人批准，可以延长 10 个工作日，并将延长期限的理由告知委托方。需进行生产现场检查的，所需时间另计。生产现场检查时限由各省级药监局确定，最长不得超过 40 个工作日。需企业补正材料的，现场检查发现缺陷内容要求企业整改的，对整改情况需进行现场核查的，所需时间不计算在上述期限内。

经审查符合规定的，应予以批准，并自书面批准决定作出之日起 10 个工作日内向委托方发放《药品委托生产批件》；不符合规定的，书面通知委托方并说明理由。

《药品委托生产批件》有效期不得超过 3 年。委托生产双方的《药品生产许可证》《药品生产质量管理规范》认证证书或委托生产药品批准证明文件有效期届满未延续的，《药品委托生产批件》自行废止。《药品委托生产批件》有效期届满需要继续委托生产的，委托方应在有效期届满 3 个月前，按照规定办理延续手续。委托生产合同提前终止的，委托方应及时向所在地省级药监局提交终止委托生产的申请，办理注销手续。

《药品委托生产批件》载明内容应当与委托双方的《药品生产许可证》《药品生产质量管理规范》认证证书及委托生产药品批准证明文件载明的相关内容一致。

（四）药品委托生产的监督管理

各省级药监局应组织对本行政区域委托生产药品的企业（包括委托方和受托方）进行监督检查。对于委托方和受托方不在同一省的，委托方所在地省级药监局可以联合受托方所在地省级药监局组织对受托方受托生产情况进行延伸检查。监督检查和延伸检查发现企业存在违法违规行为的，依法予以处理。

委托生产双方所在地省级药监局应及时通报监督检查情况和处理结果。重大问题，应当及时上报国家药监局。各省局定期对委托生产审批和监管情况进行汇总、分析和总结，并在每年 3 月 31 日前将上一年度情况上报国家药监局。

四、监督检查

（一）检查职责

省级药监局负责对本行政区域药品上市许可持有人的制剂、化学原料药、中药饮片生产企业的监督管理。对原料、辅料、直接接触药品的包装材料和容器等供应商、生产企业开展日常监督检查，必要时开展延伸检查。

药品上市许可持有人和受托生产企业不在同一省的，由各自所在地省级药监局分别负责监督管理。省级药监局加强监督检查信息互相通报，及时更新到药品安全信用档案中，可根据通报情况和监管信息更新情况开展调查，对药品上市许可持有人或受托生产企业依法给予行政处理，必要时可开展联合检查。

药品监管部门应建立健全职业化、专业化检查员制度，明确检查员的资格标准、检查职责分级管理、能力培训、行为规范、绩效评价和退出程序等规定，提升检查员的专业素质和工作水平。检查员应该熟悉药品相关法律法规，并且具备必要的药品专业知识。

药品监管部门根据监管事权、药品产业规模及检查任务等，配备充足的检查员队伍，保证检查工作需要。有疫苗等高风险药品生产企业的地区，配备相应数量的具有疫苗等高风险药品检查技能和经验的药品检查员。

（二）检查内容和形式

省级药监局根据监管需要，对持许可证的药品上市许可申请人及其受托生产企业，按以下要求进行上市前 GMP 符合性检查：①未通过与生产该药品的生产条件相适应 GMP 符合性检查的品种，进行上市前 GMP 符合性检查。其中，需要药品注册现场核查的，药品审评中心通知药品核查中心，药品核查中心协调相关省级药监局，同步开展药品注册现场核查和上市前 GMP 符合性检查。②不需药品注册现场核查的，药品审评中心告知生产场地所在地省级药监局和申请人，省级药监局自行开展上市前 GMP 符合性检查。③已通过与生产该药品的生产条件相适应GMP符合性检查的品种，相关省级药监局根据风险管理原则决定是否开展上市前GMP符合性检查。

开展上市前GMP符合性检查的，在检查结束后将检查情况、检查结果等形成书面报告，作为对药品上市监管的重要依据。涉及《药品生产许可证》事项变更的，由原发证的省级药监局依变更程序作出决定。

通过相应上市前GMP符合性检查的商业规模批次在取得药品注册证书后，符合产品放行要求的可以上市销售。药品上市许可持有人应当重点加强对上述批次药品的生产销售管理和上市后风险管理等。

药品生产监督检查的主要内容包括：①药品上市许可持有人、药品生产企业执行有关法律法规及实施GMP、药物警戒质量管理规范和有关技术规范等情况；②药品生产活动是否与药品品种档案载明的相关内容一致；③疫苗储存、运输管理规范执行情况；④药品委托生产质量协议及委托协议、风险管理计划实施情况；⑤变更管理情况。

监督检查包括许可检查、常规检查、有因检查和其他检查。

（三）检查计划和频次

省级药监局坚持风险管理、全程管控原则，根据风险研判情况，制定年度检查计划并开展监督检查。年度检查计划至少包括检查范围、内容、方式、重点、要求、时限、承担检查的机构等。

省级药监局根据药品品种、剂型、管制类别等特点，结合国家药品安全总体情况、药品安全风险警示信息、重大药品安全事件及其调查处理信息等，以及既往检查、检验、不良反应监测、投诉举报等情况确定检查频次（表7-5）。

省级药监局可结合行政区域药品生产监管工作实际情况，调整检查频次。

表7-5 省级药监局开展药品生产监督检查频次要求

类别	检查频次要求
麻醉药品、第一类精神药品、药品类易制毒化学品生产企业	每季度检查不少于一次
疫苗、血液制品、放射性药品、医疗用毒性药品、无菌药品等高风险药品生产企业	GMP符合性检查每年不少于一次
上述产品之外的药品生产企业①	每年抽取一定比例开展监督检查，三年内对本行政区域内企业全部进行检查
原料、辅料、直接接触药品的包装材料和容器等供应商和生产企业	每年抽取一定比例开展监督检查，五年内对本行政区域内企业全部进行检查

① 上述产品是指麻醉药品、第一类精神药品、药品类易制毒化学品、疫苗、血液制品、放射性药品、医疗用毒性药品、无菌药品等高风险药品。

（四）检查实施

国家药监局和省级药监局组织监督检查时，应制定检查方案，明确检查标准，如实记录现场检查情况，需要抽样检验或研究的，按规定执行。检查结论清晰明确，检查发现的问题以书面形式告知被检查单位。需要整改的，提出整改内容及整改期限，必要时对整改后情况进行检查。

在进行监督检查时，药品监管部门指派两名以上检查人员实施监督检查，检查人员向被检查单位出示执法证件。药监部门工作人员对知悉的商业秘密应保密。

监督检查时，药品上市许可持有人和药品生产企业根据检查需要说明情况、提供有关材料：①药品生产场地管理文件以及变更材料；②药品生产企业接受监督检查及整改落实情况；③药品质量不合格的处理情况；④药物警戒机构、人员、制度制定情况以及疑似药品不良反应监测、识别、评估、控制情况；⑤实施附条件批准的品种，开展上市后研究的材料；⑥需要审查的其他必要材料。

现场检查结束后，应对现场检查情况进行分析汇总，并客观、公平、公正地对检查中发现的缺陷进行风险评定并做出现场检查结论。派出单位负责对现场检查结论进行综合研判。

国家药监局和省级药监局发现药品生产管理或疫苗储存、运输管理存在缺陷，有证据证明可能存在安全隐患的，依法采取相应措施：①基本符合GMP要求，需要整改的，发出告诫信并采取告诫、约谈、限期整改等措施；②药品存在质量问题或其他安全隐患的，发出告诫信，依据风险相应采取暂停生产、销售、使用、进口等控制措施；③药品存在质量问题或其他安全隐患的，药品上市许可持有人应依法召回药品而未召回的，省级药监局应责令其召回。

风险消除后，采取控制措施的药监部门应解除控制措施。

药品生产监督检查中，发现存在药品质量安全风险的，及时向派出单位报告。药监部门经研判，属于重大药品质量安全风险的，及时向上级药监部门和同级地方政府报告。

药品生产监督检查中，发现存在涉嫌违反药品法律法规、规章的行为，及时采取现场控制措施，做好证据收集工作。药监部门按照职责和权限依法查处，涉嫌犯罪的移送公安机关处理。

（五）监督信息管理

省级药监局依法将本行政区域药品上市许可持有人和药品生产企业的监管信息归入药品安全信用档案进行管理，并保持数据动态更新。监管信息包括药品生产许可、日常监督检查结果、违法行为查处、药品质量抽查检验、不良行为记录和投诉举报等内容。国家药监局和省级药监局在生产监督管理工作中，不得妨碍药品上市许可持有人、药品生产企业的正常生产活动，不得索取或收受财物，不得谋取其他利益。

个人和组织发现药品上市许可持有人或药品生产企业进行违法生产活动的，有权向药监部门举报，药监部门按规定及时核实、处理。

发生与药品质量有关的重大安全事件，药品上市许可持有人立即对有关药品及其原辅料以及直接接触药品的包装材料和容器、相关生产线等采取封存等控制措施，并立即报告所在地省级药监局和有关部门，省级药监局在 24 小时内报告省政府，同时报告国家药监局。省级药监局对有不良信用记录的药品上市许可持有人、药品生产企业，增加监督检查频次，可按照国家规定实施联合惩戒。

省级药监局未及时发现生产环节药品安全系统性风险，未及时消除监管区域内药品安全隐患的，或者省级政府未履行药品安全职责，未及时消除区域性重大药品安全隐患的，国家药监局对其主要负责人进行约谈。被约谈的省级药监局和地方政府立即采取措施，对药监工作进行整改，约谈情况和整改情况纳入省级药监局和地方政府药品监管工作评议、考核记录。

五、药品质量风险管理

2010 年版《药品生产质量管理规范》提出了"质量受权人制度""变更控制""偏差处理""质量风险管理"等内容，强调药品生产质量的风险管理。从风险管理的角度，对药品生产条件和生产过程进行审查、许可乃至监督检查等管理活动，根本目标是要在药品规模化生产的情况下，保障药品质量的内在均一性，从而消除因为生产环节的原因而影响药品均一性的风险因素。

风险（risk）是危害发生的可能性和该危害严重性的组合。质量风险管理（quality risk management，QRM）是通过掌握足够的知识、事实、数据后，前瞻性地推断未来可能发生的事件，通过风险控制避免危害发生。质量风险管理是对质量风险进行评估、控制、沟通、审核的系统过程，应当根据科学知识及经验对质量风险进行评估，以保证产品质量。质量风险管理过程所采用的方法、措施、形式及形成的文件应当与存在风险的级别相适应。只有在整个产品生命周期中保持质量的稳定，才能确保产品的重要质量指标在产品生命周期的各阶段均保持与其在临床研究阶段一致。

（一）药品质量风险管理的特点和原则

GMP 所控制的目标就是基于质量风险的控制，通过对过程风险分析这一个工具来"设计质量"，避免问题出现。有效的 QRM 可以对可能发生的失败有更好的计划和对策，便于对生产过程有更多的了解，可以有效识别关键生产过程参数，帮助管理者进行战略决策。

质量风险管理的特点：①QRM 很重要，但是识别、分析和评价很困难且不精确；②相对于获得精确的答案，全面地考量、选用具有足够知识和判断力的人员对主要风险进行有效的管理更为重要。

质量风险管理有以下两条基本原则：①质量风险评估要以科学知识为基础，最终目的在于保护患者的利益；②质量风险管理程序实施的力度、形式和文件的要求应科学合理，并与风险的程度相匹配。

（二）质量风险管理的层次

质量风险管理的应用可以分为三个层次：第一层次是理念；第二层次是系统；第三层次是工具与方法。QRM 应用范围很广，可以贯穿于质量和生产的各个方面，包含多种方法和适应性。针对不同的风险所用的方法和文件可以不同。

质量风险管理应用于药物及其制剂、生物和生物技术产品（包括原材料、溶剂、辅料、包装和标签材料等在药品、生物和生物技术产品的使用）的整个生命周期，它涉及有关产品质量的各个环节，包括研发、生产、销售以及检查、申报、审核等。

（三）药品生产质量风险管理的流程和内容

根据 ICH Q9 的相关内容，药品上市的风险管理涉及很多因素，其基本程序包括风险识别、风险分析、风险评价、风险控制（风险降低、风险接受）以及风险管理决策的执行与评估。

1. 风险识别

药品生产质量的风险识别，一是通过对产品历史数据、关键工艺、专家观点和客户事件的分析，对风险的严重性、发生概率和检测概率进行汇总分析；二是要求企业关注生产的各个环节，对可能出现质量问题的过程高度重视，敏锐地发觉药品生产质量的安全隐患。

2. 风险评估

对识别的风险进行量化测评，评估该风险给药品生产企业带来影响或损失的可能程度。结合企业内部可以承受的水平，确定每一个风险步骤的风险水平，进而确定其风险等级，为风险控制提供可靠的资料。

3. 风险控制

采取各种措施减小风险事件发生的可能性，或者把可能的损失控制在一定的范围内，以避免在风险事件发生时带来的难以承担的损失。风险控制的基本方法有风险回避、损失控制、风险转移和风险保留。

4. 风险回顾

药品生产企业应建立风险回顾制度，对产品各项指标控制情况进行回顾分析，总结偏差特点和趋势，建立降低风险的改进计划。在法律法规及技术要求发生变更、工艺和关键设备设施发生变更以及企业的管理层、客户对质量管理提出更高的要求时，需对生产管理进行风险再评价。

质量风险管理流程如图 7-1 所示。

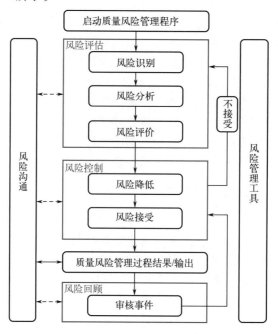

图 7-1　典型的质量风险管理流程图

第三节　药品生产质量管理规范

一、药品生产质量管理规范概述

（一）我国 GMP 的产生与发展

《药品生产质量管理规范》（GMP）是目前国际上药品生产和质量管理的基本准则，是在药品生产过程中，用科学、合理、规范化的条件和方法来保证生产优质药品的一整套系统且科学的管理规范。

美国于 1963 年率先制定并作为法令颁布了 GMP，1975 年 WHO 颁布并向成员国推荐采用 GMP。目前已有 100 多个国家和地区颁布并实施了 GMP，是否实施 GMP 已成为药品进入国际市场的"准入证"。

20 世纪 80 年代初，我国提出在制药企业中推行 GMP。1982 年，中国医药工业公司参照部分先进国家的 GMP 而制定了《药品生产管理规范（试行稿）》，并开始在一些制药企业中试行。1988 年，根据《药品管理法》，卫生部颁布了我国第一部《药品生产质量管理规范（1988 年版）》，1992 年卫生部又对其进行修订，颁布了《药品生产质量管理规范（1992 年修订）》。1998 年，国家药品监督管理局总结了 GMP 的实施情况，再次启动修订工作，于 1999 年 6 月 18 日颁布了《药品生产质量管理规范（1998 年修订）》，1999 年 8 月 1 日起施行。经过一系列强有力的监督管理措施，从 2004 年 7 月 1 日起，我国实现了所有的药品制剂和原料药均必须在符合 GMP 的条件下生产的目标，未通过认证的企业全部停产。

2011 年 1 月 17 日，为了进一步强化药品生产企业的质量意识，建立药品质量管理体系，卫生部发布了第 79 号令《药品生产质量管理规范（2010 年修订）》（以下简称"GMP（2010 年修订）"）并自 2011 年 3 月 1 日起施行，与之相配套的附录也陆续制定、修订发布。与之前的版本相比，GMP（2010 年修订）引入了国际上先进的"质量源于设计"（QbD）理念和风险管理思想，促使我国药品生产企业生产环境和生产条件发生了较大的转变，制药工业总体水平显著提高。药品生产秩序规范化程度大幅提高，药品质量在源头上得以提升，人民群众用药的安全有效得到了有力的保证，同时也提高了我国制药企业及药品监督管理部门的国际声誉。

> **知识拓展**
>
> QbD（quality by design）理念及其应用
>
> ICH Q8（R2）首次提出 QbD 的概念，期望采用 QbD 方法寻求一种预期的状态，即通过有效的产品和工艺开发与理解来达到并保证产品质量和性能。
>
> 1. QbD 的含义［ICH Q8（R2）］
>
> QbD 是指在充分的科学知识和风险评估基础之上，始于预先设定的目标，并强调对产品与工艺的理解及过程控制的一种系统化方法。实施 QbD 的理想状态：不需要药政部门过多监管，能持续可靠且高效灵活地生产出高质量的产品。
>
> 2. 应用 QbD 建立生产工艺
>
> 建立生产工艺中，QbD 基本内容是：以预先设定的目标产品质量概况（quality target product profile，QTPP）作为研发起点，在确定产品关键质量属性（critical quality attributes，CQA）基础上，基于风险评估和实验研究，确定关键物料属性（critical material attributes，CMA）和关键工艺参数（critical processing parameters，CPP），进而建立满足产品性能且工艺稳健的控制策略，并实施产品和工艺的生命周期管理（持续改进）。
>
> 3. QbD 主要控制工具（包括持续改进）
>
> QbD 将风险评估、过程分析技术（process analytical technologies，PAT）、实验设计（design of

experiments，DoE）、模型与模拟、质量体系等重要工具综合应用于药品研发和生产等。其目的不是消除变异，而是建立可以在一定范围内调节变异来保证产品质量稳定的生产工艺。

（二） GMP 的分类

1. 以 GMP 的适用范围分类

从 GMP 的适用范围分为三类。

① 国际性的：世界卫生组织（World Health Organization，WHO）的 GMP，欧洲经济共同体（European Economic Community，EEC）颁布的 GMP，东南亚国家联盟的 GMP 等。

② 国家性的：例如中国、美国、日本等许多国家制定颁布的 GMP。

③ 行业性的：如美国制药工业联合会制定的 GMP、日本制药工业协会（JPMA）定的 GMP、中国医药工业公司制定的 GMP 等。

2. 以 GMP 制度性质分类

从 GMP 制度性质分为两类。

① 作为法律，具有强制性的 GMP，如中国、美国，日本等国的政府或立法机关颁布的 GMP。

② 作为建议性规定，不具有法律效力，如 WHO 制定的 GMP，各行业协会制定的 GMP 等。

（三） GMP 的特点和主导思想

GMP 是药品生产过程质量管理实践中总结、抽象、升华出来的规范化条款，目的是指导药品生产企业克服导致劣质药品产生的不良生产，保证生产合格药品。GMP 的主导思想主要是指：药品质量至关重要，药品质量源于设计、形成于生产过程，且药品的质量检验具有破坏性，实现药品在生产过程中的质量控制与保证的关键在于有效的预防。在药品生产过程中，要有效控制所有可能影响药品质量的因素，保证所生产的药品不混杂、无污染、均匀一致，再经取样检验分析合格。

GMP 具有以下特点。

① GMP 的原则性：GMP 的条款仅指明了要求的目标，而没有列出如何达到这些目标的解决办法。达到需求的方法和手段是多样的，因此各药品生产企业应根据本企业实际，采取合适方法保证贯彻实施 GMP。

② GMP 的时效性：GMP 中的条款只能根据本地区的现有水平制定，对目前可行的、有实际意义的方面作出规定。伴随着科技进步，GMP 条款均需定期或不定期修订。这和制定药品标准类似，对目前有法定效力或约束力或有效性的 GMP，称为现行 GMP（current Good Manufacture Practices，cGMP），新版 GMP 颁布后，前版的 GMP 即废止。

③ GMP 的强调性：GMP 是保证药品质量的最低标准，药品生产企业违反 GMP 进行药品生产和质量管理的应承担相应的法律责任。所有的药品生产企业，旨在最大限度地降低药品生产过程中污染、交叉污染以及混淆、差错等风险，确保持续稳定地生产出符合预定用途和注册要求的药品。

④ GMP 的全面性：凡能影响药品质量的各种因素，均须严格管理，强调生产流程的检查与防范紧密结合，且以防范为主要手段。按照相关要求建立档案，并重视用户的反馈信息，及时解决。

（四）实施 GMP 的意义

GMP 已成为国际医药贸易对药品生产质量的重要要求，成为国际通用的药品生产及质量管理必须遵循的原则，是医药产品进入国际市场的先决条件，也是通向国际市场的通行证；进行 GMP 认证符合质量管理国际化、标准化、动态管理的发展趋势。

随着《药品生产质量管理规范》等有关法规的颁布，以及国家在药品注册、药品生产许可证的颁发与换发、药品定价等方面政策的修订，制药企业的 GMP 符合性检查工作已经由被动的行为变为企业自身发展的需求。与此同时，GMP 的实施对传统管理的各个方面均产生持续的影响，对生产质量保证条件的检查要求由静态管理向动态管理转变。符合 GMP 要求的生产管理，是企业发展的必备条件。

GMP 为制药企业提供一套药品生产和质量管理所遵循的基本原则和方法，有利于促进企业强化质量管理，有助于企业管理现代化。采用新技术、新设备，提高产品质量和经济效益，是企业和产品增强竞争力的重要保证。

实施药品生产质量规范化管理有利于提高管理水平，促进企业人员素质的提高、增强质量意识、保证药品质量。它是企业形象的重要象征，是医药企业对社会公众用药安全高度负责精神的具体体现。

（五）上市前的 GMP 符合性检查

省级药品监督管理部门根据监管需要，对持有《药品生产许可证》的药品上市许可申请人及其受托生产企业，按以下要求进行上市前的药品生产质量管理规范符合性检查。①未通过与生产该药品的生产条件相适应的药品生产质量管理规范符合性检查的品种，应当进行上市前的药品生产质量管理规范符合性检查。其中，拟生产药品需要进行药品注册现场核查的，国家药品监督管理局药品审评中心通知药品核查中心，告知相关省、自治区、直辖市药品监督管理部门和申请人。药品核查中心协调相关省、自治区、直辖市药品监督管理部门，同步开展药品注册现场核查和上市前的药品生产质量管理规范符合性检查。②拟生产药品不需要进行药品注册现场核查的，药品审评中心告知生产场地所在地省、自治区、直辖市药品监督管理部门和申请人，相关省、自治区、直辖市药品监督管理部门自行开展上市前的药品生产质量管理规范符合性检查。③已通过与生产该药品的生产条件相适应的药品生产质量管理规范符合性检查的品种，相关省、自治区、直辖市药品监督管理部门根据风险管理原则决定是否开展上市前的药品生产质量管理规范符合性检查。

二、 GMP（2010 年修订）主要内容

GMP（2010 年修订）包括总则、质量管理、机构与人员、厂房与设施、设备、物料与产品、确认与验证、文件管理、生产管理、质量控制与质量保证、委托生产与委托检验、产品发运与召回、自检及附则，共计十四章，313 条。作为现行 GMP 的配套文件，GMP 附录包括无菌药品、原料药、生物制品、血液制品及中药制剂等五个方面，这些内容对药品生产过程所涉及的各个方面作出了明确规定。GMP（2010 年修订）结合我国国情，按照"软件硬件并重"的原则，贯彻质量风险管理与药品生产全过程管理的理念，更加注重科学性，强调指导性和可操作性，达到了与国际上 GMP 的一致性。

（一）总则

GMP（2010 年修订）总则部分明确指出，作为质量管理体系的一部分，GMP 是药品生产管理和质量控制的基本要求，旨在最大限度地降低药品生产过程中的污染、交叉污染、混淆和错误风险，确保药品的连续稳定生产、满足预期用途和注册要求。企业应建立药品质量管理体系，诚实守信，禁止任何虚假或欺骗性行为。

（二）质量管理

GMP（2010 年修订）在第二章强调了质量保证、质量控制及质量风险管理的重要性，其中明确指出质量保证是质量管理体系的一部分，企业必须建立质量保证系统，同时建立完整的文件管理体系，以保证系统的有效运行。此外还指出质量控制包括相应的组织机构、文件系统以及取样、检验等环节，确保物料或产品在放行前完成必要的检验，确认其质量是否符合要求。质量风险管理实践在整个产品生命周期中采用前瞻或回顾的方式，对质量风险进行评估、控制、沟通、审核。

原料药的质量管理，需涵盖产品的研发、技术转移、商业生产和产品终止四个阶段，每个阶段的目标与 ICH Q10 药品质量体系中阐述一致。原料药企业的质量管理体系的要求，需包括工艺性能和产品质量检测系统、纠正和预防措施系统、变更管理系统、工艺性能和产品质量的管理回顾，需持续改进，因此在质量管理方面，原料药和制剂在原理和方法上基本相似。

（三）机构与人员

GMP（2010 年修订）第三章对企业建立的组织机构及从事药品生产的各级人员提出了相关的要求，并指出各级人员均应按该规范的要求进行培训和考核。

企业应当建立与药品生产相适应的管理机构，并有组织机构图。企业应当设立独立的质量管理部门，履行质量保证和质量控制的职责。质量管理部门可以分别设立质量保证部门和质量控制部门。质量控制部门应当参与所有与质量有关的活动，负责审核所有与 GMP 有关的文件。

关键人员应当为企业的全职人员，至少应当包括企业负责人、生产管理负责人、质量管理负责人和质量受权人（见表 7-6）。质量管理负责人和生产管理负责人不得相互兼任。质量管理负责人和质量受权人可以兼任。应当制定操作规程确保质量受权人独立履行职责，不受企业负责人和其他人员的干扰。

表 7-6 企业关键人员的资质及主要职责

类别	资质	主要职责
企业负责人	—	药品质量的主要责任人，全面负责企业日常管理。包括提供必要的资源，合理计划、组织和协调，保证质量管理部门独立履行其职责
生产管理负责人	至少具有药学或相关专业本科学历（或中级专业技术职称或执业药师资格），具有至少 3 年从事药品生产和质量管理的实践经验，其中至少有 1 年的药品生产管理经验，接受过与所生产产品相关的专业知识培训	1. 确保严格执行各种操作规程，确保药品按批准的工艺规程生产、储存，保证药品质量 2. 确保批生产（包装）记录经指定人员审核并送质量管理部门 3. 确保厂房和设备良好的运行状态，并完成各种必要的验证工作 4. 确保生产相关人员经专业培训，并根据工作需要调整培训内容
质量管理负责人	至少具有药学或相关专业本科学历（或中级专业技术职称或执业药师资格），具有至少 5 年从事药品生产和质量管理的实践经验，其中至少有 1 年的药品质量管理经验，接受过与所生产产品相关的专业培训	1. 确保所有材料和成品符合注册批准的要求和质量标准 2. 确保完成所有必要的检验，确保产品放行前对批记录的审核 3. 批准质量标准、质量管理操作规程及所有与质量有关的变更 4. 确保所有重大偏差和检验结果超标已经过调查并得到及时处理 5. 确保完成自检，保证厂房和设备良好运行 6. 及时处理所有与产品质量有关的投诉 7. 监督委托检验，完成产品的稳定性考察计划，提供稳定性考察的数据 8. 确保人员均经过岗前培训和继续培训
质量受权人	至少具有药学或相关专业本科学历（或中级专业技术职称或执业药师资格），具有至少 5 年从事药品生产和质量管理的实践经验，从事过药品生产过程控制和质量检验工作，具有专业理论知识，并经过与产品放行有关的培训	1. 参与企业质量体系建立、内部自检、外部质量审计、验证以及药品不良反应报告、产品召回等质量管理活动 2. 承担产品放行的职责，确保每批已放行产品的生产、检验均符合相关法规、药品注册要求和质量标准 3. 在产品放行前，质量受权人必须出具产品放行审核记录，并纳入批记录

（四）厂房、设施及设备

GMP（2010 年修订）第四章和第五章分别对药品生产厂房、生产区、仓储区、质量控制区及生产设备作出如下规定。

1. 厂房的要求

厂房的选址、设计、布局、建造改造和维护必须符合药品生产要求，应当能够最大限度地避免污染、混淆和差错，便于清洁、操作和维护。应当根据厂房及生产防护措施综合考虑选址，厂房所处的环境应当能够最大限度地降低物料或产品遭受污染的风险。企业应当有整洁的生产环境；厂区的地面、路面及运输等不应当对药品的生产造成污染；生产、行政、生活和辅助区的总体布局应当合理，不得互相妨碍；厂区和厂房内的人、物流向应当合理。洁净厂房的设计，应当尽可能避免管理或监控人员不必要的进入。B 级洁净区的设计应当能够使管理或监控人员从外部观察到内部的操作。厂房还应有适当的照明、温度、湿度和通风，确保生产和储存的产品质量以及相关设备性能不会直接或间接地受到影响。厂房、设施的设计和安装应能够有效防止昆虫或其他动物进入。

2. 生产区的要求

为降低污染和交叉污染的风险，厂房、生产设施和设备应当根据所生产药品的特性、工艺流程及相应洁净度级别要求合理设计、布局和使用，并应综合考虑药品的特性、工艺和预定用途等因素，确定厂房、生产设施和设备多产品共用的可行性，并有相应评估报告。生产区和储存区应当有足够的空间，确保有序地存放设备、物料、中间产品、待包装产品和成品，避免不同产品或物料的混淆、交叉污染，避免生产或质量控制操作发生遗漏或差错。洁净区与非洁净区之间、不同级别洁净区之间的压差应当不低于10Pa。必要时，相同洁净度级别的不同功能区域（操作间）之间也应当保持适当的压差梯度。洁净区的内表面（墙壁、地面、天棚）应当平整光滑、无裂缝、接口严密、无颗粒物脱落，避免积尘，便于有效清洁，必要时应当进行消毒。

另外，药品生产过程就是对大量原辅料进行化学或物理等方式处理，而且大多数生产活动由生产人员直接参与，所以对人员和环境的保护也格外重要。在工艺风险评估中，需关注包括但不限于以下内容：①物料和产品特性，综合考虑合规要求、工艺及布局、设施设备选择、产品保护、人员保护、环境控制等方面；②人流、物流、容器流及废物流，避免可能的交叉感染风险；③生产设备的工艺水平；④洁净级别设置的合理性及控制的有效性；⑤若采用连续制造工艺，考虑其对车间布局的影响。

3. 生产特殊性质药品的要求

高致敏性药品（如青霉素类）或生物制品（如卡介苗或其他用活性微生物制备而成的药品），必须采用专用和独立的厂房、生产设施和设备。青霉素类药品产尘量大的操作区域应当保持相对负压，排至室外的废气应当经过净化处理并符合要求，排风口应当远离其他空气净化系统的进风口；生产β-内酰胺结构类药品、性激素类避孕药品必须使用专用设施（如独立的空气净化系统）和设备，并与其他药品生产区严格分开；生产某些激素类、细胞毒性类、高活性化学药品应当使用专用设施（如独立的空气净化系统）和设备；特殊情况下，如采取特别防护措施并经过必要的验证，上述药品制剂则可通过阶段性生产方式共用同一生产设施和设备；上述空气净化系统，其排风应当经过净化处理。

4. 仓储区的要求

仓储区应当有足够的空间，确保有序存放待验、合格、不合格、退货或召回的原辅料、包装材料、中间产品、待包装产品和成品等各类物料和产品。其设计和建造应当确保良好的仓储条件，并有通风和照明设施。应当能够满足物料或产品的储存条件（如温湿度、避光）和安全储存的要求，并进行检查和监控。高活性的物料或产品以及印刷包装材料应当储存于安全的区域。接收、发放和发运区域应当能够保护物料、产品免受外界天气（如雨雪）的影响。接收区的布局和设施应当能够确保到货物料在进入仓储区前可对外包装进行必要的清洁。应当有单独的物料取样区，其空气洁净度级别应当与生产要求一致。

5. 质量控制区的要求

制药企业的质量控制区指的是质量控制（QC）实验室，其规格和布局可根据企业实际工作量的大小，以及企业生产药品的主要质量控制内容和检测项目进行设置，应与企业的检验要求和业务量相适应，并满足各项试验需要。质量控制实验室通常应当与生产区分开。生物检定、微生物和放射性同位素的实验室还应当彼此分开。实验室的设计应当确保其适用于预定的用途，并能够避免混淆和交叉污染，应当有足够的区域用于样品处置、留样和稳定性考察样品的存放以及记录的保存。实验动物房应当与其他区域严格分开，其设计、建造应当符合国家有关规定，并设有独立的空气处理设施以及动物的专用通道。

6. 辅助区的要求

辅助区包括多个功能间（区域），如更衣室（含人员气锁间）、物料转运（含气锁间）、休息室、盥洗室和维修间等。休息室的设置不应当对生产区、仓储区和质量控制区造成不良影响。更衣室和盥洗室应当方便人员进出，并与适用人数相适应。盥洗室不得与生产区和仓储区直接相通。维修间应当尽可能远离生产区。存放在洁净区内的维修用备件和工具应当放置在专门的房间或工具柜中。

7. 设备的要求

设备的设计、选型、安装、改造和维护必须符合预定用途，应当尽可能降低产生污染、交叉污染、混淆和差错的风险，便于操作、清洁、维护，以及必要时进行的消毒或灭菌。生产设备不得对药品质量产生任何不利影响。与药品直接接触的生产设备表面应当平整、光洁、易清洗或消毒、耐腐蚀，不得与药品发生化学反应、吸附药品或向药品中释放物质。应当选择适当的清洗、清洁设备，并防止这类设备成为污染源。主要生产和检验设备都应当有明确的操作规程。生产设备应当在确认的参数范围内使用。已清洁的生产设备应当在清洁干燥的条件下存放。

8. 制药用水

制药用水应当适合其用途，并符合《中国药典》的质量标准及相关要求。制药用水至少应当采用饮用水。纯化水、注射用水储罐和输送管道所用材料应当无毒、耐腐蚀；储罐的通气口应当安装不脱落纤维的疏水性除菌滤器；管道的设计和安装应当避免死角、盲管。纯化水、注射用水的制备、储存和分配应当能够防止微生物的滋生。纯化水可采用循环，注射用水可采用 70℃ 以上保温循环。应当对制药用水及原水的水质进行定期监测，并有相应的记录。应当按照操作规程对纯化水、注射用水管道进行清洗消毒，并有相关记录。发现制药用水微生物污染达到警戒限度、纠偏限度时应当按照操作规程处理。

水的适宜性取决于原料药的生产阶段、原料药相关制剂的作用途径（如注射、口服和外用等）和原料药的性质。应当有数据证明工艺用水对产品质量没有负面影响。如果饮用水不能满足原料药非精制阶段的工艺要求，而需要更高的化学和（或）微生物学水质指标时，应制定合适的理化特性、微生物总数、有害生物和（或）内毒素的质量标准。

（五）洁净区级别

GMP（2010 年修订）的附录 1——无菌药品中规定，洁净区可分为以下 4 个级别。

A 级，也称高风险操作区，如灌装区、放置胶塞桶和与无菌制剂直接接触的敞口包装容器的区域及无菌装配或连接操作的区域，应当用单向流操作台（罩）维持该区的环境状态。

B 级，指无菌配制和灌装等高风险操作 A 级洁净区所处的背景区域。

C 级和 D 级，指无菌药品生产过程中重要程度较低的操作步骤的洁净区。

各洁净级别对空气中的悬浮粒子及微生物数目均有一定要求。不同级别洁净区的空气悬浮粒子的标准规定如表 7-7 所示，微生物监测的动态标准如表 7-8 所示。

表 7-7　各级别空气悬浮粒子的标准

洁净度级别	悬浮粒子最大允许数/m³			
	静态		动态③	
	≥0.5μm	≥5.0μm②	≥0.5μm	≥5.0μm
A 级①	3520	20	3520	20
B 级	3520	29	352000	2900
C 级	352000	2900	3520000	29000
D 级	3520000	29000	不作规定	不作规定

① 为确认 A 级洁净区的级别，每个采样点的采样量不得少于 1m³。A 级洁净区空气悬浮粒子的级别为 ISO 4.8，以 ≥5.0μm 的悬浮粒子为限度标准。B 级洁净区（静态）的空气悬浮粒子的级别为 ISO 5，同时包括表中两种粒径的悬浮粒子。对于 C 级洁净区（静态和动态）而言，空气悬浮粒子的级别分别为 ISO 7 和 ISO 8。对于 D 级洁净区（静态）空气悬浮粒子的级别为 ISO 8。测试方法可参照 ISO 14644-1。

② 在确认级别时，应当使用采样管较短的便携式尘埃粒子计数器，避免 ≥5.0μm 悬浮粒子在远程采样系统的长采样管中沉降。在单向流系统中，应当采用等动力学的取样头。

③ 动态测试可在常规操作、培养基模拟灌装过程中进行，证明达到动态的洁净度级别，但培养基模拟灌装试验要求在"最差状况"下进行动态测试。

表 7-8　洁净区微生物监测的动态标准规定

洁净度级别	浮游菌 /(cfu/m³)	沉降菌(φ90mm) /(cfu/4h)①	表面微生物	
			接触(φ55mm) /(cfu/碟)	5 指手套 /(cfu/手套)
A 级	<1	<1	<1	<1

洁净度级别	浮游菌 /(cfu/m³)	沉降菌(φ90mm) /(cfu/4h)①	表面微生物	
			接触(φ55mm) /(cfu/碟)	5 指手套 /(cfu/手套)
B 级	10	5	5	5
C 级	100	50	25	—
D 级	200	100	50	—

① 单个沉降碟的暴露时间可以少于 4 小时,同一位置可使用多个沉降碟连续进行监测并累积计数。

注:表中各数值均为平均值。

(六)物料与产品

物料是指原料、辅料和包装材料等,产品包括药品的中间产品、待包装产品和成品。

1. 总体要求

药品生产所用的原辅料、与药品直接接触的包装材料应当符合相应的质量标准。药品上直接印字所用油墨应当符合食用标准。制药企业应建立物料和产品的操作规程,指定专人保管,并有相关记录。物料供应商的确定及变更应当进行质量评估,并经质量管理部门批准后方可采购。

2. 原辅料

企业应当制定相应的操作规程,采取核对或检验,确认每一包装内的原辅料正确无误。每批原辅料均应按批取样、检验、放行。进入仓储区内的原辅料应当有适当的标识,并至少标明下述内容:指定的物料名称和企业内部的物料代码;企业接收时设定的批号;物料质量状态(如待验、合格、不合格、已取样);有效期或复验期。只有经质量管理部门批准放行并在有效期或复验期内的原辅料方可使用。贮藏期内,如发现对质量有不良影响的特殊情况,应当进行复验。

配料时应按照操作规程。认真核对物料后,精确称量或计量,并做好标识。用于同一批药品生产的所有配料应当集中存放,并做好标识。配备的每一物料及其重量或体积应当由他人独立进行复核,并有复核记录。

3. 中间产品和待包装产品

应当在适当的条件下贮存。应当有明确的标识,并至少标明下述内容:产品名称和企业内部的产品代码;产品批号;数量或重量(如毛重、净重等);生产工序(必要时);产品质量状态(必要时,如待验、合格、不合格、已取样)。

4. 包装材料

应当由专人按照操作规程发放,并采取措施避免混淆和差错,确保用于药品生产的包装材料正确无误。与药品直接接触的包装材料和印刷包装材料的管理和控制要求与原辅料相同。

应当建立印刷包装材料设计、审核、批准的操作规程,确保印刷包装材料印制的内容与药品监督管理部门核准的一致,并建立专门的文档,保存经签名批准的印刷包装材料原版实样。

印刷包装材料应当设置专门区域妥善存放,由专人保管,并按照操作规程和需求量发放。每批或每次发放的与药品直接接触的包装材料或印刷包装材料,均应当有识别标志,标明所用产品的名称和批号。过期或废弃的印刷包装材料应当予以销毁并记录。

5. 成品

放行前应当待验贮存。成品的贮存条件应当符合药品注册批准的要求。

6. 特殊管理的物料和产品

麻醉药品、精神药品、医疗用毒性药品(包括药材)、放射性药品、药品类易制毒化学品及易燃、易爆和其他危险品的验收、贮存、管理应当执行国家有关的规定。

7. 其他

① 不合格的物料、中间产品、待包装产品和成品的每个包装容器上均应当有清晰醒目的标志，并在隔离区内妥善保存，其处理应当经质量管理负责人批准，并有记录。

② 产品回收需经预先批准，并对相关的质量风险进行充分评估以决定是否回收，并有相应的记录。

③ 制剂产品不得进行重新加工。不合格的制剂中间产品、待包装产品和成品一般不得进行返工。只有不影响产品质量、符合相应质量标准，且进行相关风险充分评估后，才允许返工处理，返工应当有相应记录。

④ 企业应当建立药品退货的操作规程，并有相应的记录，内容至少应当包括产品名称、批号、规格、数量、退货单位及地址、退货原因及日期、最终处理意见。同一产品同批号不同渠道的退货应当分别记录、存放和处理。

（七）确认与验证

GMP（2010 年修订）对验证和确认进行定义，规定如下。

1. 验证

验证是指证明任何操作规程（或方法）、生产工艺或系统能够达到预期结果的一系列活动。验证是质量体系中的一个基本要素，用来确保工艺、过程、方法或系统等能够实现预定的用途。工艺验证通常可以按照以下三种方式进行：前验证（也称为前瞻性验证或预验证）、同步验证、回顾性验证。

2. 确认

确认是指证明厂房、设施、设备能够正确运行并可达到预期结果的一系列活动。确认包括设计确认（design qualification，DQ）、安装确认（installation qualification，IQ）、运行确认（operation qualification，OQ）和性能确认（performance qualification，PQ）。

设计确认是有文件记录的对厂房、设施、设备等的设计所进行的审核活动，目的是确保设计符合用户所提出的各方面需求，经过批准的设计确认是后续确认活动（如安装确认、运行确认、性能确认）的基础；应对新的或发生改造之后的厂房、设施、设备等进行安装确认。设备、设施、管路的安装以及所设计的仪表应对照工程技术图纸及设计确认文件进行检查。供应商提供的操作指导、维护和清洁的要求等文件应在安装确认过程中收集并归档。新设备的校准需求和预防性维护的需求应在这一阶段定义；运行确认应在安装确认完成之后进行。其中的测试项目应根据工艺、系统和设备的相关知识而制定。测试应包括所谓的"最差条件"，即操作参数的上下限度（如最高和最低温度），而且测试应重复足够的次数以确保结果可靠并且有意义；性能确认应在安装确认和运行确认完成之后执行，尽管将性能确认作为一个单独的活动进行描述，但在某些情况下，也可以将性能确认与运行确认结合在一起进行。性能确认时通过文件证明当设备、设施等与其他系统完成连接后能够有效地可重复地发挥作用，即通过测试设施、设备等的产出物（如纯化水系统所产出的纯化水、设备生产出的产品等）证明它们正确的性能。

GMP 确认与验证附录强化了对确认与验证工作的程序指导。确认与验证的范围和程度应根据风险评估的结果确认。强调确认与验证应该贯穿于产品生命周期的全过程。新增持续工艺确认的要求，要对商业化生产的产品质量进行监控和趋势分析，以确认工艺和产品质量始终处于受控状态。新增运输确认的内容，以确保物料和产品运输过程的可控性。

企业应确定需要进行的确认或验证工作，以证明有关操作的关键要素能够得到有效控制。确认或验证的范围和程度应当经过风险评估来确定。

企业的厂房、设施、设备和检验仪器应当经过确认，采用经过验证的生产工艺、操作规程和检验方法进行生产、操作和检验，并保持持续的验证状态。采用新的生产处方或生产工艺前，应验证其常规生产的适用性。生产工艺在使用规定的原辅料和设备的条件下，应能够始终生产出符合预定用途和注册要求的产品。当影响产品质量的主要因素，如原辅料、与药品直接接触的包装材料、生产设备、生产环境（或厂房）、生产工艺、检验方法等发生变更时，应进行确认或验证，必要时经药监部门批准。清洁方法应经过验证，证实其清洁效果，以有效防止污染和交叉污染。确认和验证不是一次性的行为。首次确认或验证后，应根据产品质量回顾分析情况进行再确认或再验证。关键的生产工艺和操作规程定期进行再验证，确保其能够达到预期结果。确认或验证应按照预先确定和批准的方案实施，并有记录。根据验证的结果确认工艺规程和操作规程。

（八）文件管理

GMP中的"文件"指的是一切涉及药品生产质量管理的书面标准和实施中的记录结果。"文件管理"指的是文件的设计、审核、批准、复制、分发、培训、执行、归档、变更、保存和销毁等一系列过程的管理活动。文件管理是企业质量保证体系的最基本要素之一，企业除了制定各项管理制度、标准操作程序外，还应该重视"痕迹"管理，即要及时、正确地记录各项实施情况且保存完整的执行记录，从而保证药品经营活动的全过程规范化运作。文件包括两大类：标准和记录。

1. 标准

标准是指在药品生产质量管理过程中预先指定的书面要求，分为技术标准、管理标准和操作标准。

① 技术标准分为质量标准和工艺规程。

② 管理标准是企业为了行使计划、指挥、控制、协调等管理职能而使管理过程标准化规范化而制订的制度、规定、标准、程序、办法等书面要求。

③ 操作标准即企业制定的各个岗位的操作规程。它是用来指导设备操作、维护与清洁、验证、环境控制、取样和检验等药品生产活动的通用性文件，也称标准操作规程（standard operating procedure，SOP）。

2. 记录

记录是反映药品生产质量管理过程中执行标准情况的结果。记录分为过程记录、台账记录和凭证三大类。其中，过程记录分为批生产记录、批包装记录、批检验记录、放行审核记录、批销售记录等，这些批记录又统称为"批档案"。

（1）批生产记录

经批准的批生产记录是批产品生产的标准和依据。每批产品均应有相应的批生产记录，可追溯该批产品的生产历史以及与质量有关的情况。内容包括：产品名称、规格、批号、生产日期；工序负责人签名；操作人员、复核人员签名；原辅料的批号及数量；相关生产操作、工艺参数，所用设备的编号；相关生产工序产量及物料平衡计算；生产过程的控制记录及特殊问题记录。批生产记录应字迹清晰、内容真实、数据完整，并由操作人及复核人签名。记录应保持整洁，不得撕毁和任意涂改；更改时，在更改处签名，并使原数据仍可辨认。批生产记录应按批号归档，保存至药品有效期后1年。未规定有效期的药品，其批生产记录至少保存3年。

（2）批包装记录

批包装记录内容包括产品名称、规格、包装形式、批号、生产日期和有效期；待包装产品的批号、数量以及成品的批号和计划数量；包装操作日期；包装操作负责人及操作人员签名；包装材料名称、批号和使用数量；根据工艺规程所进行的检查记录；包装操作所用设备。遇到药品出现零头包装时，只限两个批号为一个合箱，合箱外应标明全部批号，并建立合箱记录。

（3）批检验记录

批检验记录包括请验单、取样记录、检验原始记录、检验报告书、检验报告书交接记录、各类检验台账等。其中，检验原始记录进一步分为原辅料、包装材料检验原始记录，水质检验记录，环境监测检验记录，卫生监控检验记录，中间产品、成品检验原始记录等。检验原始记录由检验员及时填写，记录要求真实、准确，不得弄虚作假，编造数据。记录完整、无漏项、无缺页损角，字迹清晰、色调一致、书写正确、无涂改、修改正确。有依据、结论，检验人、复核人签名。批检验记录按品种、规格归档，保存至药品有效期后1年。未规定有效期的，至少保存3年，到期的记录、台账按《文件管理规程》销毁。

（九）生产管理

所有药品的生产和包装均应当按照批准的工艺规程和操作规程进行操作并有相关记录以确保药品达到规定的质量标准，并符合药品生产许可和注册批准的要求。应当建立划分产品生产批次的操作规程，生产批次的划分应当能够确保同一批次产品质量和特性的均一性，每批药品均应当编制唯一的批号。除另有相关法律法规的要求外，生产日期不得迟于产品成型或灌装（封）前经最后混合的操作开始日期，不得以产品包装日期作为生产日期。不得在同一生产操作间同时进行不同品种和规格药品的生产操作，除非没有发生混淆或交叉污染的可能。在生产的每一阶段，应当保护产品和物料免受微生物和其他污染。生产期间使用的所有物料、中间产品或待包装产品的容器及主要设备、必要的操作室应当贴签标识或以其他方式标明生产中的产品或物料名称、规格和批号，如有必要，还应当标明生产工序。每次生产结束后应当进行清场，确保设备和工作场所没有遗留与本次生产有关的物料、产品和文件。下次生产开始前，应当对前次清场情况进行确认。应当尽可能避免出现任何偏离工艺规程或操作规程的偏差。一旦出现偏差，应当按照偏差处理操作规程执行。

（十）质量控制与质量保证

质量控制实验室的人员、设施、设备应与产品性质和生产规模相适应。质量控制负责人具有足够的管理实验室的资质和经验，可以管理同企业的一个或多个实验室。检验人员至少具有相关专业中专或高中学历，并经过检验相关的实践培训且通过考核。配备药典、标准图谱等必要的工具书，及标准品或对照品等相关的标准物质。

应当分别建立物料和产品批准放行的操作规程，明确批准放行的标准，并有相应记录。

持续稳定性考察的目的是在有效期内监控已上市药品的质量，以发现药品与生产相关的稳定性问题（如杂质含量或溶出度特性的变化），并确定药品能够在标示的贮存条件下，符合质量标准的各项要求。其主要针对市售包装药品，也需兼顾待包装产品。持续稳定性考察应有考察方案，结果应有报告，考察时间涵盖药品有效期。

企业应建立变更控制系统，对所有影响产品质量的变更进行评估和管理。需要经药监部门批准的变更应在得到批准后方可实施。建立关于偏差处理的操作规程，规定偏差的报告、记录、调查、处理以及所采取的纠正措施，并有相应记录。建立纠正措施和预防措施系统，对投诉、召回、偏差、自检或外部检查结果、工艺性能和质量监测趋势等进行调查并采取纠正和预防措施。

质量管理部门对所有生产用物料的供应商进行质量评估，会同有关部门对主要物料供应商（尤其是生产商）的质量体系进行现场质量审计，并对质量评估不符合要求的供应商行使否决权。

按照操作规程，每年对所有生产的药品按品种进行产品质量回顾分析，以确认工艺稳定可靠，以及原辅料、成品现行质量标准的适用性，及时发现不良趋势，确定产品及工艺改进的方向。考虑以往回顾分析的历史数据，还应对产品质量回顾分析的有效性进行自检。

建立药品不良反应报告和监测管理制度，设立专门机构并配备专职人员负责管理。主动收集药品不良反应，对不良反应详细记录、评价、调查和处理，及时采取措施控制可能存在的风险，并按照要求向药品监管部门报告。有专人及足够的辅助人员负责质量投诉的调查和处理，所有投诉、调查的信息向质量受权人通报。所有投诉都应当登记与审核，与产品质量缺陷有关的投诉，应当详细记录投诉的各个细节，并进行调查。

（十一）委托生产与委托检验的管理

药品生产企业对本企业放行出厂的产品（包括制剂和原料药）必须按药品标准项下的规定，自行完成或进行部分委托检验以完成注册标准中规定的所有检验项目。企业通常不得进行委托检验，确需委托检验的必须根据现行法规要求进行管理。

委托检验必须以制定有效的委托检验合同或者质量协议为前提，明确界定检验内容和责任。委托检验合同应由质量部负责人或企业相关负责人批准。

委托检验的所有活动，包括在技术或其他方面拟采取的任何变更，均应符合有关药品注册批准的要求及合同内容。

只有合同生效期内所作的委托检验结果是有效的，此结果还必须经委托方确认认可。

另外，在委托检验活动中，还应明确界定相关技术的保密属性。

（十二）无菌药品灭菌方式及要求

无菌药品应当尽可能采用加热方式进行最终灭菌，可采用湿热、干热、离子辐射、环氧乙烷或过滤除菌的方式进行灭菌。每一种灭菌方式都有其特定的适用范围，灭菌工艺必须与注册批准的要求相一致，且应当经过验证。

热力灭菌通常有湿热灭菌和干热灭菌，应当符合以下要求。①在验证和生产过程中，用于监测或记录的温度探头与用于控制的温度探头应当分别设置，设置的位置应当通过验证确定。每次灭菌均应记录灭菌过程的时间-温度曲线。采用自控和监测系统的，应当经过验证，保证符合关键工艺的要求。自控和监测系统应当能够记录系统以及工艺运行过程中出现的故障，并有操作人员监控。应当定期将独立的温度显示器的读数与灭菌过程中记录获得的图谱进行对照。②可使用化学或生物指示剂监控灭菌工艺，但不得替代物理测试。③应当监测每种装载方式所需升温时间，且从所有被灭菌产品或物品达到设定的灭菌温度后开始计算灭菌时间。④应当有措施防止已灭菌产品或物品在冷却过程中被污染。除非能证明生产过程中可剔除任何渗漏的产品或物品，任何与产品或物品相接触的冷却用介质（液体或气体）应当经过灭菌或除菌处理。

（十三）自检

自检（也称内部审计）是企业自我发现缺陷并主动采取措施进行改进的一系列活动。企业通过组织自检，可以及时发现缺陷和隐患，主动防范质量风险的发生，确保产品质量稳定可靠，并避免违规事件的发生和发展。一个有效的自检系统包括：自检程序、自检计划、自检人员的资格确认、检查记录、自检报告、纠正和预防措施（corrective action & preventive action，CAPA）等。自检内容应涵盖质量管理系统的所有方面，包括机构与人员、厂房与设施、设备、物料与产品、确认与验证、文件管理、生产管理、质量控制与质量保证、委托生产与委托检验、产品发运与召回、上一次自检不符合项目整改完成情况等。

自检是一个有效的企业内部管理工具，可用来评估企业 GMP 符合性和质量管理体系中其他要求的满足程度。通过自检，企业可以达到自我诊断、自我提高、纠正预防的目的。为鼓励企业进行真正的自检，达到自我完善的目的，通常药监部门的检察人员不会要求企业提供自检报告，即使看了企业的自检报告，也不会将企业自己所发现的问题列入其检查报告中。

企业在每次自检活动之前，需要建立检查明细，并应涵盖整个质量管理体系要素，为自检提供检查依据并防止遗漏。检查明细的制定可以参考 GMP 检查细则或其他的法律法规，也可以根据本公司的标准操作规程。GMP 对自检的要求是不断动态发展变化的，监管部门也通过各种形式发布其对审计的最新期望，企业应持续关注监管部门不断更新的审计要求，并根据企业具体情况实施。

（十四）术语

规范附则部分对一些用语的含义作出界定与解释。①物料：指原料、辅料和包装材料等。原辅料则指除包装材料之外，药品生产中使用的任何物料。②文件：包括质量标准、工艺规程、操作规程、记录、报告等。③批记录：用于记述每批药品生产、质量检验和放行审核的所有文件和记录，可追溯所有与成品质量有关的历史信息。④批：经一个或若干加工过程生产的、具有预期均一质量和特性的一定数量的原辅料、包装材料或成品。为完成某些生产操作步骤，可能有必要将一批产品分成若干亚批，最终合并成为一个均一的批。在连续生产情况下，批必须与生产中具有预期均一特性的确定数量的产品相对应，批量可以是固定数量或固定时间段内生产的产品量，如口服或外用的固体、半固体制剂在成型或分装前使用同一台混合设备一次混合所生产的均质产品为一批；口服或外用的液体制剂以灌装（封）前经最后混合的药液所生产的均质产品为一批。⑤洁净区：需要对环境中尘粒及微生物数量进行控制的房间（区域），其建筑结构、装备及其使用应当能够减少该区域内污染物的引入、产生和滞留。⑥操作规程：经批准用来指导设备操作、维护与清洁、验证、环境控制、取样和检验等药品生产活动的通用性文件，也称标准操作规程。⑦验证：证明任何操作规程（或方法）生产工艺或系统能够达到预期结果的一系列活动。

第四节 国际标准化组织及 ISO 9000 标准

一、国际标准化组织简介

国际标准化组织（International Organization for Standardization，ISO）是一个国际性的非政府组织，成立于 1947 年，总部位于瑞士的日内瓦。ISO 的使命是促进全球贸易和交流，通过制定国际标准来提高产品、服务和系统的质量、安全性和可持续性。

ISO 现有 165 个成员，包括各会员国的国家标准机构和主要工业与服务业企业，中国国家标准化管理委员会（由国家市场监督管理总局管理）于 1978 年加入 ISO，在 2008 年 10 月的第 31 届国际化标准组织大会上，中国正式成为 ISO 的常任理事国。

ISO 的工作涵盖了各个领域，包括技术、环境、能源、农业、医疗等。它的标准不仅适用于自然科学和工程技术领域，还包括社会科学和人文科学领域。ISO 的标准由各国专家组成的技术委员会负责制定，这些标准经过广泛的讨论和协商，确保了其具有国际共识和广泛接受性。

二、 ISO 9000 标准

ISO 9000 标准是 ISO 制定的一组质量管理体系标准。ISO 9000 标准的目标是帮助组织建立和实施一套有效的质量管理体系，以提高组织的运营效率和产品质量，增强客户满意度。

ISO 9000 标准包括一系列文件，其中最核心的是 ISO 9001 标准。ISO 9001 是适用于各种类型和规模的组织的质量管理体系要求，它涵盖了从组织的领导层到员工参与、过程控制、资源管理、客户满意度和持续改进等方面的要求。

（一）建立 ISO 9000 的实施流程

1. 提出申请

申请者（例如企业）按照规定的内容和格式向体系认证机构提出书面申请，并提交质量手册和其他必要的信息。质量手册内容应能证实其质量体系满足所申请的质量保证标准（GB/T 19001 或 19002 或 19003）的要求。

2. 体系审核

体系认证机构指派审核组对申请的质量体系进行文件审查和现场审核。文件审查的目的主要是审查申请者提交的质量手册的规定是否满足所申请的质量保证标准的要求，当文件审查通过后方可进行现场审核，现场审核的主要目的是通过收集客观证据检查评定质量体系的运行与质量手册的规定是否一致，证实其符合质量保证标准要求的程度，给出审核结论，向体系认证机构提交审核报告。

3. 审批发证

体系认证机构审查审核组提交的审核报告，对符合规定要求的批准认证，向申请者颁发体系认证证书；对不符合规定要求的也书面通知申请者。

4. 监督管理

ISO 9000 认证体系对获得认证后的监督管理也非常重视，如证书持有者改变其认证审核时的质量体系，须及时将更改情况报告给认证机构，由体系认证机构根据具体情况决定是否重新评定，同时，体系认证机构对证书持有者的质量体系每年至少进行一次监督审核，以确保其质量体系得以继续保持。

（二）建立 ISO 9000 的意义与益处

建立 ISO 9000 质量保证体系可使企业和组织体会到以下益处：

① 一个结构完善的质量管理体系，使组织的运行产生更大的效益及更高的效率；

② 更好的培训和更高的生产力；

③ 减少顾客拒收和申诉，可以节省大量的开支，最终享有一个更大的市场份额；

④ 顾客对企业和企业的产品/服务有了更大的信任；

⑤ 能够在要求在 ISO 9000 认证的市场中畅通无阻。

三、我国采用 ISO 9000 标准的概况

采用国际标准是商品进入国际市场的有力竞争武器。世界各国都踊跃采用 ISO 9000 族标准。早在 1988 年 12 月，我国就发布了等效采用 ISO 9000 族标准的 GB/T 10300 质量管理和质量保证系列标准，并于 1989 年 8 月 1 日起在全国实施。

所谓等效采用，是指在技术内容上基本相同，但在编写上不完全对应于国际标准。等效采用可用 eqv 或 EQV（equivalent）表示，也可用符号"="表示。

随着我国改革开放的深入和社会主义市场经济体制的建立，等效采用 ISO 9000 标准已不能满足贸易往来和技术交流的需要，为了使我国的质量管理同国际接轨，提高我国产品在国际市场上的竞争能力，我国于 1992 年 10 月由等效采用转为等同采用 ISO 9000 族标准，并于 1994 年随 ISO 9000 标准的修订而修订换版，发布了 GB/T 19000—1994 idt ISO 9000：1994 族标准。

所谓等同采用，是指国家标准在技术内容上与国际标准完全相同，且在编写方法上完全对应于国际标准。等同采用可用 idt 或 IDT（identical）表示，也可用符号"="表示，例如 GB/T 6583—1994 idt ISO 8402：1994《质量管理和质量保证术语》。

2015 年，国际标准化组织发布了经过修订的 2015 版 ISO 9000 族标准，我国的国家标准随之修订。修订后的国家标准 GB/T 19000—2016、GB/T 19001—2016 和 GB/T 19002—2016 于 2016 年 12 月发布。新的国家标准的特点与 2015 版 ISO 9000 标准的特点相同。

四、 GMP 与 ISO 9000 的比较

GMP 和 ISO 9000 标准都具有广泛的国际认同性，两者既有共性又有区别。

（一） GMP 与 ISO 9000 标准的主要共性

1. 目的一致

GMP 与 ISO 9000 标准的最终目的都是保证产品质量，确保产品质量能持续、稳定地符合一定的要求。

2. 方式一致

二者都采取控制要素的方式实现对产品质量的控制，都要求影响质量的全部因素始终处于受控状态。

3. 特点相同

两者都强调"预防为主"，都强调质量及质量管理应持续改进，不断修订和完善相应的质量标准和要求。

4. 理论基础一致

都认为产品质量形成于产品的全过程，所以都要求质量体系贯穿于产品质量形成的全过程。且两者均与全面质量管理（total quality management，TQM）密切相关。

5. 动力机制趋同

两者都旨在建立质量体系并保持体系有效运行和增强绩效。

6. 检查方相同

两者都强调由有资格的第三方对质量体系进行认证，并接受认证机构的监督检查。

（二） GMP 与 ISO 9000 标准的主要区别

1. 性质不同

绝大多数国家或地区的 GMP 都具有法律效力，强制企业实行；而 ISO 9000 标准则是推荐性的技术标准，不具有强制企业实行的效力。当然，随着竞争不断加剧，ISO 9000 标准也可能演变成国家或地区的强制性标准。

2. 适用范围不同

ISO 9000 标准适用于各类产品和各行各业，不是专门为某一类的工业行业或经济部门制定的，具有较强的通用性；GMP 则只适用于药品生产企业，是专门为药品生产企业制定的，因此对药品生产过程中的质量管理和质量保证的指导具有较大的针对性、专用性和可操作性。

从全球产品质量认证的总体情况来看，绝大多数产品的质量认证都采用 ISO 9000 标准作为认证和注册的依据，但国际上对药品质量的认证却依然采用 GMP 作为认证的标准和依据。然而，这绝不表明 GMP 和 ISO 9000 标准是互斥的，而是可以相互补充的。许多制药企业在实施 GMP 的同时，也会借鉴 ISO 9000 标准的理念和方法，以进一步提升质量管理水平。

值得提出的是，药品生产企业不论是实施 GMP 还是同时执行 ISO 9000 标准，都应与全面质量管理（TQM）紧密结合而进行。全面质量管理于 20 世纪 60 年代诞生于美国，是当今世界质量管理最基本、最经典、具有丰富内涵的理论。它的思想、原理和方法对各国质量管理的理论研究和实际应用的指导价值已得到充分的证实。

GMP 和 ISO 9000 都是以标准为基础的质量管理，它们的基本活动是按标准的要求建立质量体系，进而对质量体系实施控制，使复杂的体系按标准化的要求进行操作，并确保过程的受控状态，使体系持续有效地运行。但标准本身并不能带来发展，因为发展的动力不囿于标准所约束的活动。当今世界，顾客对质量的期望越来越高，企业只有坚持不断地质量改进和创新，才能持续地满足或激发顾客的需要，才能在竞争中求得发展。可以说 GMP 和 ISO 9000 是企业生存的要求，而 TQM 则是企业发展的动力。因此，药品生产企业要想求得生存和发展，就必须认真地实施 GMP，并在此基础上积极开展全面质量管理。

思考与讨论

1. 简述药品生产的特点。
2. 简述药品生产许可证的管理要点。
3. 简述 GMP 的分类及其法律效力高低。
4. 取消 GMP 强制认证有何目的和意义？
5. 简述我国现行版 GMP 在药品生产企业中规定哪些人员是关键人员及其任职要求。
6. 概述 GMP 和 ISO 9000 的区别和联系。

参考文献

[1] 冯变玲. 药事管理学［M］. 7 版. 北京：人民卫生出版社，2022.

[2] 李歆，李锟. 药事管理学［M］. 武汉：华中科技大学出版社，2021.

[3] 翟铁伟，宋航. 药品生产质量管理（案例版）［M］. 北京：科学出版社，2021.

[4] 谭培龙，朱振亚. 药品生产质量管理实践［M］. 北京：中国医药科技出版社，2022.

[5] 陈永法. 国际药事法规［M］. 2 版. 南京：东南大学出版社，2023.

第八章

药品经营管理

药品经营，是通过对药品信息流、物流、资金流等的有效控制，将药品或服务提供给药品供应链中各个环节的参与主体，并完成药品信息化、可追溯的过程。药品经营活动具有一般商品经营活动的共性，但由于药品与公众生命健康直接相关，属于特殊商品，因此，国家对药品经营活动实施更为严格的监督管理，制定法律、法规、标准和规范对药品经营行为和质量控制过程进行有效管理。

第一节 药品经营管理概述

一、药品经营概述

药品经营管理，是以 MAH 为核心，通过对药品信息流、物流、资金流的有效控制，将药品或服务提供给药品物流供应链中各个环节参与主体，并合法合规完成药品信息化、可追溯的管理过程。

药品经营方式主要分为药品批发和药品零售，划分依据是药品销售对象，与药品具体销售数量多少、线上线下等形式无关。药品批发是指将药品销售给符合购进药品资质的 MAH、药品生产企业、药品经营企业和药品使用单位等的经营方式；药品零售是指将药品直接销售给个人消费者的经营方式。药品零售方式还包括零售连锁经营和单体零售经营。

药品经营类别分为处方药、甲类非处方药和乙类非处方药。从事药品零售的，应当先核定经营类别，并在经营范围中予以明确。

二、药品经营企业概念及特征

药品经营企业是指经营药品的专营企业或者兼营企业。从事药品经营活动，应当经药品监督管理部门批准，取得《药品经营许可证》。无《药品经营许可证》的，不得经营药品。未经药品监督管理部门审核同意，药品经营企业不得改变经营方式。

从事药品经营活动的，应当遵守《药品经营质量管理规范》，按照药品经营许可证载明的经营方式和经营范围，在药品监督管理部门核准的地址销售、储存药品，保证药品经营全过程符合法定要求。国家鼓励、引导药品零售连锁经营。从事药品零售连锁经营活动的企业总部，应当建立统一的质量管理制度，对所属零售企业的经营活动履行管理责任。药品经营企业的法定代表人、主要负责人对本企业的药品经营活动全面负责。

药品批发企业经营范围包括中药饮片、中成药、化学药、生物制品、体外诊断试剂（药品）、麻醉药品、第一类精神药品、第二类精神药品、药品类易制毒化学品、医疗用毒性药品、蛋白同化制剂、肽类激素等。其中麻醉药品、第一类精神药品、第二类精神药品、药品类易制毒化学品、医疗用毒性药品、蛋白同化制剂、肽类激素等经营范围的核定，按照国家有关规定执行。经营冷藏冷冻等有特殊管理要求的药品的，应当在经营范围中予以标注。

药品零售企业经营范围包括中药饮片、中成药、化学药、第二类精神药品、血液制品、细胞治疗类生物制品及其他生物制品等。其中第二类精神药品、血液制品、细胞治疗类生物制品经营范围的核定，按照国家有关规定执行。经营冷藏冷冻药品的，应当在经营范围中予以标注。从事药品零售活动的，应当核定经营类别，并在经营范围中予以明确。经营类别分为处方药、甲类非处方药、乙类非处方药。药品零售连锁门店的经营范围不得超过药品零售连锁总部的经营范围。

从事放射性药品经营活动的，应当按照国家有关规定申领《放射性药品经营许可证》。

三、药品经营与流通发展现状

（一）药品经营活动的特征

药品的特殊性决定了药品经营活动的特征，除普通商品市场共性之外主要体现为以下三个方面。

（1）专业性

药品经营活动属于药品全生命周期中质量得以保持的重要阶段，药品购进、储存、运输、销售的过程中，无论温度、湿度、光照等因素均可能导致差错和产生污染。药品经营企业需要有药师或药学专业技术人员，同时必须具备符合《药品经营质量管理规范》的经营场所、仓储条件、运输条件及相关的质量保证的专业管理制度，同时需配备依法经过资格认定的药学技术人员，确保药品在流通过程中的质量。

（2）政策性

《药品管理法》《药品经营质量管理规范》《药品经营和使用质量监督管理办法》等有关药品经营与流通的法律法规规章，能够引导并规范药品经营与流通行为，促进药品经营企业依法经营，同时加强药品监督管理，保证药品质量和公众用药安全。

（3）系统性

药品经营企业开展经营活动，除了药品的购进、储存、销售，还要与交通运输、医疗机构、互联网等多个行业联系，在实施市场供需行为的过程中，不仅需要做好药品的物流，还需要保障好信息流的真实、完整、准确，满足药品追溯制度的要求，达到药品物流和信息流的系统性满足。

（二）药品经营与流通管理的发展

自从 1998 年 4 月国家药品监督管理局成立以来，我国药品经营规范化进程快速推进。2000 年 4 月 30 日，国家药品监督管理局发布《药品经营质量管理规范》，并于 2012 年和 2016 年进行了两次修订和一次修正。2001 年 10 月 15 日，国家药品监督管理局发布《关于加快 GSP 认证步伐和推进监督实施 GSP 工作进程的通知》，要求 2004 年年底前全面完成全国药品经营企业的 GSP 改造和认证工作。不能按照规定期限实施 GSP 改造、未通过 GSP 认证的药品经营企业，根据《药品管理法》的有关规定，取消其药品经营资格。

2004 年 1 月 1 日，我国正式实施《药品进口管理办法》。2012 年 8 月 24 日，根据《关于修改〈药品进口管理办法〉的决定》，进一步规范药品进口备案、报关和口岸检验工作，保证进口药品的质量。为加强进口药材监督管理，保证进口药材质量，2019 年 5 月 16 日，国家市场监督管理总局发布《进口药材管理办法》。

2004 年 4 月 1 日起，正式实施《药品经营许可证管理办法》，明确开办药品经营企业的标准；2017 年 11 月 17 日，根据国家食品药品监督管理总局《关于修改部分规章的决定》进行修正。2006 年 12 月 8 日，国家食品药品监督管理局发布《药品流通监督管理办法》，自 2007 年 5 月 1 日起施行。2019 年《药品管理法》的新修订和《疫苗管理法》的新颁布，对药品经营和使用活动及其监督管理提出新理念、新要求，药品经营许可准入管理进一步优化调整。2023 年 9 月 27 日，国家市场监督管理总局令第 84 号公布《药品经营和使用质量监督管理办法》，自 2024 年 1 月 1 日起施行，同时废止《药品经营许可证管理办法》、《药品流通监督管理办法》。

2004 年 7 月 8 日，国家食品药品监督管理局发布《互联网药品信息服务管理办法》，根据 2017 年 11 月 17 日《关于修改部分规章的决定》修正。2022 年 8 月，国家市场监督管理总局发布《药品网络销售监督管理办法》并于 2022 年 12 月 1 日起施行。

📖 知识拓展

我国药品第三方物流的发展

药品第三方现代物流即依托专业化现代化物流设备、技术和信息管理，通过第三方物流服务体系，优化药品购销配送环节中的验收、存储、分拣、配送等作业过程，降低医药物流运营成本，提高服务能力和水平，实现医药物流管理和作业的规模化、集约化、规范化、信息化、智能化。传统医药物流供应链流通环节多，药品多次中转，配送时间长，仓储和配送安全隐患增多。而药品第三方现代物流拥有专业的物流储运设备、专业的物流人才、专业高效的信息化管理系统，能有效降低软硬件的投资成本和物流成本，大幅提高药品的流通效率。

2021 年发布的《关于"十四五"时期促进药品流通行业高质量发展的指导意见》指出，要发展现代医药物流。加快发展现代医药物流，加强智能化、自动化物流技术和智能装备的升级应用。推进区域一体化物流的协调发展，探索省内外分仓建设和多仓运营。鼓励第三方医药物流发展，推动药品冷链物流规范发展，构建便捷、高效、安全的现代医药物流体系。推动建设一批标准化、集约化、规模化和产品信息可追溯的现代中药材物流基地，培育一批符合中药材现代化物流体系标准的初加工仓储物流中心。

目前我国医药物流市场的参与企业大致可以分为三类：第一类是大型医药流通企业直属的物流子公司，如国药物流、上药物流等；第二类是服务于医药行业的专业第三方物流公司，如北京、上海等地区域性药品专业服务提供商等；第三类是社会化物流企业，如顺丰、京东等。第一类企业无论在资源还是市场份额占比方面都具有明显优势，但是社会化物流企业的快速崛起也不容忽视。2016 年国务院办公厅印发《关于第二批取消 152 项中央指定地方实施行政审批事项的决定》，取消了"从事第三方药品物流业务批准"的行政审批事项，促进第三方医药物流的发展。随后几年，中国邮政、顺丰、京东等企业纷纷加大在医药物流领域的投入，布局全国网络，依托其强大的配送体系，在医药零售、2C 及创新模式等领域取得了不错的成绩，形成了独特的优势。

总体来看，我国医药物流行业正在进入新的发展阶段。同时，受疫情影响，互联网医疗、医药电商快速发展，市场表现出需求多样化、订单碎片化、订单配送末端化等特征。这些因素驱动医药物流企业加快服务转型，关注供应链服务能力的打造和服务模式的创新，如 F2C、B2C、F2b、冷链末端配送等，这些模式创新对医药物流企业现有的仓储和配送能力都提出了新的挑战。

🌐 思政材料 8-1

抓好药品供应保障制度建设

目前，医药领域涉及利益主体多，生产流通环节复杂、总体发展水平不高，关键技术受制于人，低水平重复问题突出，呈现出"多小散乱差"的局面，群众对此反映十分强烈。要从药品生产、流通、使用全流程发力，彻底解决医药领域乱象。

在生产环节，要改革完善审评审批制度，加快推进仿制药质量和疗效一致性评价，推动企业提高创新和研发能力，早日实现药品医疗器械质量达到国际先进水平。要密切监测药品短缺情况，采取有效措施，解决好低价药、"救命药"、"孤儿药"以及儿童用药的供应问题。要严厉打击制售假劣药品的违法犯罪行为，建立完善药品信息追溯体系，努力做到药品从出厂到患者每一个环节处于来源可溯、去向可查的状态。在这方面，国有企业要带个好头，如果国有企业在这方面出了问题，主管部门必须严肃追责，必要的要进行组织处理。

在流通环节，要完善药品、耗材、医疗器械采购机制，实施药品采购"两票制"改革，落实公立医院药品分类采购，坚持集中带量采购原则，鼓励跨区域联合采购和专科医院联合采购。要开展高值医用耗材、检验检测试剂、大型医疗设备集中采购。对部分专利药品、独家生产药品，要建立公开透明、多方参与的价格谈判机制，逐步增加国家谈判药品品种数量，并做好同医保等政策衔接，让人民群众用上质量更高、价格较低的药品。要整顿市场流通秩序，依法打击非法挂靠、过票洗钱、商业贿赂等行为，减少流通环节，净化流通环境。

在使用环节，要标本兼治，规范用药行为，加强抗菌药物等临床应用管理。要健全国家药物政策体系，完善基本药物制度，加强特殊人群基本用药保障，促进基本药物公平可及。（来源：学习强国）

第二节　药品经营的监督管理

一、药品经营许可及许可证管理

我国药品经营实行许可制度。根据《药品管理法》第五十一条规定，从事药品批发活动，应当经所在地省、自治区、直辖市人民政府药品监督管理部门批准，取得《药品经营许可证》；从事药品零售活动，应当经所在地县级以上地方人民政府药品监督管理部门批准，取得《药品经营许可证》；无《药品经营许可证》的，不得经营药品。药品监督管理部门应当及时更新《药品经营许可证》核发、重新审查发证、变更、吊销、撤销、注销等信息，并在完成后十日内予以公开。

《药品经营许可证》载明事项分为许可事项和登记事项。许可事项是指经营地址、经营范围、经营方式、仓库地址。登记事项是指企业名称、统一社会信用代码、法定代表人、主要负责人、质量负责人等。

《药品经营许可证》应当载明许可证编号、企业名称、统一社会信用代码、经营地址、法定代表人、主要负责人、质量负责人、经营范围、经营方式、仓库地址、发证机关、发证日期、有效期等项目。企业名称、统一社会信用代码、法定代表人等项目应当与市场监督管理部门核发的营业执照中载明的相关内容一致。

《药品经营许可证》包括正本和副本，有效期为5年。《药品经营许可证》的电子证书与纸质证书具有同等法律效力，正本应置于企业经营场所的醒目位置。《药品经营许可证》是企业从事药品经营活动的法定凭证，任何单位或者个人不得伪造、变造、出租、出借、买卖《药品经营许可证》。

（一）《药品经营许可证》的申领条件

开办药品经营企业，无论批发或零售，均应当首先满足《药品管理法》第五十二条的基础条件要求：

① 有依法经过资格认定的药师或者其他药学技术人员；

② 有与所经营药品相适应的营业场所、设备、仓储设施和卫生环境；

③ 有与所经营药品相适应的质量管理机构或者人员；

④ 有保证药品质量的规章制度，并符合国务院药品监督管理部门依法制定的药品经营质量管理规范要求。

在满足上述条件基础上，开办药品批发企业，应符合相应标准：

① 有与其经营范围相适应的质量管理机构和人员；企业法定代表人、主要负责人、质量负责人、质量管理部门负责人等符合规定的条件；

② 有依法经过资格认定的药师或者其他药学技术人员；

③ 有与其经营品种和规模相适应的自营仓库、营业场所和设施设备，仓库具备实现药品入库、传送、分拣、上架、出库等操作的现代物流设施设备；

④ 有保证药品质量的质量管理制度以及覆盖药品经营、质量控制和追溯全过程的信息管理系统，并符合药品经营质量管理规范要求。

在满足《药品管理法》第五十二条基础上，开办药品零售企业，应符合以下规定：

① 经营处方药、甲类非处方药的，应当按规定配备与经营范围和品种相适应的依法经过资格认定的药师或者其他药学技术人员。只经营乙类非处方药的，可以配备经设区的市级药品监督管理部门组织考核合格的药品销售业务人员；

② 有与所经营药品相适应的营业场所、设备、陈列、仓储设施以及卫生环境；同时经营其他商品（非药品）的，陈列、仓储设施应当与药品分开设置；在超市等其他场所从事药品零售活动的，应当具有独立的经营区域；

③ 有与所经营药品相适应的质量管理机构或者人员，企业法定代表人、主要负责人、质量负责人等符合规定的条件；

④ 有保证药品质量的质量管理制度、符合质量管理与追溯要求的信息管理系统，符合药品经营质量管理规范要求。

从事药品零售连锁经营活动的，应当设立药品零售连锁总部，对零售门店进行统一管理。药品零售连锁总部应当具备《药品经营和使用质量监督管理办法》等有关规定的条件，并具备能够保证药品质量、与其经营品种和规模相适应的仓库、配送场所和设施设备。

（二）《药品经营许可证》的申领程序

药品监督管理部门应当在网站和办公场所公示申请《药品经营许可证》的条件、程序、期限、需要提交的全部材料目录和申请表格式文本等。

1. 提交申请

开办药品经营企业，应当在取得营业执照后，向所在地县级以上药品监督管理部门申请《药品经营许可证》，提交下列材料：药品经营许可证申请表；质量管理机构情况以及主要负责人、质量负责人、质量管理部门负责人学历、工作经历相关材料；药师或者其他药学技术人员资格证书以及任职文件；经营药品的方式和范围相关材料；药品质量管理规章制度以及陈列、仓储等关键设施设备清单；营业场所、设备、仓储设施及周边卫生环境等情况，营业场所、仓库平面布置图及房屋产权或者使用权相关材料；法律、法规规定的其他材料。

申请人应当对其申请材料全部内容的真实性负责，应当按照国家有关规定对申请材料中的商业秘密、未披露信息或者保密商务信息进行标注，并注明依据。

2. 许可受理

药品监督管理部门收到《药品经营许可证》申请后，应当根据情况分别作出处理。申请事项依法不需要取得药品经营许可的，应当即时告知申请人不受理。申请事项依法不属于本部门职权范围的，应当即时作出不予受理的决定，并告知申请人向有关行政机关申请。申请材料存在可以当场更正的错误的，应当允许申请人当场更正。申请材料不齐全或者不符合形式审查要求的，应当当场或在五日内发给申请人补正材料通知书，一次告知申请人需要补正的全部内容，逾期不告知的，自收到申请材料之日起即为受理。申请材料齐全、符合形式审查要求，或者申请人按照要求提交全部补正材料的，应当受理《药品经营许可证》申请。

药品监督管理部门受理或者不予受理《药品经营许可证》申请的，应当出具加盖本部门专用印章和注明日期的受理通知书或者不予受理通知书。

3. 审批发证

药品监督管理部门应当自受理申请之日起二十日内作出决定。药品监督管理部门按照《药品经营质量管理规范》及其现场检查指导原则、检查细则等有关规定，组织开展申报资料技术审查和现场检查。经技术审查和现场检查，符合条件的，准予许可，并自许可决定作出之日起五日内颁发《药品经营许可证》；不符合条件的，作出不予许可的书面决定，并说明理由。仅从事乙类非处方药零售活动的，申请人提交申请材料和承诺书后，符合条件的，准予许可，当日颁发《药品经营许可证》。

药品监督管理部门应当公开《药品经营许可证》申请的许可结果，并提供条件便利申请人查询审批进程。未经申请人同意，药品监督管理部门、专业技术机构及其工作人员不得披露申请人提交的商业秘密、未披露信息或者保密商务信息，法律另有规定或者涉及国家安全、重大社会公共利益的除外。

药品监督管理部门认为药品经营许可涉及公共利益的，应当向社会公告，并举行听证。药品经营许可直接涉及申请人与他人之间重大利益关系的，药品监督管理部门作出行政许可决定前，应当告知申请人、利害关系人享有要求听证的权利。

（三）《药品经营许可证》的变更与重新审查发证

1. 变更

变更《药品经营许可证》载明的许可事项的，应当向发证机关提出《药品经营许可证》变更申请。未经批准，不得擅自变更许可事项。药品零售企业被其他药品零售连锁总部收购的，按照变更《药品经营许可证》程序办理。发证机关应当自受理变更申请之日起十五日内作出准予变更或者不予变更的决定。

《药品经营许可证》载明的登记事项发生变化的，应当在发生变化起三十日内，向发证机关申请办理《药品经营许可证》变更登记。发证机关应当在十日内完成变更登记。《药品经营许可证》载明事项发生变更的，由发证机关在副本上记录变更的内容和时间，并按照变更后的内容重新核发《药品经营许可证》正本。

2. 重新审查发证

《药品经营许可证》有效期届满需要继续经营药品的，药品经营企业应当在有效期届满前六个月至两个月期间，向发证机关提出重新审查发证申请。

发证机关按照《药品经营和使用质量监督管理办法》关于申请办理《药品经营许可证》的程序和要求进行审查，必要时开展现场检查。《药品经营许可证》有效期届满前，应当作出是否许可的决定。经审查符合规定条件的，准予许可，《药品经营许可证》编号不变。不符合规定条件的，责令限期整改；整改后仍不符合规定条件的，不予许可，并书面说明理由。逾期未作出决定的，视为准予许可。

在有效期届满前两个月内提出重新审查发证申请的，《药品经营许可证》有效期届满后不得继续经营；药品监督管理部门准予许可后，方可继续经营。

（四）《药品经营许可证》的注销、撤销和补发

有下列情形之一的，由发证机关依法办理《药品经营许可证》注销手续，并予以公告：
① 企业主动申请注销《药品经营许可证》的；
②《药品经营许可证》有效期届满未申请重新审查发证的；
③ 药品经营许可依法被撤销、撤回或者《药品经营许可证》依法被吊销的；
④ 企业依法终止的；
⑤ 法律、法规规定的应当注销行政许可的其他情形。

自药品经营许可决定作出之日起三个月内药品监督管理部门组织开展技术审查和现场检查，发现承诺不实的，责令限期整改，整改后仍不符合条件的，撤销《药品经营许可证》。

《药品经营许可证》遗失的，应当向原发证机关申请补发。原发证机关应当及时补发《药品经营许可证》，补发的《药品经营许可证》编号和有效期限与原许可证一致。

（五）监督检查

1. 监督管理部门及职责

国家药品监督管理局主管全国药品经营许可的监督管理工作。

省、自治区、直辖市人民政府药品监督管理部门负责本辖区内药品批发企业《药品经营许可证》发

证、换证、变更和日常监督管理工作，并指导和监督下级药品监督管理部门开展《药品经营许可证》的监督管理工作。

设区的市级人民政府药品监督管理部门或县级以上人民政府药品监督管理部门负责本辖区内药品零售企业《药品经营许可证》发证、换证、变更和日常监督管理等工作。

2. 监督检查的内容

监督检查的内容主要包括：①企业名称、经营地址、仓库地址、企业法定代表人（企业负责人）、质量负责人、经营方式、经营范围、分支机构等重要事项的执行和变动情况；②企业经营设施设备及仓储条件变动情况；③企业实施《药品经营质量管理规范》情况；④发证机关需要审查的其他有关事项。

3. 监督检查的方式

监督检查可以采取书面检查、现场检查或者书面与现场检查相结合的方式。有下列情况之一的企业，必须进行现场检查：上一年度新开办的企业；上一年度检查中存在问题的企业；因违反有关法律、法规，受到行政处罚的企业；发证机关认为需要进行现场检查的企业。

二、药品经营监督管理

（一）购销人员监督管理

药品经营企业应当建立覆盖药品经营全过程的质量管理体系，购销记录以及储存条件、运输过程、质量控制等记录应当完整准确，不得编造和篡改；应当开展评估、验证、审核等质量管理活动，对已识别的风险及时采取有效控制措施，保证药品质量。

药品经营企业的法定代表人、主要负责人对药品经营活动全面负责。药品经营企业的主要负责人、质量负责人应当符合《药品经营质量管理规范》规定的条件。主要负责人全面负责企业日常管理，负责配备专门的质量负责人；质量负责人全面负责药品质量管理工作，保证药品质量。

MAH将其持有的品种委托销售的，接受委托的药品经营企业应当具有相应的经营范围。受托方不得再次委托销售。MAH应当与受托方签订委托协议，明确约定药品质量责任等内容，对受托方销售行为进行监督。MAH委托销售的，应当向其所在地省、自治区、直辖市药品监督管理部门报告；跨省、自治区、直辖市委托销售的，应当同时报告药品经营企业所在地省、自治区、直辖市药品监督管理部门。

MAH应当建立质量管理体系，对药品经营过程中药品的安全性、有效性和质量可控性负责。药品存在质量问题或者其他安全隐患的，MAH应当立即停止销售，告知药品经营企业和医疗机构停止销售和使用，及时依法采取召回等风险控制措施。

MAH、药品经营企业应当加强药品采购、销售人员的管理，对其进行法律、法规、规章、标准、规范和专业知识培训，并对其药品经营行为承担法律责任。

药品零售企业销售药品时，应当开具标明药品通用名称、MAH（中药饮片标明生产企业、产地）、产品批号、剂型、规格、销售数量、销售价格、销售日期、销售企业名称等内容的凭证。药品零售企业配备依法经过资格认定的药师或者其他药学技术人员，负责药品质量管理、处方审核和调配、合理用药指导以及不良反应信息收集与报告等工作。药品零售企业营业时间内，依法经过资格认定的药师或者其他药学技术人员不在岗时，应当挂牌告知。

药品零售连锁总部应当建立健全质量管理体系，统一企业标识、规章制度、计算机系统、人员培训、采购配送、票据管理、药学服务标准规范等，对所属零售门店的经营活动履行管理责任。药品零售连锁总部所属零售门店应当按照总部统一质量管理体系要求开展药品零售活动。

药品零售连锁总部应当加强对所属零售门店的管理，保证其持续符合药品经营质量管理规范和统一的质量管理体系要求。发现所属零售门店经营的药品存在质量问题或者其他安全隐患的，应当及时采取风险控制措施，并依法向药品监督管理部门报告。

（二）购销文件的监督管理

MAH、药品批发企业销售药品时，应当向购药单位提供以下材料：

①《药品生产许可证》《药品经营许可证》复印件；

② 所销售药品批准证明文件和检验报告书复印件；

③ 企业派出销售人员授权书原件和身份证复印件；

④ 标明供货单位名称、药品通用名称、MAH（中药饮片标明生产企业、产地）、批准文号、产品批号、剂型、规格、有效期、销售数量、销售价格、销售日期等内容的凭证；

⑤ 销售进口药品的，按照国家有关规定提供相关证明文件；

⑥ 法律、法规要求的其他材料。

上述资料应当加盖企业印章。符合法律规定的可靠电子签名、电子印章与手写签名或者盖章具有同等法律效力。

药品经营企业采购药品时，应当索取、查验、留存上述规定的有关材料、凭证。MAH、药品经营企业购销活动中的有关资质材料和购销凭证、记录保存不得少于五年，且不少于药品有效期满后一年。

（三）购销药品的监督管理

药品经营企业不得经营疫苗、医疗机构制剂、中药配方颗粒等国家禁止药品经营企业经营的药品。药品零售企业不得销售麻醉药品、第一类精神药品、放射性药品、药品类易制毒化学品、蛋白同化制剂、肽类激素（胰岛素除外）、终止妊娠药品等国家禁止零售的药品。

药品零售企业应当遵守国家处方药与非处方药分类管理制度，按规定凭处方销售处方药，处方保留不少于五年。药品零售企业不得以买药品赠药品或者买商品赠药品等方式向公众赠送处方药、甲类非处方药。处方药不得开架销售。

未经依法经过资格认定的药师或者其他药学技术人员审核，不得销售处方药。

（四）药品储存、运输的监督管理

MAH、药品经营企业委托储存、运输药品的，应当对受托方质量保证能力和风险管理能力进行评估，与其签订委托协议，约定药品质量责任、操作规程等内容，对受托方进行监督，并开展定期检查。MAH委托储存的，应当按规定向MAH、受托方所在地省、自治区、直辖市药品监督管理部门报告。药品经营企业委托储存药品的，按照变更仓库地址办理。

接受委托储存药品的单位应当符合《药品经营质量管理规范》有关要求，并具备以下条件：①有符合资质的人员、相应的药品质量管理体系文件，包括收货、验收、入库、储存、养护、出库、运输等操作规程；②有与委托单位实现数据对接的计算机系统，对药品入库、出库、储存、运输和药品质量信息进行记录并可追溯，为委托方药品召回等提供支持；③有符合省级以上药品监督管理部门规定的现代物流要求的药品储存场所和设施设备。

接受委托储存、运输药品的单位应当按照《药品经营质量管理规范》要求开展药品储存、运输活动，履行委托协议约定的义务，并承担相应的法律责任。受托方不得再次委托储存，受托方再次委托运输的，应当征得委托方同意，并签订质量保证协议，确保药品运输过程符合《药品经营质量管理规范》要求。疫苗、麻醉药品、精神药品、医疗用毒性药品、放射性药品、药品类易制毒化学品等特殊管理的药品不得再次委托运输。

受托方发现药品存在重大质量问题的，应当立即向委托方所在地和受托方所在地药品监督管理部门报告，并主动采取风险控制措施。

药品批发企业跨省、自治区、直辖市设置仓库的，药品批发企业所在地省、自治区、直辖市药品监督管理部门商仓库所在地省、自治区、直辖市药品监督管理部门后，符合要求的，按照变更仓库地址办理。此外，仓库应当符合《药品经营和使用质量监督管理办法》有关药品批发企业仓库的条件。药品批发企业应当对异地仓库实施统一的质量管理。药品批发企业所在地省、自治区、直辖市药品监督管理部门负责对跨省、自治区、直辖市设置仓库的监督管理，仓库所在地省、自治区、直辖市药品监督管理部门负责协助日常监管。

（五）其他监督管理

因科学研究、检验检测、慈善捐助、突发公共卫生事件等有特殊购药需求的单位，向所在地设区的市级以上地方药品监督管理部门报告后，可以到指定的 MAH 或者药品经营企业购买药品。供货单位应当索取购药单位有关资质材料并做好销售记录，存档备查。

突发公共卫生事件或者其他严重威胁公众健康的紧急事件发生时，药品经营企业应当按照县级以上人民政府的应急处置规定，采取相应措施。

MAH、药品经营企业通过网络销售药品的，应当遵守《药品管理法》及药品网络销售监督管理有关规定。

 教学案例

2022 年 5 月 23 日，福建省漳州市平和县公安机关在被告人林某良家中查获"风湿关节炎胶囊"14 瓶。经查，被告人林某良于 2020 年 7 月至 2022 年 4 月间，先后 3 次通过电话联系、快递到付的方式以每瓶 11 元的价格购进 300 瓶未取得药品相关批准证明文件生产的"风湿关节炎胶囊"，并在其开设的诊所内以每瓶 25 元的价格进行销售，共售出 276 瓶，得款 6900 元，从中获利 3864 元。经福建省漳州市药品检验所检测，上述"风湿关节炎胶囊"样品中检出布洛芬、吲哚美辛、双氯芬酸钠化学药成分，市场监管局认定上述"风湿关节炎胶囊"属于药品。

思考与讨论

林某良的行为违反了哪些法律法规的哪些规定？应如何依法对林某良进行惩处？

三、药品进出口管理

（一）我国药品进口管理发展历程

1984 年我国颁布了新中国第一部《药品管理法》，为配套该法对进口药品加强管理，1987 年，卫生部颁布《关于对进口药品实行"许可证"的通知》，我国开始对进口药品施行审批的许可证制度。1991 年，我国首部《进口药品管理办法》开始施行，2003 年发布了《药品进口管理办法》，2012 年卫生部、海关总署发布《关于修改〈药品进口管理办法〉的决定》。

2005 年，国家食品药品监督管理局针对进口药材的特殊性，出台《进口药材管理办法（试行）》。办法试行 14 年之后，国家药品监督管理局对其进行了一次大的修订，并于 2019 年 5 月出台《进口药材管理办法》（2020 年 1 月 1 日起施行）。2022 年，国家卫生健康委员会、国家药品监督管理局制定了《临床急需药品临时进口工作方案》和《氯巴占临时进口工作方案》，以进一步完善药品供应保障政策，满足人民群众特定临床急需用药需求。

（二）药品进口管理

1. 进口药品管理的基本要求

进口药品应当进行进口药品注册，经审批取得国家药品监督管理局核发的药品注册证书；之后只能从允许药品进口的口岸进口，并由进口药品的企业向口岸所在地药品监督管理部门备案，准予备案后获得"进口药品通关单"。未按照规定备案的，责令限期改正，给予警告；逾期不改正的，吊销药品注册证书。海关凭药品监督管理部门出具的进口药品通关单办理通关手续。无进口药品通关单的，海关不得放行。

口岸所在地药品监督管理部门应当通知药品检验机构按照国务院药品监督管理部门的规定对进口药品进行抽查检验。

禁止进口疗效不确切、不良反应大或者因其他原因危害人体健康的药品。

2. 进口药品管理机构

进口药品的监管机构主要包括国家级和省、自治区、直辖市药品监督管理部门，以及口岸药品监督管理局和口岸药品检验机构。

国家药品监督管理局药品审评中心负责进口药品注册的技术审评，国家药品监督管理局负责进口药品注册的行政审批，审核通过的发放药品注册证书。

省、自治区、直辖市药品监督管理部门依法对进口药材进行监督管理，并在委托范围内以国家药品监督管理局的名义实施首次进口药材审批。

口岸药品监督管理局负责进口药品（含进口药材）的备案和监督管理工作。口岸药品检验机构负责对到岸货物实施现场核验、核查出厂检验报告书和原产地证明原件、按照规定进行抽样、对进口药品（含进口药材）实施口岸检验等。

3. 进口药品备案

（1）普通药品的进口备案（先备案后检验）

普通药品进口备案，应当向货物到岸地口岸药品监督管理局提出申请，并由负责本口岸药品检验的口岸药品检验所进行检验。口岸药品监督管理局审查全部资料无误后，准予进口备案，发出《进口药品通关单》，同时向负责检验的口岸药品检验所发出《进口药品口岸检验通知书》。

对麻醉药品和精神药品，口岸药品监督管理局审查全部资料无误后，应当只向负责检验的口岸药品检验所发出《进口药品口岸检验通知书》，无需办理《进口药品通关单》。

口岸药品检验所应当到《进口药品口岸检验通知书》规定的抽样地点抽取样品，进行质量检验，并将检验结果送交所在地口岸药品监督管理局。对检验结果不符合标准规定的药品，由口岸药品监督管理局依照《药品管理法》及有关规定处理。

（2）指定检验药品的进口备案（先检验后备案）

下列情形的进口药品，必须经口岸药品检验所检验符合标准规定后，方可办理进口备案手续，检验结果不符合标准规定的，口岸药品监督管理局不予进口备案：①首次在中国境内销售的药品；②国务院药品监督管理部门规定的生物制品；③国务院规定的其他药品。

口岸药品监督管理局审查全部资料无误后，应当向负责检验的口岸药品检验所发出《进口药品口岸检验通知书》，同时向海关发出《进口药品抽样通知书》。口岸药品检验所按照《进口药品口岸检验通知书》规定的抽样地点，抽取检验样品，进行质量检验，并将检验结果送交所在地口岸药品监督管理局。检验结果符合标准规定的，准予进口备案，由口岸药品监督管理局发出《进口药品通关单》；不符合标准规定的，不予进口备案，由口岸药品监督管理局发出《药品不予进口备案通知书》。

（三）药品出口管理

按照国际惯例，在药品进出口贸易中，应进口国药品监督管理部门要求，出口国药品监督管理部门为本国药品出口型企业出具产品资信证明（即《药品出口销售证明》）。根据《药品管理法》的规定，对于短缺药品，国务院可以限制或禁止出口。为进一步规范《药品出口销售证明》的办理，为我国药品出口提供便利和服务，国家药品监督管理局制定了《药品出口销售证明管理规定》，自2018年11月13日施行。

药品出口，需要企业具有《药品出口销售证明》。该证明是根据企业申请，为其药品出口提供便利的服务事项，主要适用于中华人民共和国境内的MAH、药品生产企业已批准上市药品的出口，国务院有关部门限制或者禁止出口的药品除外。对于已批准上市药品的未注册规格（单位剂量）以及未在我国注册的药品，符合药品生产质量管理规范及相关要求的，也可开具《药品出口销售证明》。

该证明由各省、自治区、直辖市药品监督管理部门负责本行政区域内出具办理。MAH、药品生产企业办理药品出口销售证明的，应当向所在地省、自治区、直辖市药品监督管理部门提交《药品出口销售证明申请表》。符合相关要求的，省、自治区、直辖市药品监督管理部门发放《药品出口销售证明》。药品监督管理部门认为企业提交的资料不能充分证明药品生产质量管理规范合规性的，可以根据需要开展现场检查。不符合药品生产质量管理规范要求的，不予出具《药品出口销售证明》，并依法依规作出处理。

《药品出口销售证明》有效期不超过2年，且不应超过申请资料中所有证明文件的有效期，有效期届满前应当重新申请。《药品出口销售证明》有效期内，各省、自治区、直辖市药品监督管理部门对于现场检查发现不符合药品生产质量管理规范要求的，所在地省、自治区、直辖市药品监督管理部门对相应的《药品出口销售证明》予以注销。

MAH、药品生产企业应当建立出口药品档案，内容包括《药品出口销售证明》、购货合同、质量要求、检验报告、包装、标签式样、报关单等，以保证药品出口过程的信息可追溯。

各省、自治区、直辖市药品监督管理部门应当及时将《药品出口销售证明》的数据信息通过信息系统上报国家药品监督管理局。国家药品监督管理局在政府网站公示《药品出口销售证明》相关信息，以便公众查证，接受社会监督。

凡是提供虚假证明或者采用其他手段骗取《药品出口销售证明》的，或者知悉生产场地不符合药品生产质量管理规范要求未立即报告的，注销其相应《药品出口销售证明》，5年内不再为其出具《药品出口销售证明》，并将企业名称、法定代表人、社会信用代码等信息通报征信机构进行联合惩戒。

（四）药品《进（出）口准许证》管理

我国对麻醉药品、精神药品、蛋白同化制剂、肽类激素实行《进（出）口准许证》管理。

1. 麻醉药品和精神药品《进（出）口准许证》管理

根据《关于麻醉药品和精神药品进出口管理有关事宜的公告》规定，任何单位以任何贸易方式进（出）口麻醉药品和精神药品（包括麻醉药品、精神药品标准品及对照品），不论用于何种用途，均需取得国家药品监督管理局核发的《进（出）口准许证》，方可向海关办理进（出）口手续。

申请人在国家药品监督管理局网上办事大厅注册并实名认证后，按照有关规定在网上申请《进（出）口准许证》。国家药品监督管理局同步发放进出口电子准许证和纸质证件，电子证件和纸质证件具有同等法律效力。

海关通过联网核查验核准许证电子证件，不再进行纸面签注。海关总署及时将《进（出）口准许证》使用情况，药品名称、包装规格和进出口数量、进出口日期等核销数据反馈国家药品监督管理局。

《进口准许证》有效期1年，可以跨自然年使用；《出口准许证》有效期不超过3个月，有效期时限不跨自然年。《进（出）口准许证》实行"一证一关"（仅能在证面载明的口岸办理通关验放手续），且只能在有效期内一次性使用。

医务人员为医疗需要携带少量麻醉药品和精神药品出入境的，应当持所在地省级药品监管部门发放的携带麻醉药品和精神药品证明。海关凭携带麻醉药品和精神药品证明放行。

2. 蛋白同化制剂、肽类激素《进（出）口准许证》管理

根据《蛋白同化制剂和肽类激素进出口管理办法》有关规定，国家对蛋白同化制剂、肽类激素实行《进（出）口准许证》管理，具体要求如下。

（1）《进口准许证》管理

进口蛋白同化制剂、肽类激素，应当向所在地省、自治区、直辖市药品监督管理部门提出申请，报送相关资料。

省、自治区、直辖市药品监督管理部门收到进口申请及有关资料后，应当于15个工作日内作出是否同意进口的决定；对同意进口的，发给药品《进口准许证》；对不同意进口的，应当书面说明理由。

进口蛋白同化制剂、肽类激素必须经由国务院批准的允许药品进口的口岸进口。进口单位持省、自治区、直辖市药品监督管理部门核发的药品《进口准许证》向海关办理报关手续。进口蛋白同化制剂、肽类激素无需办理《进口药品通关单》。

进口的蛋白同化制剂、肽类激素经口岸药品检验所检验不符合标准规定的，进口单位应当在收到《进口药品检验报告书》后2日内，将全部进口药品流通、使用的详细情况，报告所在地口岸药品监督管理部门。口岸药品监督管理部门收到《进口药品检验报告书》后，应当及时采取对全部药品予以查封、扣押的行政强制措施，并在7日内作出是否立案的决定。

（2）《出口准许证》管理

出口蛋白同化制剂、肽类激素，出口单位应当向所在地省、自治区、直辖市药品监督管理部门提出申请。

省、自治区、直辖市药品监督管理部门收到出口申请及有关资料后，应当于15个工作日内作出是否同意出口的决定；对同意出口的，发给药品《出口准许证》；对不同意出口的，应当书面说明理由。出口

单位持药品《出口准许证》向海关办理报关手续。

（3）《进（出）口准许证》有效期

药品《进口准许证》有效期 1 年，药品《出口准许证》有效期不超过 3 个月（有效期时限不跨年度）。

药品《进口准许证》《出口准许证》实行"一证一关"，只能在有效期内一次性使用，证面内容不得更改。因故延期进出口的，可以持原进出口准许证办理一次延期换证手续。

第三节 药品网络销售的监督管理

一、药品网络销售管理

（一）网络销售药品的基本条件

从事药品网络销售的，应当是具备保证网络销售药品安全能力的 MAH 或者药品经营企业。中药饮片生产企业销售其生产的中药饮片，应当履行 MAH 相关义务。

通过网络向个人销售处方药的，应当确保处方来源真实、可靠，并实行实名制。药品网络零售企业应当与电子处方提供单位签订协议，并严格按照有关规定进行处方审核调配，对已经使用的电子处方进行标记，避免处方重复使用。第三方平台承接电子处方的，应当对电子处方提供单位的情况进行核实，并签订协议。药品网络零售企业接收的处方为纸质处方影印版本的，应当采取有效措施避免处方重复使用。

药品网络销售企业应当建立并实施药品质量安全管理、风险控制、药品追溯、储存配送管理、不良反应报告、投诉举报处理等制度。药品网络零售企业还应当建立在线药学服务制度，由依法经过资格认定的药师或者其他药学技术人员开展处方审核调配、指导合理用药等工作。依法经过资格认定的药师或者其他药学技术人员数量应当与经营规模相适应。

（二）经营方式和经营范围

药品网络销售企业应当按照经过批准的经营方式和经营范围经营。药品网络销售企业为 MAH 的，仅能销售其取得药品注册证书的药品。未取得药品零售资质的，不得向个人销售药品。

疫苗、血液制品、麻醉药品、精神药品、医疗用毒性药品、放射性药品、药品类易制毒化学品等国家实行特殊管理的药品不得在网络上销售，具体目录由国家药品监督管理局组织制定。

药品网络零售企业不得违反规定以买药品赠药品、买商品赠药品等方式向个人赠送处方药、甲类非处方药。

（三）信息报告和公示

1. 信息报告

药品网络销售企业应当向药品监督管理部门报告企业名称、网站名称、应用程序名称、IP 地址、域名、《药品生产许可证》或者《药品经营许可证》等信息。信息发生变化的，应当在 10 个工作日内报告。

药品网络销售企业为 MAH 或者药品批发企业的，应当向所在地省、自治区、直辖市药品监督管理部门报告。药品网络销售企业为药品零售企业的，应当向所在地市县人民政府药品监督管理部门报告。

2. 信息公示

药品网络销售企业应当在网站首页或者经营活动的主页面显著位置，持续公示其《药品生产许可证》或者《药品经营许可证》信息。药品网络零售企业还应当展示依法配备的药师或者其他药学技术人员的资格认定等信息。上述信息发生变化的，应当在 10 个工作日内予以更新。

药品网络销售企业展示的药品相关信息应当真实、准确、合法。从事处方药销售的药品网络零售企业，应当在每个药品展示页面下突出显示"处方药须凭处方在药师指导下购买和使用"等风险警示信息。处方药销售前，应当向消费者充分告知相关风险警示信息，并经消费者确认知情。

药品网络零售企业应当将处方药与非处方药区分展示，并在相关网页上显著标示处方药、非处方药。药品网络零售企业在处方药销售主页面、首页面不得直接公开展示处方药包装、标签等信息。通过处方审核前，不得展示说明书等信息，不得提供处方药购买的相关服务。

（四）药品网络销售其他相关管理规定

药品网络零售企业应当对药品配送的质量与安全负责。配送药品，应当根据药品数量、运输距离、运输时间、温湿度要求等情况，选择适宜的运输工具和设施设备，配送的药品应当放置在独立空间并明显标识，确保符合要求、全程可追溯。药品网络零售企业委托配送的，应当对受托企业的质量管理体系进行审核，与受托企业签订质量协议，约定药品质量责任、操作规程等内容，并对受托方进行监督。

向个人销售药品的，应当按照规定出具销售凭证。销售凭证可以电子形式出具，药品最小销售单元的销售记录应当清晰留存，确保可追溯。药品网络销售企业应当完整保存供货企业资质文件、电子交易等记录。销售处方药的药品网络零售企业还应当保存处方、在线药学服务等记录。相关记录保存期限不少于5年，且不少于药品有效期满后1年。

药品网络销售企业对存在质量问题或者安全隐患的药品，应当依法采取相应的风险控制措施，并及时在网站首页或者经营活动主页面公开相应信息。

二、药品网络销售第三方平台管理

（一）第三方平台建设管理

第三方平台应当建立药品质量安全管理机构，配备药学技术人员承担药品质量安全管理工作，建立并实施药品质量安全、药品信息展示、处方审核、处方药实名购买、药品配送、交易记录保存、不良反应报告、投诉举报处理等管理制度。

第三方平台应当将企业名称、法定代表人、统一社会信用代码、网站名称以及域名等信息向平台所在地省、自治区、直辖市药品监督管理部门备案。第三方平台应当在其网站首页或者从事药品经营活动的主页面显著位置，持续公示营业执照、相关行政许可和备案、联系方式、投诉举报方式等信息或者上述信息的链接标识。

药品监督管理部门开展监督检查、案件查办、事件处置等工作时，第三方平台应当予以配合。药品监督管理部门发现药品网络销售企业存在违法行为，依法要求第三方平台采取措施制止的，第三方平台应当及时履行相关义务。药品监督管理部门依照法律、行政法规要求提供有关平台内销售者、销售记录、药学服务以及追溯等信息的，第三方平台应当及时予以提供。

（二）入驻企业及药品信息管理

第三方平台应当对申请入驻的药品网络销售企业资质、质量安全保证能力等进行审核，对药品网络销售企业建立登记档案，至少每六个月核验更新一次，确保入驻的药品网络销售企业符合法定要求。第三方平台应当与药品网络销售企业签订协议，明确双方药品质量安全责任。

第三方平台应当加强检查，对入驻平台的药品网络销售企业的药品信息展示、处方审核、药品销售和配送等行为进行管理，督促其严格履行法定义务。第三方平台发现入驻的药品网络销售企业有违法行为的，应当及时制止并立即向所在地县级人民政府药品监督管理部门报告。

第三方平台应当保存药品展示、交易记录与投诉举报等信息。保存期限不少于5年，且不少于药品有效期满后1年。第三方平台应当确保有关资料、信息和数据的真实、完整，并为入驻的药品网络销售企业自行保存数据提供便利。

三、药品网络销售监督检查

（一）监管部门职责分工

对第三方平台、MAH、药品批发企业通过网络销售药品违法行为的查处，由省、自治区、直辖市人民政府药品监督管理部门负责。对药品网络零售企业违法行为的查处，由市县人民政府药品监督管理部门负责。药品网络销售违法行为由违法行为发生地的药品监督管理部门负责查处。因药品网络销售活动引发药品安全事件或者有证据证明可能危害人体健康的，也可以由违法行为结果地的药品监督管理部门负责。

（二）检查措施

药品监督管理部门对第三方平台和药品网络销售企业进行检查时，可以依法采取下列措施：
① 进入药品网络销售和网络平台服务有关场所实施现场检查；
② 对网络销售的药品进行抽样检验；
③ 询问有关人员，了解药品网络销售活动相关情况；
④ 依法查阅、复制交易数据、合同、票据、账簿以及其他相关资料；
⑤ 对有证据证明可能危害人体健康的药品及其有关材料，依法采取查封、扣押措施；
⑥ 法律、法规规定可以采取的其他措施。

必要时，药品监督管理部门可以对为药品研制、生产、经营、使用提供产品或者服务的单位和个人进行延伸检查。

药品监督管理部门对网络销售违法行为的技术监测记录资料，可以依法作为实施行政处罚或者采取行政措施的电子数据证据。对有证据证明可能存在安全隐患的，药品监督管理部门应当根据监督检查情况，对药品网络销售企业或者第三方平台等采取告诫、约谈、限期整改以及暂停生产、销售、使用、进口等措施，并及时公布检查处理结果。

药品监督管理部门应当对药品网络销售企业或者第三方平台提供的个人信息和商业秘密严格保密，不得泄露、出售或者非法向他人提供。

四、法律责任

法律、行政法规对药品网络销售违法行为的处罚有规定的，依照其规定。药品监督管理部门发现药品网络销售违法行为涉嫌犯罪的，应当及时将案件移送公安机关。药品监督管理部门及其工作人员不履行职责或者滥用职权、玩忽职守、徇私舞弊，依法追究法律责任；构成犯罪的，依法追究刑事责任。

通过网络销售国家实行特殊管理的药品，法律、行政法规已有规定的，依照法律、行政法规的规定处罚。法律、行政法规未作规定的，责令限期改正，处 5 万元以上 10 万元以下罚款；造成危害后果的，处 10 万元以上 20 万元以下罚款。

教学案例

【案例一】在 2023 年半年报中，京东健康实现营收 271.1 亿元，同比增长 34%。营收增长得益于用户端的"量价齐升"。上半年，京东健康的年度活跃用户达 1.686 亿，较 2022 年同期净增加3730 万；平均每用户收入值为 160.7 元/人，较 2022 年同期的 153.8 元/人有所提升。线上诊疗方面，京东健康日均在线咨询量已超过 44 万，同比增长 76%；线上健康消费方面，京东健康更是已经成为新药线上首发"第一站"。

医药电商凭借"互联网+"的平台与技术优势，重塑传统医药领域的流通机制，能够大幅改善传统医药分销层级，更为药品流通覆盖区域的速度与广度带来升级空间，最终惠及大众。但是，如何切实保证从医药企业到消费者手里的药品流通质量，仍需继续开展研究。

【案例二】2022 年 6 月，福建省莆田市市场监督管理局根据国家药品网络销售监测平台监测线索，对京东商城网店"莞都旗舰店"进行检查，发现该店未取得《药品经营许可证》，通过京东商城销售医疗机构制剂"当红创伤乳膏"、"二黄新伤软膏"，涉案货值4.29万元。该店上述行为违反《药品管理法》第五十一条的规定。2022年12月，福建省莆田市市场监督管理局依据《药品管理法》第一百一十五条、《行政处罚法》第二十八条第一款和第三十二条第（五）项、《福建省药品监管行政处罚裁量权适用实施细则（试行）》第四条第三款规定，对该店处以没收违法所得、罚款30万元的行政处罚。

思考与讨论
1. 分析与探讨新形势下第三方药品销售平台的发展前景。
2. 如何保证网络销售药品的质量？

第四节　药品经营质量管理规范

一、《药品经营质量管理规范》产生和发展

为加强药品经营质量管理，规范药品经营行为，保障公众用药安全、有效，根据《药品管理法》《实施条例》，2000年4月30日，国家药品监督管理局发布了《药品经营质量管理规范》（*Good Supplying Practice*，GSP）。GSP是药品经营管理和质量控制的基本准则。

2012年11月6日，卫生部部务会议第一次修订；2015年5月18日，国家食品药品监督管理总局局务会议第二次修订；2016年6月30日，国家食品药品监督管理总局局务会议通过《关于修改〈药品经营质量管理规范〉的决定》修正。现行GSP为2016年版。目前，我国已经取消了GSP认证，而是在审查药品经营企业开办条件的过程中，进行药品GSP检查；符合开办条件的，发放《药品经营许可证》。

二、　GSP主要内容及相关要求

（一）药品批发的质量管理

1. 质量管理体系

企业应当依据有关法律法规及GSP的要求建立质量管理体系，确定质量方针，制定质量管理体系文件，开展质量策划、质量控制、质量保证、质量改进和质量风险管理等活动。企业制定的质量方针应当明确企业总的质量目标和要求，并贯彻到药品经营活动的全过程。企业质量管理体系应当与其经营范围和规模相适应，包括组织机构、人员、设施设备、质量管理体系文件及相应的计算机系统等。企业应当全员参与质量管理，各部门、岗位人员应当正确理解并履行职责，承担相应质量责任。

企业应当定期以及在质量管理体系关键要素发生重大变化时，组织开展内审。企业应当对内审的情况进行分析，依据分析结论制定相应的质量管理体系改进措施，不断提高质量控制水平，保证质量管理体系持续有效运行。

企业应当采用前瞻或者回顾的方式，对药品流通过程中的质量风险进行评估、控制、沟通和审核。企业应当对药品供货单位、购货单位的质量管理体系进行评价，确认其质量保证能力和质量信誉，必要时进行实地考察。

2. 组织机构与质量管理职责

企业应当设立与其经营活动和质量管理相适应的组织机构或者岗位，明确规定其职责、权限及相互

关系。

企业负责人是药品质量的主要责任人，全面负责企业日常管理，负责提供必要的条件，保证质量管理部门和质量管理人员有效履行职责，确保企业实现质量目标并按照本规范要求经营药品。企业质量负责人应当由高层管理人员担任，全面负责药品质量管理工作，独立履行职责，在企业内部对药品质量管理具有裁决权。

企业应当设立质量管理部门，有效开展质量管理工作。质量管理部门的职责不得由其他部门及人员履行。质量管理部门应当履行 GSP 规定的职责，如督促相关部门和岗位人员执行药品管理的法律法规及本规范，组织制订质量管理体系文件，并指导、监督文件的执行，负责对供货单位和购货单位的合法性、购进药品的合法性以及供货单位销售人员、购货单位采购人员的合法资格进行审核，并根据审核内容的变化进行动态管理，等等。

3. 人员与培训

企业从事药品经营和质量管理工作的人员，应当符合有关法律法规及本规范规定的资格要求，不得有相关法律法规禁止从业的情形。

（1）人员资质要求

企业负责人应当具有大学专科以上学历或者中级以上专业技术职称，经过基本的药学专业知识培训，熟悉有关药品管理的法律法规及本规范。企业质量负责人应当具有大学本科以上学历、执业药师资格和 3 年以上药品经营质量管理工作经历，在质量管理工作中具备正确判断和保障实施的能力。企业质量管理部门负责人应当具有执业药师资格和 3 年以上药品经营质量管理工作经历，能独立解决经营过程中的质量问题。

企业应当配备符合以下资格要求的质量管理、验收及养护等岗位人员：

从事质量管理工作的，应当具有药学中专或者医学、生物、化学等相关专业大学专科以上学历或者具有药学初级以上专业技术职称；

从事验收、养护工作的，应当具有药学或者医学、生物、化学等相关专业中专以上学历或者具有药学初级以上专业技术职称；

从事中药材、中药饮片验收工作的，应当具有中药学专业中专以上学历或者具有中药学中级以上专业技术职称；

从事中药材、中药饮片养护工作的，应当具有中药学专业中专以上学历或者具有中药学初级以上专业技术职称；

直接收购地产中药材的，验收人员应当具有中药学中级以上专业技术职称；

从事疫苗配送的，还应当配备 2 名以上专业技术人员专门负责疫苗质量管理和验收工作。专业技术人员应当具有预防医学、药学、微生物学或者医学等专业本科以上学历及中级以上专业技术职称，并有 3 年以上从事疫苗管理或者技术工作经历。

从事质量管理、验收工作的人员应当在职在岗，不得兼职其他业务工作。从事采购工作的人员应当具有药学或者医学、生物、化学等相关专业中专以上学历，从事销售、储存等工作的人员应当具有高中以上文化程度。

（2）人员培训要求

企业应当对各岗位人员进行与其职责和工作内容相关的岗前培训和继续培训，以符合 GSP 要求。培训内容应当包括相关法律法规、药品专业知识及技能、质量管理制度、职责及岗位操作规程等。企业应当按照培训管理制度制定年度培训计划并开展培训，使相关人员能正确理解并履行职责。培训工作应当做好记录并建立档案。从事特殊管理的药品和冷藏冷冻药品的储存、运输等工作的人员，应当接受相关法律法规和专业知识培训并经考核合格后方可上岗。

（3）其他相关要求

企业应当制定员工个人卫生管理制度，储存、运输等岗位人员的着装应当符合劳动保护和产品防护的要求。质量管理、验收、养护、储存等直接接触药品岗位的人员应当进行岗前及年度健康检查，并建立健康档案。患有传染病或者其他可能污染药品的疾病的，不得从事直接接触药品的工作。身体条件不符合相应岗位特定要求的，不得从事相关工作。

4. 质量管理体系文件

企业制定质量管理体系文件应当符合企业实际。文件包括质量管理制度、部门及岗位职责、操作规程、档案、报告、记录和凭证等。文件的起草、修订、审核、批准、分发、保管，以及修改、撤销、替换、销毁等应当按照文件管理操作规程进行，并保存相关记录。文件应当标明题目、种类、目的以及文件编号和版本号。文字应当准确、清晰、易懂，且应当分类存放，便于查阅。

企业应当定期审核、修订文件，使用的文件应当为现行有效的文本，已废止或者失效的文件除留档备查外，不得在工作现场出现。

企业应当制定药品采购、收货、验收、储存、养护、销售、出库复核、运输等环节及计算机系统的操作规程。通过计算机系统记录数据时，有关人员应当按照操作规程，通过授权及密码登录后方可进行数据的录入或者复核；数据的更改应当经质量管理部门审核并在其监督下进行，更改过程应当留有记录。

企业应当建立药品采购、验收、养护、销售、出库复核、销后退回和购进退出、运输、储运温湿度监测、不合格药品处理等相关记录，做到真实、完整、准确、有效和可追溯。书面记录及凭证应当及时填写，并做到字迹清晰，不得随意涂改，不得撕毁。更改记录的，应当注明理由、日期并签名，保持原有信息清晰可辨。记录及凭证应当至少保存 5 年。疫苗、特殊管理的药品的记录及凭证按相关规定保存。

5. 设施与设备

企业应当具有与其药品经营范围、经营规模相适应的经营场所和库房。库房的选址、设计、布局、建造、改造和维护应当符合药品储存的要求，防止药品的污染、交叉污染、混淆和差错。药品储存作业区、辅助作业区应当与办公区和生活区分开一定距离或者有隔离措施。

库房的规模及条件应当满足药品的合理、安全储存，并达到以下要求，便于开展储存作业：库房内外环境整洁，无污染源，库区地面硬化或者绿化；库房内墙、顶光洁，地面平整，门窗结构严密；库房有可靠的安全防护措施，能够对无关人员进入实行可控管理，防止药品被盗、替换或者混入假药；有防止室外装卸、搬运、接收、发运等作业受异常天气影响的措施。库房应当配备符合 GSP 要求的设施设备。经营中药材、中药饮片的，应当有专用的库房和养护工作场所，直接收购地产中药材的应当设置中药样品室（柜）。

储存、运输冷藏、冷冻药品的，应当配备以下设施设备：与其经营规模和品种相适应的冷库，储存疫苗的应当配备两个以上独立冷库；用于冷库温度自动监测、显示、记录、调控、报警的设备；冷库制冷设备的备用发电机组或者双回路供电系统；对有特殊低温要求的药品，应当配备符合其储存要求的设施设备；冷藏车及车载冷藏箱或者保温箱等设备。

运输药品应当使用封闭式货物运输工具。运输冷藏、冷冻药品的冷藏车及车载冷藏箱、保温箱应当符合药品运输过程中对温度控制的要求。冷藏车具有自动调控温度、显示温度、存储和读取温度监测数据的功能；冷藏箱及保温箱具有外部显示和采集箱体内温度数据的功能。储存、运输设施设备的定期检查、清洁和维护应当由专人负责，并建立记录和档案。

6. 校准与验证

企业应当按照国家有关规定，对计量器具、温湿度监测设备等定期进行校准或者检定。企业应当对冷库、储运温湿度监测系统以及冷藏运输车等设施设备进行使用前验证、定期验证及停用时间超过规定时限的验证。验证应当按照预先确定和批准的方案实施，验证报告应当经过审核和批准，验证文件应当存档。企业应当根据相关验证管理制度，形成验证控制文件，包括验证方案、报告、评价、偏差处理和预防措施等。

7. 计算机系统

企业应当建立能够符合经营全过程管理及质量控制要求的计算机系统，实现药品可追溯，且计算机系统应当符合 GSP 要求。各类数据的录入、修改、保存等操作应当符合授权范围、操作规程和管理制度的要求，保证数据原始、真实、准确、安全和可追溯。

计算机系统运行中涉及企业经营和管理的数据应当采用安全、可靠的方式储存并按日备份，备份数据应当存放在安全场所，记录类数据的保存时限应当符合 GSP 的要求。

8. 采购

企业的采购活动应当符合以下要求：确定供货单位的合法资格；确定所购入药品的合法性；核实供货单位销售人员的合法资格；与供货单位签订质量保证协议。

采购中涉及的首营企业、首营品种，采购部门应当填写相关申请表格，经过质量管理部门和企业质量负责人的审核批准。必要时应当组织实地考察，对供货单位质量管理体系进行评价。

对首营企业的审核，应当查验加盖其公章原印章的相关资质证明文件，确认真实、有效。采购首营品种应当审核药品的合法性，索取加盖供货单位公章原印章的药品生产或者进口批准证明文件复印件并予以审核，审核无误的方可采购。以上资料应当归入药品质量档案。

企业应当核实、留存供货单位销售人员以下资料：加盖供货单位公章原印章的销售人员身份证复印件；加盖供货单位公章原印章和法定代表人印章或者签名的授权书，授权书应当载明被授权人姓名、身份证号码，以及授权销售的品种、地域、期限；供货单位及供货品种相关资料。企业与供货单位签订的质量保证协议需符合 GSP 的相关要求。

采购药品时，企业应当向供货单位索取发票。发票应当列明药品的通用名称、规格、单位、数量、单价、金额等；不能全部列明的，应当附"销售货物或者提供应税劳务清单"，并加盖供货单位发票专用章原印章、注明税票号码。发票按有关规定保存。采购药品应当建立采购记录。采购记录应当有药品的通用名称、剂型、规格、生产厂商、供货单位、数量、价格、购货日期等内容，采购中药材、中药饮片的还应当标明产地。

发生灾情、疫情、突发事件或者临床紧急救治等特殊情况，以及其他符合国家有关规定的情形，企业可采用直调方式购销药品，将已采购的药品不入本企业仓库，直接从供货单位发送到购货单位，并建立专门的采购记录，保证有效的质量跟踪和追溯。

企业应当定期对药品采购的整体情况进行综合质量评审，建立药品质量评审和供货单位质量档案，并进行动态跟踪管理。

9. 收货与验收

企业应当按照规定的程序和要求对到货药品逐批进行收货、验收，防止不合格药品入库。药品到货时，收货人员应当核实运输方式是否符合要求，并对照随货同行单（票）和采购记录核对药品，做到票、账、货相符。随货同行单（票）应当包括供货单位、生产厂商、药品的通用名称、剂型、规格、批号、数量、收货单位、收货地址、发货日期等内容，并加盖供货单位药品出库专用章原印章。冷藏、冷冻药品到货时，应当对其运输方式及运输过程的温度记录、运输时间等质量控制状况进行重点检查并记录。不符合温度要求的应当拒收。收货人员对符合收货要求的药品，应当按品种特性要求放置于相应待验区域，或者设置状态标志，通知验收。冷藏、冷冻药品应当在冷库内待验。

验收药品应当按照药品批号查验同批号的检验报告书。供货单位为批发企业的，检验报告书应当加盖其质量管理专用章原印章。检验报告书的传递和保存可以采用电子数据形式，但应当保证其合法性和有效性。

企业应当按照验收规定，对每次到货药品进行逐批抽样验收，抽取的样品应当具有代表性：同一批号的药品应当至少检查一个最小包装，但生产企业有特殊质量控制要求或者打开最小包装可能影响药品质量的，可不打开最小包装；破损、污染、渗液、封条损坏等包装异常以及零货、拼箱的，应当开箱检查至最小包装；外包装及封签完整的原料药、实施批签发管理的生物制品，可不开箱检查。验收人员应当对抽样药品的外观、包装、标签、说明书以及相关的证明文件等逐一进行检查、核对。验收结束后，应当将抽取的完好样品放回原包装箱，加封并标示，验收不合格的还应当注明不合格事项及处置措施。特殊管理的药品应当按照相关规定在专库或者专区内验收。

验收药品应当做好验收记录，包括药品的通用名称、剂型、规格、批准文号、批号、生产日期、有效期、生产厂商、供货单位、到货数量、到货日期、验收合格数量、验收结果等内容。中药材验收记录应当包括品名、产地、供货单位、到货数量、验收合格数量等内容。中药饮片验收记录应当包括品名、规格、批号、产地、生产日期、生产厂商、供货单位、到货数量、验收合格数量等内容，实施批准文号管理的中药饮片还应当记录批准文号。

企业应当建立库存记录，验收合格的药品应当及时入库登记；验收不合格的，不得入库，并由质量管理部门处理。企业按 GSP 规定进行药品直调的，可委托购货单位进行药品验收。购货单位应当严格按照本规范的要求验收药品，并建立专门的直调药品验收记录。验收当日应当将验收记录相关信息传递给直调企业。

10. 储存与养护

企业应当根据药品的质量特性对药品进行合理储存，并符合以下要求：

① 按包装标示的温度要求储存药品，包装上没有标示具体温度的，按照《中国药典》规定的贮藏要求进行储存；

② 储存药品相对湿度为 35%～75%；

③ 在人工作业的库房储存药品，按质量状态实行色标管理，合格药品为绿色，不合格药品为红色，待确定药品为黄色；

④ 储存药品应当按照要求采取避光、遮光、通风、防潮、防虫、防鼠等措施；

⑤ 搬运和堆码药品应当严格按照外包装标示要求规范操作，堆码高度符合包装图示要求，避免损坏药品包装；

⑥ 药品按批号堆码，不同批号的药品不得混垛，垛间距不小于 5 厘米，与库房内墙、顶、温度调控设备及管道等设施间距不小于 30 厘米，与地面间距不小于 10 厘米；

⑦ 药品与非药品、外用药与其他药品分开存放，中药材和中药饮片分库存放；

⑧ 特殊管理的药品应当按照国家有关规定储存；

⑨ 拆除外包装的零货药品应当集中存放；

⑩ 储存药品的货架、托盘等设施设备应当保持清洁，无破损和杂物堆放；

⑪ 未经批准的人员不得进入储存作业区，储存作业区内的人员不得有影响药品质量和安全的行为；

⑫ 药品储存作业区内不得存放与储存管理无关的物品。

养护人员应当根据库房条件、外部环境、药品质量特性等对药品进行养护，主要内容是：指导和督促储存人员对药品进行合理储存与作业；检查并改善储存条件、防护措施、卫生环境；对库房温湿度进行有效监测、调控；按照养护计划对库存药品的外观、包装等质量状况进行检查，并建立养护记录；对储存条件有特殊要求的或者有效期较短的品种应当进行重点养护；发现有问题的药品应当及时在计算机系统中锁定和记录，并通知质量管理部门处理；对中药材和中药饮片应当按其特性采取有效方法进行养护并记录，所采取的养护方法不得对药品造成污染；定期汇总、分析养护信息。

企业应当采用计算机系统对库存药品的有效期进行自动跟踪和控制，采取近效期预警及超过有效期自动锁定等措施，防止过期药品销售。

药品因破损而导致液体、气体、粉末泄漏时，应当迅速采取安全处理措施，防止对储存环境和其他药品造成污染。对质量可疑的药品应当立即采取停售措施，并在计算机系统中锁定，同时报告质量管理部门确认。

对存在质量问题的药品应当采取以下措施：存放于标志明显的专用场所，并有效隔离，不得销售；怀疑为假药的，及时报告药品监督管理部门；属于特殊管理的药品，按照国家有关规定处理；不合格药品的处理过程应当有完整的手续和记录；对不合格药品应当查明并分析原因，及时采取预防措施。

11. 销售与出库

企业应当将药品销售给合法的购货单位，并对购货单位的证明文件、采购人员及提货人员的身份证明进行核实，保证药品销售流向真实、合法。企业应当严格审核购货单位的生产范围、经营范围或者诊疗范围，并按照相应的范围销售药品。企业销售药品，应当如实开具发票，做到票、账、货、款一致。

企业应当做好药品销售记录。销售记录应当包括药品的通用名称、规格、剂型、批号、有效期、生产厂商、购货单位、销售数量、单价、金额、销售日期等内容。进行药品直调的，应当建立专门的销售记录。中药材销售记录应当包括品名、规格、产地、购货单位、销售数量、单价、金额、销售日期等内容；中药饮片销售记录应当包括品名、规格、批号、产地、生产厂商、购货单位、销售数量、单价、金额、销售日期等内容。

出库时应当对照销售记录进行复核。发现以下情况不得出库，并报告质量管理部门处理：①药品包装出现破损、污染、封口不牢、衬垫不实、封条损坏等问题；②包装内有异常响动或者液体渗漏；③标签脱落、字迹模糊不清或者标识内容与实物不符；④药品已超过有效期；⑤其他异常情况。

药品出库复核应当建立记录，包括购货单位、药品的通用名称、剂型、规格、数量、批号、有效期、生产厂商、出库日期、质量状况和复核人员等内容。药品出库时，应当附加盖企业药品出库专用章原印章的随货同行单（票）。直调药品出库时，由供货单位开具两份随货同行单（票），分别发往直调企业和购货单位。

冷藏、冷冻药品的装箱、装车等作业，应当由专人负责并符合以下要求：车载冷藏箱或者保温箱在使用前应当达到相应的温度要求；应当在冷藏环境下完成冷藏、冷冻药品的装箱、封箱工作；装车前应当检查冷藏车辆的启动、运行状态，达到规定温度后方可装车；启运时应当做好运输记录，内容包括运输工具和启运时间等。

12. 运输与配送

企业应当按照质量管理制度的要求，严格执行运输操作规程，并采取有效措施保证运输过程中的药品质量与安全。运输药品，应当根据药品的包装、质量特性并针对车况、道路、天气等因素，选用适宜的运输工具，采取相应措施防止出现破损、污染等问题。

发运药品时，应当检查运输工具，发现运输条件不符合规定的，不得发运。运输药品过程中，运载工具应当保持密闭。企业应当严格按照外包装标示的要求搬运、装卸药品。

企业应当根据药品的温度控制要求，在运输过程中采取必要的保温或者冷藏、冷冻措施。运输过程中，药品不得直接接触冰袋、冰排等蓄冷剂，防止对药品质量造成影响。在冷藏、冷冻药品运输途中，应当实时监测并记录冷藏车、冷藏箱或者保温箱内的温度数据。企业应当制定冷藏、冷冻药品运输应急预案，对运输途中可能发生的设备故障、异常天气影响、交通拥堵等突发事件，能够采取相应的应对措施。

企业委托其他单位运输药品的，应当对承运方运输药品的质量保障能力进行审计，索取运输车辆的相关资料，符合 GSP 运输设施设备条件和要求的方可委托。企业委托运输药品应当与承运方签订运输协议，明确药品质量责任、遵守运输操作规程和在途时限等内容。企业委托运输药品应当有记录，实现运输过程的质量追溯，记录应当至少保存 5 年。

企业应当采取运输安全管理措施，防止在运输过程中发生药品盗抢、遗失、调换等事故。特殊管理的药品的运输应当符合国家有关规定。

13. 售后管理

企业应当加强对退货的管理，保证退货环节药品的质量和安全，防止混入假冒药品。

企业应当按照质量管理制度的要求，制定投诉管理操作规程，内容包括投诉渠道及方式、档案记录、调查与评估、处理措施、反馈和事后跟踪等。企业应当配备专职或者兼职人员负责售后投诉管理，对投诉的质量问题查明原因，采取有效措施及时处理和反馈，并做好记录，必要时应当通知供货单位及药品生产企业。企业应当及时将投诉及处理结果等信息记入档案，以便查询和跟踪。

企业发现已售出药品有严重质量问题时，应当立即通知购货单位停售、追回并做好记录，同时向药品监督管理部门报告。企业应当协助 MAH 履行召回义务，按照召回计划的要求及时传达、反馈药品召回信息，控制和收回存在安全隐患的药品，并建立药品召回记录。

企业质量管理部门应当配备专职或者兼职人员，按照国家有关规定承担药品不良反应监测和报告工作。

（二）药品零售的质量管理

1. 质量管理与职责

企业应当按照有关法律法规及本规范的要求制定质量管理文件，开展质量管理活动，确保药品质量。企业应当具有与其经营范围和规模相适应的经营条件，包括组织机构、人员、设施设备、质量管理文件，并按照规定设置计算机系统。

企业负责人是药品质量的主要责任人，负责企业日常管理，负责提供必要的条件，保证质量管理部门和质量管理人员有效履行职责，确保企业按照 GSP 要求经营药品。

企业应当设置质量管理部门或者配备质量管理人员，履行 GSP 规定的职责，如督促相关部门和岗位人员执行药品管理的法律法规及本规范，组织制订质量管理文件，并指导、监督文件的执行，负责对所采购药品合法性的审核，等等。

2. 人员管理

企业从事药品经营和质量管理工作的人员，应当符合有关法律法规及 GSP 规定的资格要求，不得有相关法律法规禁止从业的情形。

（1）人员资质要求

企业法定代表人或者企业负责人应当具备执业药师资格。企业应当按照国家有关规定配备执业药师，负责处方审核，指导合理用药。

质量管理、验收、采购人员应当具有药学或者医学、生物、化学等相关专业学历或者具有药学专业技术职称。从事中药饮片质量管理、验收、采购人员应当具有中药学中专以上学历或者具有中药学专业初级以上专业技术职称。

营业员应当具有高中以上文化程度或者符合省、自治区、直辖市人民政府药品监督管理部门规定的条件。中药饮片调剂人员应当具有中药学中专以上学历或者具备中药调剂员资格。

（2）人员培训要求

企业各岗位人员应当接受相关法律法规及药品专业知识与技能的岗前培训和继续培训，以符合 GSP 要求。企业应当按照培训管理制度制定年度培训计划并开展培训，使相关人员能正确理解并履行职责。培训工作应当做好记录并建立档案。企业应当为销售特殊管理的药品、国家有专门管理要求的药品、冷藏药品的人员接受相应培训提供条件，使其掌握相关法律法规和专业知识。

（3）其他相关要求

在营业场所内，企业工作人员应当穿着整洁、卫生的工作服。企业应当对直接接触药品岗位的人员进行岗前及年度健康检查，并建立健康档案。患有传染病或者其他可能污染药品的疾病的，不得从事直接接触药品的工作。在药品储存、陈列等区域不得存放与经营活动无关的物品及私人用品，在工作区域内不得有影响药品质量和安全的行为。

3. 文件

企业应当按照有关法律法规及 GSP 规定，制定符合企业实际的质量管理文件。文件包括质量管理制度、岗位职责、操作规程、档案、记录和凭证等，并对质量管理文件定期审核、及时修订。企业应当采取措施确保各岗位人员正确理解质量管理文件的内容，保证质量管理文件有效执行。企业应当制定符合 GSP 要求的药品零售质量管理制度和药品零售操作规程。

企业应当明确企业负责人、质量管理、采购、验收、营业员以及处方审核、调配等岗位的职责，设置库房的还应当包括储存、养护等岗位职责。质量管理岗位、处方审核岗位的职责不得由其他岗位人员代为履行。

企业应当建立药品采购、验收、销售、陈列检查、温湿度监测、不合格药品处理等相关记录，做到真实、完整、准确、有效和可追溯。记录及相关凭证应当至少保存 5 年。特殊管理的药品的记录及凭证按相关规定保存。通过计算机系统记录数据时，相关岗位人员应当按照操作规程，通过授权及密码登录计算机系统，进行数据的录入，保证数据原始、真实、准确、安全和可追溯。电子记录数据应当以安全、可靠方式定期备份。

4. 设施与设备

企业的营业场所应当与其药品经营范围、经营规模相适应，并与药品储存、办公、生活辅助及其他区域分开。

营业场所应当具有相应设施或者采取其他有效措施，避免药品受室外环境的影响，并做到宽敞、明亮、整洁、卫生。营业场所应当有以下营业设备：货架和柜台；监测、调控温度的设备；经营中药饮片的，有存放饮片和处方调配的设备；经营冷藏药品的，有专用冷藏设备；经营第二类精神药品、毒性中药品种和罂粟壳的，有符合安全规定的专用存放设备；药品拆零销售所需的调配工具、包装用品。企业应当建立能够符合经营和质量管理要求的计算机系统，并满足药品追溯的要求。

企业设置库房的，应当做到库房内墙、顶光洁，地面平整，门窗结构严密；有可靠的安全防护、防盗等措施。仓库应当有 GSP 要求的设施设备，如药品与地面之间有效隔离的设备，避光、通风、防潮、防虫、防鼠等设备，等等。储存中药饮片应当设立专用库房。

5. 采购与验收

企业采购药品，应当符合 GSP 的相关规定。药品到货时，收货人员应当按采购记录，对照供货单位的随货同行单（票）核实药品实物，做到票、账、货相符。企业应当按规定的程序和要求对到货药品逐批进行验收，并按照 GSP 规定做好验收记录。验收抽取的样品应当具有代表性。验收药品应当按照 GSP 规定查验药品检验报告书。

验收合格的药品应当及时入库或者上架，验收不合格的，不得入库或者上架，并报告质量管理人员处理。

6. 陈列与储存

企业应当对营业场所温度进行监测和调控，以使营业场所的温度符合常温要求。企业应当定期进行卫生检查，保持环境整洁。存放、陈列药品的设备应当保持清洁卫生，不得放置与销售活动无关的物品，并采取防虫、防鼠等措施，防止污染药品。

药品的陈列应当符合以下要求。

① 按剂型、用途以及储存要求分类陈列，并设置醒目标志，类别标签字迹清晰、放置准确。

② 药品放置于货架（柜），摆放整齐有序，避免阳光直射。

③ 处方药、非处方药分区陈列，并有处方药、非处方药专用标识。

④ 处方药不得采用开架自选的方式陈列和销售。

⑤ 外用药与其他药品分开摆放。

⑥ 拆零销售的药品集中存放于拆零专柜或者专区。

⑦ 第二类精神药品、毒性中药品种和罂粟壳不得陈列。

⑧ 冷藏药品放置在冷藏设备中，按规定对温度进行监测和记录，并保证存放温度符合要求。

⑨ 中药饮片柜斗谱的书写应当正名正字；装斗前应当复核，防止错斗、串斗；应当定期清斗，防止饮片生虫、发霉、变质；不同批号的饮片装斗前应当清斗并记录。

⑩ 经营非药品应当设置专区，与药品区域明显隔离，并有醒目标志。

企业应当定期对陈列、存放的药品进行检查，重点检查拆零药品和易变质、近效期、摆放时间较长的药品以及中药饮片。发现有质量疑问的药品应当及时撤柜，停止销售，由质量管理人员确认和处理，并保留相关记录。企业应当对药品的有效期进行跟踪管理，防止近效期药品售出后可能发生的过期使用。

7. 销售管理

企业应当在营业场所的显著位置悬挂《药品经营许可证》、营业执照、执业药师注册证等。营业人员应当佩戴有照片、姓名、岗位等内容的工作牌，是执业药师和药学技术人员的，工作牌还应当标明执业资格或者药学专业技术职称。在岗执业的执业药师应当挂牌明示。

销售药品应当符合以下要求。

① 处方经执业药师审核后方可调配；对处方所列药品不得擅自更改或者代用，对有配伍禁忌或者超剂量的处方，应当拒绝调配，但经处方医师更正或者重新签字确认的，可以调配；调配处方后经过核对方可销售。

② 处方审核、调配、核对人员应当在处方上签字或者盖章，并按照有关规定保存处方或者其复印件。

③ 销售近效期药品应当向顾客告知有效期。

④ 销售中药饮片做到计量准确，并告知煎服方法及注意事项；提供中药饮片代煎服务，应当符合国家有关规定。

企业销售药品应当开具销售凭证，内容包括药品名称、生产厂商、数量、价格、批号、规格等，并做好销售记录。

药品拆零销售应当符合以下要求：①负责拆零销售的人员经过专门培训；②拆零的工作台及工具保持

清洁、卫生，防止交叉污染；③做好拆零销售记录，内容包括拆零起始日期、药品的通用名称、规格、批号、生产厂商、有效期、销售数量、销售日期、分拆及复核人员等；④拆零销售应当使用洁净、卫生的包装，包装上注明药品名称、规格、数量、用法、用量、批号、有效期以及药店名称等内容；⑤提供药品说明书原件或者复印件；⑥拆零销售期间，保留原包装和说明书。

8. 售后管理

除药品质量原因外，药品一经售出，不得退换。企业应当在营业场所公布药品监督管理部门的监督电话，设置顾客意见簿，及时处理顾客对药品质量的投诉。

企业应当按照国家有关药品不良反应报告制度的规定，收集、报告药品不良反应信息。企业发现已售出药品有严重质量问题时，应当及时采取措施追回药品并做好记录，同时向药品监督管理部门报告。企业应当协助药品生产企业履行召回义务，控制和收回存在安全隐患的药品，并建立药品召回记录。

三、企业药品经营质量监督管理

GSP 是药品经营管理和质量控制的基本准则，药品经营企业应当严格执行 GSP。药品生产企业销售药品、药品流通过程中其他涉及储存与运输药品的，也应当符合 GSP 相关要求。

药品经营企业应当坚持诚实守信，依法经营。禁止任何虚假、欺骗行为。药品零售连锁企业总部的管理应当符合 GSP 药品批发企业相关规定，门店的管理应当符合 GSP 药品零售企业相关规定。药品经营企业违反 GSP 的，由药品监督管理部门按照《药品管理法》相关规定给予处罚。

参考文献

［1］ 国家市场监督管理总局. 药品经营和使用质量监督管理办法［EB/OL］（2024-01-01）. https：//www. gov. cn/gongbao/2023/issue_10846/202311/content_6917322. html.

［2］ 国家药品监督管理局. 国家药监局关于进一步做好药品经营监督管理有关工作的公告［EB/OL］（2024-04-22）. https：//www. nmpa. gov. cn/xxgk/ggtg/ypggtg/ypqtggtg/20240422170840151. html.

［3］ 国家市场监督管理总局. 药品网络销售监督管理办法［EB/OL］（2022-12-01）. https：//www. gov. cn/gongbao/content/2022/content_5717002. htm.

［4］ 原国家食品药品监督管理总局. 国家食品药品监督管理总局关于修改《药品经营质量管理规范》的决定［EB/OL］（2016-07-13）. https：//www. gov. cn/gongbao/content/2017/content_5174528. htm.

第九章

医疗机构药事管理

第一节　概述

一、医疗机构的概念、类别及等级划分

（一）医疗机构的概念

医疗机构（medical institution）是指依据《医疗机构管理条例》和《医疗机构管理条例实施细则》的规定，经登记取得《医疗机构执业许可证》的机构。医疗机构是从事疾病诊断、治疗活动并以救死扶伤、防病治病、为公民的健康服务为宗旨的卫生机构，包括医院、卫生院、疗养院、门诊部、诊所、卫生所（室）以及急救站等。根据《医疗机构管理条例》，开办医疗机构必须依照法定程序申请、审批、登记，领取《医疗机构执业许可证》。床位不满 100 张的医疗机构，其《医疗机构执业许可证》每年校验 1 次；床位在 100 张以上的医疗机构，其《医疗机构执业许可证》每 3 年校验 1 次。

🌐 **思政材料 9-1**

"医疗机构救死扶伤精神、白求恩精神"

1939 年 12 月，毛泽东同志在《纪念白求恩》一文中概述了白求恩同志帮助中国人民进行抗日战争的经历，高度赞扬了其国际主义精神、毫不利己专门利人的精神和对技术精益求精的精神。

当前，弘扬白求恩精神，从中汲取坚定信仰、服务人民、敢于斗争、不怕牺牲的精神力量，有助于我们坚守共产党人价值追求、团结带领中国人民从容应对各种复杂局面和风险挑战。

信仰坚定、使命崇高的共产主义精神。习近平总书记强调，没有远大理想，不是合格的共产党员；离开现实工作而空谈远大理想，也不是合格的共产党员。党员、干部要以白求恩为榜样坚定共产主义精神，坚定理想信念，牢记党的宗旨，自觉做共产主义远大理想和中国特色社会主义共同理想的坚定信仰者和忠实实践者。

坚韧不拔的斗争精神。白求恩在与广大军民同甘苦共患难的时间里，用生命诠释了坚韧不拔的斗争精神，为中国人民和全世界人民共同的正义事业战斗一生。当前，协同推进社会革命和自我革命要继承和发扬这种斗争精神，在各种重大斗争中坚持忧患意识和保持战略定力相统一、坚持战略判断和战术决断相统一、坚持斗争过程和斗争实效相统一。

忠于人民、服务人民、凝聚民心的感召精神。人民是历史的创造者，是决定党和国家前途命运的根本力量，共产党的宗旨和白求恩精神蕴含的对人民极端热忱的品质高度契合。广大党员、干部要始终把人民放在心中最高位置，把人民满意不满意、高兴不高兴、答应不答应作为衡量工作的最高标准。（来源：学习强国）

（二）医疗机构的分类

根据《医疗机构管理条例实施细则》，医疗机构的类别主要有：①综合医院、中医医院、中西医结合医院、民族医医院、专科医院、康复医院；②妇幼保健院、妇幼保健计划生育服务中心；③社区卫生服务中心、社区卫生服务站；④中心卫生院、乡（镇）卫生院、街道卫生院；⑤疗养院；⑥综合门诊部、专科门诊部、中医门诊部、中西医结合门诊部、民族医门诊部；⑦诊所、中医诊所、民族医诊所、卫生所、医务室、卫生保健所、卫生站；⑧村卫生室（所）；⑨急救中心、急救站；⑩临床检验中心；⑪专科疾病防治院、专科疾病防治所、专科疾病防治站；⑫护理院、护理站；⑬医学检验实验室、病理诊断中心、医学影像诊断中心、血液透析中心、安宁疗护中心；⑭其他诊疗机构。

根据《中华人民共和国基本医疗卫生与健康促进法》，基本医疗卫生服务覆盖基本公共卫生服务和基本医疗服务。国家建立健全由基层医疗卫生机构、医院专业公共卫生机构等组成的城乡全覆盖、功能互补、连续协同的医疗卫生服务体系。医疗卫生服务体系包括功能不同的基层医疗卫生机构、医院、专业公共卫生机构。国家对医疗卫生机构实行分类管理，医疗卫生服务体系坚持以非营利性医疗卫生机构为主体、营利性医疗卫生机构为补充。

（三）医疗机构等级划分

为促进医院加强内涵建设，保证医疗安全，持续改进服务质量，提高医院管理水平和服务效率，统筹利用全社会医疗卫生资源，充分发挥医疗体系整体功能，国家卫生行政部门对医院规划级别的功能任务完成情况进行评价，以确定医院等级。对医院的分级管理，是依据医院规模、科研方向、人才技术力量、医疗硬件设备等进行的。根据《医疗机构基本标准（试行）》（卫医发〔1994〕第30号），医院分为一级、二级、三级。《医疗机构设置规划指导原则（2021—2025年）》中明确提出，医疗机构级别、类别、数量、规模及分布由地方各级卫生健康行政部门在制定规划时确定，综合考虑分级诊疗要求、支付能力、医疗服务可及性、转化成为服务需求的潜力，分年度预测、规划医疗服务需求，确定所需要的医疗机构级别。而医院评审的工作只评定医院的等次，根据《医院评审暂行办法》（卫医管发〔2011〕75号），各级医院评审结论分为甲等、乙等、不合格。

二、医疗机构药事管理的概念及内容

（一）医疗机构药事管理概念

医疗机构药事管理（institutional pharmaceutical administration）是指医疗机构以病人为中心，以临床药学为基础，对临床用药全过程进行有效的组织实施与管理，其中包括对药学部门（药房）的建设和管理，促进临床科学、合理用药的药学技术服务和相关的药品管理工作。

医疗机构药事管理具有专业性、实践性和服务性的特点。专业性是指医疗机构药事管理具有明显的药学专业技术的特征，只有专业技术人员才可以胜任。实践性是指医疗机构药事管理是各种管理职能和方法在医疗机构药事活动中的实际运用。服务性即为医疗机构药学服务工作的正常运行和不断发展提供保障，围绕医疗机构医疗服务的总目标，高质高效地向患者和社会提供医疗卫生保健的综合服务。

（二）医疗机构药事管理的内容

医疗机构药事管理和药学工作是医疗工作的重要组成部分，医疗机构应当根据《医疗机构药事管理规定》设置药事管理组织和药学部门，并以临床药学为基础，对临床用药全过程进行有效的组织实施与管理，促进临床科学、合理用药的药学技术服务和相关的药品管理工作。医疗机构药事管理是由若干互相联系、互相制约的部门管理和药学专业管理构成的一个整体。医疗机构的药事管理主要包括：

① 组织管理，包括医院药学实践的组织体制和结构、各项规章制度的建立，各类人员按比例配备，各级人员的职责设置等。

② 药物临床应用管理，对医疗机构临床诊断、预防和治疗疾病用药全过程实施监督管理，包括对药品安全性、有效性、经济性的监测、分析与评估；对药品不良反应、用药错误和药品损害事件进行监测、观察与记录，并上报上级。

③ 药剂管理，包括药品供应和采购、药品保管和贮存、药品调剂质量、静脉用药集中调配、制剂质量、处方调剂、处方管理以及本院基本用药目录的确定、采购计划的审定、库存量的控制等。

④ 药学专业技术人员配置与管理，包括了专业技术人员任职资格、任职人数和职责以及规范化培训的管理。

 知识拓展

加强医疗机构药事管理

加强医疗机构药事管理，是建立健全现代医院管理制度的重要内容，是加强医疗卫生服务综合监管的重要举措。近年来，我国药事管理不断加强，合理用药水平逐步提升。国家重视医疗机构药事管理水平的提升，加强医疗机构药事管理和药学服务，加大药品使用改革力度，全链条推进药品领域改革，提升医疗机构管理水平，促进合理用药，更好地保障人民健康，卫生健康委等部门出了《关于印发加强医疗机构药事管理促进合理用药的意见的通知》（国卫医发〔2020〕2号）。一是加强医疗机构药品配备管理，提出要规范医疗机构用药目录，完善医疗机构药品采购供应制度，完善药事管理与药物治疗学委员会制度；二是强化药品合理使用，要求加强医疗机构药品安全管理，提高医师临床合理用药水平，强化药师或其他药学技术人员对处方的审核，加强合理用药管理和绩效考核；三是拓展药学服务范围，加强医疗机构药学服务，发展居家社区药学服务，规范"互联网＋药学服务"；四是加强药学人才队伍建设，加强药学人才培养，合理体现药学服务价值，保障药师合理薪酬待遇；五是完善行业监管，开展药品使用检测和临床综合评价，加强合理用药监管，规范药品推广和公立医疗机构药房管理；六是强化组织实施。

（来源：中华人民共和国中央人民政府网站"国务院公报"2020年第18号 https：//www.gov.cn/gongbao/content/2020/content_5522549.htm.）

第二节　医疗机构药事管理机构

一、药事管理与药物治疗学委员会（组）

《医疗机构药事管理规定》（卫医政发〔2011〕11号）规定：二级以上医院应当设立药事管理与药物治疗学委员会（Pharmacy Administration and Drug Therapeutics Committee），其他医疗机构应当成立药事管理与药物治疗学组。

（一）药事管理与药物治疗学委员会（组）的人员

医疗机构负责人任药事管理与药物治疗学委员会（组）主任委员，药学和医务部门负责人任药事管理与药物治疗学委员会（组）副主任委员。二级以上医院药事管理与药物治疗学委员会委员由具有高级技术职务任职资格的药学、临床医学、护理和医院感染管理、医疗行政管理等人员组成。成立医疗机构药事管理与药物治疗学组的医疗机构由药学、医务、护理、医院感染、临床科室等部门负责人和具有药师、医师以上专业技术职务任职资格人员组成。

（二）药事管理与药物治疗学委员会（组）的职责

药事管理与药物治疗学委员会（组）应当建立健全相应的工作制度，日常工作由药学部门负责。主要工作职责如下：

① 贯彻执行医疗卫生及药事管理等有关法律、法规、规章，审核制定本机构药事管理和药学工作规章制度，并监督实施；

② 制定本机构药品处方集和基本用药供应目录；

③ 推动药物治疗相关临床诊疗指南和药物临床应用指导原则的制定与实施，监测、评估本机构药物使用情况，提出干预和改进措施，指导临床合理用药；

④ 分析、评估用药风险和药品不良反应、药品损害事件，提供咨询与指导；

⑤ 建立药品遴选制度，审核本机构临床科室申请的新购入药品、调整药品品种或供应企业和申报医院制剂等事宜；

⑥ 监督、指导麻醉药品、精神药品、医疗用毒性药品及放射性药品的临床使用与规范化管理；

⑦ 对医务人员进行有关药事管理法律法规、规章制度和合理用药知识教育培训；向公众宣传安全用药知识。

二、医疗机构药学部门

医疗机构药学部门（Pharmacy departments in medical institutions）（以下简称"药学部门"），是医疗机构中从事预防、诊断、治疗疾病所用药品的供应、调剂、制剂配制、质量监督检查等专业工作并提供临床药学服务的部门。

（一）药学部门的组织机构

随着现代医学的发展，特别是新药开发和临床药学的发展，传统的医院药房已不能适应现代药学的发展需要，医院药学部门已经从医技型科室逐步向临床职能型科室过渡，形成集药品供应、制剂、临床药学、药学服务、科研、管理于一体的综合型科室。

为实现深化医药卫生体制改革下药事工作职能的转变，《医疗机构药事管理规定》要求医疗机构应当根据本机构功能、任务、规模设置相应的药学部门，配备和提供与药学部门工作任务相适应的专业技术人员、设备和设施。三级医院设置药学部，并根据实际情况设置二级科室（如药剂科或临床药学科、制剂科、静脉用药调配中心等）；二级医院设置药剂科；其他医疗机构设置药房。通常三级医院药学部门设置的二级科室主要包括以下五个部门。

1. 药品供应科

负责药品采购、验收、养护、库存管理、药品价格调整管理、医保药品信息匹配及医疗机构药品网络信息管理工作。

2. 调剂药品科

下设门诊药房（中药房、西药房、急诊药房）和住院药房，可根据医院的需求设立麻醉药房、儿科药房，负责门诊患者、住院患者的用药调配工作，并提供药学咨询和其他药学技术服务。

3. 临床药学科

开展临床药师工作，承担药品不良反应报告与监测、药学信息咨询、处方点评、治疗药物浓度监测、药讯编辑，协助制定临床药物治疗方案，协助开展药物临床试验等工作，承担实习生及进修人员的教学指导工作。

4. 制剂室

下设制剂室、药检室、制剂研发室、静脉用药调配中心等，负责本医疗机构制剂的生产、检验、质量监督、制剂开发研究及静脉药物调配等工作。

5. 办公室

负责贯彻执行国家药事管理法律法规、部门规章，起草本机构药事管理规章制度、工作计划，并监督医疗机构各项药事管理制度的实施和执行；协调药学部门二级科室及医院其他部门的工作；组织对药学部门人员进行绩效考核、人员培训等。

医疗机构可以根据自身特点，新设、调整、合并药学部门的各二级科室，如有些医疗机构目前将静脉用药调配中心单独设置，有些放在临床药学科。同时为了加强医疗机构药事管理，建立医务、药学部门的协调机制和提高管理效能，要求"医疗机构医务部门应当指定专人负责与医疗机构药物治疗相关的行政事务管理工作"。

（二）药学部门的人员配备

医疗机构药学部门的人员配备是指在合理的组织结构基础上为不同的岗位选配合适的人员。人员配备的目标是：紧密结合组织中岗位与人员的特点，实现人员与功能的最佳组合，促进人员与医疗机构药学事业的不断发展。

1. 人员配备的基本原则

（1）功能需要原则

人员配备是为各个职位配备合适的人员，首先要满足组织功能的需要，因事择人。药学部是多功能的组织，既有供应药品和指导临床合理用药的服务功能，也有医疗机构制剂配制、静脉药物配制、药品质量控制、临床药学研究等功能，应根据任务量及各项任务的具体要求配备具有相应知识技能和工作能力的人力资源。

（2）能级对应原则

不同的岗位赋予人员不同的权力和责任，因而对人员的要求也不相同。各级人员的学历、资历、工作能力、素质都应与其所占据的职位相称，各个岗位配置称职的人员，才能做到人尽其才、各尽所能。

（3）比例合理原则

为了保证医院药学部门工作的正常开展，各类药学专业技术人员的比例应当合理。首先，医院临床医务人员与药学专业技术人员之间的比例应合理；其次，医院药学部门内部不同层次人员的比例应适当。

（4）动态发展原则

医院药学部门的人员配备应当随着医院药学工作范围的扩大、药学业务技术含量的提高而不断调整。医院药学部门人才结构调整可以通过自己培养或引进复合型人才实现，如既有药学专业技术背景，又具备信息科学技术的信息药师；也可以通过吸纳其他学科和专业的人才实现，如生物统计、大数据信息技术和生物医学工程等非药学专业人才。

2. 医院药学部门的人员编制及要求

根据我国卫生部于 2010 年 12 月颁布的《二、三级综合医院药学部门基本标准（试行）》及由卫生部、国家中医药管理局、中国人民解放军总后勤部卫生部于 2011 年 1 月 30 日发布的《医疗机构药事管理规定》规定，医疗机构药学部门的人员编制及要求有以下几点：

① 三级医院药学部、二级医院药剂科的药学专业技术人员数量均不得少于医院卫生专业技术人员总数的 8%；设置静脉用药调配中心、对静脉用药实行集中调配的药学部（药剂科），所需的人员以及药学部（药剂科）的药品会计、运送药品的工人，应当按照实际需要另行配备；

② 三级医院药学部的药学人员中具有高等医药院校临床药学专业或者药学专业全日制本科毕业以上学历的人员，应当不低于药学专业技术人员总数的 30%，二级医院药剂科的比例则不得低于 20%；

③ 三级医院药学部的药学专业技术人员中具有副高级以上药学专业技术职务任职资格的应当不低于 13%，教学医院应当不低于 15%，二级医院药剂科则不得低于 6%；

④ 医疗机构应当根据本机构性质、任务、规模配备适当数量的临床药师，三级医院临床药师不少于 5

名，二级医院临床药师不少于 3 名；

⑤ 三级医院药学部负责人应由具有药学专业或药学管理专业本科以上学历并具有本专业高级技术职务任职资格者担任；二级医院药剂科负责人应由具有药学专业或药学管理专业专科以上学历并具有本专业中级以上技术职务任职资格者担任；一级医院和其他医疗机构药房负责人应由具有药学专业中专以上学历并具有药师以上药学专业技术职务任职资格者担任。

3. 医院药学部门人员的职责分工

药学部门的人员分为行政管理人员、专业技术人员和辅助人员 3 大类。药学部门各类人员都必须接受过必要的教育或培训，取得与所从事业务相应的资格。行政管理人员指药学部门的正副主任、各专业科室的主管（药学部门的各专业科室应设科主任），全面负责药学部门的行政和业务技术管理工作，制定本医疗机构药学发展规划和各项管理制度并组织实施，对所属各业务科室进行检查、指导、监督、考核和必要的奖惩。

专业技术人员，即具有中专以上学历和专业技术职称的人员，是医疗机构药学工作的主体，主要是药士、药师、主管药师、副主任药师和主任药师系列的药学专业技术人员，承担着药学部各项关键性专业技术工作。

辅助人员是药学部通过合同方式聘用的非药学专业技术人员，如财会人员、勤杂人员等，在专业技术人员的指导下完成各项具体操作。

📖 知识拓展

医疗机构药师工作职责

1. 负责药品采购供应、处方或者用药医嘱审核、药品调剂、静脉用药集中调配和医院制剂配制，指导病房（区）护士请领、使用与管理药品。

2. 参与临床药物治疗，进行个体化药物治疗方案的设计与实施，开展药学查房工作，为患者提供药学专业技术服务。

3. 参加查房、会诊、病例讨论和疑难、危重患者的医疗救治，协同医师做好药物使用遴选工作，对临床药物治疗提出意见或调整建议，与医师共同对药物治疗负责。

4. 开展抗菌药物临床应用监测，实施处方点评与超常预警，促进药物的合理使用。

5. 开展药品质量监测、药品严重不良反应和药品损害的收集、整理、报告等工作。

6. 掌握与临床用药相关的药物信息，提供用药信息与药学咨询服务，向公众宣传合理用药知识。

7. 结合临床药物治疗实践，进行药学临床应用研究；开展药物利用评价和药物临床应用研究；参与新药临床试验和新药上市后安全性与有效性监测。

8. 其他与医院药学相关的专业技术工作。

第三节　医疗机构制剂管理

一、医疗机构制剂许可制度

（一）医疗机构制剂的发展与定义

制剂的历史可追溯到夏商时代，几千年来，制剂在治病救人中发挥了重要作用。古代太医院和诊所根据患者病情，配制丸、膏、散、汤等剂型制剂应用于临床治疗。制剂发展初期，剂型多、品种多、门槛低。医疗机构制剂在快速发展的过程中，也出现有些制剂药效不明、医院过于注重经济效益而盲目配制各种制剂等问题，为规范管理制剂，保证患者用药安全，《医疗机构制剂配制质量管理规范（试行）》和

《医疗机构制剂注册管理办法（试行）》明确规定了医疗机构制剂配制全过程进行质量控制并规范医疗机构制剂的申报与审批。随着《中华人民共和国药品管理法》的不断修订完善，医疗机构制剂的监管愈加严格。依据《药品管理法》，医疗机构制剂，是指医疗机构根据本单位临床需要经批准而配制、自用的固定处方制剂。医疗机构配制的制剂，应当是市场上没有供应的品种。医疗机构制剂作为市售药品的补充。

（二）医疗机构制剂许可制度

国家药品监督管理部门2001年发布了《医疗机构制剂配制质量管理规范（试行）》，药品监督管理部门依法对医疗机构制剂配制条件和配制过程等进行审查、许可、检查的监督管理。原国家食品药品监督管理局于2005年先后颁布了《医疗机构制剂配制监督管理办法（试行）》和《医疗机构制剂注册管理办法（试行）》，对医疗机构制剂的配制做出了明确规定：

一是医疗机构配制制剂应当经所在地省、自治区、直辖市人民政府药品监督管理部门批准，取得《医疗机构制剂许可证》，医疗机构制剂的申请人，应当是持有《医疗机构执业许可证》并取得《医疗机构制剂许可证》的医疗机构，未取得《医疗机构制剂许可证》或者《医疗机构制剂许可证》无相应制剂剂型的"医院"类别的医疗机构可以申请医疗机构中药制剂，但是必须同时提出委托配制制剂的申请。

二是医疗机构制剂实行注册管理制度，必须报送有关资料和样品，申请制剂所用的化学原料药及实施批准文号管理的中药材、中药饮片必须具有药品批准文号，并符合法定的药品标准。医疗机构制剂批准文号的格式为：X药制字H（Z）＋4位年号＋4位流水号。其中X是省、自治区、直辖市的简称，H是化学制剂的代号，Z是中药制剂的代号。医疗机构制剂批准文号的有效期为3年。医疗机构不再具有配制制剂的资格或者条件时，其取得的相应制剂批准文号自行废止，并由省、自治区、直辖市药品监督管理部门予以注销。

三是医疗机构应用传统工艺配制的中药制剂（以下简称"传统中药制剂"）实行备案管理，国家食品药品监督管理总局《关于对医疗机构应用传统工艺配制中药制剂实施备案管理的公告》（2018年第19号）规定，医疗机构应用传统工艺配制的中药制剂，取得《医疗机构制剂许可证》后，无须获得制剂批准文号，向医疗机构所在地省级药品监督管理局备案后即可配制。未取得《医疗机构制剂许可证》或者《医疗机构制剂许可证》无相应制剂剂型的医疗机构可委托符合条件的单位配制，但须同时向委托方所在地省级食品药品监督管理部门备案。传统中药制剂备案信息平台按备案顺序自动生成传统中药制剂备案号。

《关于对医疗机构应用传统工艺配制中药制剂实施备案管理的公告》（2018年第19号）规定的传统中药制剂包括：①由中药饮片经粉碎或仅经水或油提取制成的固体（丸剂、散剂、丹剂、锭剂等）、半固体（膏滋、膏药等）和液体（汤剂等）传统剂型；②由中药饮片经水提取制成的颗粒剂以及由中药饮片经粉碎后制成的胶囊剂；③由中药饮片用传统方法提取制成的酒剂、酊剂。

传统中药制剂备案号格式为：X药制备字Z＋4位年号＋4位顺序号＋3位变更顺序号（首次备案3位变更顺序号为000）。X为省份简称。

 教学案例

传统中药制剂备案实例

【备案号】鲁药制备字 Z20230118000
【制剂名称】七丹化瘀通络膏
【医疗机构名称】新泰孟氏医院
【配制单位名称】新泰孟氏医院
【剂型】膏药
【配制工艺路线】配制工艺：三七、丹参、骨碎补等十一味，酌予碎断，与食用植物油同置锅内炸至药枯（金银花后下），去渣，滤过，炼油。另取铅丹，加入油内，搅匀，收膏，将膏浸泡于水中。取膏，用文火熔化，分摊于布上，即得。
【功能主治】化瘀通络，消肿止痛。用于骨折筋伤、瘀血阻滞所致的肿胀疼痛、活动不利的辅助治疗。
【备案时间】2023年3月17日

二、医疗机构制剂的品种与管理

（一）医疗机构制剂的品种

《药品管理法》规定，医疗机构配制的制剂，应当是本单位临床需要而市场上没有供应的品种，并应当经所在地省、自治区、直辖市人民政府药品监督管理部门批准；但是法律对配制中药制剂另有规定的除外。《医疗机构制剂注册管理办法（试行）》规定，有下列情形之一的，不得作为医疗机构制剂申报：

① 市场上已有供应的品种；

② 含有未经国家食品药品监督管理局批准的活性成分的品种；

③ 除变态反应原外的生物制品；

④ 中药注射剂；

⑤ 中药、化学药组成的复方制剂；

⑥ 麻醉药品、精神药品、医疗用毒性药品、放射性药品；

⑦ 其他不符合国家有关规定的制剂。

药品监督管理部门关于医疗机构应用传统工艺配制中药制剂的管理规定，医疗机构所备案的传统中药制剂应与其《医疗机构执业许可证》所载明的诊疗范围一致。属于下列情形之一的，不得备案：

① 《医疗机构制剂注册管理办法（试行）》中规定的不得作为医疗机构制剂申报的情形；

② 与市场上已有供应品种相同处方的不同剂型品种；

③ 中药配方颗粒；

④ 其他不符合国家有关规定的制剂。

（二）医疗机构制剂使用管理

医疗机构制剂作为医疗机构根据本单位临床需要经批准而配制、自用的固定处方制剂，在保障临床用药需求方面发挥着积极的作用，也是新药开发的基础之一。国家不断加强对医疗机构制剂的规范管理，并积极鼓励医疗机构制剂向新药转化。《药品管理法》规定，医疗机构配制的制剂应当按照规定进行质量检验；合格的，凭医师处方在本单位使用。经国务院药品监督管理部门或者省、自治区、直辖市人民政府药品监督管理部门批准，医疗机构配制的制剂可以在指定的医疗机构之间调剂使用。医疗机构配制的制剂不得在市场上销售。

关于医疗机构中药制剂管理，为促进医疗机构中药制剂发展，2010年卫生部、国家中医药管理局、国家食品药品监督管理局联合发布了《关于印发加强医疗机构中药制剂管理意见的通知》（国中医药医政发〔2010〕39号），再次强调加强医疗机构中药制剂的使用管理，明确医疗机构中药制剂只能在本医疗机构内凭医师处方使用，不得在市场上销售或者通过互联网、邮购等变相销售，不得发布医疗机构中药制剂的宣传广告。

国家药品监督管理局在《关于进一步加强中药科学监管促进中药传承创新发展的若干措施》（国药监药注〔2023〕1号）中提到，优化医疗机构中药制剂管理，要采取以下措施。

1. 积极发挥医疗机构中药制剂作用

推动医疗机构采用大数据、人工智能、真实世界研究等技术手段，围绕临床定位、适用人群、用法用量、疗程以及体现中药作用特点和优势的评价指标等对医疗机构中药制剂开展研究。发挥人用经验对医疗机构中药制剂的安全性、有效性的支持作用，支持将疗效确切、特色优势明显、不良反应少的医疗机构中药制剂品种向新药转化。

2. 严格备案和调剂使用医疗机构中药制剂

严格按照规定开展医疗机构应用传统工艺配制中药制剂的备案管理工作，及时对已备案的医疗机构制剂进行资料核查和现场检查，必要时按照相关规定开展抽样检验。规范调剂使用医疗机构中药制剂，支持通过调剂在不同医疗机构内开展多中心临床研究。省级药品监督管理部门参照《药品生产质量管理规范》

等相关规定，规范和加强医疗机构中药制剂区域配制车间监管，严格监管其配制中药制剂的质量。

3. 加强医疗机构中药制剂不良反应监测

推动医疗机构建立和完善药物警戒体系，主动开展对医疗机构中药制剂疑似不良反应的监测、识别、评估和控制，必要时对医疗机构中药制剂的有效性、安全性开展研究和综合评价，对疗效不确切、不良反应大或者其他原因危害人体健康的，主动向所在地省级药品监督管理部门申请注销有关批准证明文件或注销备案。

 教学案例 ————

广东药监综合改革"岭南名方"项目持续推进　多方聚力推动院内中药制剂向新药转化

2022年9月29日，广东省药监局联合广东省医疗保障局、广东省中医药局联合发文，组织开展广东省医疗机构制剂"岭南名方"遴选试点工作，促进广东省医疗机构制剂创造性转化、创新性发展，深入发掘岭南中医药精华，逐步建立"岭南名方"品种库。主办方从申报的113个品种，经过资料审核、初选，层层把关，优中选优，遴选出18个入围品种。2023年7月9日，在广东省药监局主办的广东省医疗机构制剂"岭南名方"终选专家评选工作会议上，评选出广东省中医院复康宁胶囊、广州中医药大学第一附属医院助孕丸和清金得生片3个品种为广东省医疗机构制剂"岭南名方"，贞术调脂胶囊、心阳片、通腑醒神胶囊、伤科黄水、补肾强筋胶囊等5个品种被评选为"岭南名方"孵育品种，常通口服液等其他10个品种被评选为"岭南名方"入围品种。逐步建立"岭南名方"品种库，出台对"岭南名方"的支持政策，增加其普惠性和可及性，促进广东省医疗机构制剂质量提升及向新药转化。

思考与讨论 ————

如何促进医疗机构制剂向新药转化？

三、医疗机构制剂质量管理

国家药品监督管理局和省、自治区、直辖市药品监督管理局负责对医疗机构制剂进行质量监督。《药品管理法》规定，医疗机构配制制剂，应当有能够保证制剂质量的设施、管理制度、检验仪器和卫生环境，并按照经核准的工艺进行，所需的原料、辅料和包装材料等应当符合药用要求。根据《药品管理法》的规定，参照《药品生产质量管理规范》的基本原则，制定了《医疗机构制剂配制质量管理规范（试行）》（国家药品监督管理局令第27号）。

（一）机构与人员管理

医疗机构制剂配制应在药剂部门设制剂室、药检室和质量管理组织。机构与岗位人员的职责应明确，并配备具有相应素质及相应数量的专业技术人员。医疗机构制剂负责人对制剂质量负责。制剂室和药检室的负责人不得互相兼任。从事制剂配制操作及药检人员，应经专业技术培训，具有基础理论知识和实际操作技能。

（二）房屋与设施管理

为保证制剂质量，制剂室要远离各种污染源。周围的地面、路面、植被等不应对制剂配制过程造成污染。制剂室的房屋和面积必须与所配制的制剂剂型和规模相适应。应设工作人员更衣室。各工作间应按制剂工序和空气洁净度级别要求合理布局。一般区和洁净区分开；配制、分装与贴签、包装分开；内服制剂与外用制剂分开；无菌制剂与其他制剂分开。各种制剂应根据剂型需要，工序合理衔接，设置不同的操作间，按工序划分操作岗位。制剂室应具有与所配制剂相适应的物料、成品等库房，并有通风、防潮等设施。制剂室在设计和施工时，应考虑使用时便于进行清洁工作。根据制剂工艺要求，划分空气洁净度级别。洁净室（区）应有足够照度，主要工作间的照度宜为 300 勒克斯。洁净室（区）应维持一定的正压，并送入一定比例的新风。

（三）设备管理

设备的选型、安装应符合制剂配制要求，易于清洗、消毒或灭菌，便于操作、维修和保养，并能防止差错和减少污染；纯化水、注射用水的制备、储存和分配应能防止微生物的滋生和污染；储罐和输送管道所用材料应无毒、耐腐蚀，管道的设计和安装应避免死角、盲管；药品直接接触的设备表面应光洁、平整、易清洗或消毒、耐腐蚀；不与药品发生化学变化和吸附药品。设备所用的润滑剂、冷却剂等不得对药品和容器造成污染；设备应由专人管理，定期维修、保养，并作好记录。

（四）物料管理

制剂配制所用物料的购入、储存、发放与使用等应制定管理制度；制剂配制所用的物料应符合药用要求，不得对制剂质量产生不良影响；制剂配制所用的中药材应按质量标准购入，合理储存与保管；各种物料要严格管理：合格物料、待验物料及不合格物料应分别存放，并有易于识别的明显标志，不合格的物料，应及时处理；各种物料应按其性能与用途合理存放，对温度、湿度等有特殊要求的物料，应按规定条件储存，挥发性物料的存放，应注意避免污染其他物料，各种物料不得露天存放。

（五）卫生管理

制剂室应有防止污染的卫生措施和卫生管理制度，并由专人负责；配制间不得存放与配制无关的物品，配制中的废弃物应及时处理；配制间和制剂设备、容器等应有清洁规程，内容包括：清洁方法、程序、间隔时间、使用清洁剂或消毒剂、清洁工具的清洁方法和存放地点等；洁净室（区）应定期消毒；工作服的选材、式样及穿戴方式应与配制操作和洁净度级别要求相适应。洁净室工作服的质地应光滑、不产生静电、不脱落纤维和颗粒性物质。无菌工作服必须包盖全部头发、胡须及脚部，并能阻留人体脱落物，且不得混穿，不同洁净度级别房间使用的工作服应分别定期清洗、整理，必要时应消毒或灭菌，洗涤时不应带入附加的颗粒物质；洁净室（区）仅限于在该室的配制人员和经批准的人员进入，且进入人员不得化妆和佩戴饰物，不得裸手直接接触药品。配制人员应有健康档案，并每年至少体检一次。传染病、皮肤病患者和体表有伤口者不得从事制剂配制工作。

（六）文件管理

制剂室文件一般有记录、制度和各种操作规程等。制订文件应符合《药品管理法》和相关法律、法规、规章的要求；应建立文件的管理制度。使用的文件应为批准的现行文本，已撤销和过时的文件除留档备查外，不得在工作现场出现；文件的制订、审查和批准的责任应明确，并有责任人签名；有关配制记录和质量检验记录应完整归档，至少保存 2 年备查。制剂室应有下列文件：①《医疗机构制剂许可证》及申报文件，验收、整改记录；②制剂品种申报及批准文件；③制剂室年检、抽验及监督检查文件与记录。

医疗机构制剂室应包括配制管理、质量管理的各项制度和记录。包括：①制剂室操作间、设施和设备的使用、维护、保养等制度和记录；②物料的验收、配制操作、检验、发放、成品分发和使用部门及患者的反馈、投诉等制度和记录；③配制返工、不合格品管理、物料退库、报损、特殊情况处理等制度和记录；④留样观察制度和记录；⑤制剂室内外环境、设备、人员等卫生管理制度和记录；⑥《医疗机构制剂配制质量管理规范（试行）》和专业技术培训的制度和记录。

制剂配制管理文件主要有：①配制规程和标准操作规程；②配制记录。

配制制剂的质量管理文件主要有：①物料、半成品、成品的质量标准和检验操作规程；②制剂质量稳定性考察记录；③检验记录。

（七）配置管理

为防止制剂被污染和混淆，配制操作应采取下述措施：①每次配制后应清场，并填写清场记录；每次配制前应确认无上次遗留物；②不同制剂（包括同一制剂的不同规格）的配制操作不得在同一操作间同时进行；如确实无法避免时，必须在不同的操作台配制，并应采取防止污染和混淆的措施；③在配制过程中应防止称量、过筛、粉碎等可能造成粉末飞散而引起的交叉污染；④在配制过程中使用的容器须有标明物料名称、批号、状态及数量等的标志。

根据制剂配制规程选用工艺用水。工艺用水应符合质量标准并定期检验。根据验证结果，规定检验周期。每批制剂均应有一份能反映配制各个环节的完整记录。新制剂的配制工艺及主要设备应按验证方案进行验证。

（八）质量管理与自检

质量管理组织负责制剂配制全过程的质量管理。其主要职责为：制定质量管理组织任务、职责；决定物料和中间品能否使用；研究处理制剂重大质量问题；制剂经检验合格后，由质量管理组织负责人审查配制全过程记录并决定是否发放使用；审核不合格品的处理程序及监督实施。

医疗机构制剂质量管理组织应定期组织自检。自检应按预定的程序，按规定内容进行检查。自检应有记录并写出自检报告，包括评价及改进措施等。

（九）使用管理

医疗机构制剂应按药品监督管理部门制定的原则并结合剂型特点、原料药的稳定性和制剂稳定性试验结果规定使用期限。制剂配发必须有完整的记录或凭据。制剂在使用过程中出现质量问题时，制剂质量管理组织应及时进行处理，出现质量问题的制剂应立即收回，并填写收回记录。

第四节　医疗机构药品供应管理

一、药品采购

药品采购管理是指对医疗机构医疗、科研所需药品的供应渠道、采购程序、采购方式、采购计划及采购文件的管理，其主要目标是依法、规范、按需、适时地购进质量优良、价格合理的药品，保证药品的供应。

（一）药品采购管理的有关规定

《药品管理法》规定：①医疗机构应当从药品上市许可持有人或者具有药品生产、经营资格的企业购进药品；但是，购进未实施审批管理的中药材除外。②医疗机构购进药品，必须建立并执行进货检查验收制度，验明药品合格证明和其他标识；不符合规定要求的，不得购进和使用。③医疗机构购进药品，必须有真实、完整的药品购进记录。④医疗机构因临床急需进口少量药品的，经国务院药品监督管理部门或者国务院授权的省、自治区、直辖市人民政府批准，可以进口。进口的药品应当在指定医疗机构内用于特定医疗目的。

医疗机构应当根据《国家基本药物目录》《处方管理办法》《国家处方集》和《药品采购供应质量管理规范》等制订本机构《药品处方集》和《基本用药供应目录》，编制药品采购计划，按规定购入药品。①药学部门要掌握新药动态和市场信息，制订药品采购计划，加速周转，减少库存，保证药品供应。同时，做好药品成本核算和财务管理。②医疗机构必须从政府药品集中招标采购网上进行药品采购。药学部门要制定和规范药品采购工作程序，建立并执行药品进货检查验收制度，验明药品合格证明和其他标识，不符合规定要求的，不得购进和使用。③医疗机构临床使用的药品应当由药学部门统一采购供应。经药事管理与药物治疗学委员会（组）审核同意，核医学科可以购用、调剂本专业所需的放射性药品。其他科室或者部门不得从事药品的采购、调剂活动，不得在临床使用非药学部门采购供应的药品。

《国务院办公厅关于完善公立医院药品集中采购工作的指导意见》（国办发〔2015〕7号规定），坚持以省（自治区、直辖市）为单位的网上药品集中采购方向，实行一个平台、上下联动、公开透明、分类采购，采取招生产企业、招采合一、量价挂钩、双信封制、全程监控等措施，加强药品采购全过程综合监管，切实保障药品质量和供应。医院使用的所有药品（不含中药饮片）均应通过省级药品集中采购平台采购，采购周期原则上一年一次。医疗机构要与中标（入围）药品生产企业或其委托的批发企业签订药品购销合同，应当明确采购品种、剂型、规格、价格、数量、配送批量和时限、结算方式和结算时间等内容。合同约定的采购数量应是采购计划申报的一个采购周期的全部采购量。

2016年11月8日发布的《国务院深化医药卫生体制改革领导小组关于进一步推广深化医药卫生体制改革经验的若干意见》指出：公立医院药品采购逐步实行"两票制"。各地要因地制宜，逐步推行公立医疗机构药品采购"两票制"（生产企业到流通企业开一次发票，流通企业到医疗机构开一次发票），鼓励其他医疗机构推行"两票制"，减少药品流通领域中间环节，提高流通企业集中度，打击"过票洗钱"，降低药品虚高价格，净化流通环境。

（二）药品采购类型

1. 集采、国谈药品采购

对于国家组织集中带量采购中选药品、国家谈判药品及某省份组织和参加的省级（省际联盟）集中带量采购中选药品，省级药品集中采购平台按中选价格挂网，公立医疗机构按中选价格进行采购。鼓励医保定点民营医疗机构自愿参加集中带量采购，按中选价格进行采购。

2. 非集采、非国谈药品采购

以省级药品集中采购平台直接挂网目录中的非集采、非国谈药品的挂网价格为参考价，由医疗机构根据临床实际和使用需求自主选择采购，原则上成交价格不得高于该药品在省级药品集中采购平台的参考价。

3. 短缺药品采购

对于临床必需，列入国家及某省份《短缺药品清单》中的药品，由药品生产企业自主或委托经营企业申请挂网，医疗机构根据市场供需情况自主议价采购。

4. 备案采购

对于临床及科研必需，或应对自然灾害、重大疫情、重大事故等突发情况，但未在省级药品集中采购平台挂网的药品，允许医疗机构在完成本院采购使用审核后在省级药品集中采购平台自行备案采购，备案采购价格由医疗机构与供货企业自主议定。

二、药品保管

医疗机构应设立药品质量管理机构或配备质量管理人员，制定和执行药品保管制度，定期对贮存药品质量进行抽检。药品仓库应具备冷藏、防冻、防潮、避光、通风、防火、防虫、防鼠等适宜的仓储条件，以保证药品质量。

（一）建立并执行药品保管制度

建立药库人员岗位责任制、入库验收、在库养护、出库验发、有效期药品管理等制度。

（二）药品保管的主要措施

1. 分类储存

按药品的自然属性分类，按区、排、号进行科学储存。应做到以下几点。

（1）"六分开"

处方药与非处方药分开；基本医疗保险药品目录的药品与其他药品分开；内用药与外用药分开；性能

相互影响、容易串味的品种与其他药品分开；新药、贵重药品与其他药品分开；配制的制剂与外购药品分开。

（2）特殊药品储存

高警示药品、麻醉药品、第一类精神药品、放射性药品专库或专柜存放。

① 高警示药品的储存管理

a. 高警示药品是指一旦使用不当发生用药错误会对患者造成严重伤害甚至危及其生命的药品，应严格按照药品储存要求保存；高警示药品应专区存放、专人管理，不应与其他药品混合存放，应有警示标志；并对相似药品进行物理隔离和标注。

b. 加强高警示药品的效期管理，遵循先进先出原则，防止过期药品发给患者，确保药品安全有效。

c. 病区备用药品、操作用药品中的高警示药品储存管理遵循专区存放、专用标识、专人管理原则，严格做到基数管理和交接班管理。

d. 药学部门对病区高警示药品的存放、使用、数量定期进行检查，若发生高警示药品遗失、盗窃、误用等情况，管理和使用人员应立即报告科室负责人，科室负责人上报医院，并填写"高警示药品差错表"。

e. 高警示药品如需备存临床科室，应由科室负责人提出请领申请，药学部门认定其确需备存且具备相应的药品储存条件，报院领导批准后方可存放。药品请领由当班护理人员承担，不得由护工或患者家属代领。

 知识拓展

高警示药品种类：22 类高警示药品和 13 种高警示药品

1. 22 类高警示药品：（1）100mL 或更大体积的灭菌注射用水（供注射、吸入或冲洗用）；（2）茶碱类药物，静脉途径；（3）肠外营养制剂；（4）非肠道和口服化疗药；（5）高渗葡萄糖注射液（20% 或以上）；（6）抗心律失常药，静脉注射（如胺碘酮、利多卡因）；（7）抗血栓药（包括溶栓药、抗凝药、糖蛋白 IIb/IIIa 抑制剂和降纤药）；（8）口服降糖药；（9）氯化钠注射液（高渗，浓度 >0.9%）；（10）麻醉药，普通、吸入或静脉用（如丙泊酚）；（11）强心药，静脉注射（如米力农）；（12）神经肌肉阻断剂（如琥珀酰胆碱、罗库溴铵、维库溴铵）；（13）肾上腺素受体激动药，静脉注射（如肾上腺素）；（14）肾上腺素受体拮抗药，静脉注射（如普萘洛尔）；（15）小儿用口服的中度镇静药（如水合氯醛）；（16）胰岛素，皮下或静脉注射；（17）硬膜外或鞘内注射药；（18）对育龄人群有生殖毒性的药品，如阿维A胶囊、异维A酸片等；（19）造影剂，静脉注射；（20）镇痛药/阿片类药物；（21）脂质体药物（如两性霉素B脂质体）和传统的同类药物；（22）中度镇静药，静脉注射（如咪达唑仑）。

2. 13 种高警示药品：阿片酊、阿托品注射液（规格≥5mg/支）、高锰酸钾外用制剂、加压素、甲氨蝶呤（口服，非肿瘤用途）、硫酸镁注射液、浓氯化钾注射液、凝血酶冻干粉、肾上腺素（皮下注射）、缩宫素（静脉注射）、硝普钠注射液、异丙嗪（静脉注射）、注射用三氧化二砷。

［来源：中国药学会医院药学专业委员会《中国高警示药品推荐目录（2019 版）》］

② 麻醉药品、第一类精神药品的储存管理

a. 储存麻醉药品、第一类精神药品实行专人负责、专库（柜）加锁。对进出专库（柜）的麻醉药品、第一类精神药品建立专用账册，进出逐笔记录，内容包括：日期、凭证号、领用部门、品名、剂型、规格、单位、数量、批号、有效期、生产单位、发药人、复核人和领用人签字，做到账、物、批号相符。

b. 麻醉药品、第一类精神药品储存各环节应当指定专人负责，明确责任，交接班应当有记录。

c. 医疗机构内各病区、手术室等调配使用麻醉药品、第一类精神药品注射剂时应收回空安瓿，核对批号和数量，并作记录。剩余的麻醉药品、第一类精神药品应办理退库手续。收回的麻醉药品、第一类精神药品注射剂空安瓿、废贴由专人负责计数、监督销毁，并作记录。

d. 医疗机构对过期、损坏麻醉药品、第一类精神药品进行销毁时，应当向所在地卫生行政部门提出申请，在卫生行政部门监督下进行销毁，并对销毁情况进行登记。卫生行政部门接到医疗机构销毁麻醉药品、第一类精神药品申请后，应当在 5 日内到场监督医疗机构销毁行为。

e. 医疗机构麻醉、精神药品库必须配备保险柜，门、窗有防盗设施。有条件的医疗机构麻醉药品、第一类精神药品库应当安装报警装置。门诊、急诊、住院等药房设麻醉药品、第一类精神药品周转库（柜）的，应当配备保险柜，药房调配窗口、各病区、手术室存放麻醉药品、第一类精神药品应当配备必要的防盗设施。

f. 在储存、保管过程中发生麻醉药品、第一类精神药品丢失或者被盗、被抢的，发现骗取或者冒领麻醉药品、第一类精神药品的，应当立即向所在地卫生行政部门、公安机关、药品监督管理部门报告。

③ 放射性药品的储存管理：放射性药品包含放射性同位素，需要严格控制和保管，以确保人员和环境的安全。以下是放射性药品储存管理的一些基本原则和措施。

a. 放射性药品应该存放在专门的区域内，该区域应具备放射性材料的储存和使用所需的设施和条件。该区域应该远离人员密集区域，以减少放射性辐射对人员的危害。

b. 放射性药品储存区域应该具备足够的辐射屏蔽措施，以减少辐射对人员和周围环境的影响。这可能包括使用特殊的屏蔽材料、防护墙壁和屏蔽容器等。

c. 放射性药品的储存和使用通常需要特定的许可证和登记，以确保储存和使用符合相关法规和规定。这些许可证和登记文件应该定期更新和维护。

d. 放射性药品储存区域应该明确标识和标记，以提醒人员和访客注意放射性物质的存在。标识和标记应该符合国家和地区的标准，包括警示标志、标签和警示语等。

e. 放射性药品储存区域应该进行定期的检查和监测，以确保设施和设备的完好性和安全性。这可能包括辐射水平的监测、设备的定期校准和维护等。

f. 所有与放射性药品储存和使用相关的人员都应接受相关的培训和教育，了解安全操作和应急措施。他们应该明确了解放射性药品的性质、风险和正确的储存方法。

④ 危险性药品及易燃、易爆药品储存：危险性药品及易燃、易爆药品必须专库存放。

⑤ 不合格药品存放：过期、霉变等不合格药品存放于不合格药品区。

2. 针对影响药品质量的因素采取措施

采取必要的冷藏、防冻、防潮、避光、通风、防火、防虫、防鼠等措施，保证药品质量。

（1）易受光线影响变质药品（光敏性药物）的储存

① 光敏性药物应该存放在避光的地方，远离阳光或其他强光源。对于光线有较高敏感度的药品应存放于避光室内，避光室设置通风口，或者将药物存放在不透明的容器中或使用遮光袋包装。

② 光敏性药物的储存温度应根据药物的要求进行控制。一般来说，药物应在常温下储存，避免过高或过低的温度。避免存放在潮湿或高温的环境中，以免药物受潮或变质。

③ 药物容器应放置在稳定的位置，避免受到震动和振动。这有助于保持药物的稳定性和质量。

④ 光敏性药物的容器应保持密封，防止湿气的进入。使用药物后，要确保容器密封良好，以防止湿气和光线的影响。

⑤ 光敏性药物应单独存放，避免与其他药物或化学物质接触，以防止交叉污染。

⑥ 将光敏性药物进行标记，包括药物的名称、生产日期、有效期等信息。在存储药物时，要确保能够轻松识别和辨认药物。

⑦ 光敏性药物的储存管理应严格按照药物的使用说明进行操作。特别注意药物的储存条件和有效期限。

（2）易受湿度影响变质药品的储存

对易受湿度影响变质的药品，应控制药库湿度，相对湿度一般保持在 35%～75%。

（3）易受温度影响变质药品的储存

对易受温度影响变质的药品，应分库控制药库温度，冷库 2～8℃，阴凉库＜20℃，常温库 0～30℃。

（4）采取防虫、防鼠措施

药品的库房、药房等处要采取防虫和防鼠的相应措施。

3. 定期养护

定期对库存药品进行养护，防止变质失效。过期、失效、霉烂、虫蛀、变质的药品不得出库，应按有关规定及时处理。

（三）药品有效期的管理

药品有效期是指药品在规定的储存条件下能够保证质量合格的期限。《药品管理法》规定，超过有效期的药品为劣药。

1. 药品有效期的表示方法

《药品说明书和标签管理规定》（国家食品药品监督管理局令第 24 号）规定了药品有效期应当按年、月、日的顺序标注，年份用四位数字表示，月、日用两位数字表示。其具体标注格式为"有效期至××××年××月"，或者"有效期至××××年××月××日"，也可以用数字和符号表示为"有效期至××××．××．"，或者"有效期至××××/××/××"。

2. 有效期药品的管理

购进药品验收时应注意该药品入库要按批号堆放或上架，出库必须贯彻"先产先出、近期先出，按批号发货"的原则。若库存药品或病区小药柜药品过期，必须按制度单独存放、销毁，绝不能发给患者使用。

三、药品分级管理

建立和实施药品分级并作出相应的管理规定，可加强医疗机构药物临床应用管理，规范药物应用行为，提高药物应用水平，促进临床合理应用药物，保障医疗质量和医疗安全。目前，我国中国医药教育协会 2023 年 9 月 28 日发布的团体标准《医疗机构高警示药品风险管理规范》、国家卫生健康委员会发布的《新型抗肿瘤药物临床应用指导原则（2019 年版）》和《抗菌药物临床应用管理办法》，均明确提出了药品分级管理（表 9-1）。

表 9-1 我国药品分级管理现状

时间/年	制定机构	药品	分级原则	制定方法	具体分级
2023	中国医药教育协会	高警示药品	因用药错误给患者造成伤害严重程度来分级	制定团体标准《医疗机构高警示药品风险管理规范》	A 级高警示药品（风险最高）；B 级高警示药品（风险中等）；C 级高警示药品（风险最低）
2012	卫生部	抗菌药物	抗菌药物的安全性、疗效、细菌耐药性、价格等因素	抗菌药物分级管理目录由各省级卫生行政部门制定，报卫生部备案	1. 非限制使用级抗菌药物：指经长期临床应用证明安全、有效，对细菌耐药性影响较小，价格相对较低的抗菌药物。 2. 限制使用级抗菌药物：经长期临床应用证明安全、有效，对细菌耐药性影响较大，或者价格相对较高的抗菌药物。 3. 特殊使用级抗菌药物，即具有以下情形之一的抗菌药物：①具有明显或者严重不良反应，不宜随意使用的抗菌药物；②需要严格控制使用，避免细菌过快产生耐药的抗菌药物；③疗效、安全性方面的临床资料较少的抗菌药物；④价格昂贵的抗菌药物
2019	国家卫生健康委员会	新型抗肿瘤药物	药物适应证、药物可及性和肿瘤治疗价值	国家卫生健康委员会组织国家卫生健康委合理用药专家委员会牵头在《新型抗肿瘤药物临床应用指导原则（2018 年版）》基础上进行修订完善	普通使用级、限制使用级

第五节 医疗机构处方调剂业务管理

一、处方管理

（一）处方的定义

1. 处方

处方（prescription），是指由注册的执业医师和执业助理医师在诊疗活动中为患者开具的、由取得药学专业技术职务任职资格的药学专业技术人员审核、调配、核对，并作为患者用药凭证的医疗文书。

2. 处方的分类

医院使用处方主要有三类。

（1）**医师处方**

指由注册的执业医师和执业助理医师在诊疗活动中为患者开具的、由取得药学专业技术职务任职资格的药学专业技术人员审核、调配、核对，并作为患者用药凭证的医疗文书。包括医疗机构病区用药医嘱单。

（2）**协定处方**

指医生和药师根据临床医疗需要，结合本院用药实践，整理选定的一批处方，经药事管理与药物治疗学委员会（组）和院领导批准作为本院的常规处方。适于大量配制和储备，可控制药品的品种和质量，提高工作效率，减少患者取药等候时间。每个医院的协定处方仅限于在本单位使用。

（3）**法定处方**

指《中国药典》、局颁标准等收载的处方，具有法律约束力，在生产或医师开写法定制剂时，必须遵照法定处方的规定。

（二）处方的内容

按照国家卫生管理部门统一规定的处方标准，处方内容包括前记、正文及后记三个部分。

1. 前记

包括医疗机构名称、费别、患者姓名、性别、年龄、门诊或住院病历号，科别或病区和床位号、临床诊断、开具日期、电话/住址等。可添列特殊要求的项目。麻醉药品和第一类精神药品处方还应当包括患者身份证明编号，代办人姓名、身份证明编号。

2. 正文

以 Rp 或 R（拉丁文 recipe "请取"的缩写）标示，分列药品名称、剂型、规格、数量、用法用量。

3. 后记

医师签名或者加盖专用签章，药品金额以及审核、调配、核对、发药药师签名或者加盖专用签章等。

（三）处方的格式及书写规则

1. 处方的格式

根据国家卫生行政管理部门规定的处方标准，处方格式由各省、自治区、直辖市的卫生行政部门统一制定，处方由医疗机构按照规定的标准和格式印刷。普通处方的印刷用纸为白色。急诊处方印刷用纸为淡黄色，右上角标注"急诊"。儿科处方印刷用纸为淡绿色，右上角标注"儿科"。麻醉药品和第一类精神药品处方印刷用纸为淡红色，右上角标注"麻、精一"。第二类精神药品处方印刷用纸为白色，右上角标注"精二"。

2. 处方书写规则

处方书写应当符合下列规则。

① 患者一般情况、临床诊断填写清晰、完整，并与病历记载相一致。

② 每张处方限于一名患者的用药。

③ 字迹清楚，不得涂改；如需修改，应当在修改处签名并注明修改日期。

④ 药品名称应当使用规范的中文名称书写，没有中文名称的可以使用规范的英文名称书写；医疗机构或者医师、药师不得自行编制药品缩写名称或者使用代号；书写药品名称、剂量、规格、用法、用量要准确规范，药品用法可用规范的中文、英文、拉丁文或者缩写体书写，但不得使用"遵医嘱"、"自用"等含糊不清字句。

⑤ 患者年龄应当填写实足年龄，新生儿、婴幼儿写日、月龄，必要时要注明体重。

⑥ 西药和中成药可以分别开具处方，也可以开具一张处方，中药饮片应当单独开具处方。

⑦ 开具西药、中成药处方，每一种药品应当另起一行，每张处方不得超过5种药品。

⑧ 中药饮片处方的书写，一般应当按照"君、臣、佐、使"的顺序排列；调剂、煎煮的特殊要求注明在药品右上方，并加括号，如布包、先煎、后下等；对饮片的产地、炮制有特殊要求的，应当在药品名称之前写明。

⑨ 药品用法用量应当按照药品说明书规定的常规用法用量使用，特殊情况需要超剂量使用时，应当注明原因并再次签名。

⑩ 除特殊情况外，应当注明临床诊断。

⑪ 开具处方后的空白处划一斜线以示处方完毕。

⑫ 处方医师的签名式样和专用签章应当与院内药学部门留样备查的式样相一致，不得任意改动，否则应当重新登记留样备案。

⑬ 药品剂量与数量用阿拉伯数字书写。剂量应当使用法定剂量单位：重量以克（g）、毫克（mg）、微克（μg）、纳克（ng）为单位；容量以升（L）、毫升（mL）为单位；国际单位（IU）、单位（U）；中药饮片以克（g）为单位；片剂、丸剂、胶囊剂、颗粒剂分别以片、丸、粒、袋为单位；溶液剂以支、瓶为单位；软膏及乳膏剂以支、盒为单位；注射剂以支、瓶为单位，应当注明含量；中药饮片以剂为单位。

（四）处方权限

1. 处方权的获得

① 经注册的执业医师在执业地点取得相应的处方权。医师应当在注册的医疗机构签名留样或者专用签章备案后，方可开具处方。

② 经注册的执业助理医师在医疗机构开具的处方，应当经所在执业地点执业医师签名或加盖专用签章后方有效。经注册的执业助理医师在乡、民族乡、镇、村的医疗机构独立从事一般的执业活动，可以在注册的执业地点取得相应的处方权。

③ 试用期人员开具处方，应当经所在医疗机构有处方权的执业医师审核并签名或加盖专用签章后方有效。进修医师由接收进修的医疗机构对其胜任本专业工作的实际情况进行认定后授予相应的处方权。

2. 特殊管理药品处方权的获得

医疗机构应当按照有关规定，对本机构执业医师和药师进行麻醉药品和精神药品使用知识和规范化管理的培训。执业医师经考核合格后取得麻醉药品和第一类精神药品的处方权，药师经考核合格后取得麻醉药品和第一类精神药品调剂资格。医师取得麻醉药品和第一类精神药品处方权后，方可在本机构开具麻醉药品和第一类精神药品处方，但不得为自己开具该类药品处方。药师取得麻醉药品和第一类精神药品调剂资格后，方可在本机构调剂麻醉药品和第一类精神药品。

（五）处方的开具

1. 处方依据

医师应当根据医疗、预防、保健需要，按照诊疗规范、药品说明书中的药品适应证、药理作用、用法、用量、禁忌、不良反应和注意事项等开具处方。开具医疗用毒性药品、放射性药品的处方应当严格遵守有关法律、法规和规章的规定。

医疗机构应当根据本机构性质、功能、任务，制定药品处方集。医疗机构应当按照经药品监督管理部门批准并公布的药品通用名称购进药品。同一通用名称药品的品种，注射剂型和口服剂型各不得超过 2 种，处方组成类同的复方制剂 1~2 种。因特殊诊疗需要使用其他剂型和剂量规格药品的情况除外。

2. 处方药品名称

医师开具处方应当使用经药品监督管理部门批准并公布的药品通用名称、新活性化合物的专利药品名称和复方制剂药品名称。医师开具院内制剂处方时应当使用经省级卫生行政部门审核、药品监督管理部门批准的名称。医师可以使用由国家卫生行政部门公布的药品习惯名称开具处方。

3. 特殊管理药品

医师应当按照国家卫生行政部门制定的麻醉药品和精神药品临床应用指导原则，开具麻醉药品、第一类精神药品处方。

门（急）诊癌症疼痛患者和中、重度慢性疼痛患者需长期使用麻醉药品和第一类精神药品的，首诊医师应当亲自诊查患者，建立相应的病历，要求其签署《知情同意书》。病历中应当留存下列材料复印件：①二级以上医院开具的诊断证明；②患者户籍簿、身份证或者其他相关有效身份证明文件；③为患者代办人员身份证明文件。

除需长期使用麻醉药品和第一类精神药品的门（急）诊癌症疼痛患者和中、重度慢性疼痛患者外，麻醉药品注射剂仅限于医疗机构内使用。医疗机构应当要求长期使用麻醉药品和第一类精神药品的门（急）诊癌症患者和中、重度慢性疼痛患者，每 3 个月复诊或者随诊一次。

4. 处方限量

为防止医疗事故及资源浪费，每张处方的药品均有限量要求。

（1）一般药品处方限量

处方一般不得超过 7 日用量；急诊处方一般不得超过 3 日用量。

对于某些慢性病、老年病或特殊情况，处方用量可适当延长，但医师应当注明理由。国家卫生健康委员会办公厅、国家医疗保障局办公室在 2021 年出台的《长期处方管理规范（试行）》（国卫办医发〔2021〕17 号）规定，治疗慢性病的一般常用药品可用于长期处方；根据患者诊疗需要，长期处方的处方量一般在 4 周内；根据慢性病特点，病情稳定的患者适当延长，最长不超过 12 周。超过 4 周的长期处方，医师应当严格评估，强化患者教育，并在病历中记录，患者通过签字等方式确认。

（2）特殊管理药品处方限量

为门（急）诊患者及癌症疼痛患者和中、重度慢性疼痛患者开具的特殊管理药品处方限量如表 9-2 所示。

表 9-2　特殊管理药品处方限量

分类	剂型	门（急）诊普通患者	门（急）诊癌症疼痛，中、重度慢性疼痛患者	住院患者
麻醉药品、第一类精神药品	注射剂	一次常用量	不得超过 3 日常用量	1 日常用量，逐日开具
	控缓释制剂	不得超过 7 日常用量	不得超过 15 日常用量	
	其他剂型	不得超过 3 日常用量	不得超过 7 日常用量	
第二类精神药品	所有剂型	不得超过 7 日常用量；对于慢性病或某些特殊情况的患者，处方用量可以适当延长，医师应当注明理由		—

分类	剂型	门(急)诊普通患者	门(急)诊癌症疼痛,中、重度慢性疼痛患者	住院患者
特殊规定	哌甲酯(精一)用于治疗儿童多动症时,每张处方不得超过15日常用量			
	盐酸二氢埃托啡(麻)处方为一次常用量,仅限于二级以上医院内使用			
	盐酸哌替啶(麻)处方为一次常用量,仅限于医疗机构内使用			

5. 处方有效期

处方开具当日有效。特殊情况下需延长有效期的,由开具处方的医师注明有效期限,但有效期最长不得超过3天。

6. 电子处方

医师利用计算机开具、传递普通处方时,应当同时打印出纸质处方,其格式与手写处方一致;打印的纸质处方经签名或者加盖签章后有效。药师核发药品时,应当核对打印的纸质处方,无误后发给药品,并将打印的纸质处方与计算机传递处方同时收存备查。

(六)处方的点评制度

根据2010年卫生部发布的《医院处方点评管理规范(试行)》(卫医管发〔2010〕28号),处方点评是根据相关法规、技术规范,对处方书写的规范性及药物临床使用的适宜性(用药适应证、药物选择、给药途径、用法用量、药物相互作用、配伍禁忌等)进行评价,发现存在或潜在的问题,制定并实施干预和改进措施,促进临床药物合理应用的过程。

1. 组织管理

医院处方点评工作在医院药事管理与药物治疗学委员会(组)和医疗质量管理委员会领导下,由医院医疗管理部门和药学部门共同组织实施。医院应当根据本医院的性质、功能、任务、科室设置等情况,在药事管理与药物治疗学委员会(组)下建立由医院药学、临床医学、临床微生物学、医疗管理等多学科专家组成的处方点评专家组,为处方点评工作提供专业技术咨询。

医院药学部门成立处方点评工作小组,负责处方点评的具体工作。处方点评工作小组成员应当具备以下条件。

① 具有较丰富的临床用药经验和合理用药知识。

② 具备相应的专业技术任职资格:二级及以上医院处方点评工作小组成员应当具有中级以上药学专业技术职务任职资格,其他医院处方点评工作小组成员应当具有药师以上药学专业技术职务任职资格。

2. 处方点评的实施

(1)处方点评方法

医院药学部门应当会同医疗管理部门,根据医院诊疗科目、科室设置、技术水平、诊疗量等实际情况,确定具体抽样方法和抽样率,其中门(急)诊处方的抽样率不应少于总处方量的0.1%,且每月点评处方绝对数不应少于100张;病房(区)医嘱单的抽样率(按出院病历数计)不应少于1%,且每月点评出院病历绝对数不应少于30份。

医院处方点评小组应当按照确定的处方抽样方法随机抽取处方,并按照"处方点评工作表"对门急诊处方进行点评;病房(区)用药医嘱的点评应当以患者住院病历为依据,实施综合点评,点评表格由医院根据本院实际情况自行制定。

(2)处方点评要求

处方点评工作应坚持科学、公正、务实的原则,有完整、准确的书面记录,并通报临床科室和当事人。有条件的医院应当利用信息技术建立处方点评系统,逐步实现与医院信息系统的联网与信息共享。处方点评小组在处方点评工作过程中发现不合理处方,应当及时通知医疗管理部门和药学部门。

(3)专项处方点评

三级以上医院应当逐步建立健全专项处方点评制度。专项处方点评是医院根据药事管理和药物临床应用管理的现状和存在的问题，确定点评的范围和内容，对特定的药物或特定疾病的药物（如国家基本药物、血液制品、中药注射剂、肠外营养制剂、抗菌药物、辅助治疗药物、激素等临床使用及超说明书用药、肿瘤患者和围手术期用药等）使用情况进行的处方点评。

3. 处方点评的结果

处方点评结果分为合理处方和不合理处方。不合理处方包括不规范处方、用药不适宜处方及超常处方。

（1）不规范处方

有下列情况之一的，应当判定为不规范处方：

① 处方的前记、正文、后记内容缺项，书写不规范或者字迹难以辨认的；

② 医师签名、签章不规范或者与签名、签章的留样不一致的；

③ 药师未对处方进行适宜性审核的（处方后记的审核、调配、核对、发药栏目无审核调配药师及核对发药药师签名，或者单人值班调剂未执行双签名规定）；

④ 新生儿、婴幼儿处方未写明日、月龄的；

⑤ 西药、中成药与中药饮片未分别开具处方的；

⑥ 未使用药品规范名称开具处方的；

⑦ 药品的剂量、规格、数量、单位等书写不规范或不清楚的；

⑧ 用法、用量使用"遵医嘱"、"自用"等含糊不清字句的；

⑨ 处方修改未签名并注明修改日期，或药品超剂量使用未注明原因和再次签名的；

⑩ 开具处方未写临床诊断或临床诊断书写不全的；

⑪ 单张门急诊处方超过五种药品的；

⑫ 无特殊情况下，门诊处方超过 7 日用量，急诊处方超过 3 日用量，慢性病、老年病或特殊情况下需要适当延长处方用量未注明理由的；

⑬ 开具麻醉药品、精神药品、医疗用毒性药品、放射性药品等特殊管理药品处方未执行国家有关规定的；

⑭ 医师未按照抗菌药物临床应用管理规定开具抗菌药物处方的；

⑮ 中药饮片处方药物未按照"君、臣、佐、使"的顺序排列，或未按要求标注药物调剂、煎煮等特殊要求的。

（2）用药不适宜处方

有下列情况之一的，应当判定为用药不适宜处方：

① 适应证不适宜的；

② 遴选的药品不适宜的；

③ 药品剂型或给药途径不适宜的；

④ 无正当理由不首选国家基本药物的；

⑤ 用法、用量不适宜的；

⑥ 联合用药不适宜的；

⑦ 重复给药的；

⑧ 有配伍禁忌或者不良相互作用的；

⑨ 其他用药不适宜情况的。

（3）超常处方

有下列情况之一的，应当判定为超常处方：

① 无适应证用药；

② 无正当理由开具高价药的；

③ 无正当理由超说明书用药的；

④ 无正当理由为同一患者同时开具 2 种以上药理作用相同药物的。

4. 处方点评结果的应用与持续改进

医院药学部门应当会同医疗管理部门对处方点评小组提交的点评结果进行审核，定期公布处方点评结果，通报不合理处方；根据处方点评结果，对医院在药事管理、处方管理和临床用药方面存在的问题，进行汇总和综合分析评价，提出质量改进建议，并向医院药事管理与药物治疗学委员会（组）和医疗质量管理委员会报告；发现可能造成患者损害的，应当及时采取措施，防止损害发生。

医院药事管理与药物治疗学委员会（组）和医疗质量管理委员会应当根据药学部门会同医疗管理部门提交的质量改进建议，研究制定有针对性的临床用药质量管理和药事管理改进措施，并责成相关部门和科室落实质量改进措施，提高合理用药水平，保证患者用药安全。各级卫生行政部门和医师定期考核机构，应当将处方点评结果作为重要指标纳入医院评审评价和医师定期考核指标体系。医院应当将处方点评结果纳入相关科室及其工作人员绩效考核和年度考核指标，建立健全相关的奖惩制度。

5. 处方点评的监督管理

各级卫生行政部门应当加强对辖区内医院处方点评工作的监督管理，对不按规定开展处方点评工作的医院应当责令改正。卫生行政部门和医院应当对开具不合理处方的医师，采取教育培训、批评等措施；对于开具超常处方的医师按照《处方管理办法》的规定予以处理；一个考核周期内 5 次以上开具不合理处方的医师，应当认定为医师定期考核不合格，离岗参加培训；对患者造成严重损害的，卫生行政部门应当按照相关法律、法规、规章给予相应处罚。药师未按规定审核处方、调剂药品、进行用药交代或未对不合理处方进行有效干预的，医院应当采取教育培训、批评等措施；对患者造成严重损害的，卫生行政部门应当依法给予相应处罚。医院因不合理用药对患者造成损害的，按照相关法律、法规处理。

（七）处方的保存

处方由调剂处方药品的医疗机构妥善保存。普通处方、急诊处方、儿科处方保存期限为 1 年，医疗用毒性药品、第二类精神药品处方保存期限为 2 年，麻醉药品和第一类精神药品处方保存期限为 3 年。处方保存期满后，经医疗机构主要负责人批准、登记备案，方可销毁。

二、调剂工作概述

（一）调剂的概述

1. 调剂的定义

调剂（dispensing）又称为调配处方，通常称为配药、配方或发药，是指药师从接收处方到交付患者药品的全过程。调剂是专业性、技术性、管理性、法律性、事务性、经济性综合一体的活动过程，也是药师、医师、护士、患者（或患者家属）等协同活动的过程。

2. 调剂人员资格要求

按照《处方管理办法》规定，取得药学专业技术职务任职资格的人员方可从事处方调剂工作。药师在执业的医疗机构取得处方调剂资格。药师签名或者专用签章式样应当在本机构留样备查。具有药师以上专业技术职务任职资格的人员负责处方审核、评估、核对、发药以及安全用药指导；药士从事处方调配工作。药师应当凭医师处方调剂处方药品，非经医师处方不得调剂。

🌐 **思政材料 9-2**

严谨的科学精神

段胜如，生于 1921 年，与中国共产党同龄，师从我国著名中医骨伤科专家杜自明，曾任中国中医科学院广安门医院骨科主任。他对工作就就业业、一丝不苟，对患者一片爱心、高度负责，对技术严谨科学、精益求精，对祖国医学赤诚热爱、努力传承，是新中国中医药事业发展的见证人，是我国中医正骨学界的带头人。（来源：学习强国）

（二）调剂的流程与步骤

1. 调剂活动的流程（前置审方）

调剂活动的流程如图 9-1 所示。

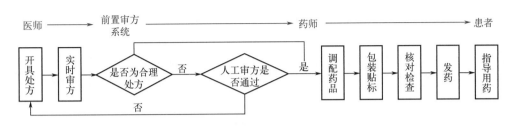

图 9-1　调剂活动流程图

2. 调剂工作的步骤

医疗机构药学部的调剂工作大体可分为门诊调剂（包括急诊调剂）、住院部调剂、中药配方三部分。调剂的过程如下。

（1）审核处方

前置审方系统辅助药师对处方进行实时审核，对不合理用药实施拦截和干预。

（2）调配药品

调剂处方时必须做到"四查十对"，即查处方，对科别、姓名、年龄；查药品，对药名、剂型、规格、数量；查配伍禁忌，对药品性状、用法用量；查用药合理性，对临床诊断。

（3）包装与贴标签

正确书写药袋或粘贴标签，注明患者姓名和药品名称、用法、用量，包装。

（4）核对处方

仔细查对所取药品与处方药品是否一致。

（5）发药

向患者（或病房护士）交付药品时，按照药品说明书或者处方用法，进行用药交代与指导，包括每种药品的用法、用量、注意事项等。

📖 **知识拓展**

前置审方系统

《医疗机构处方审核规范》中第八条要求，医疗机构应当积极推进处方审核信息化，通过信息系统为处方审核提供必要的信息，如电子处方，以及医学相关检查、检验学资料、现病史、既往史、用药史、过敏史等电子病历信息。信息系统内置审方规则应当由医疗机构制定或经医疗机构审核确认，并有明确的临床用药依据来源。

前置审方系统主要由基础数据库、规则自维护、事前实时审核和事后处方点评四部分组成。基础数据库包括自定义审查规则、药品适应证以及药物相互作用等数据，例如药品说明书、中国药典、国家药品监督管理局官方网站发文以及相关指南、专家共识等。规则自维护是医院从医生、患者、诊断、药品、医院管理等多个方面按需制定规则。事前实时审核以通用规则和自维护规则共同组成的审方知识库为审核依据，对门诊处方实时审核。事后处方点评采用自动点评和人工点评相结合的方式。闲时系统自动从医院信息系统（HIS）抽取全部处方自动点评；药师点评时只需从已经完成自动点评的处方中筛选点评。人工点评与自动点评不一致的处方，经讨论分析后，优化审核规则。

前置审方系统借助信息化手段，从源头上对用药问题进行把关，具有实时、高效、全样本审核的特点，更有利于保障患者安全合理用药。目前，前置审方系统已经广泛应用于各大医疗机构，提升了医疗机构的合理用药水平。

三、调剂业务管理

（一）处方审核

根据国家卫生健康委员会等 3 部门联合制定的《医疗机构处方审核规范》（国卫办医发〔2018〕14号），处方审核是指药学专业技术人员运用专业知识与实践技能，根据相关法律法规、规章制度与技术规范等，对医师在诊疗活动中为患者开具的处方，进行合法性、规范性和适宜性审核，并作出是否同意调配发药决定的药学技术服务。审核的处方包括纸质处方、电子处方和医疗机构病区用药医嘱单。

1. 审核人员

从事处方审核的药学专业技术人员（以下简称"药师"）应当满足以下条件：

① 取得药师及以上药学专业技术职务任职资格；

② 具有 3 年及以上门（急）诊或病区处方调剂工作经验，接受过处方审核相应岗位的专业知识培训并考核合格。

2. 审核依据及流程

（1）审核依据

处方审核常用临床用药依据：国家药品管理相关法律法规和规范性文件，临床诊疗规范、指南，临床路径，药品说明书，国家处方集等。

医疗机构可以结合实际，由药事管理与药物治疗学委员会充分考虑患者用药安全性、有效性、经济性、依从性等综合因素，参考专业学（协）会及临床专家认可的临床规范、指南等，制订适合本机构的临床用药规范、指南，为处方审核提供依据。

（2）处方审核流程

① 药师接收待审核处方，对处方进行合法性、规范性、适宜性审核。

② 若经审核判定为合理处方，药师在纸质处方上手写签名（或加盖专用印章）、在电子处方上进行电子签名，处方经药师签名后进入收费和调配环节。

③ 若经审核判定为不合理处方，由药师负责联系处方医师，请其确认或重新开具处方，并再次进入处方审核流程。若发现严重不合理用药或者用药错误，应当拒绝调剂，及时告知处方医师，并应当记录，按照有关规定报告。

3. 审核内容

（1）合法性审核

① 处方开具人是否根据《中华人民共和国执业医师法》取得医师资格，并执业注册。

② 处方开具时，处方医师是否根据《处方管理办法》在执业地点取得处方权。

③ 麻醉药品、第一类精神药品、医疗用毒性药品、放射性药品、抗菌药物等药品处方，是否由具有相应处方权的医师开具。

（2）规范性审核

① 处方是否符合规定的标准和格式，处方医师签名或加盖的专用签章有无备案，电子处方是否有处方医师的电子签名。

② 处方前记、正文和后记是否符合《处方管理办法》等有关规定，文字是否正确、清晰、完整。

③ 内容是否规范。

a. 年龄应当为实足年龄，新生儿、婴幼儿应当写日、月龄，必要时要注明体重。

b. 中药饮片、中药注射剂要单独开具处方。

c. 开具西药、中成药处方，每一种药品应当另起一行，每张处方不得超过 5 种药品。

d. 药品名称应当使用经药品监督管理部门批准并公布的药品通用名称、新活性化合物的专利药品名称和复方制剂药品名称，或使用由原卫生部公布的药品习惯名称；医院制剂应当使用药品监督管理部门正式批准的名称。

e. 药品剂量、规格、用法、用量准确清楚，符合《处方管理办法》规定，不得使用"遵医嘱""自用"等含糊不清字句。

f. 普通药品处方量及处方有效期符合《处方管理办法》的规定，抗菌药物、麻醉药品、精神药品、医疗用毒性药品、放射药品、易制毒化学品等的使用符合相关管理规定。

g. 中药饮片、中成药的处方书写应当符合《中药处方格式及书写规范》。

（3）用药适宜性审核

① 西药及中成药处方，应当审核以下项目：

a. 处方用药与诊断是否相符；

b. 规定必须做皮试的药品，是否注明过敏试验及结果的判定；

c. 处方剂量、用法是否正确，单次处方总量是否符合规定；

d. 选用剂型与给药途径是否适宜；

e. 是否有重复给药和相互作用情况，包括西药、中成药、中成药与西药、中成药与中药饮片之间是否存在重复给药和有临床意义的相互作用；

f. 是否存在配伍禁忌；

g. 是否有用药禁忌，儿童、老年人、孕妇及哺乳期妇女、脏器功能不全患者用药是否有禁忌使用的药物，患者用药是否有食物及药物过敏史禁忌证、诊断禁忌证、疾病史禁忌证与性别禁忌证；

h. 溶剂的选择、用法用量是否适宜，静脉输注的药品给药速度是否适宜；

i. 是否存在其他用药不适宜情况。

② 中药饮片处方，应当审核以下项目：

a. 中药饮片处方用药与中医诊断（病名和证型）是否相符；

b. 饮片的名称、炮制品选用是否正确，煎法、用法、脚注等是否完整、准确；

c. 毒麻贵细饮片是否按规定开方；

d. 特殊人群如儿童、老年人、孕妇及哺乳期妇女、脏器功能不全患者用药是否有禁忌使用的药物；

e. 是否存在其他用药不适宜情况，如"十八反"和"十九畏"。

4. 审核质量管理

（1）质量管理方式

处方审核质量管理以自我监测评价为主，以行政部门干预评价为辅。

医疗机构应当在医院药事管理与药物治疗学委员会（组）和医疗质量管理委员会领导下设立处方审核质量管理小组或指定专（兼）职人员，定期对机构内处方审核质量开展监测与评价，包括对信息系统审核的处方进行抽查，发现问题及时改进。

县级以上卫生健康行政部门（含中医药主管部门）可以组织或委托第三方对其核发《医疗机构执业许可证》的医疗机构处方审核质量进行检查评价。

（2）处方审核全过程质量管理机制

建立处方审核质量监测指标体系，对处方审核的数量、质量、效率和效果等进行评价。至少包括处方审核率、处方干预率、处方合理率等。

① 审核过程追溯机制：医疗机构应当保证处方审核的全过程可以追溯，特别是针对关键流程的处理应当保存相应的记录。

② 审核反馈机制：建立不合理处方的反馈机制，并有相应的记录。

③ 审核质量改进机制：针对处方审核，建立质量改进机制，并有相应的措施与记录。

（二）调剂室的配方发药方式

1. 门（急）诊配方发药方式

门诊和急诊调剂工作面对的是流动的患者。门诊调剂工作特点是：作业量大，对调剂的速度要求高。急诊调剂工作特点是：救治紧急性、需要应急作业，工作的重点在于充分做好应对突发事件的应急准备，尤其是保障急救药品的供应。门（急）诊调剂工作应当根据医院门诊量和调配处方量，选择适宜的配方方法。主要有以下四种发药方式。

（1）独立配方法

独立配方法即从收方、审方、配方、贴签、核对到发药均由一位药师完成。优点是节省人力、责任清楚。由于由一人独立配方，从程序上不易纠正可能发生的差错，因此，对调剂人员的要求比较高。独立配方发药方法一般适用于小药房和急诊药房的调剂工作。

（2）流水作业配方法

流水作业配方法即多人协同完成整个收方发药过程，通常由 1 人收方和审查处方，1～2 人调配处方、取药，另设 1 人专门核对和发药。这种方法适用于大医院门诊调剂室以及候药患者比较多的情况。流水作业必须规范配方制度，以确保配方的准确性和高效率。

（3）综合法

综合法是独立配方与流水作业结合的方法，每个发药窗口配备 2 名调剂药师，1 人负责收方、审查处方和核对发药，另外 1 人负责配方。这种配方方法效率高、差错少、人员占用数量合适，符合调剂工作规范化的要求，适用于各类医院门诊调剂室。

（4）人机结合法

人机结合法是指独立审方发药与机械发药系统调配药品相结合，一套发药系统匹配 2 个以上窗口，每个窗口配备一名审方发药人员，负责处方审核与药品的发放。自动化发药系统通过发药机连接预配货架、桥架装置，实现实时发药、处方预配功能，最大程度缩短患者等待取药的时间。这种发药方式可减轻药师工作强度，差错率低，调剂准确，处方调剂时间短，效率高。现有的新建医院多采用此模式。

2. 住院部配方发药方式

综合性医疗机构通常设有住院药房，负责面向住院患者的药品调剂工作。住院药房调剂工作与门诊调剂工作不同，它只把住院患者所需的药剂定期发至病区。供药的方式有多种，主要方式有以下三种。医院可以结合实际情况使用不同的供药方式。

（1）病区小药柜制

病区使用"药品请领单"向住院调剂室领取协商规定数量的常用药品，存放在病区专设的小药柜内。每日医师查房后，治疗护士按医嘱取药发给患者服用。在这种发药制度下，住院患者可以及时用药，并减轻护士的工作量，有利于护理工作的开展；同时也便于住院调剂室有计划地安排发药时间，减少工作中可能出现的混乱现象。缺点是药师没有参与到药品调剂过程中，无法了解患者的用药状况，难以及时纠正不合理用药现象。此外，由于病区和科室分别都保存相当数量的药品，如果护士管理不善，且药师及护士长检查不严，容易造成药品积压、过期失效，甚至遗失和浪费。

（2）处方领药制

医师给住院患者分别开出处方，治疗护士凭处方到住院调剂室取药，调剂室依据处方配发药品。这种发药方式的优点是能够使药师直接了解患者的用药情况，便于及时纠正临床不合理用药的现象；缺点是药剂人员和医师的工作量较大。这种发药方式现在多用于麻醉药品、精神药品、医疗用毒性药品等少数临床用药。

（3）摆药制

根据病区治疗单或医嘱由药剂人员或护士在药房（或病区药房）将药品摆入患者的服药杯（盒）内，病区治疗护士核对后发给患者服用。通常在病区的合适位置设置病区药房即摆药室，亦可在药学部内设立中心摆药室。摆药室的工作人员由药士和护士组成。药品的请领、保管和账目由药师负责。摆药方式分为3 种：①摆药、查对均由药剂人员负责；②护士摆药，药剂人员核对；③护士摆药并相互核对。

3. 单剂量调配发药制

（1）简介

药品单剂量调配（unit dose dispensing，UDD）方案，对单个患者每日所需的药品按单次剂量单独包装，从而进一步保证药品调配的准确性，方便患者服用。药品单位剂量调配系统（the unit dose system of medication distribution）是一种医疗机构药房协调调配和控制药品的方法，又称为单位剂量系统（unit dose system），即基于单位剂量包装的发药制度。美国从 20 世纪 60 年代起就开始使用单位剂量制，由于其具有独特的优越性，已被多个国家广泛采用，目前我国部分三级医院已经开始推行这一制度。单剂量发药制主要用于住院部配方发药，根据《医疗机构药事管理规定》，住院（病房）药品调剂室必须对口服制剂药品实行单剂量调剂配发。

单位剂量系统的特点包括：①药物按单位剂量包装；②用已包装好的现成包装进行分发；③按单患者单日用药次数分别配药，大部分药物不超过患者1日（24小时）的剂量。

单位剂量系统具有以下优点：①减少药品差错的发生，包括从医嘱到患者用药的各个中间环节的差错；②降低与药品活动有关的全部费用；③更为有效地保证药学和护理人员有更多的时间去开展患者照护；④促进全面的药品控制和用药监督；⑤患者服用药品更准确；⑥消除药品用量不足的问题或将其减少到最低程度；⑦药师可更好地控制药房工作负荷和药房人员工作时间表；⑧减少在病房贮存药品的规模；⑨更有利于推进计算机化和自动化。

（2）单剂量发药制的应用

① 中药配方颗粒的调剂：中药配方颗粒是在传统中医药理论的指导下，用符合炮制规范的传统中药饮片作为原料，经现代制药技术加以提取、浓缩、分离、干燥、制粒、包装精制而成的纯中药产品系列。中药配方颗粒作为传统中药饮片的补充，能够满足中医辨证施治特色，随症加减，免除煎药麻烦；即冲即服，便于门、急诊患者用药；携带、服用方便，适合现代人生活节奏；质量可控，储存方便，计量准确。

中药配方颗粒有两种调剂方法。第一种是由每味药品的散装颗粒混合配方，即按照配方颗粒处方或调配单的品名及颗粒重量将多味药品的颗粒剂混合成剂，是目前比较主流的调剂方法。可以选择半自动调配或者全自动调配，二者区别是：半自动调配需要人工取药盒放进设备中，全自动调配则完全由机器进行调配。这种方法的优点是：a. 在计量上不受限制，医生以饮片剂量开具的处方可以自动换算成颗粒剂的剂量进行调配；b. 多种药品在一个包装内，减少包装浪费，方便患者使用。缺点是：a. 对环境要求较高，散装药品容易吸潮结块，需要控制药房温度及湿度，在高温、高湿季节使用时要经常检查瓶盖处有无药物潮湿、干结现象，对已不合格的药品及时进行清理更换；b. 医生临时改动处方或者患者退药的情况下药房损失较大；c. 颗粒剂无明显鉴别特征，人工复核困难。

第二种是由每味药品的小包装颗粒剂进行配方，即按照配方颗粒处方或调配单的品名、剂量、规格、袋数逐一将小包装颗粒剂分药成剂。这种调剂方法的优点是：a. 小包装颗粒剂产品密封性能好，药品保存条件宽松，几乎不受药房温度、湿度影响；b. 药品独立包装，医生临时改动处方或者患者退药的情况下药房损失小。缺点是：a. 医师开具处方时计量受到约束，必须开具小包装计量的整数倍，否则给药计量不准确；b. 颗粒剂的外包装相似，必须通过仔细查看药名才能区别，容易造成失误，影响调剂效率；c. 每味药的袋数受剂量影响，一剂处方中的颗粒剂的袋数在二三十袋不等，调剂复核很困难，且造成包装浪费严重。

② 全自动单剂量分包机：单位剂量发药系统有利于发药向自动化方向发展。近年来，我国很多医院配备了自动发药系统，部分城市三级医院已经广泛使用与医院信息系统（hospital information system，HIS）相连接的全自动单剂量分包机。通过医院信息系统将患者的口服用药医嘱传送到分包机控制系统，按照患者服药时间对药品进行分包，同时根据医嘱在包药袋上打印信息，方便药师、护士核对和患者服用，不仅提高了工作效率，也降低了发药差错率，保证了临床用药安全。

（三）调剂工作常见错误及解决办法

1. 常见错误

（1）药品因素

常见错误主要是药品名称及包装相似造成混淆。药物种类较多，常出现较多名称相近、发音相似、外包装接近的药品，但是药物适应证和效果存在明显区别，倘若未能对相关药物进行规范化管理和调配可能会出现严重后果，如重复用药和抗生素滥用问题，增加患者用药风险。

（2）调配因素

① 药品用法用量差错：调配人员在调配处方时未仔细查看处方，书写用药交代标签时将药品的用法、用量书写错误，发药人员未按照"四查十对"要求查对用法用量，将用药交代标签书写错误的药品发给患者。

② 药师没有注意用药禁忌：造成配伍禁忌问题的原因较多，其主观因素是药师缺乏对药品性能的了解，未能对处方进行准确核对，对其中存在的配伍禁忌情况未能进行深入研究，增加患者临床用药风险。

③ 自动发药机调配差错：机器库存不准及轨道参数设置不合理，导致药品不掉或少掉；药品在传送带上滞留及药篮于传送带接口处掉落，造成配药窗口少药，其他窗口多药；药品过重或过轻，导致机器出药数量错误；打印纸撕纸方向错误，导致配药清单缺失等。

2. 解决办法

① 药师在调剂的过程中，需要对药品名称进行反复核对，加强用药常识学习，规范药品名称和配伍禁忌，确保其应用准确性。

② 医院应当加强药品货位管理，对处方调剂进行深化管理，对其中存在的主要问题进行识别。重点加强责任制度落实，通过安全管理制度，对药品进行集中、规范化管理，针对特殊类型药物，应构建严格的跟踪制度，防止出现药品使用不规范，影响临床治疗效果的情况。

③ 针对自动发药机调配差错问题，药师应每周对机器内的库存进行盘点，确保库存准确；根据药盒参数对轨道参数及时进行调整，及时清理传送带上滞留的药品；专门组织药师进行自动发药机相关流程的培训与学习。

（四）静脉药物集中调配管理

根据国家卫生健康委员会办公厅在 2021 年发布的《静脉用药调配中心建设与管理指南（试行）》，静脉用药调配中心（pharmacy intravenous admixture service，PIVAS，以下简称"静配中心"）是医疗机构为患者提供静脉用药集中调配专业技术服务的部门。静配中心通过静脉用药处方医嘱审核干预、加药混合调配、参与静脉输液使用评估等药学服务，为临床提供优质可直接静脉输注的成品输液。静配中心应当由药学部门统一管理。医疗机构药事管理与药物治疗学委员会负责组织对其进行监督和检查。

1. 静脉药物集中调配的概念

静脉用药集中调配是指医疗机构药学部门根据医师处方或用药医嘱，经药师进行适宜性审核干预，由药学专业技术人员按照无菌操作要求，在洁净环境下对静脉用药品进行加药混合调配，使其成为可供临床直接静脉输注使用的成品输液的过程。

2. 静脉药物集中调配的工作流程

静脉药物集中调配的工作流程如图 9-2 所示。

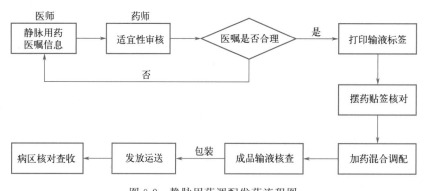

图 9-2　静脉用药调配发药流程图

3. 静脉药物调配的要求

（1）人员

按照规定，静配中心由药学专业技术人员和工勤人员组成。静配中心负责人应当由具有药学专业本科及以上学历、药学专业中级及以上专业技术职务任职资格、具有药品调剂工作经验和管理能力的药师担任。

负责用药医嘱审核的人员应当具有药学专业本科及以上学历、药师及以上专业技术职务任职资格、具有 3 年及以上门（急）诊或病区处方调剂工作经验，接受过处方审核相关岗位的专业知识培训并考核合格。负责摆药贴签核对、加药混合调配的人员，原则上应当具有药士及以上专业技术职务任职资格；负责成品输液核查的人员，应当具有药师及以上专业技术职务任职资格，不得由非药学专业技术人员从事此项工作。

从事静脉用药集中调配工作的药学专业技术人员，均应当经岗位专业知识和技术操作规范培训并考核合格，每年应当接受与其岗位相适应的继续教育。从事与静脉用药集中调配工作相关的人员，每年至少进行一次健康检查，建立健康档案。对患有传染性疾病或者其他可能污染药品的疾病或患有精神性疾病等不宜从事药品调配工作的，应当调离工作岗位。

（2）设施设备

医疗机构应当加强静配中心的建设、装修管理，根据工作量合理确定规模。静配中心应当设于人员流动少的安静区域，且便于与医护人员沟通。

静配中心洁净区应当设有温度、湿度、气压等监测设备和通风换气设施。各功能区应当按要求设置水池和上下水管道、不设置地漏。淋浴室和卫生间属于污染源区域，应设置于静配中心外附近区域，并应严格管控。应当配置水平层流洁净台、生物安全柜、医用冷藏柜等相应设备。水平层流洁净台和生物安全柜应当符合国家标准，生物安全柜应当选用Ⅱ级A2型号。静配中心配备的自动化设施设备应当符合国家相关部门制定的技术规范或行业标准，以免对成品输液质量造成影响。

（3）质量管理规范

静配中心应当建立健全规章制度、人员岗位职责和相关技术规范、操作规程，并严格执行落实。应当严格落实处方审核有关规定，为药师开展处方审核工作提供信息化支撑。

静配中心药师应当与临床科室保持紧密联系，了解各临床科室静脉用药特点、总结临床典型案例；调研、掌握临床静脉用药状况；收集临床科室有关成品输液质量等反馈信息。

静配中心工作人员应当严格遵守标准操作规程，做好清场、清洁和消毒工作，并严格控制洁净区和非洁净控制区人员的进出。

静配中心应当加强设施设备的使用、维护、保养管理。通过培训，提高对设施设备和洁净环境的管理水平。应当制定医疗废物管理制度，实行危害药品等医疗废物分类管理，做到分别包装放置、逐日清理，交由本医疗机构有关部门统一处理。应当建立应急预案管理制度与处置措施，包括危害药品溢出、水、电、信息系统与洁净设备等故障及火灾等应急预案。

医疗机构应当根据临床诊疗需求，采购适宜包装、规格的药品，提高静配中心服务水平，减少剩余药液的产生，并建立相应规章制度，依法依规对剩余药液进行处理。

（五）电子处方流转

2021年5月，国家医疗保障局、国家卫生健康委员会发布了《关于建立完善国家医保谈判药品"双通道"管理机制的指导意见》，文件要求定点医院、药店接入医保部门统一部署的电子处方流转平台，实现电子流转处方在医保经办机构与"双通道"医疗机构、药店顺畅流转，实现患者用药行为全过程监管，全程可追溯。

1. 简介

电子处方（electronic prescription）是指依托网络传输，采用信息技术编程，在诊疗活动中填写药物治疗信息，开具处方，并通过网络传输至药房，经药学专业技术人员审核、调配、核对、计费，并作为药房发药和医疗用药凭证的医疗电子文书。

电子处方系统（electronic prescribing system，EPS）作为连接医生、病患、药剂师、药房卫生管理人员的纽带，具有全面和准确提取、传递和存储医疗信息的能力，是建设无纸化、数字化、信息化医院的核心内容之一。电子处方系统的应用，提高了医生开具医嘱的效率，节省了医院的医疗成本，同时以电子形式存在的处方，有利于处方信息的保存、管理和再利用。

电子处方流转是指医师开具的电子处方通过互联网同步流转至零售药店进行调剂的模式。社会药房和医药电商均可接收从医院流转过来的处方，处方审核成功后为患者提供药品。医院的处方信息、院外终端的药品流通信息、医保药品自费信息或医保药品统筹结算信息等通过电子化的方式，共享到一个信息系统平台，患者更便捷、多样地购买药品，同时医保药品还可报销药费。

2. 电子处方流转模式

我国当前电子处方流转模式可以归结为以下 5 种。

（1）专业药房模式

专业药房又称 DTP（direct-to-patient）药房，指制药企业直接授权药房作为药品经销代理，患者在医院获得处方后自行到 DTP 药房购药，并获得全程药事管理服务。

根据有关协议规定专业药房需要具备保障药品质量安全的储运条件，能够供应高附加值、特殊疾病（恶性肿瘤、罕见病等）治疗用药，需配备一定数量的执业药师或药师，为患者提供专业化药物治疗管理服务。我国专业药房模式最早出现在慈善机构针对部分高价抗癌药品开展的"慈善赠药"活动，近年来医保部门针对抗癌药品国家谈判结果落地借鉴了这种模式。医疗保障局牵头组织招标指定企业作为供药机构，患者使用招标谈判药品。

具体流程如下：先由认定机构按标准审核确认患者资格；再由认定治疗机构确定治疗方案，按照医保局专制的处方笺开具纸质处方；之后，由专业药房派驻专人将处方信息录入医保监管系统，患者凭纸质处方至企业开办的专业药房购药，专业药房执业药师审核处方、调配药品，注射剂药品由专业药房按冷链储运要求直接送到医疗机构；患者即时报销，专业药房与医保部门定期结算。

（2）政府自建区域共享平台模式

政府自建区域共享平台模式是以省或地市为单位招标确定技术公司建设处方流转平台，政府承担平台建设和运维费用，平台所有权归政府部门。具体工作流程为：区域内各级医院、社区卫生服务中心和相关合作药房等线下机构和互联网医院线上机构开具处方；将处方上传到处方审核平台，通过智能审方软件和药师进行审核；审核合格的处方自动流转到处方外流承接单位，如医疗机构的药房、社会药店、第三方药品配送公司等；患者通过手机 App 自主选择取药方式或取药地点。政府自建区域共享平台具有以下特征。

① 处方来源与承接：政府自建平台区别于其他合建或第三方平台的特征是开放性与公益性，平台运行不存在商业行为；且平台开放，接入区域内市属三级、二级医院，以及基层医疗机构，通过平台入口可以将全市所有医院、社区和互联网医院的处方统一聚集审核。处方外流承接方涵盖处方共享药店、医院药店、第三方配送等。患者可登录处方流转平台 App 自主选择购药地点或是否配送，并在线支付药费。

② 医保统筹对接：2019 年 8 月，国家医疗保障局发布《关于完善"互联网＋"医疗服务价格和医保支付政策的指导意见》，明确对线上线下项目实行平等的支付政策。医保联通是平台运行与监管的必要条件，患者外购药品报销是处方外流的主要动力。政府自建平台医院、药店和（或）医保信息系统与处方流转平台直接联通，电子处方信息可实时共享，打通了信息渠道。

③ 药事服务：承接处方外流的处方共享药店需符合一定的资质条件，必须供应与医院相同的药品，即相同品规、厂商、价格。药师在线审核处方可收取药事服务费，平台会对医生签名进行"脱敏"处理，隐去医师和患者相关信息。

（3）政企合建区域处方共享平台模式

政企合建区域处方共享平台不同于政府自建模式，其所有权归政府部门，但平台建设和运维费用由技术公司承担，如通过向药店收取年费、药师审核处方费、慢性病教育数据库使用费等商业化运作方式筹集运维费用，其特点与政府自建区域共享平台模式基本相同。政企合建区域处方共享平台工作流程如下：患者到医院就诊，处方经医院药师电子审方确认，脱敏后上传至共享平台，患者手机收到处方编码短信，可凭编号到任意有货的药店购药，并即时报销。从处方开出到患者取药，需经过医院合理用药系统、共享平台智能审方系统、药店执业药师多重审核。

（4）第三方处方共享平台模式

第三方处方共享平台由技术公司设计建设，平台所有权归企业，为相关政府部门、医院、药店以及患者提供不同需求的功能服务，主要目的是通过与区域的政府主管部门合作建设区域审方中心，解决不同医疗机构审方规则、药品编码、处方标准各不相同以及审核处方的药师较少等现实问题。

（5）单体医院处方共享平台模式

单体医院处方共享平台模式中的医院均为具有资格的互联网医院，患者可在互联网医院依托的实体医院购药，也可在共享药店购药。单体医院处方共享平台模式区别于前四者的特点是处方来源与承接方规模较小、投资较少。

3. 电子处方流转的流程

电子处方系统为医疗机构及互联网医院提供处方流转相应功能或服务，医疗机构和互联网医院开具的处方经过系统审方、药师审核，并加盖药师电子签章后，可为相应的应用终端提供处方流转服务。在处方流转过程中，系统记录处方流转过程，最终可在流转过程中进行实时监测和事后追溯。

我国电子处方流转的流程如图 9-3 所示。

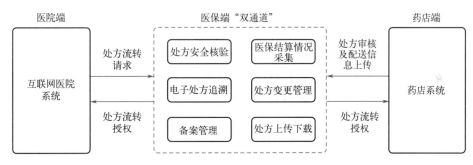

图 9-3　我国电子处方流转流程

（1）医院端向医保端发出处方流转请求

医院的处方信息、院外终端的药品流通信息、医保药品自费信息或医保药品统筹结算信息等通过电子化的方式，共享到互联网医院系统。在医保端备案成功后，当互联网问诊涉及"双通道"药品开方时，向医保中心发起处方流转请求，由医保中心返回授权。

（2）医保端对处方信息进行审核

医保中心将对开具的电子处方进行安全校验，以确保处方的真实性、有效性、合规性，同时医保中心保留对电子处方全流程的追溯能力；医保中心将会根据医保电子凭证同步采集患者的药品处方结算信息，用于后续医保费用的核查。

（3）药店端按处方信息进行调剂

药店获得处方流转订单后，需要由执业药师对其中药品处方进行审核，审核通过后生成电子签名，对处方进行签名。药店按照处方进行调剂工作。完成调剂后，药店将药品出库配送信息、处方审核信息回传至医保中心，由医保中心同步至互联网医院系统，完成数据的回流闭环。

4. 电子处方流转的审核与监管

为确保患者的用药安全及处方的规范性，需重视电子处方审核。处方的审核、调配和核对，均须电子签名等方式在信息系统中留痕，确保可追溯性。药师是处方审核第一责任人，须遵循安全、有效、经济、合理的用药原则，对医师开具的处方进行适宜性审核。对于电子处方，互联网医院平台应向审方药师提供患者基本信息、疾病基本信息、处方用药信息等必需信息，并给予其查阅患者既往（包括在其他医疗机构）病历、检验和检查结果、历史处方记录等的权限。

（1）审核方式

医院端审核方式在前文已叙述。药店端审核方式主要有 2 种：一是本药店执业药师登录处方流转药师端，查看并确认处方笺/处方订单上的药品和诊断结果等开方内容，无误则审核通过，进行配药发货或待患者上门自取；二是远程审方，即委托具有资格的第三方机构药师开展远程审方，将外流处方直接对接远程审方的药师平台，或让第三方机构药师登录处方流转药师端进行处方审核，处方流转的药房后台接收到审核结果后进行配药等操作。

（2）电子处方监管

处方的安全性与有效性是电子处方监管的主要内容，监管部门不仅要明确提供和接收处方主体的资质，还要确保处方的来源真实及药品配送符合《药品经营质量管理规范》的要求，也需严加监管电子处方流转服务平台，实行线上线下的一体化监管原则，不断加强处方规范管理和动态跟踪，促进规范地凭处方销售处方药。除了处方的安全性和有效性，处方的追溯机制也是监管的重点。对电子处方实行备案管理，纳入信息化监管的范畴，更加准确、迅速地采集、交换、传输、存储处方信息，从而实现电子处方管理的科学化与规范化。药品经营企业的每个最小销售单位包装的药品追溯码和每张电子处方编码的独一无二性，都将严格控制电子处方有效信息的来源和去向，实行数据透明、公开机制，建立完善的统一监管体制。

国家医疗保障局在《关于积极推进"互联网＋"医疗服务医保支付工作的指导意见》中提到，医保经办机构要综合运用大数据、互联网等技术手段，使用医保智能审核监控系统对"互联网＋"医疗服务费用结算明细、药品、耗材、医疗服务项目和门诊病历等信息进行实时监管。运用音频、视频等形式查验"互联网＋"医疗服务接诊医生真实性。全面掌握参保人就诊信息和医疗机构核查复诊行为的有关记录。对不符合规定的诊察费和药品费予以拒付，并按协议约定进行处理。医保部门应充分利用多种手段加强对定点医疗机构的监督检查，重点对虚构身份、虚假诊治、虚开药品、伪造票据等欺诈骗保行为进行查处，严肃追究相关违法违约责任。参保人出现欺诈骗保情形的，按规定暂停其使用"互联网＋"医疗服务医保支付或医保直接结算的资格。

5. 电子处方流转的发展方向

电子处方系统是数字医疗的关键组成部分和驱动因素，是实现处方外流不可或缺的载体，而电子处方外流能有效对接公立医疗机构零差率销售和凭处方销售处方药的政策需求，促进药品零售的进一步市场化。当前，电子处方流转仍存在一些问题，例如多数试点地区电子处方流转还停留在由定点医疗机构流向定点零售药店，区域内的多向流转、跨区域流转仍处探索阶段。国家医疗保障局要求在 2023 年 12 月 31 日前，各省份要依托全国统一的医保信息平台电子处方中心，建立健全全省统一、高效运转、标准规范的处方流转机制，实现省域内"双通道"处方流转电子化，向"信息和处方多跑路，患者少跑腿"的目标继续努力。

思考与讨论

在"互联网＋医疗健康"的背景下，如何利用现代信息技术开展医疗电子处方流转创新工作？

第六节　临床药学与药物临床应用管理

随着医药产业的迅速发展，药物治疗学逐渐成为医疗卫生系统关注的焦点，开始建立以患者为对象，以药学服务为核心，以促进合理用药和降低医疗成本为目标的临床药学服务理念，以提高药物治疗水平，为患者提供安全、有效、经济、适当的药物治疗。

一、临床药学发展概述

20 世纪初至 60 年代，化学药物发展迅猛，涌现出麻黄碱、青霉素、氯喹、可的松、吗啡等一大批化学特效药；20 世纪 60 年代以后，化学特效药毒副作用较大的问题逐渐引起关注和重视，推动了药品质量要求的提高，例如对在吸收上易出问题的药品新增溶出速度或生物利用度的测量要求；而在长期的临床实践中又出现许多"老药新用"的事例，例如最初作为解热镇痛抗炎药出现的阿司匹林，临床上陆续发现其兼具抗凝血、预防心血管疾病、降低癌症发病率、治疗红斑狼疮和艾卡尔迪综合征等自身免疫疾病的多种作用，临床药学正是在制药产业不断发展、药品质量要求不断提高、实践探索"老药新用"的复杂背景下诞生和发展的。

（一）国外临床药学的起源与发展

临床药学（clinical pharmacy）一词率先在美国被提出，随后美国学者 Hepler 和 Strand 基于不合理用药会引起不良事件和死亡人数激增的研究发现，认为药师应当为患者提供药学服务，并正式提出药学服务的概念：以提高生存质量为目标，为大众提供由药师直接负责、与药物治疗相关的服务。纵观美国的药学教育历史，1938 年美国药学院协会（American Association of Colleges of Pharmacy，AACP）通过了 4 年制药学理学学士学位；1948 年，AACP 通过了 5 年制药学理学学士学位；1950 年，AACP 通过了 6 年制药学博士学位（Pharm. D.）；1972 年，伊利诺伊大学芝加哥分校开设全美第一个临床药师培训班，这是美国临床药学教育的开始；1992 年，AACP 将 Pharm. D. 作为执业药师的准入门槛；1997 年，美国药学教育认证委员会（American Council on Pharmaceutical Education，ACPE）建议 Pharm. D. 作为唯一的从业入门专业学位，并在 1997 年颁布 Pharm. D. 的认证标准。2000 年起，ACPE 在全美范围停止对药学理学学士学位的授予。2007 年，ACPE 在 Pharm. D. 的认证标准中增加早期临床实践。2016 年，ACPE 发布实施新的课程标准，充分考虑现实临床工作中更多强调以患者为中心服务、跨专业团队协作、循证医学实践、质量改进和信息学的药学实践进展。美国的药学教育由 1938 年以培训药学理学学士学位为主，逐渐演变成以培养药学博士学位（被定义为临床教育学科）的专业型人才为主，美国药学教育的发展趋势与对药师职责的关注点从药品转向患者的演变相关，而正是教育目标的转变引出了临床药学的概念。美国临床药学学会（ACCP）将临床药学定义为以药物合理使用的科学与实践为中心的药学领域，主旨在于提倡药师直接为患者提供药学监护服务，以提高药物治疗效果，防范药品不良反应，减少用药错误。

除了美国，英国也是临床药学起源较早的国家。英国国家医疗服务体系（National Health Service，NHS）将临床药学定义为一门为患者提供药学实践、优化药物治疗和促进卫生健康与疾病预防的学科。英国实行全民免费医疗保健制度，在现行制度下医院药师（英国没有临床药师这一职业名称，医院药师指获得药师职业资格并在医疗机构工作的药师）参与患者治疗方案的优化，保障患者用药安全、有效，并协助政府预算部门进行医疗费用控制，医院药师的参与能够发挥降低患者治疗费用、缩短患者住院时间、降低药品不良反应、降低患者再次住院率等重要作用。

日本临床药学教育始于 1962 年，之后教育理念从以科研人员为导向往以临床药学服务为导向转变；1996 年，日本在国家药师考试标准大纲中新增临床药学的内容；1997 年，新修《医疗服务法》明确药师向患者解释和提供药物治疗相关信息的职责；2002 年，日本药学会提出六年制的药学教育改革方案；2006 年，日本开始实施六年制药学教育模式；2013 年，日本药学会药学教育委员会对示范核心课程进行规范，明确相关从业人员 10 条标准能力：职业水平、以患者为中心的理念、跨专业团队监护、基础科学、药物治疗管理、沟通技巧、研究、终身学习、教育与教学等。

（二）我国临床药学的起源与发展

我国发展临床药学始于 20 世纪 60 年代，1964 年在上海召开的全国药剂学研究工作经验交流会上，上海的医院药师提出在国内医院开展临床药学的建议得到药学界的赞同，这是国内首次提出开展临床药学工作。但由于新中国成立初期社会经济发展缓慢、药品匮乏等原因，临床药学工作发展迟缓。改革开放后，我国医药制造业迅猛发展，从这一时期起临床药学工作得到重视和支持。20 世纪 80 年代，国内一些大医院和高校开始开展临床药学研究和人才培养工作，华西医科大学药学院、南京药学院、沈阳药学院等高校组织开展以临床药学进修班为主的临床药学初期教育，标志着我国临床药学教育正式揭开序幕；北京协和医院建立临床药学学习班；上海医科大学设立临床药学硕士研究生班。1980 年，国家卫生部药政局在成都召开全国第一次临床药学座谈会。1981 年，卫生部批准 12 家重点医院作为全国临床药学工作的试点单位，我国临床药学体系从此开始逐步建立。1982 年，卫生部在《全国医院工作条例》《医院药剂工作条例》中列入临床药学内容。1983 年，中国药学会在黄山召开全国首届临床药学学术论文交流和专题讨论会。1987 年，国家教育委员会决定在高等药学教育中开设临床药学专业。1989 年，卫生部颁布的《医院药剂工作条例》明确提出：医院药剂科要结合临床开展临床药学科研工作，以提高业务水平；积极创造条件开展临床药学研究，结合临床协助医生制定合理给药方案，力求提高疗效、降低毒副作用，确保用药安全有效。同时，要求卫生行政部门和医院领导对药剂科的科研工作在人力、物力、财力和时间上切实予以安排和给予保证。1991年，卫生部在医院等级考核标准中加入临床药学工作，规定三级医院必须开展临床药学工作（含治疗药物监测）。1993年，卫生部在复旦大学药学院（原上海医科大学药学院）建立临床药学培训中心。1995年，全国首届"药物不良反应学术会议"在北京隆重召开。

2002年，卫生部和中医药管理局联合发布的《医疗机构药事管理暂行规定》进一步提出医疗机构中临床药学的定位和要求，其中明确规定：药学部门要建立以患者为中心的药学管理工作模式，开展以合理用药为核心的临床药学工作，参与临床疾病诊断、治疗，提供药学技术服务，提高医疗质量。《医疗机构药事管理暂行规定》中专门指出医疗机构要逐步建立临床药师制，并说明临床药师的必备条件，至此，临床药师这一职业名称在我国正式启用。2005年，卫生部发布的《关于开展临床药师培训试点工作的通知》首次决定开展临床药师培训试点工作，3年间在全国的医疗机构建立临床药师培训基地50个，共培养415名临床药师。2007年，卫生部医政司组织42家医院开展临床药师制试点工作，探索临床药师的准入标准、工作模式、岗位责任、管理制度等临床药师制相关内容，旨在健康发展临床药师制。

2010年，中国医院协会临床药师师资培训启动首批试点工作。2011年，新修订的《医疗机构药事管理规定》明确临床药学的概念，以及要求医疗机构根据机构性质、任务和规模配备适当数量的临床药师，三级医院不少于5名，二级医院不少于3名，临床药师必须具备高等学校临床药学专业或药学专业本科以上学历，同时需要经过规范化培训。2017年，国家卫计委和中医药管理局在《关于加强药事管理转变药学服务模式的通知》（国卫办医发〔2017〕26号）中提出推进药学服务从"以药品为中心"转变为"以病人为中心"；从"以保障药品供应为中心"转变为"在保障药品供应的基础上，以重点加强药学专业技术服务、参与临床用药为中心"。2018年，国家卫健委和中医药管理局联合发布的《关于加快药学服务高质量发展的意见》（国卫医发〔2018〕45号）提出各医疗机构要深入落实临床药师制，按照规定配备临床药师，充分发挥临床药师作用。2021年，中国医院协会药事管理专业委员会发布《临床药师师资培训项目招生与考核实施方案（试行）》，旨在解决学员专业基础不够扎实和缺乏必要的临床经验、出科考核"重作业、轻实践"导致考核目标与培训目标方向不一致两大问题。2022年，国家卫健委在《关于印发加强医疗机构药事管理促进合理用药的意见的通知》（国卫医发〔2020〕2号）中，提出探索实行临床药师院际会诊制度。2023年，为进一步提升临床药师师资带教水平，培养更多、更高质量的带教师资，中国医院协会药事管理专业委员会发布《中国医院协会临床药师师资培训大纲（2023年版）》，指导新一轮临床药师师资培训工作。

二、临床药学的主要任务

《医疗机构药事管理规定》明确临床药学的概念为药学与临床相结合，直接面向患者，以病人为中心，研究与实践临床药物治疗，提高药物治疗水平的综合性应用学科。临床药学的任务主要有以下几个方面。

（一）深入临床并参与临床药物治疗

坚持定时、定点深入临床，参与查房、会诊、病例讨论、抢救危重患者的工作，协助临床医生制定临床药物治疗方案是临床药师日常工作不可或缺的一环。临床药师日常深入临床实践收集患者临床用药数据，调查患者的病史、处方、用药情况并进行临床用药分析评价，开展临床药品不良反应监测，并参与临床药物治疗，对准确把握患者具体情况，及时解答医护人员药物相互作用、配伍禁忌和不良反应等用药问题，保障患者临床合理用药具有重要的意义。

（二）提供药学信息资料和用药咨询服务

药学信息服务（drug information service）主要是以指导患者合理用药为目标，收集提供药学信息资料和用药咨询服务。药学信息服务是药学服务的重要内容，也是医疗机构为患者提供的服务由以供应药品和保证药品质量为主逐渐向以患者为中心模式转换的关键。

原国家卫生部制定的《医院药剂工作条例》《医疗机构药事管理规定》和医院等级评定的相关文件中

均要求医院建立药学情报室以及提供药学信息服务，但尚未出台文件对药学信息服务的范围做出具体界定。目前，国外已对药学信息服务确立明确标准，其基本内容包括：①药学信息的收集、整理、保管和评价，实现对药学信息的有效管理；②向患者、家属、医护和其他相关人员提供药学信息咨询服务，确保药品得到正确、合理的使用；③以疗效、安全性、费用和患者因素为科学依据，建立和维护处方集，为临床安全、合理用药提供参考；④及时发现并上报、分析药品不良事件信息，提出适当的处理措施，前瞻性地帮助医护人员解决用药方面的困难；⑤提供用药审查服务，提示用药方案中潜在的问题，协助医生制定更完善的用药方案；⑥提供药学信息的教育培训工作，主动以各种方式传播药学信息，转载最新发布的药政法规、介绍新药和药物的新用途、报道严重或罕见的药物不良反应、宣传合理用药知识；⑦对药品的使用进行评价，为药品监督管理部门提供药品在临床使用中的再评价数据，确保药品使用的安全可靠；⑧开展药学信息服务相关的研究工作，探索更多、更好的药学信息服务方式和技术，促进药学信息服务水平的提高；⑨开展医疗机构之间的药学信息交流和合作。

药学门诊服务是指医疗机构药师在门诊为患者提供的用药评估、用药咨询、用药教育、用药方案调整建议等一系列专业化药学服务。药学门诊服务对象主要是诊断明确、对用药有疑问的患者，主要包括：①患有一种或多种慢性病，接受多系统药物或多专科治疗的患者；②同时使用多种药物的患者；③正在使用特定药物的患者，特定药物包括特殊管理药品、高警示药品、糖皮质激素、特殊剂型药物、特殊给药装置的药物等；④特殊人群，如老年人、儿童、妊娠期与哺乳期妇女、肝肾功能不全患者等；⑤疑似发生药品不良反应的患者；⑥需要药师解读治疗药物监测（如血药浓度和药物基因检测）结果的患者；⑦其他有药学服务需求的患者。药学门诊服务内容如下。①了解患者信息。通过询问、查阅患者病历等方式，了解患者用药相关信息，包括患者基本信息（年龄、性别、职业、住址、文化程度、医保等）、健康信息（个人史、家族史、生育史、既往史、现病史、生活习惯等）、用药信息（用药史、药品不良反应史、免疫接种史等）、需求信息（药物治疗、健康状况、药学服务等）等。②评估患者用药情况。根据患者用药后的反应等，可从药物治疗适应证、有效性、安全性、经济性、依从性等方面进行评估，基于循证证据及患者具体情况进行综合分析。重点关注患者的治疗需求，解决个体化用药及其他合理用药相关问题。③提供用药咨询。解答患者存在的用药疑问。④开展用药教育。采取口头、书面材料、实物演示等方式为患者提供教育指导，包括药品的适应证、禁忌证、用法用量、用药时间、用药疗程、注意事项、药品不良反应，以及生活方式指导等。通过询问或请其复述等方式，确认患者或其照护人已理解相关内容，并接受所提建议。具体可参照《医疗机构用药教育服务规范》。⑤提出用药方案调整建议。经评估后发现患者存在用药不适宜问题的，药师应当提出用药方案调整建议。药师提出的建议作为临床用药的有益参考，最终用药方案由医师确定。

（三）进行治疗药物监测及制定个体化给药方案

治疗药物监测（therapeutic drug monitoring，TDM）是指在进行临床药物治疗过程中，观察药物疗效的同时，定时采集患者的血液、尿液、唾液等生物样本，运用高效液相色谱技术、液相色谱-质谱联用技术、免疫学检测技术等灵敏的现代分析技术定量分析其中的药物及其代谢物浓度，探究血药浓度与疗效及毒性之间的关系，以便根据患者的个体情况，以药物治疗窗为基准，利用定量药理模型，确定最佳的给药方案，达到合理用药的目的。TDM是一项药学科研成果转化应用于临床药物治疗的重大进展，实施TDM并在此基础上制定个体化给药方案可以在达到满意的疗效的同时尽可能避免发生毒副反应，还可以为药物过量中毒的诊断和处理提供有价值的实验室依据，将临床用药从传统的经验模式提高到更科学更严谨的水平。

临床上并非所有的药物都需要进行浓度监测，以下几种情况不具备实施TDM的必要性：药物在临床治疗中有明显疗效指标，观察临床指标的效果优于监测血药浓度；药物的治疗效果与血药浓度无明显相关性；药物安全浓度范围广。临床需要实施TDM的几种情况如下：①治疗窗窄的药物。如地高辛的有效血药浓度范围为 $0.5\sim2$ ng·mL^{-1}，治疗浓度与毒性浓度极为接近，因此，监测地高辛血药浓度对避免产生毒性作用、保证用药安全有效具有重要意义。②存在影响药物体内过程的病理情况，如肾功能受损患者服用万古霉素等以肾清除为主的药物会出现因清除率下降而毒副反应风险增加的情况，应实时监测万古霉素体内浓度，避免药物蓄积，发生毒副反应。③药动学呈非线性的药物，如苯妥英钠到达一定给药剂量后，稍加量便会引起血药浓度急剧升高，易发生药物中毒，因此需要监测血药浓度，确保给药科学合理。④不同治疗目的对应不同的血药浓度，如地高辛治疗心房扑动，血药浓度达到 2 ng·mL^{-1} 不会引起毒性反应，但治疗慢性充血性心力衰竭，该浓度下会出现严重的心律失常等毒性反应，因此需要借助 TDM 将地高辛血药浓度准确控制在治疗需要的范围内。⑤长期用药导致药物的疗效降低或毒性增加，如苯巴比妥长期使用易导致机体反应性减弱，药效降低，必须通过逐步增加剂量来达到原来的疗效，故应结合血药浓度监测来调整剂量。⑥药物中毒与剂量不足导致病情恶化症状相似，仅通过临床观察难以准确判断症状的真实起因。如普鲁卡因胺等抗心律失常药物在血药浓度过高时也会引起心律失常，而监测血药浓度可以明确出现心律失常的原因。⑦药物代谢存在较大的个体差异，特别是因遗传因素导致药物代谢存在多态性的药物。如去甲替林是 CYP2D6 药物代谢酶的底物，编码 CYP2D6 酶的基因呈多态性，存在特异人群区别，不同人群去甲替林体内代谢差异显著，所以应该实施 TDM，指导个性化给药。⑧药物相互作用引起药物吸收、分布、代谢或排泄的改变。如丙戊酸作为阿立哌唑的代谢酶的抑制剂，与阿立哌唑配伍使用会产生剂量相关的激动作用，因此应实施 TDM 为剂量选择给出指导意见。

（四）药品不良反应/事件监测及管理工作

国家实行药品不良反应/事件报告制度。在医疗机构内，监测药品不良反应/事件是药学部门的日常工作。药学部门日常药品不良反应/事件监测工作流程大致为接收临床医师提交的药品不良反应/事件报告表，对提交的药品不良反应/事件报告表进行因果关系评价，提出处理意见，根据不良反应严重程度和类型按规定上报国家药品不良反应监测信息网络。积极救治严重的、新的药品不良反应，处理药品群体不良事件，保存好相关药品、物品的留样，做好医疗记录，及时开展临床调查，分析事件，并按规定快速上报。

（五）药历撰写与分析

药历是诊疗过程中借鉴病历的经验，以合理用药为目的，由临床药师收集临床资料并记载为患者提供药学服务的过程，经过药师整理和分析以及总结归纳，形成的完整医疗记录，药历作为临床药师为患者记录的个人用药档案，是临床个体化用药的一项重要科学依据，可以如实反映患者使用各种药物的疗效、不良反应等情况，有利于更好地指导临床合理用药。

国内尚未对药历具体内容和格式作统一的规定，仅中国药学会医院药学专业委员会在 2006 年推荐以基本情况＋病历摘要＋用药记录＋用药评价作为国内的药历格式，具体格式和内容如下。

① 基本情况：患者姓名、性别、年龄、出生年月、职业、体重或体重指数、婚姻状况、病案号或病区病床号、医疗保险和费用情况、生活习惯和联系方式。

② 病历摘要：既往病史、体格检查、临床诊断、非药物治疗情况、既往用药史、药物过敏史、主要实验室检查数据、出院或转归。

③ 用药记录：药品名称、规格、剂量、给药途径、起始时间、停药时间、联合用药、不良反应或药品短缺品种记录。

④ 用药评价：用药问题与指导、药学监护计划、药学干预内容、TDM 数据、对药物治疗的建设性意见、结果评价。

（六）处方点评

处方点评对合理用药与个体化治疗具有非常重要的意义，能够改进医疗质量，提高药品临床应用管理和临床药物治疗水平，促进医院的医药管理的制度优化，降低患者的医药负担，产生更好的社会和经济效益。

（七）标准化药学监护路径

药学监护是指临床药师应用药学专业知识为住院患者提供直接的、与药物使用相关的药学服务，以提高药物治疗的安全性、有效性与经济性。住院患者药学监护服务应贯穿于患者药物治疗的全过程，从确认患者为监护对象开始，至治疗目标完成、转科或出院为止。对患者开展药学监护服务的要点如下。①用药方案合理性的评估。包括药物的适应证、禁忌证、用法用量、配伍禁忌、相互作用、用药疗程等。针对不合理的药物治疗方案，药师应给出专业性的调整意见并及时将具体建议、参考依据向医师和护士反馈。对于共性问题，药学部门应定期与临床科室进行沟通纠正，记录沟通过程和改正效果。②用药方案疗效监护。判断药物治疗的效果，若疗效不佳或无效，临床药师应协助医师分析原因并讨论重新调整药物治疗方案。③药品不良反应监护。对可能发生的药品不良反应进行预防和监测，及时发现、判断并予以处置。④药物治疗过程监护。关注用药方案的正确实施，包括输液治疗的安全性监护和首次使用特殊剂型药物的用药指导。⑤患者依从性监护。对患者执行治疗方案的情况进行监护。⑥药师应对药物基因检测、治疗药物监测等结果进行解读，并根据结果实施药学监护。

标准化药学监护路径能够加深医护人员与临床药师同患者之间的沟通交流，帮助临床药师有针对性地快速开展个体化药学监护，有助于临床药学工作的顺利开展，促进药学监护工作的标准化、规范化、简单化和流程化。归纳药学监护要点和常见用药错误，最后依据最新的临床监护路径，针对每个病种的治疗特点，形成标准化药学监护路径已经成为临床药学主要工作之一。

（八）药物利用研究

药物利用研究是对全社会的药物市场、供给、处方及其使用的研究，其研究重点是药物利用所引起的医药的、社会的和经济的后果以及各种药物和非药物的因素对药物利用的影响。药物利用研究的常用方法主要有限定日剂量、药物利用指数、用药频度分析等。药物利用研究对于临床药学具有重要意义，在保证药物治疗质量的同时兼顾用药的经济性，避免药物滥用以保证合理用药。

三、医疗机构临床药学管理制度

临床药学是医疗机构药事管理的重要内容，《医疗机构药事管理规定》要求医疗机构有效组织实施与管理临床用药全过程，促进临床科学、合理用药。医疗机构临床药学管理制度主要包括：

① 制定药物临床应用管理办法。医疗机构应当依据国家基本药物制度、抗菌药物临床应用指导原则和中成药临床应用指导原则，制定本机构基本药物临床应用管理办法，建立并落实抗菌药物临床应用分级管理制度。

② 建立临床用药监测、评价和超常预警制度。医疗机构应当建立临床用药监测、评价和超常预警制度，对药物临床使用安全性、有效性和经济性进行监测、分析、评估，实施处方和用药医嘱点评与干预。

③ 建立药品不良反应、用药错误和药品损害事件监测报告制度。医疗机构临床科室发现药品不良反应、用药错误和药品损害事件后，应当积极救治患者，立即向药学部门报告，并做好观察与记录，医疗机构应当按照国家有关规定向相关部门报告药品不良反应，用药错误和药品损害事件应当立即向所在地县级卫生行政部门报告。

四、药物临床应用管理

《医疗机构药事管理规定》将药物临床应用管理定义为对医疗机构临床诊断、预防和治疗疾病用药全过程实施监督管理。

（一）药物临床应用管理概述

药物临床应用管理的核心是合理用药。WHO在1985年的内罗毕会议上指出，合理用药是指患者所用药物适合其临床需要，所用剂量及疗程符合患者个体情况，所耗经费对患者和社会均属最低。WHO与美国卫生管理科学中心在1997年制定了合理用药的七项生物医学标准：①用药指征适宜；②药物正确无误；③药品调配及提供的药品信息无误；④剂量、用法、疗程妥当；⑤药物的疗效、安全性、使用及价格对患者适宜；⑥用药对象适宜，无禁忌证，药品不良反应小；⑦患者遵医嘱情况良好。简而言之，合理用药就是用药安全、有效、经济、适当。

（二）抗菌药物临床应用管理

为加强医疗机构抗菌药物临床应用管理，规范抗菌药物临床应用行为，提高抗菌药物临床应用水平，促进临床合理应用抗菌药物，控制细菌耐药，保障医疗质量和医疗安全，《抗菌药物临床应用管理办法》于 2012 年 8 月 1 日开始实施。2020 年，国家卫健委印发《关于持续做好抗菌药物临床应用管理工作的通知》，旨在深入贯彻落实《关于加强医疗机构药事管理促进合理用药的意见》和《遏制细菌耐药国家行动计划（2016—2020 年）》，持续提高抗菌药物合理使用水平。为促进遏制微生物耐药工作，贯彻落实《中华人民共和国生物安全法》关于应对微生物耐药的要求，国家卫生健康委员会等 13 部门联合印发实施《遏制微生物耐药国家行动计划（2022—2025 年）》，对包括细菌耐药在内的微生物耐药进行统筹考虑。

1. 医疗机构抗菌药物临床应用管理的组织机构和职责

（1）组织机构

医疗机构主要负责人是本机构抗菌药物临床应用管理的第一责任人。医疗机构应当建立本机构抗菌药物管理工作制度。医疗机构应当设立抗菌药物管理工作机构或者配备专（兼）职人员负责本机构的抗菌药物管理工作。二级以上的医院、妇幼保健院及专科疾病防治机构（以下简称"二级以上医院"）应当在药事管理与药物治疗学委员会下设立抗菌药物管理工作组。抗菌药物管理工作组由医务、药学、感染性疾病、临床微生物、护理、医院感染管理等部门负责人和具有相关专业高级技术职务任职资格的人员组成，医务、药学等部门共同负责日常管理工作。其他医疗机构设立抗菌药物管理工作小组或者指定专（兼）职人员，负责具体管理工作。二级以上医院应当设置感染性疾病科，配备感染性疾病专业医师；配备抗菌药物等相关专业的临床药师；根据实际需要建立符合实验室生物安全要求的临床微生物室。

（2）职责

医疗机构抗菌药物管理工作机构或者专（兼）职人员的主要职责是：

① 贯彻执行抗菌药物管理相关的法律、法规、规章，制定本机构抗菌药物管理制度并组织实施；

② 审议本机构抗菌药物供应目录，制定抗菌药物临床应用相关技术性文件，并组织实施；

③ 监测本机构抗菌药物临床应用与细菌耐药情况，定期分析、评估、上报监测数据并发布相关信息，提出干预和改进措施；

④ 对医务人员进行抗菌药物管理相关法律、法规、规章制度和技术规范培训，组织对患者合理使用抗菌药物的宣传教育。

2. 抗菌药物临床应用分级管理

《抗菌药物临床应用管理办法》明确规定抗菌药物临床应用分级管理。根据安全性、疗效、细菌耐药性、价格等因素，将抗菌药物分为三级：非限制使用级、限制使用级与特殊使用级。具体划分标准如下。

① 非限制使用级抗菌药物是指经长期临床应用证明安全、有效，对细菌耐药性影响较小，价格相对较低的抗菌药物。

② 限制使用级抗菌药物是指经长期临床应用证明安全、有效，对细菌耐药性影响较大，或者价格相对较高的抗菌药物。

③ 特殊使用级抗菌药物是指具有以下情形之一的抗菌药物：

a. 具有明显或者严重不良反应，不宜随意使用的抗菌药物；

b. 需要严格控制使用，避免细菌过快产生耐药的抗菌药物；

c. 疗效、安全性方面的临床资料较少的抗菌药物；

d. 价格昂贵的抗菌药物。

3. 抗菌药物处方权限和调剂资格管理

具有高级专业技术职务任职资格的医师，可授予特殊使用级抗菌药物处方权；具有中级以上专业技术职务任职资格的医师，可授予限制使用级抗菌药物处方权；具有初级专业技术职务任职资格的医师，在乡、民族乡、镇、村的医疗机构独立从事一般执业活动的执业助理医师以及乡村医生，可授予非限制使用级抗菌药物处方权。

二级以上医院应当定期对医师和药师进行抗菌药物临床应用知识和规范化管理的培训。医师和药师经本机构培训并考核合格后，方可获得相应的处方权或者抗菌药物调剂资格。其他医疗机构依法享有处方权的医师、乡村医生和从事处方调剂工作的药师，由县级以上地方卫生行政部门组织相关培训、考核。经考核合格的，授予相应的抗菌药物处方权或者抗菌药物调剂资格。

4. 抗菌药物的遴选、供应和使用

① 医疗机构应当建立抗菌药物遴选和定期评估制度。医疗机构遴选和新引进抗菌药物品种，应当由临床科室提交申请报告，经药学部门提出意见后，由抗菌药物管理工作组审议。抗菌药物管理工作组三分之二以上成员审议同意，并经药事管理与药物治疗学委员会三分之二以上委员审核同意后方可列入采购供应目录。抗菌药物品种或者品规存在安全隐患、疗效不确定、耐药率高、性价比差或者违规使用等情况的，临床科室、药学部门、抗菌药物管理工作组可以提出清退或者更换意见。清退意见经抗菌药物管理工作组二分之一以上成员同意后执行，并报药事管理与药物治疗学委员会备案；更换意见经药事管理与药物治疗学委员会讨论通过后执行。清退或者更换的抗菌药物品种或者品规原则上 12 个月内不得重新进入本机构抗菌药物供应目录。

② 医疗机构应当制定本机构抗菌药物供应目录，并向核发其《医疗机构执业许可证》的卫生行政部门备案。医疗机构抗菌药物供应目录包括采购抗菌药物的品种、品规。未经备案的抗菌药物品种、品规，医疗机构不得采购。医疗机构应当严格控制本机构抗菌药物供应目录的品种数量。同一通用名称抗菌药物品种，注射剂型和口服剂型各不得超过 2 种。具有相似或者相同药理学特征的抗菌药物不得重复列入供应目录。医疗机构确因临床工作需要，抗菌药物品种和品规数量超过规定的，应当向核发其《医疗机构执业许可证》的卫生行政部门详细说明原因和理由；说明不充分或者理由不成立的，卫生行政部门不得接受其抗菌药物品种和品规数量的备案。医疗机构应当定期调整抗菌药物供应目录品种结构，并于每次调整后 15 个工作日内向核发其《医疗机构执业许可证》的卫生行政部门备案。调整周期原则上为 2 年，最短不得少于 1 年。

③ 医疗机构应当按照国家药品监督管理部门批准并公布的药品通用名称购进抗菌药物，优先选用《国家基本药物目录》《国家处方集》和《国家基本医疗保险、工伤保险和生育保险药品目录》收录的抗菌药物品种。基层医疗卫生机构只能选用基本药物（包括各省区市增补品种）中的抗菌药物品种。医疗机构抗菌药物应当由药学部门统一采购供应，其他科室或者部门不得从事抗菌药物的采购、调剂活动。临床上不得使用非药学部门采购供应的抗菌药物。因特殊治疗需要，医疗机构需使用本机构抗菌药物供应目录以外抗菌药物的，可以启动临时采购程序。临时采购应当由临床科室提出申请，说明申请购入抗菌药物名称、剂型、规格、数量、使用对象和使用理由，经本机构抗菌药物管理工作组审核同意后，由药学部门临时一次性购入使用，医疗机构应当严格控制临时采购抗菌药物品种和数量，同一通用名抗菌药物品种启动临时采购程序原则上每年不得超过 5 例次。如果超过 5 例次，应当讨论是否列入本机构抗菌药物供应目录。调整后的抗菌药物供应目录总品种数不得增加。医疗机构应当每半年将抗菌药物临时采购情况向核发其《医疗机构执业许可证》的卫生行政部门备案。

④ 医疗机构和医务人员应当严格掌握使用抗菌药物预防感染的指证。预防感染、治疗轻度或者局部感染应当首选非限制使用级抗菌药物；严重感染、免疫功能低下合并感染或者病原菌只对限制使用级抗菌药物敏感时，方可选用限制使用级抗菌药物。严格控制特殊使用级抗菌药物使用。特殊使用级抗菌药物不得在门诊使用。临床应用特殊使用级抗菌药物应当严格掌握用药指证，经抗菌药物管理工作组指定的专业技术人员会诊同意后，由具有相应处方权医师开具处方。特殊使用级抗菌药物会诊人员由具有抗菌药物临床应用经验的感染性疾病科、呼吸科、重症医学科、微生物检验科、药学部门等具有高级专业技术职务任职资格的医师、药师或具有高级专业技术职务任职资格的抗菌药物专业临床药师担任。因抢救生命垂危的患者等紧急情况，医师可以越级使用抗菌药物。越级使用抗菌药物应当详细记录用药指证，并应当于 24 小时内补办越级使用抗菌药物的必要手续。

5. 抗菌药物临床应用监测

医疗机构应当开展抗菌药物临床应用监测工作，分析本机构及临床各专业科室抗菌药物使用情况，评估抗菌药物使用适宜性，分析抗菌药物使用趋势，应当及时采取有效措施干预抗菌药物不合理使用情况。医疗机构应当根据临床微生物标本检测结果合理选用抗菌药物，临床微生物标本检测结果未出具前，医疗

机构可以根据当地和本机构细菌耐药监测情况经验选用抗菌药物，临床微生物标本检测结果出具后根据检测结果进行相应调整。医疗机构应当开展细菌耐药监测工作，建立细菌耐药预警机制，并采取下列相应措施：①主要目标细菌耐药率超过30％的抗菌药物，应当及时将预警信息通报本机构医务人员；②主要目标细菌耐药率超过40％的抗菌药物，应当慎重经验用药；③主要目标细菌耐药率超过50％的抗菌药物，应当参照药敏试验结果选用；④主要目标细菌耐药率超过75％的抗菌药物，应当暂停针对此目标细菌的临床应用，根据追踪细菌耐药监测结果，再决定是否恢复临床应用。

6. 抗菌药物临床应用情况监督管理

① 医疗机构抗菌药物管理机构应当定期组织相关专业技术人员对抗菌药物处方、医嘱实施点评，并将点评结果作为医师定期考核、临床科室和医务人员绩效考核依据。

② 医疗机构应当对出现抗菌药物超常处方3次以上且无正当理由的医师提出警告，限制其特殊使用级和限制使用级抗菌药物处方权。

③ 医师出现下列情形之一的，医疗机构应当取消其处方权：

a. 抗菌药物考核不合格的；

b. 限制处方权后，仍出现超常处方且无正当理由的；

c. 未按照规定开具抗菌药物处方，造成严重后果的；

d. 未按照规定使用抗菌药物，造成严重后果的；

e. 开具抗菌药物处方牟取不正当利益的。

④ 药师未按照规定审核抗菌药物处方与用药医嘱，造成严重后果的，或者发现处方不适宜、超常处方等情况未进行干预且无正当理由的，医疗机构应当取消其药物调剂资格。

⑤ 医师处方权和药师药物调剂资格取消后，在六个月内不得恢复其处方权和药物调剂资格。

（三）抗肿瘤药物临床应用管理

国家卫生健康委员会于2020年12月22日印发了《抗肿瘤药物临床应用管理办法（试行）》，用于规范和指导开展肿瘤诊疗、应用抗肿瘤药物的各级各类医疗机构的抗肿瘤药物临床应用管理工作，旨在加强医疗机构抗肿瘤药物临床应用管理，提高抗肿瘤药物临床应用水平，保障医疗质量和医疗安全。

1. 医疗机构抗肿瘤药物临床应用管理的组织机构和职责

（1）组织机构

医疗机构主要负责人是本机构抗肿瘤药物临床应用管理的第一责任人。医疗机构应当建立健全本机构抗肿瘤药物管理工作制度。医疗机构应当建立抗肿瘤药物管理组织或由专（兼）职人员负责本机构的抗肿瘤药物管理工作。开展肿瘤诊疗服务的二级以上医疗机构，应当在药事管理与药物治疗学委员会下设立抗肿瘤药物管理工作组。抗肿瘤药物管理工作组由医务、药学、临床科室、医学影像、病理、护理、检验、信息管理、质控等部门负责人或具有相关专业高级技术职务任职资格的人员组成，共同管理抗肿瘤药物临床应用，医务、药学等部门共同负责日常管理工作。开展肿瘤诊疗服务的其他医疗机构，如不具备设立抗肿瘤药物管理工作组的条件，可由专（兼）职人员负责具体管理工作。

（2）职责

医疗机构抗肿瘤药物管理组织或者专（兼）职人员的主要职责是：

① 贯彻执行抗肿瘤药物管理相关的法律、法规、规章，制订本机构抗肿瘤药物管理制度并组织实施；

② 审议本机构抗肿瘤药物分级管理目录，制订抗肿瘤药物临床应用相关技术性文件，并组织实施；

③ 监测本机构抗肿瘤药物临床应用情况，定期分析、评估、上报监测数据并发布相关信息，提出干预和改进措施；

④ 对医务人员进行抗肿瘤药物管理相关法律、法规、规章制度和技术规范培训，组织对患者合理使用抗肿瘤药物的宣传教育。

2. 抗肿瘤药物临床应用分级管理

《抗肿瘤药物临床应用管理办法（试行）》规定，抗肿瘤药物临床应用实行分级管理，根据安全性、可及性、经济性等因素，将抗肿瘤药物分为限制使用级和普通使用级。具体划分标准如下。

① 限制使用级抗肿瘤药物是指具有下列特点之一的抗肿瘤药物：a. 药物毒副作用大，纳入毒性药品管理，适应证严格，禁忌证多，须由具有丰富临床经验的医务人员使用，使用不当可能对人体造成严重损害的抗肿瘤药物；b. 上市时间短、用药经验少的新型抗肿瘤药物；c. 价格昂贵、经济负担沉重的抗肿瘤药物。

② 普通使用级抗肿瘤药物是指除限制使用级抗肿瘤药物外的其他抗肿瘤药物。抗肿瘤药物分级管理目录由医疗机构制订，并结合药品上市后评价工作进行动态调整，地方卫生健康行政部门对抗肿瘤药物分级管理目录的制订和调整工作进行指导。

3. 抗肿瘤药物的遴选、供应和使用

① 医疗机构应当建立抗肿瘤药物遴选和评估制度，根据本机构肿瘤疾病诊疗需求制订抗肿瘤药物供应目录，并定期调整。医疗机构抗肿瘤药物品种遴选应当以临床需求为目标，鼓励优先选用国家基本药物目录、国家基本医疗保险药品目录中收录、国家集中谈判或招标采购，以及国家卫生健康委员会公布的诊疗规范、临床诊疗指南、临床路径涉及的药品。医疗机构遴选和新引进抗肿瘤药物品种，应当由临床科室提交申请报告，由抗肿瘤药物管理工作组出具初步意见，经药事管理与药物治疗学委员会讨论通过后执行。对于临床优势明显、安全性高或临床急需、无可替代的创新药物，医疗机构应当在充分评估的基础上，简化引进流程，及时纳入抗肿瘤药物供应目录。对于存在重大安全隐患、疗效不确定、成本-效果比差或者严重违规使用等情况的抗肿瘤药物，临床科室、药学部门、抗肿瘤药物管理工作组应当提出清退或者更换意见，经药事管理与药物治疗学委员会讨论通过后执行。清退或者更换的抗肿瘤药物品种或者品规原则上 12 个月内不得重新进入抗肿瘤药物供应目录。

② 医疗机构抗肿瘤药物应当由药学部门统一采购供应，其他科室或部门不得从事抗肿瘤药物的采购、调剂活动。因特殊治疗需要，医疗机构确需使用本机构抗肿瘤药物供应目录以外抗肿瘤药物的，可以启动临时采购程序，由临床科室提出申请，经本机构抗肿瘤药物管理工作组审核同意后，由药学部门临时一次性购入使用。

③ 医疗机构应当遵循诊疗规范、临床诊疗指南、临床路径和药品说明书等，合理使用抗肿瘤药物。在尚无更好治疗手段等特殊情况下，应当制订相应管理制度、技术规范，对药品说明书中未明确但具有循证医学证据的药品用法进行严格管理。特殊情况下抗肿瘤药物使用采纳的循证医学证据，依次是其他国家或地区药品说明书中已注明的用法，国际权威学（协）会或组织发布的诊疗规范、临床诊疗指南，国家级学（协）会发布的诊疗规范、临床诊疗指南和临床路径等。首次抗肿瘤药物治疗方案应当由肿瘤诊疗能力强的医疗机构或省级卫生健康行政部门按照相应标准和程序遴选的其他医疗机构制订并实施。鼓励由三级医疗机构制订并实施首次抗肿瘤药物治疗方案。对于诊断明确、病情相对稳定的肿瘤患者，其他医疗机构可以执行上述医疗机构制订的治疗方案，进行肿瘤患者的常规治疗和长期管理。医师应当根据组织或细胞学病理诊断结果，或特殊分子病理诊断结果，合理选用抗肿瘤药物。原则上，在病理确诊结果出具前，医师不得开具抗肿瘤药物进行治疗。国家卫生健康委员会发布的诊疗规范、临床诊疗指南、临床路径或药品说明书规定需进行基因靶点检测的靶向药物，使用前需经靶点基因检测，确认患者适用后方可开具。加强对肿瘤细胞耐药发生机制及其对策的研究，针对不同耐药机制采取相应的应对策略，增加患者获益可能。

4. 抗肿瘤药物临床应用培训与考核管理

二级以上医疗机构应当定期对本机构抗肿瘤药物相关的医师、药师、护士进行抗肿瘤药物临床应用知识培训并进行考核。其他医疗机构的医师、药师、护士，由县级以上地方卫生健康行政部门或其指定的医疗机构组织相关培训并考核。抗肿瘤药物临床应用知识培训内容应当包括：①《处方管理办法》《抗肿瘤药物临床应用管理办法（试行）》《医疗机构处方审核规范》及《医院处方点评管理规范（试行）》等；②诊疗规范、临床诊疗指南、临床路径和药品说明书等；③有关临床用药指南、新型抗肿瘤药物临床应用指导原则；④肿瘤综合治疗的理念和知识；⑤抗肿瘤药物临床应用管理制度；⑥抗肿瘤药物的药理学特点与注意事项；⑦抗肿瘤药物不良反应及其处理相关知识；⑧肿瘤耐药发生机制及其对策等。医疗机构应当加强对本机构医师处方权的授予、考核等管理，明确可以开具限制使用级和普通使用级抗肿瘤药物处方的医师应当满足的条件，包括医师的专业、职称、培训及考核情况、技术水平和医疗质量等。医师按照被授

予的处方权开具相应级别的抗肿瘤药物。

5. 抗肿瘤药物临床应用监测

医疗机构应当开展抗肿瘤药物临床应用监测工作，分析本机构和各临床科室抗肿瘤药物使用情况，评估抗肿瘤药物使用适宜性，分析抗肿瘤药物使用趋势，并及时采取有效措施干预抗肿瘤药物不合理使用情况。医疗机构应当充分利用信息化手段，加强抗肿瘤药物临床应用的全过程管理，促进临床合理应用抗肿瘤药物。抗肿瘤药物临床合理应用管理指标应当包括：①抗肿瘤药物分级管理制度执行情况；②限制使用级和普通使用级抗肿瘤药物的使用率；③抗肿瘤药物使用金额占比；④抗肿瘤药物处方合理率与干预率；⑤抗肿瘤药物不良反应报告数量及报告率；⑥抗肿瘤药物临床应用监测及相关数据上报情况。医疗机构应当积极参加卫生健康行政部门组织的抗肿瘤药物临床应用监测，明确负责监测工作的具体部门和负责人，为监测工作创造条件，做好相关数据上报工作并保证数据规范、真实、可靠。医疗机构应当加强抗肿瘤药物不良反应、不良事件监测工作，并按照国家有关规定向相关部门报告。医疗机构应当制订抗肿瘤药物使用应急预案，要及时启动应急预案应对外漏或严重不良反应。

6. 抗肿瘤药物临床应用情况监督管理

① 医疗机构应当将抗肿瘤药物处方点评和用药医嘱审核结果纳入医师定期考核、临床科室和医务人员业务考核。

② 医疗机构应当对出现超常处方 3 次以上且无正当理由的医师提出警告，限制其处方权，限制处方权后，仍连续 2 次以上出现超常处方且无正当理由的，取消其处方权。

③ 医师出现下列情形之一的，医疗机构应当取消处方权：a. 被责令暂停执业；b. 考核不合格离岗培训期间；c. 被注销、吊销执业证书；d. 未按照规定开具抗肿瘤药物处方，造成严重后果的；e. 未按照规定使用抗肿瘤药物，造成严重后果的；f. 开具抗肿瘤药物处方牟取不正当利益的。

📖 **知识拓展** ————————

美国的六年制 Pharm. D. 教育

Pharm. D. 学位教育采用"2+4"模式，即 2 年的药学预科加 4 年的 Pharm. D. 专业课程学习。2 年的预科目的在于帮助学生在接受专业教育前奠定一定的科学基础。2 年预科后需要通过药学院入学考试（PCAT），才能进入药学院攻读 4 年的 Pharm. D. 专业课程。4 年的 Pharm. D. 专业课程中前 3 年主要学习专业理论知识，最后 1 年在医院各临床科室、社区药房等部门进行专业实习。完成 6 年的学习后授予 Pharm. D. 学位，最后通过国家统一考试后才能成为一名注册药师。毕业后的学生可选择两个从业方向：一是直接进入社区药房、制药公司等行业就业；二是再经过 1~2 年住院药师培训成为临床药师，其中 1 年的住院药师培训主要培养通科药师，2 年的住院药师培训主要培养专科临床药师。

📖 **知识拓展** ————————

美国 SOAP 药历

SOAP 药历是美国临床药师协会推荐的药历书写格式。SOAP 药历由四部分组成：①S（subjective）：即主观性资料，包括患者的主诉、病史、药物过敏史、药品不良反应史、既往用药史等；②O（objective），即客观性资料，包括患者的生命体征，临床各种生化检验值，影像学检查结果，血、尿及粪培养结果，血药浓度监测值等；③A（assessment）：即临床诊断以及对药物治疗过程的分析与评价；④P（plan）：即治疗方案，包括选择具体的药品名称、给药剂量、给药途径、给药时间间隔、疗程以及用药指导的相关建议。

参考文献

[1] 冯变玲. 药事管理学 [M]. 7 版. 北京：人民卫生出版社，2022：238.

[2] 李梦斐. 我国"医联体"发展现状与对策研究 [D]. 济南：山东大学，2017.

[3] 冷静，杨敏. 医疗机构制剂中心建设的策略分析 [J]. 中药与临床，2022，13（06）：84-87.

[4] 丘振文，周本杰，唐洪梅，等. 浅谈医院制剂的发展现状 [J]. 中国医药导刊，2022，24（05）：446-449.

[5] 张秋玉，王芸，胡元霞，等. 我国药品及医用耗材集中带量采购政策的实施现状及建议 [J]. 中国药房，2022，33（02）：136-141.

[6] 郭婷，夏珣，汤汝. 医疗机构使用麻醉药品的规范化管理 [J]. 中医药管理杂志，2019，27（10）：103-104.

[7] 缪宝迎. 改进监管措施保障用药安全 [N]. 中国医药报，2017-05-12.

[8] 李衡，刘轶，张秋华，等. 放射性药品监管现状及思考 [J]. 中南药学，2022，20（09）：2214-2216.

[9] 杨爱兰，唐爱珠. 强化库房环境管理在西药房药品储存养护中的应用效果 [J]. 中国药物滥用防治杂志，2023，29（03）：449-452.

[10] 杨春松，许智娟，杨亚亚，等. 我国药物分级管理现状的循证评价 [J]. 海峡药学，2022，34（01）：218-222.

[11] 林顺和，许小鑫，林亚忠. 门诊事前审方系统的设计与应用 [J]. 中国医疗设备，2019，34（08）：120-123.

[12] 任金妹，王素梅，顾申勇，等. 我院前置审方系统的建立与实践 [J]. 上海医药，2023，44（13）：63-67.

[13] 季春燕，朱璇. 自动化发药系统对门诊药品调剂差错及药师工作强度的影响 [J]. 临床合理用药杂志，2021，14（25）：161-163.

[14] 徐珽，李健，苏兰，等. 药品单剂量调配管理系统的建立与应用 [J]. 中国医院药学杂志，2007，27（6）：828-829.

[15] 陈盛新，栾智鹏. 医院发药方式的演变与趋势 [J]. 药学实践杂志，2010，28（1）：73-75.

[16] 张真辉. 中药颗粒剂两种调剂模式的认识 [J]. 中国中医药现代远程教育，2019，17（6）：149-150.

[17] 索朗拉姆，泽碧，次仁旺. 全自动单剂量分包机在住院药房中的应用情况 [J]. 西藏医药，2023，44（3）：3-5.

[18] 李建峰，欧玲. 门诊西药房处方调剂差错分析及防范措施分析 [J]. 海峡药学，2021，33（12）：211-212.

[19] 谭超，刘贵娟，何芳. 门诊药房药品调剂差错原因分析及对策 [J]. 中国药业，2016，25（22）：91-93.

[20] 蒋婷婷，鲜秋婉，李晨. 医院门诊药房自动化发药系统应用效果分析 [J]. 中国药业，2023，32（4）：15-18.

[21] 邱声. 医保"双通道"机制下的互联网医院电子处方流转研究与设计 [J]. 海峡科学，2022（4）：85-88.

[22] 陈镜. M 公司电子处方流转与共享流程优化研究 [D]. 南宁：广西大学，2021.

[23] 闫鹏坤. 互联网电子处方系统的设计与实现 [D]. 南京：东南大学，2017.

[24] 范瑞雪，袁孝青，杜玉馨，等. 我国电子处方流转现状及对策 [J]. 中国药业，2022，31（17）：1-6.

[25] 陆鹏宇，田侃，朱祥源. 医院处方流转实践模式研究 [J]. 卫生经济研究，2021，38（1）：58-61.

[26] Brodie D C, Benson R A. The evolution of the clinical pharmacy concept [J]. Drug Intelligence & Clinical pharmacy, 1976, 10（9）：506-510.

[27] 叶军. 浅谈当前医院临床药学工作的任务及其重要性 [J]. 基层医学论坛，2006，10（8）：342.

[28] Hepler C D, Strand L M. Opportunities and responsibilities in pharmaceutical care [J]. American Journal of Health-System Pharmacy, 1990, 47（3）：533-543.

[29] 余自成，YEE G C，朱珠，等. 美国临床药学学科 60 年发展概况 [J]. 中国临床药学杂志，2019，28（3）：161-167.

[30] 孙路路，栗芳，奚宝晨. 培养药学专业型人才教育改革的设想 [J]. 中国药学杂志，2014，49（7）：622-624.

[31] American College of Clinical Pharmacy. The definition of clinical pharmacy [J]. Pharmacotherapy, 2008, 28（6）：816-817.

[32] Kimberly K. Scarsi, Emily A. Prinz, Hannah K. Snyder，等. 美国临床药学的发展与实践 [J]. 中国药房，2015，26（26）：3601-3611.

[33] Department of Health. A first class service：quality in the new NHS [A]. London：The Stationery Office, 1998.

[34] Department of Health. Pharmacy in England：building on strengths-delivering the future [A]. London：Department of Health, 2008.

[35] Department of Health. Equity and excellence：liberating the NHS [A]. London：Department of Health, 2010.

[36] 赖琪，包旭，牛犇. 药学信息服务的基本概念与发展 [J]. 中国执业药师，2008，5（7）：26-30.

[37] 张欢之. 国外药师药学信息服务的标准与质量管理 [J]. 中国药师，2003，6（7）：409-410.

[38] 叶云，肖顺汉. 药学信息服务的内容与方式 [J]. 中国执业药师，2008，5（10）：32-34.

[39] 杨世民. 医院药事管理 [M]. 北京：人民卫生出版社，2006：178-179.

[40] 王菁，刘璐，郑恒，等. 治疗药物监测的研究进展 [J]. 中国医院药学杂志，2017，37（1）：1-8.

[41] 黄正明. 关于治疗药物监测和药物不良反应监测若干问题的探讨 [J]. 中国药物应用与监测，2005（1）：39-42.

[42] 刘敬弢，张艳华. 抗肿瘤治疗药物监测与合理应用研究进展 [J]. 中国新药杂志，2015，24（16）：1916-1920.

[43] 印晓星. 治疗药物监测 [M]. 北京：人民军医出版社，2011：4-5.

[44] 王锦秋. 治疗药物监测的研究进展及未来发展方向 [J]. 西部医学，2007，19（4）：673-676.

[45] 刘晓琰. 治疗药物监测现状与进展 [J]. 上海医药，2009，30（8）：343-346.

[46] 施安国. CYP2D6 基因与药物代谢 [J]. 中国新药与临床杂志，2003，22（8）：491-494.

[47] 罗江. 药历在临床治疗中的作用探讨 [J]. 基层医学论坛，2019，23（31）：4570.

[48] 曾卫强，曲云婷，闫其星，等. 抗肿瘤药物药学监护路径的建立和应用 [J]. 中国药房，2016，27（35）：5017-5020.

第十章
药物警戒与药品上市后安全监管

第一节　药品风险管理概述

一、药品风险的概念、来源及特征

风险是产生某种结局的可能性。对于药品风险而言，不同领域的专家学者、不同国家和组织有着不同的诠释。国际医学科学组织委员会（The Council for International Organizations of Medical Sciences，CIOMS）第Ⅸ工作组报告中将药品的风险概括为"与药品的质量、安全性或有效性相关的，或与环境（暴露）相关的涉及患者或公众健康的任何不良结果发生的可能性"。

药品带来的风险源于多种因素，包括药品本身的因素、人体的因素和药品使用的因素。药品本身的因素多是由药品所含成分的药理特性决定的，即药品天然和固有的属性，如 A 型药品不良反应；也可能是产品设计缺陷导致，如杂质去除和灭菌工艺、制剂工艺缺陷等；或是由药品质量问题引起，如在生产或储存运输过程中混入其他物质或产生降解物质；药物相互作用也可能是引起风险的重要原因，如质子泵抑制剂类药物可减少氯吡格雷活性代谢产物生成，降低氯吡格雷的抗血小板聚集作用而导致血栓事件的发生。人体因素则是与用药者的个体差异有关，如患者的特异性体质、遗传特征、心理因素等，例如携带 HLA-B * 1502 基因的患者服用卡马西平可能出现严重皮肤反应，超快代谢者使用曲马多更易引起呼吸抑制的风险，疫苗预防接种引起群体性心因性反应等。药品使用因素则更为复杂，超药品说明书使用、滥用、误用、错用等，都可能给患者带来有害反应或严重伤害，甚至引发社会问题。

现代药品管理的理论认为，没有零风险的药品。药品的安全性是相对于其获益而言的，是二者权衡后的结果。药品监管部门在批准药品上市许可时，考虑的关键因素是药品获益是否大于风险。即使是一个风险相对较高的药品，但在其治疗领域没有其他可替代的药品，或者紧急批准使用的药品可能还存在人类未知的风险，该药品也可能被批准上市。药品上市以后，则必须通过风险管理的手段来发现、预防和降低药品潜在的安全隐患，提升药品的使用价值。

药品安全风险客观存在，这主要是由于药品具有两重性，一方面可以防病治病，另一方面也可能引起不良反应，使用不当会危害人体健康。任何药品的安全性都是相对的，药品本身就具有不可避免的安全风险。

药品安全风险大致有以下几方面特点。①复杂性。一方面，药品安全风险存在于药品生命周期的各个环节，受多种因素影响，任何一个环节出现问题，都会破坏整个药品安全链；另一方面，药品安全风险主体多样化，即风险的承担主体不只是患者，还包括药品生产者、经营者、医生等。②不可预见性。由于受限于当代的认知水平与人体免疫系统的个体差异，以及有些药品存在蓄积毒性的特点，药品的风险往往难以预计。③不可避免性。囿于人类对药品认识的局限性，药品不良反应往往会伴随着治疗作用同时发生，这也是人们必须承担的药物负面作用。

二、药品风险管理活动的主要内容

药品风险管理是发现、识别和监测药品相关风险，并对药品风险和效益进行综合评估，以采取适当的干预策略与方法，降低药品风险，实现风险效益比最优化的管理过程。药品风险管理贯穿于药品生命周期的全过程。药品风险管理的实施者，既可以是药品监督管理部门，也可以是具体的药品研发、生产、流通、使用机构。前者通过制定相关法规、规范、指南或实施相应的监督管理措施控制药品风险，保障药品安全；后者则通过具体技术或管理方案的实施，减少药品风险。

（一）药品监督管理部门

药品监督管理部门进行药品风险管理的主要方式如下。

① 制定和完善药品监管法律法规和政策：根据国家药品法律法规和相关政策，制定具体的药品监管实施细则和政策，为药品风险管理提供依据。

② 药品各环节审批：对药物的研发、注册、生产、经营等环节进行审批，确保药品的安全性、有效性和质量可控。同时，对已上市的药品进行再评价，及时发现并淘汰安全隐患较大的药品。

③ 完善药物警戒体系：通过加强药品全生命周期中安全性的持续监测，做到持续收集、汇总、分析，全面准确地识别出重要的已识别风险、潜在风险和缺失信息，及时反馈有效的安全信息，保证药品的有效性与安全性。

④ 药品生产企业监管：对药品生产企业进行定期检查和不定期抽查，确保企业遵守药品生产质量管理规范，对发现的问题及时进行整改。

⑤ 药品经营企业监管：对药品经营企业进行监管，确保企业遵守药品经营质量管理规范，防止假冒伪劣药品流入市场。

⑥ 药品使用监督检查：对医疗机构购进、验收、储存药品管理情况进行检查；对接收、储存疫苗的疾病预防控制机构、接种单位执行疫苗储存和运输管理规范情况进行检查。

⑦ 药品广告监管：对药品广告进行审核，确保广告内容的真实性、科学性和合法性，防止虚假宣传误导消费者。

⑧ 药品召回管理：建立健全药品召回制度，对存在安全隐患的药品，要求企业主动召回并采取相应的措施。

⑨ 药品信息化管理：利用信息化手段健全药品信息化追溯体系，对药品的生产、经营、使用等环节进行信息记录和追溯，提高药品风险管理效能。

⑩ 宣传和培训：加强药品安全知识的宣传和培训工作，提高公众对药品安全的认识和自我保护能力。

> **🌐 思政材料 10-1**
>
> **确保药品安全**
>
> 确保药品安全是各级党委和政府义不容辞之责，要始终把人民群众的身体健康放在首位，以猛药去病、刮骨疗毒的决心，完善我国疫苗管理体制，坚决守住安全底线，全力保障群众切身利益和社会安全稳定大局。（摘自习近平 2018 年 7 月 23 日对吉林长春长生生物疫苗案件作出的重要指示）

（二）药品上市许可持有人

药品上市许可持有人进行药品风险管理的主要方式包括：

① 在不良反应监测和报告的基础上，对各种途径收集的疑似不良反应信息开展信号检测和评价，及

时发现新的药品安全风险。

②对发现的新风险及时开展评估，了解风险特征和影响因素等，为进一步的风险管理活动提供技术支撑。

③根据监测和评估情况或药品监督管理部门的要求，开展药品上市后安全性研究，进一步描述或量化风险，以获取更多的有关风险特征的信息。

④对已识别的安全风险，综合考虑药品风险特征、药品的可替代性、社会经济因素等，采取适宜的风险控制措施来降低风险。

（三）公众

药品安全风险管理是一项非常复杂的社会系统工程，需要全社会共同参与。提高患者用药的知识水平和风险意识是药品安全风险管理的重要环节之一。医疗机构和零售企业应加强对患者用药的指导和教育，让患者了解药物的正确使用方法、副作用和注意事项等。同时，医生和药师等医务人员也需要加强对患者用药的沟通和解释，提高患者对药物风险的认识和理解。只有患者具备正确的用药知识和风险意识，才能更好地避免用药错误和不合理用药带来的安全风险。

三、药品风险最小化措施

风险最小化措施又称风险控制措施、风险干预措施，是指以减少不良后果的发生频率或减轻发生的严重程度而使用的一种或多种风险最小化工具。在药物警戒活动中，通过药品风险识别和评估，对已识别风险或可能严重影响公众健康的潜在风险（如药品不良反应聚集性事件）采取恰当、有效的风险控制措施，可以对药品的获益-风险平衡产生积极的作用。风险控制措施是风险管理过程的落地手段，针对风险采取控制措施是持有人履行法律法规义务、保障公众用药安全的应尽职责。

风险管理是一个不断发展的领域，没有普遍认同的标准和方法。鼓励药品上市许可持有人在法律法规的框架下，积极探索、不断总结、大胆尝试，开拓符合中国国情、灵活多样的风险控制手段，确保药品的获益始终大于风险，保障公众用药安全。

风险控制措施包括常规风险控制措施、特殊风险控制措施等。大多数药品风险可通过常规风险控制措施得以管理。在例外情况下，对于某些重要安全风险，若认为常规风险控制措施不足以控制风险时，有必要采取特殊风险控制措施。如果发现风险可能对公众健康造成严重影响，或有迅速蔓延趋势，需要考虑采取暂停、召回产品等紧急的控制措施。当评估认为药品风险大于获益时，持有人应当主动申请注销药品注册证书。

（一）常规风险控制措施

《药物警戒质量管理规范》（*Good Pharmacovigilance Practice*，GVP）第八十七条指出，常规风险控制措施包括修订药品说明书、标签、包装，改变药品包装规格，改变药品管理状态等。这些活动是适用于所有药品的标准活动，在一般情况下，被认为足以维持正向的获益-风险平衡。

1. 修订药品说明书

修订药品说明书是最常用的风险控制措施。药品说明书是载明药品重要信息的法定文件，在药品风险管理中起到十分重要的作用。

（1）修订的项目

说明书中与安全性相关的项目主要涉及警示语、不良反应、禁忌、注意事项、药物相互作用、药物过量等。因安全性原因修订说明书，主要是对这些项目的相关信息进行补充、更新及规范，以对用药风险进行有效控制，达到防范和减轻风险、促进临床安全合理用药的目的。此外，在说明书的其他项目中也可能包含与安全用药相关的提示，修订说明书时亦可能涉及。例如，适应证项要求药品作为二线治疗药使用，儿童用药项提示某年龄段以下儿童禁用，老年用药项提示肾功能不全患者调整用药剂量。

因安全性原因修订说明书，应当考虑风险的性质和特征，有针对性地选择说明书的修订项目和内容。说明书中的药品风险大致可归为3类。①基本可接受的风险。此类风险是可接受的，不需要更多地提醒或采取其他风险控制措施。例如用药后发生的轻微或一过性的不良反应，不足以对人体造成伤害，因此仅在不良反应项进行提示。②可合理降低的风险。风险需要特殊的提醒，包括提醒患者采取适当方法控制风险，使风险降低到可接受的水平。此类风险一般要在说明书的注意事项、儿童用药、老年用药等项目进行提醒。③需要严格管理的风险。此类风险较为严重，发生风险时对患者可能造成不可逆甚至危及生命的严重伤害，必须进行强烈警告，或限制药品的使用，或需要采取有效的风险控制措施预防和降低风险的发生。例如包括在警示语、禁忌项的警告。很多情况下，针对某风险修订说明书可能涉及多个项目，例如同时修订警示语、不良反应、注意事项等。

（2）修订的内容

因安全性原因修订说明书涉及的内容较为广泛，例如增加警示语提示严重风险，增加不良反应或禁忌，提供安全用药的注意事项或治疗建议，对特殊人群用药风险进行提示，补充药物相互作用，一些情况下还可能限制药品的适应证、用法用量或疗程。修订的内容主要有：①增加警示语特别提示风险；②限制适应证和用法用量；③增加使用禁忌；④完善药品不良反应；⑤提示安全用药的注意事项或治疗建议；⑥警示药物相互作用。

2. 改变药品标签、包装

通过改变药品标签的内容和样式，改变药品包装的规格或材料等，从而达到限制、提醒和防范的目的，也是常规风险控制措施之一。药品标签、包装的变更，需要按要求获得药品监管部门的批准或完成备案。

（1）标签

药品标签是指药品包装上印有或者贴有的内容，分为内标签和外标签。药品内标签是指直接接触药品的包装的标签，外标签指内标签以外的其他包装的标签。药品的标签应当以说明书为依据，其内容不得超出说明书的范围。由于包装空间对文字数量的限制，药品标签仅能提示一些关键的信息，但这也增加了标签的可读性，并且标签印在药盒或内包装上，更不容易被丢弃。药品上市许可持有人可利用标签的这些优点在规定的范围内将说明书中重要的安全性信息印制在标签上，例如警示语、禁忌等，从而达到对使用者多重提示的效果。《药品说明书和标签管理规定》明确"药品生产企业可以主动提出在药品说明书或者标签上加注警示语，国家食品药品监督管理局也可以要求药品生产企业在说明书或者标签上加注警示语"。

（2）包装

改变药品包装包括改变包装规格、包装材料、包装尺寸等。药品的包装规格不同于药品规格。药品规格是指中国药典规定的制剂规格，即每一支、片或其他每一个单位制剂中含有主药的重量（或效价）或含量（％）或装量。药品的包装规格是指基本包装单元的规格，药品的基本包装单元，是药品生产企业生产供上市的药品最小包装，如：每瓶×片，每瓶×毫升，每盒×支。药品包装规格（即基本包装单元）的大小决定了患者从医务人员或药店获取药品的频率。对包装规格进行限制，可促使患者定期复查与复诊，有助于患者根据病情调整治疗方案，及时与医务人员沟通药品风险。对于存在过量用药、滥用风险的药品，减小包装规格在一定程度上能够降低因过量用药、过度使用和滥用造成的危害。

3. 改变药品管理状态

药品的管理状态主要指监督管理部门对药品的特殊管理方式，例如作为非处方药、处方药、特殊管理药品管理等。药品的管理状态不同，药品的可及性、使用范围、管理方式、患者获取方式也不同。一些药品的管理状态需要根据药品的安全性来确定，例如，按照非处方药管理的品种必须是长期使用后证明安全性良好的品种，列入精神药品管理的品种多是存在成瘾性或滥用风险的品种。

改变药品的管理状态也是常规风险控制措施的一种方式。随着对药品安全性有效性认识的逐渐深入，原先列入非处方药的品种发现严重安全性问题，可以调出目录。例如国家药品监督管理部门经过评价，在2017年和2021年，分别因安全性原因将仙灵骨葆口服制剂和右美沙芬口服单方制剂调出了非处方药目录，按照处方药管理。药品上市许可持有人发现药品存在严重的安全性问题，也可以按程序向国家药品监管部门及其他相关部门申请改变药品的管理状态。

（二）特殊风险控制措施

大部分风险通过常规风险控制措施可以解决，但当常规风险控制措施不足以控制药品风险时，持有人应当考虑采取特殊风险控制措施。在决定是否需要特殊风险控制措施时，应优先考虑风险的发生频率、严重程度、可预防性和对公共卫生的影响，平衡实施特殊风险控制措施的负担与患者获益。GVP第八十七条指出，特殊风险控制措施包括开展医务人员和患者的沟通和教育、药品使用环节的限制、患者登记等。需要紧急控制的，可采取暂停药品生产、销售及召回产品等措施。当评估认为药品风险大于获益的，持有人应当主动申请注销药品注册证书。

与常规风险控制措施相比，采取特殊风险控制措施需要持有人进行更系统、周密的计划、组织、实施（通常需要制定并实施药物警戒计划）；需要包括持有人、医务人员和患者在内的多方利益相关者的共同参与来达成风险控制的目标。特殊风险控制措施可能会改变医务人员的常规诊疗行为，并可能增加医疗保健系统的负担。这些负担包括：①在医疗机构日常管理中，给医务人员增加了额外的诊疗步骤或诊疗服务；②医疗保健系统需要额外的人力/财力支持计划的实施；③对患者获得处方药和所需医疗保健服务、日常活动产生影响。因此，持有人在选择特殊风险控制措施时必须慎重，必须明确界定风险最小化或获益-风险平衡最优化的目标，设定阶段性需达成指标以指导特殊风险控制措施的制定，尽量减少给医疗保健系统带来的压力，同时也有必要密切监测其实施情况，并适时对特殊风险控制措施的有效性进行评估和调整。

利益相关方的沟通和教育是一种有效的风险控制措施。"利益相关方"这里是指与药品处方、调配、分发、购买、使用行为相关的人员，例如医师、护士、药师、患者、患者监护/看护人员等。通过有针对性的沟通和教育，增加利益相关方对药品风险的了解，进一步改变医务人员和患者的行为，降低特定风险或预防可能带来的危害，从而优化药品的获益-风险平衡。根据受众的不同，可以将相关活动分为针对医务人员的沟通和教育活动，以及针对患者的沟通和教育活动。

（1）针对医务人员的沟通和教育活动

针对医务人员（医师、护士、药师等）开展的沟通和教育活动，主要是以项目管理的方式对医务人员开展沟通和培训。通过这些活动，有助于医务人员增强对药品风险的认知，熟悉药品特殊的使用条件，增强对各种措施（如患者选择、治疗管理、特殊给药或发药程序）的认识和理解等。其主要目的是减少不良反应的发生或者降低风险的危害程度，加强对各种不良反应早期症状体征的识别，尽早发现风险并进行相应的处理。

在与医务人员进行药品风险沟通时，可以通过多元的、更加专业的风险信息沟通机制。例如，通过发布致医务人员函、进行处方医生咨询，以及开展定期专题研讨会、风险商谈、专家论证会、病例讨论沙龙等多种方式加强与临床专业人员的信息沟通，并对沟通结果进行评估，从而适时调整风险控制措施。

（2）针对患者的沟通和教育活动

针对患者（包括患者家属、看护者、监护人员等）沟通教育的目的是提高他们对药品风险早期体征和症状的认识，及早采取相应措施降低风险。沟通和教育材料可根据其需要传递的内容及受众设计不同的形式，如纸质指导手册、音频、视频等，选择媒体宣传时，需要考虑文字宣传、广播电视宣传、在线平台宣传等的不同时机，同时根据目标人群特征进行选择。例如对于可能存在视力障碍的患者，教育材料可考虑音频媒体和材料，对于针对老年人群的药品，由于老年人群理解力不同、可及性以及可能存在的视力下降等各种因素，材料设计时需要考虑提高可读性以及可接受性。

（3）药品使用环节限制

药品从研发、生产、流通到使用的全生命周期中，使用环节带来的风险最为复杂，但同时使用环节也给风险的干预和控制带来更多的灵活性。"限制"体现在药品处方、分发、使用各个阶段中，在这些阶段中设置一些有利于防控风险的条件，只有符合条件的情况下，患者才能最终获得药品，因此药品使用环节的限制，国外也称之为"限制可及性计划"。药品使用环节的限制通常是多种干预措施联合使用，以达到最严格的控制效果。

根据国外已有的经验，药品使用环节的限制性措施包括（但不限于）：①患者需要符合特定的检验或检查结果方可使用药品，包括在治疗前或治疗期间监测特殊的生物标志物、心电图、肝功能检查、定期血液检查、妊娠试验等；②有相应资质或接受过相关沟通/教育培训的医师方可开具处方；③处方时患者需要接受相关的培训或教育，或签署知情同意书，使患者全面了解风险及治疗建议；④对一次处方的剂量/单位数量进行限制，如限制在一个疗程之内，这有利于敦促患者定期返院进行常规检验或复查，以便及时监测、沟通和干预风险；⑤符合特定要求的药师才可发药，例如接受过针对该药品安全性及风险管理培训的药师可以对患者进行安全用药教育或有效执行该药品的风险管理计划；⑥药师凭处方上的特殊标识（如处方贴）或其他限制性条件发药。

（4）患者登记和妊娠预防项目

患者登记项目利用专门的数据采集系统实现患者系统随访细化程序，主要通过收集临床数据用于风险评估，同时也可以作为特殊风险控制措施的一种。例如，要求患者在接受特定药物前必须在系统中登记，可有效控制药物的可及性。此外，要求对实验室检验结果进行记录，可以确保控制药品的使用条件和药品的获得。

对于存在已知或潜在致畸作用的药品，可以采取针对妊娠风险的控制措施，具体包括相关的教育材料的分发，以及对药品的使用进行限制。其中对药品使用的限制举例如下：①药品处方或分发前必须进行妊娠试验，只有在阴性结果的情况下才能处方或分发；②一次处方的剂量限制在 30 天以内；③如出现意外怀孕的情况，应进行持续的随访以评估任何意外的后果。持有人需要考虑对特殊人群（如妊娠女性）药品使用风险信息需求的紧迫性以及成功实施该项研究的可行性，当药品有证据显示将会带来危害时（这些证据包括动物生殖毒性实验、病例报告、同类药品副作用等），用药登记研究的必要性大大增加。使用患者登记对其产品进行风险控制，可在早期与监管部门讨论。

通过在这些阶段/环节中对医务人员和患者的行为进行适当干预，来强化医务人员和患者的风险意识和对风险的认知，或改变诊疗行为来监测和预防风险，从而达到降低风险的最终目的。

（三）其他风险控制措施

除常规和特殊风险控制措施外，在一些紧急情况下还可能需要采取更加严格的风险管控措施，限制或停止药品在市场上的流通和使用，最大限度减少风险带来的危害。这些措施包括暂停药品生产、销售和使用，召回药品，或在评估认为风险大于获益的情况下将药品撤出市场。

1. 暂停药品生产、销售、使用和召回

在药物警戒活动中，暂停药品生产、销售、使用和召回药品通常是在药品出现严重风险或风险有迅速扩大或蔓延趋势，可能给公众健康带来较大危害时采取的，例如出现与质量相关的药品不良反应聚集性事件。暂停药品生产、销售、使用和召回药品可能给持有人带来经济损失，甚至有可能导致舆论关注，但为保护患者生命安全和公众身体健康，以及保护企业的长远利益和信誉，采取此类极端措施是有必要的。在一些情况下，如危害严重、原因不明、舆论关注，果断召回发现问题的品种，可能是保障患者权益和企业利益的最实用和最有效的手段。

持有人不一定要等到完全明确了药品与风险的相关性时，才做出暂停药品生产销售、使用等决定。在紧急情况下，为控制风险蔓延和可能带来的更大危害，在来不及对药品风险进行全面、深入评估的情况下，也可以针对药品潜在的风险采取此类措施。同时，持有人应对发生的事件开展进一步的调查和评估，查找原因。待调查和评估得出结论后，根据结论实施整改，采取相应的风险管理措施，确认风险消除后可考虑解除暂停药品生产、销售、使用的限制。

持有人在采取暂停和召回措施的同时，应立即按照《药品管理法》《药品召回管理办法》《药品不良反应报告和监测管理办法》《药物警戒质量管理规范》等相关法律法规、规范的要求向药品监管部门报告，保持与监管部门的密切沟通，并配合监管部门采取的监督检查等行动。未经监管部门允许，不得发布国家

重大药品安全事件及其调查处理信息和国务院确定需要统一公布的其他信息。

2. 注销药品注册证书

根据药品安全性评估结果，持有人如果认为药品的风险大于获益，应当主动申请注销药品注册证书，召回已上市销售药品，并按要求及时向药品监管部门报告，药品注销声明由国家药品监管部门统一发布。

国内外因安全性原因撤市药品的案例很多。例如 A 药是一种非甾体抗炎药，于 1999 年上市并在全球超过 80 个国家销售。持有人在一项长期对照临床试验中发现与安慰剂相比，A 药服用 18 个月以上出现心血管事件（如心脏病和脑卒中）概率增加，但在用药的首个 18 个月中，研究结果并没有显示出服用该药物有增加心血管事件概率的作用。基于对患者用药风险的考虑，持有人做出自愿撤出全球市场、停止生产和销售，对未使用药品进行召回的决定。

药品风险控制是风险管理的重要环节，需要企业高度重视，积极尝试，努力落实，在兼顾患者利益、企业自身利益的同时，最大限度地保障公众用药安全，维护患者的用药权益。

 知识拓展

1. 常规风险控制措施案例

A 药为 2 型糖尿病治疗药，液体潴留是该类药品的不良反应。上市后监测和研究发现，A 药单用或与其他降糖药联合使用，可导致患者发生心力衰竭或者使心力衰竭加重。根据对 A 药的评价结果，持有人决定在 A 药的说明书中补充和完善相关警告信息，为进一步降低心力衰竭风险，更新后的处方信息将强调下列几点。

有心力衰竭症状的患者不推荐用 A 药，确诊为 NYHA 分级 III 级和 IV 级充血性心力衰竭的患者，用 A 药治疗将属于禁忌。

开始用 A 药治疗的患者，以及增加使用剂量的患者，都应当认真观察病情，注意是否有体重快速增加、明显水肿或其他心力衰竭体征。

如果出现这些体征或症状，应当按现行的诊疗常规治疗心力衰竭，并且考虑停用 A 药或者减量使用。

此后，持有人主动申请向国家药品监督管理部门提出了说明书修订申请，主要修订内容如下。

在【注意事项】中增加了与心力衰竭患者使用相关的警示信息，包括："××类药物（包括 A 药），可导致或加重某些患者充血性心力衰竭。开始使用本品和用药剂量增加时，应严密监测患者心力衰竭症状和体征［包括体重迅速或过度增加、呼吸困难和（或）水肿］。如果出现上述症状和体征，应根据现有治疗标准，按心力衰竭给予控制。此外，应酌情考虑减量或停用本品。""不推荐有心力衰竭症状的患者使用本品。NYHA 分级为 III 或 IV 级的患者禁用本品"。

删除了【用法用量】项下"A 药在轻度心力衰竭患者中的应用"部分的内容。

在【禁忌】中增加"NYHA 分级为 III 和 V 级的心力衰竭患者禁用本品"。

在【不良反应】项中增加"上市后经验"的相关内容："除已报告的来自临床试验的不良反应以外，尚有如下本品上市后的事件描述。由于此类事件属于自愿上报，且来源于未知数量的人群，因此无法准确地评估其发生频率或建立与药物暴露之间的因果关系。""上市后的经验显示，已有报告接受 A 类药物治疗的患者发生严重不良反应（伴有或不伴有致死结果），可能与容积增加（如充血性心力衰竭、肺水肿和胸腔积液）有关。"

2. 特殊风险控制措施案例

B 药是一种用于治疗精神病的经口吸入剂，适用于成人精神分裂症或 I 型双相情感障碍相关的急性治疗。由于 B 药已知的风险包括可能引起支气管痉挛、呼吸窘迫和呼吸骤停，因此美国 FDA 要求 B 药持有人实施相应的风险控制措施。

对 B 药实施的上市后风险控制措施包括：仅在满足下列条件的选定医疗机构给药。医疗机构中需要有接受过急性支气管痉挛管理培训的医务人员，并随时能够获得应急响应服务，同时医疗机构必须配备短效支气管扩张药、雾化器和吸入溶液用于立即治疗支气管痉挛。在 B 药治疗前，需要筛查患者哮喘、慢性阻塞性肺疾病和其他肺部疾病等现患病症以及相关病史并检查患者的呼吸系统指征，包括胸部听诊。在接受 B 药治疗后的 1 小时内，至少每 15 分钟监测一次患者是否存在支气管痉挛相关体征和症状。通过用药前后的筛查和监测，并对提供治疗的医疗机构资质进行限定，达到降低 B 药致支气管痉挛伴随的负面结局（呼吸窘迫或呼吸骤停）风险的目的。

第二节　药品上市后再评价

一、药品上市后再评价概念与意义

（一）药品上市后再评价的概念

药品上市后再评价是指从药理学、药剂学、临床药学、药物流行病学、药物经济学及相关药物政策法规等方面，对已批准上市的药品在社会人群中的疗效（有效性）、不良反应（安全性）、用药方案、稳定性、费用进行的科学评价。

2001 年的《药品管理法》是我国首次以法规形式提出"药品上市后再评价"一词，2002 年的《药品管理法实施条例》指出"国务院药品监督管理部门对已批准生产、销售的药品进行再评价，根据药品再评价结果，可以采取责令修改药品说明书，暂停生产、销售和使用的措施；对不良反应大或者其他原因危害人体健康的药品，应当撤销该药品批准证明文件"，使当时医药行业对于药品上市后再评价这一新概念的关注得以提升，加深了各方对其的重视程度。

（二）药品上市后再评价的意义

药品上市前需要进行非临床研究和临床研究，但上市前研究存在一定的局限性，包括研究的病例数较少、研究的时间较短、研究的对象范围较窄、用药条件控制较严格、用药目的较单纯等，对于一些发生频率较低或用药时间较长才可能发生的药品不良反应、药物相互作用、其他特殊人群用药信息等可能难以在药品上市前研究中被发现。因此，通过药品上市后再评价能够有效地发现新药上市前暂未发现的潜在风险。不仅如此，对于通过药品上市后再评价发现的风险，相关药品监管部门能够针对药品生产、经营、使用等各个环节制定相应有效的风险管理措施和相关管理规范。如表 10-1 所示。

表 10-1　近年来国内部分注销药品注册证书药品品种目录

序号	公告	涉及品种	注销原因
1	国家药监局关于注销安乃近注射液等品种药品注册证书的公告(2020 年第 29 号)	安乃近注射液、安乃近氯丙嗪注射液、小儿安乃近灌肠液、安乃近滴剂、安乃近滴鼻液、滴鼻用安乃近溶液片、小儿解热栓	存在严重不良反应
2	国家药监局关于注销含磺胺二甲嘧啶制剂药品注册证书的公告(2020 年第 30 号)	含磺胺二甲嘧啶制剂	存在严重不良反应
3	国家药监局关于注销羟布宗片药品注册证书的公告(2020 年第 31 号)	羟布宗片	存在严重不良反应
4	国家药监局关于注销酚酞片和酚酞含片药品注册证书的公告(2021 年第 6 号)	酚酞片、酚酞含片	存在严重不良反应

来源：国家药品监督管理局。

除了能够识别药品风险以外，上市后再评价还能够对药品适应证有进一步的发现，有助于持有人对于产品有更深刻的了解，有助于持有人和产品的发展，有助于临床上患者用药的安全有效，如表 10-2 所示。

表 10-2　部分药品上市后开发的新适应证

药品	原适应证	新适应证
氯吡格雷	抗凝药	心肌梗死
替米沙坦	高血压	降低发生心肌梗死、卒中或心血管疾病导致死亡的风险
恩格列净	2 型糖尿病	降低 2 型糖尿病合并心血管疾病成人患者的死亡风险
英昔单抗	关节炎和克罗恩病	促进有造口的克罗恩病患者造口闭合

资料来源：美国食品药品监督管理局（FDA）、原国家食品药品监督管理局（SFDA）。

二、药品上市后再评价的内容

2019 年新修订的《中华人民共和国药品管理法》对药品上市后管理进行了详细的描述和规范。2021 年，国家卫生健康委员会办公厅印发了《关于规范开展药品临床综合评价工作的通知》，并发布了《药品临床综合评价管理指南》，通过技术评价和政策评价两条主线以及安全性、有效性、经济性、创新性、适宜性和可及性六个维度建立综合性评价工作规范，科学、准确、客观地指导综合评价实施和结果转化，全面支持医药治理体系的完善、医药卫生资源的优化配置、药品供应保障能力的提高。

（一）安全性

对于安全性评价，《药品临床综合评价管理指南》指出，"综合分析药品上市前后安全性信息结果。纳入评价信息包括：药物临床试验数据、药品说明书内容、不良反应、不良事件等信息，相对安全性（与同类产品比较），药品质量、药品疗效稳定性等信息。"

药品安全是患者用药的前提，只有先保证了安全性，才能够谈药品有效性，因此安全性也是临床药品评价的核心。安全性评价主要是观察研究对象在用药人群中是否出现了非预期的、严重的不良事件（反应），或者是在长期用药的情况下出现其他与用药目的无关的反应，对其发生率、用药人群特征、严重性等进行评估。其中药品不良事件（反应）的发生原因包括药品质量、等效性、用法用量、合并用药、特殊人群用药、用药依从性等。

为了保证药品上市后的用药安全，我国通过主动监测和被动监测同时进行的方式对药品安全信息进行收集，对药品的安全性风险信号进行识别和评估。"国家药品不良反应监测系统"是由国家药品不良反应监测中心设计研发，用于持有人或医疗机构等提交药品不良反应报告的直接报告系统，属于药品不良反应被动监测途径，持有人通过国家药品不良反应监测系统对已发现的药品不良反应进行整理上报，基于收集到的药品不良反应个例报告进行定期的安全性分析有助于持有人对药品安全性有更深刻的理解，有助于评价产品的风险与获益。中国医院药物警戒系统（China Hospital Pharmacovigilance System，CHPS）是由国家药品不良反应监测中心建立，用于对药品安全性信号的主动挖掘，有助于全面提升上市后药品安全监管能力和有效促进医疗机构安全合理用药服务。

（二）有效性

对于有效性评价，《药品临床综合评价管理指南》指出，"通过定量分析，对拟评价药品及参比药品的临床效果进行人群测量，判断是否获得重要的健康收益。核心指标主要包括生存时长和生命质量两大类，生存时长相关指标包括生存率、疾病控制率以及其他能够反映疾病进展的可测量指标；生命质量相关指标包括健康相关生命质量和健康效用值，亦可进一步用质量调整生命年（QALY）进行评价。根据不同疾病或治疗领域可设定针对性的有效性评价核心指标。开展临床效果分析的数据应来源于所有当前可获得的质量最佳的相关研究证据和真实世界数据，必要时应分析亚组患者效果数据，同时重视参比药品的选择及效果比较分析。综合利用现有国家、区域或省级大型数据库等真实世界数据资源，规范开展基于真实世界数据研究的分析测量，利用规范严谨的方法，在可接受的不确定性范围内实现临床实际用药效果的测量及判断。"

药品上市后有效性研究旨在探索药品在真实临床环境应用中产生的实际效益，研究结果可以修正药品的效益-风险平衡，是实现药品全生命周期监管的重要举措之一。欧洲药品管理局（European Medicines Agency，EMA）要求持有人在提交风险管理计划时将药品上市后有效性研究计划纳入其中，除此以外，当持有人出现以下情况时，持有人可能会被责令开展药品上市后有效性研究：①授予药品上市许可时已发现存在与药品疗效相关的不确定性问题且仅能在上市后得到解决，持有人通过开展药品上市后有效性研究以完善相关有效性数据；②药品授权上市后，现有对疾病和临床实践的认识提示既往方案设计的有效性评估数据可能需要进行重大修订，应开展药品上市后有效性研究完善相关有效性数据。

（三）经济性

对于经济性评价，《药品临床综合评价管理指南》指出，"综合运用流行病与卫生统计学、决策学、经济学等多学科理论及方法，分析测算药品的成本、效果、效用和效益等。同时，强化增量分析及不确定性分析，必要时进行卫生相关预算影响分析，全面判断药品临床应用的经济价值及影响。根据药品决策的具体需求，可选择开展成本-效果分析（CEA）、成本-效用分析（CUA）、成本-效益分析（CBA）、最小成本分析（CMA）等，在条件允许的情况下优先推荐开展成本-效用分析。充分利用基于二手证据的系统评价结果及真实世界中的治疗模式构建分析模型，重视基于我国人群循证结果的经济性研究，选择最佳可获得数据作为模型参数。"

药物经济学评价对于药物资源的合理配置有着重要的意义，因此除了对上市后药品进行安全性、有效性方面的研究，药物的经济性评价有助于该药品进入药品报销目录，同时对药品安全性、有效性与药品成本进行综合对比，促进用药选择的合理性，使患者在保证安全、有效用药的前提下以经济实惠的价格达到最优的治疗效果。

上市后药品经济性评价对于药品注册、药品定价、制定药品报销目录方面有一定影响。在药品注册方面，通过药物经济学方法对比各药物和研究方法之间的成本和疗效，可以从多角度评估药品价值，有助于药品风险与获益评估。在药品定价方面，我国药品通过政府定价和政府指导价对药品进行定价，但是由于部门协调、市场准入等方面的原因药品价格可能会产生波动，导致部分药品价格出现不合理的情况，因此通过药物经济学方法进行上市后经济性评价有助于扩大药品定价范围，更加合理且科学地进行药品的定价，优化资源配置。在制定药品报销目录方面，我国对于药品报销目录的遴选主要取决于有效性、质量可靠性以及药品的经济性方面，在相同有效性及质量可靠性的前提下药品价格较低或者是在相同药品价格的前提下药品有效性更显著且质量可靠的药品为优先选择进入药品报销目录的药品，通过使用药物经济学方法进行上市后经济性评价也是在医保谈判中的关键一步。

（四）创新性

对于创新性评价，《药品临床综合评价管理指南》指出，"通过分析判断药品与参比药品满足临床需求程度、鼓励国产原研创新等情况，进行药品的创新性评价。开展创新性评价，应当突出填补临床治疗空白，解决临床未满足的需求，满足患者急需诊疗需求和推动国内自主研发等创新价值判断。"将创新性作为药品临床综合评价的 6 个维度之一，用以辅助药品政策的决策，保障临床基本用药的供应与规范使用。

（五）适宜性

对于适宜性评价，《药品临床综合评价管理指南》指出，"适宜性评价重点包括药品技术特点适宜性和药品使用适宜性。药品技术特点适宜性可从药品标签标注、药品说明书、储存条件等方面进行评价；药品使用适宜性主要包括适应证是否适宜、患者服药时间间隔是否恰当，用药疗程长短是否符合患者、疾病和药品药理特点，临床使用是否符合用药指南规范等。同时从分级诊疗等卫生健康服务体系的视角研判上下级医疗卫生机构药品衔接和患者福利及社会价值的影响。"

由于临床试验缺乏对大数据患者的研究，可能对某些人群用药造成影响，如部分已上市抗过敏药缺少儿童适宜剂型或规格、说明书信息不完善、临床使用中存在超说明书用药、儿童依从性差导致用药疗程不足等问题，因此对药品进行适宜性评价是十分有必要的。药品适宜性评价不仅针对药品本身，患者和医护人员也是调查的对象，对于用药安全、合理、有效具有积极的作用。

（六）可及性

对于可及性评价，《药品临床综合评价管理指南》指出，"参考 WHO/HAI 药物可及性标准化方法，主要涉及药品价格水平、可获得性和可负担性三个方面。药品价格水平可由国内药品采购价格与最近一年国际同类型药品价格比较获得，必要时应当了解医保报销情况以判断患者实际支付水平。可获得性可由医疗卫生机构药品配备使用情况或有无短缺情况等反映。可负担性可由人均年用药治疗费用占城乡居民家庭年可支配收入比重（％）体现。根据评价需要可从不同渠道获得相关支持信息，如药品生产、供应相关信息，医疗卫生机构药品使用数据，居民和患者代表意见等。"

三、药品上市后再评价的方法

（一）安全性评价方法

1. 临床监测法

临床监测是通过医疗机构对上市后药品的使用情况进行主动或被动监测获得第一手真实数据，揭示药物不良事件和药物不良反应的评价方法，是安全性评价的首要方法。国家药品不良反应监测中心的自发呈报系统是目前最常用的监测手段，属于被动监测，可广泛收集到一定时期和一定区域内可疑药品的不良反应，但容易出现漏报的情况。中国医院药物警戒系统则通过对临床数据进行挖掘，筛选出可疑的药品不良事件/反应，能够弥补自发呈报系统可能出现的不良事件/反应漏报的情况，属于主动监测。

2. 临床试验

对于药品上市后安全性研究可通过临床试验进行。在临床试验设计时根据具体的情况设计并确定具体方法、纳排标准、不良事件/反应判断标准、试验时间段、试验人数、试验地点、观察的指标等，具备科学性、临床性、决策性的试验有利于在真实世界中发现药物在不同人群中的安全性特征。

3. 因果关系判定法

因果关系的判定又称关联性评价，是评价可疑药品与患者发生的不良反应/事件之间的相关性。当药品出现不良事件/反应后需要对该个例报告进行上报，在填写个例报告信息时需要对药品不良事件/反应进行关联性评价，我国主要根据《关于发布个例药品不良反应收集和报告指导原则的通告》（国家药监局2018 年第 131 号）中推荐的"因果关系评价法"进行，见表 10-3。除此以外，国外常见的不良事件/反应的评价方法还包括 WHO-UMC 评定法、Naranjo 评分法（见表 10-4）、RUCAM 法、贝叶斯不良反应诊断法等。关联性评价分为肯定、很可能、可能、可能无关、待评价、无法评价 6 级。

表 10-3　因果关系评价法

关联性评价	时间相关性	是否已知	去激发	再激发	其他解释
肯定	+	+	+	+	－
很可能	+	+	+	?	－
可能	+	±	±?	?	±?
可能无关	－	－	±?	?	±?
待评价	需要补充材料才能评价				
无法评价	评价的必需资料无法获得				

注：＋表示肯定或阳性；－表示否定或阴性；±表示难以判断；？表示不明。

表 10-4　Naranjo 评分法

相关问题	问题打分值		
	是	否	未知
1）该 ADR 先前是否有结论性报告？	1	0	0
2）该 ADR 是否是在使用可疑药物后发生的？	2	−1	0
3）该 ADR 是否在停药或应用拮抗剂后得到缓解？	1	0	0
4）该 ADR 是否在再次使用可疑药物后重复出现？	2	−1	0
5）是否存在其他原因能单独引起该 ADR？	−1	2	0
6）该 ADR 是否在应用安慰剂后重复出现？	−1	1	0
7）药物在血液或其他体液中是否达到毒性浓度？	1	0	0
8）该 ADR 是否随剂量增加而加重，或随剂量减少而缓解？	1	0	0
9）患者是否曾暴露于同种或同类药物并出现过类似反应？	1	0	0
10）是否存在任何客观证据证实该反应？	1	0	0

肯定：总分值≥9 分，表明该药物与不良反应的因果关系为肯定的，即具有客观证据及定量检测数据证实。
很可能：总分值 5～8 分为很可能有关，即具有客观证据或定量检测结果支持。
可能：总分值 1～4 分为可能有关，即属于不能够被充分证实，又不能够完全否定的情况。
可疑：总分值≤0 为可疑，即属于偶然的或基本无关联的情况。

（1）关联性评价因素

① 时间相关性：用药与不良反应的出现有无合理的时间关系。

② 是否已知：不良反应是否符合该药已知的不良反应类型。

③ 去激发：停药或减量后，不良反应是否消失或减轻。

④ 再激发：再次使用可疑药品是否再次出现同样的不良反应。

⑤ 其他解释：不良反应是否可用并用药品的作用、患者病情的进展、其他治疗的影响来解释。

（2）关联性评价结果

① 肯定：用药与不良反应的发生存在合理的时间关系；停药后反应消失或迅速减轻及好转（即去激发阳性）；再次用药不良反应再次出现（即再激发阳性），并可能明显加重；同时有说明书或文献资料佐证；并已排除原患疾病等其他混杂因素影响。

② 很可能：无重复用药史，其他内容与"肯定"相同，或虽然有合并用药，但基本可排除合并用药导致不良反应发生的可能性。

③ 可能：用药与不良反应发生时间关系密切，同时有文献资料佐证；但引发不良反应的药品不止一种，或不能排除原患疾病病情进展因素。

④ 可能无关：不良反应与用药时间相关性不密切，临床表现与该药已知的不良反应不相吻合，原患疾病发展同样可能有类似的临床表现。

⑤ 待评价：报表内容填写不齐全，等待补充后再评价，或因果关系难以定论，缺乏文献资料佐证。

⑥ 无法评价：报表缺项太多，因果关系难以定论，资料又无法获得。

教学案例

关于一例患者的 ADR 因果关系判定案例

不良反应过程描述：

患者×××，男，21 岁，因下呼吸道感染于 2023 年 8 月 1 日遵医嘱口服头孢克肟颗粒（一日 2 次，一次 2 袋）、阿莫西林克拉维酸钾干混悬剂（一日 2 次，一次 2 包）。2023 年 8 月 2 日患者诉服药后出现轻微恶心、呕吐，遂进行停药并对症治疗处理，患者于 2023 年 8 月 3 日痊愈，未再出现恶心、呕吐，未再服用上述药品。

不良反应分析：

（1）时间关联性。患者于2023年8月1日服用头孢克肟颗粒、阿莫西林克拉维酸钾干混悬剂，于次日出现不良反应，二者与不良反应均有时间关联性。

（2）是否已知。通过查阅头孢克肟颗粒药品说明书【不良反应】项可知，该药物的不良反应包括"……常见有腹泻、胃部不适，少见恶心、呕吐，腹痛、胸部烧灼感、食欲缺乏、腹部饱满感、便秘……"，查阅阿莫西林克拉维酸钾干混悬剂药品说明书【不良反应】项可知，该药物的不良反应包括"……腹泻、恶心、呕吐、消化不良、胃炎、口炎、口腔炎、舌炎、黑毛舌、黏膜念珠菌病、结肠炎和引起出血性结肠炎……"，因此该患者用药后出现恶心、呕吐不良反应均属于头孢克肟颗粒和阿莫西林克拉维酸钾干混悬剂的已知不良反应范围内。

（3）去激发。患者出现不良反应后采取停药的措施，并在停药后不良反应痊愈，因此去激发均为阳性。

（4）再激发。患者出现不良反应并痊愈后，未再次用以上药物，未触发再激发条件，因此再激发均不适用。

（5）其他解释。患者存在合并用药情况，暂不能确定不良反应由哪种药品或是否由药物相互作用引起，故需要对关联性评价降级。

综上所述，根据因果关系评价法，该个例报告中两者与不良反应具有时间关联性，不良反应均为已知不良反应，去激发均为阳性，再激发均为不适用，根据因果关系评价法，原应将两者评为"很可能"，但由于该患者存在合并用药情况，不能排除其他可疑药品导致不良反应发生的可能性，因此需要将原评价降级为"可能"。

4. 不良反应信号评价

不良反应信号评价是正确且全面认识药品安全性的重要手段，基于大数据和数理统计的信号挖掘算法是一种有效的、新颖的和逐渐被接受的不良反应监测方法，能发现隐藏在数据中的ADR发生规律。目前ADR的挖掘算法主要分为比例失衡分析算法、Logistic回归建模算法、关联规则挖掘算法3类。

聚集性信号的定义为：同一企业同一批号或相邻批号的同一药品在短期内集中出现多例临床表现相似的药品不良事件，呈现聚集性特点。GVP第八十九条规定：持有人发现或获知药品不良反应聚集性事件的，应当立即组织开展调查和处置，必要时应当采取有效的风险控制措施，并将相关情况向所在地省级药品监督管理部门报告。有重要进展应当跟踪报告，采取暂停生产、销售及召回产品等风险控制措施的应当立即报告。委托生产的，持有人应当同时向生产企业所在地省级药品监督管理部门报告。根据GVP和《药品不良事件聚集性信号监测处置工作程序（暂行）》中对聚集性信号的预警规则进行定义，如表10-5所示。

表 10-5　聚集性信号预警规则

事件级别	规则名称	预警规则
A	A1	15天内,同品种、同企业、同批号,大于等于50例
	A2	15天内,同品种、同企业、同批号,严重病例,大于等于10例
	A3	15天内,同品种、同企业、同批号,死亡病例,大于等于3例
B	B1	15天内,同品种、同企业、同批号,大于等于30例
	B2	15天内,同品种、同企业、同批号,严重病例,大于等于5例
	B3	15天内,同品种、同企业、同批号,死亡病例,大于等于2例
C	C1	15天内,同品种、同企业、同批号,大于等于20例
	C2	15天内,同品种、同企业、同批号,严重病例,大于等于3例
D	D1	15天内,同品种、同企业、同批号,大于等于10例
	D2	15天内,同品种、同企业、同批号,严重病例,大于等于2例

事件级别	规则名称	预警规则
E	E	15天内,同品种、同企业、同批号,不良反应术语包括"寒战、发热、高烧、发烧、输液反应、心悸、呼吸困难、过敏、过敏反应、过敏性休克、过敏样反应、休克"大于等于5例

（二）有效性评价方法

1. 随机性临床试验

随机性临床试验和非随机性研究均可用于药品上市后有效性研究,而大样本、多中心、前瞻性随机对照临床试验是药品上市后有效性研究的首选,被视为疗效评价的金标准。通过对研究对象进行随机分组,可以使研究对象的基线特质具有一致性,最大程度地避免人群混杂因素、研究设计和实施过程中可能出现的偏倚,提高统计分析结果的可信度。随机对照临床试验通过延长药物上市后用药观察时间,对药物的远期疗效和治疗多种疾病的有效性进行监测,有利于更加准确地确定药品的有效性。但由于一些特殊情况,如罕见病用药在受试者的招募方面受到限制,可能会无法反映临床实际复杂情况。

2. 非随机性研究

非随机性研究主要为观察性研究,治疗组和对照组受试者的临床特征和结局可在临床实践中进行观察与对比分析,研究方案可考虑利用同期或既往病例数据开展前瞻性或回顾性对照研究。当存在以下1种或多种情形时,药品上市后有效性研究可以选择非随机性研究:①随机化很难实现或者不符合伦理;②研究的结局罕见;③随机临床试验的普适性特别有限;④研究的结局具有高度的可预测性和效应值。

3. 真实世界研究

真实世界研究是指在真实治疗环境中,利用流行病学方法,针对某种干预措施的实际应用情况进行研究,是对传统临床研究模式证据的重要补充,涵盖了临床一线治疗过程中干预因素的疗效、患者依从性、长时间服药的安全性、个人疾病负担等方面,同时还体现中医药辨证论治的诊疗优势。目前我国已经建立了多种类型的电子数据库作为真实世界数据临床观察性研究的重要数据来源,如电子病历（electronic medical record，EMR）、医院信息系统（hospital information system，HIS）、实验室信息系统（laboratory information system，LIS）、影像存储与传输系统（picture archiving and communication system，PACS）等。

（三）上市后经济性评价方法

药品上市后经济性评价主要基于药物经济学进行。加拿大的药物经济学评价最初主要应用在药品的定价和药品报销,针对药品报销产生较大增量费用的药品,要求必须提供相比于成本影响小的药品更详细的、严格的经济分析报告。自2002年开始,加拿大药物和卫生技术局对要审批上市的新药和现存药品进行质量、安全性和成本-效果评价,要求建立补偿的预算影响模型和提交药品经济学评价报告。除此以外,还制定《药物经济学评价准则》来有效控制药品价格,保证平等的药物报销,以此来辅助医疗决策。

（四）上市后创新性评价方法

医药技术的发展需要持续不断地创新,创新的药品才能够使更多的疾病得到治疗,使患者在用药方面有更多的选择,为患者和医疗技术带来更多的福祉。在评价药品行业创新性的时候,通常采用美国FDA每年批准的新分子实体（new molecular entities，NMEs）数量进行衡量。据研究发现,尽管全球大型制药企业对于研发投入了巨大的成本,但其产业创新速度依旧偏低。有的学者对药品自身的创新性进行评价时,采取了不同维度进行分类评估,见表10-6。

表10-6 药品自身创新性评价的维度

分类	内容
1	治疗价值、新颖性、已有治疗手段

分类	内容
2	诊疗价值、经济指标、专利情况、新药审批通过情况
3	新药审批情况、结构创新情况、获取专利情况、治疗需求创新、经济性创新
4	新的作用机制（如是否是首创）、治疗需求（如是否是孤儿药）、基于现有诊疗标准的提升（如是否是突破性疗法）

（五）上市后适宜性评价方法

目前对于药品上市后适宜性评价的研究相对较少，尚未有统一的方法。有部分学者通过文献研究法、德尔菲专家咨询法、调查问卷法等进行个别药品的上市后适宜性评价，运用文献研究法对国内外数据库的期刊论文、研究报告、政策法规进行检索，并辅以药品说明书、循证指南、注册资料、企业申报资料及美国 FDA 网站、国家药品监督管理局网站、国内外政府机构和医疗机构发布的报告等进行；遵循权威性、代表性等原则选择相关领域内专家，设计专家咨询表并进行专家咨询，得到相关指标权重后进行数据分析；通过调查问卷法对医护人员、患者、家属等进行数据收集并分析；运用电子病历及门诊处方管理系统对处方/医嘱进行合理性分析，包括用法用量、给药途径、疗程、处方用药与临床诊断的相符性等；最后通过标准化法计算指标得分。

（六）上市后可及性评价方法

2003 年 WHO 和国际健康行动机构（Health Action International，HAI）的专家学者提出了评估基本药物可及性的标准调查法，制定了调查药品和机构的选择方法，并建议从基本药物可获得性、价格和可负担性三个角度评价公立和私立机构基本药物的可及性。

① 可获得性：以配备该药品的机构数占调查机构总数的比例来衡量。

② 药品价格：采用中位价格比（median price ratio，MPR）进行评价。MPR 指某一药品单位价格的中位数与该药品国际参考单位价格的比值，药品的国际参考价来自卫生管理科学组织（Management Sciences for Health，MSH）出版的《国际药品价格指南》（*Drug Price Indicator Guide*，DPIG）中的供应商中位价格。

③ 可负担性：以治疗某一疾病的费用相当于政府非技术工人最低工资（lowest paid unskilled government worker，LPGW）的天数来衡量，疾病的选择以各地区疾病谱为依据，疾病的药物治疗方案以《国家处方集》或标准治疗指南为依据，治疗费用以调查获得的药品价格进行计算。

除此以外，国内有学者通过市场销售情况及支付标准对可及性进行分析。

第三节　药品不良反应报告和监测管理

一、药品不良反应的定义与分类

（一）药品不良反应的有关定义

1. 药品不良反应

我国《药品不良反应报告和监测管理办法》（卫生部令第 81 号）对不良反应的定义是"合格药品在正常用法用量下出现的与用药目的无关的有害反应"。该定义将药品不良反应归为药品天然风险范畴，而不包括不合格药品（如假药、劣药）及非正常使用（如超剂量）情况下所产生的药品不良事件。

2. 新的药品不良反应

当不良反应的性质、严重程度、特性或结果与本持有人说明书中的术语或描述不符，应当被认为是新的不良反应（或称非预期不良反应）。持有人不能确定不良反应是新的或已知的，应当按照新的来处理。

导致死亡的不良反应应当被认为是新的不良反应，除非说明书中已明确该不良反应可能导致死亡。

同一类药品可能存在某个或某些相同的不良反应，称之为"类反应"。仅当在说明书中已有明确描述时，类反应才能认为是已知的不良反应，例如："与同类其他药品一样，药品××也会发生以下不良反应。"或"同类药品，包括药品××会引起……。"如果药品××至今没有发生该不良反应的记录，说明书中可能出现如下描述："已有报告同类其他药品会引起……"或"有报告同类药品会引起……，但至今尚未收到药品××的报告。"在这种情况下，不应当认为该不良反应对于药品××是已知的不良反应。

3. 严重药品不良反应

存在以下损害情形之一的不良反应应当被判定为严重药品不良反应：①导致死亡；②危及生命；③导致住院或者住院时间延长；④导致永久或显著的残疾/功能丧失；⑤先天性异常/出生缺陷；⑥导致其他重要医学事件，如不进行治疗可能出现上述所列情况的。

对于不良反应来说，"严重程度"和"严重性"并非同义词。"严重程度"一词常用于描述某一特定事件的程度（如轻度、中度或重度心肌梗死），然而事件本身可能医学意义较小（如严重头痛）；而"严重性"则不同，是以患者/事件的结局或所采取的措施为标准，该标准通常与造成危及生命或功能受损的事件有关。严重药品不良反应是指其"严重性"而非"严重程度"。

死亡病例应理解为怀疑因药品不良反应（如室颤）导致死亡的病例，而非只看病例结局本身。如果死亡病例的不良反应仅表现为轻度皮疹或腹痛，并不能导致死亡，患者死亡原因可能是原发病（如癌症）进展，则不能判定为严重药品不良反应，也不能归为死亡病例。

4. 药品群体不良事件

药品群体不良事件是指同一药品在使用过程中，在相对集中的时间、区域内，对一定数量人群的身体健康或者生命安全造成损害或者威胁，需要予以紧急处置的事件。同一药品系指同一生产企业生产的同一药品名称、同一剂型、同一规格的药品。

5. 药品不良反应聚集性事件

药品不良反应聚集性事件是指同一批号（或相邻批号）的同一药品在短期内集中出现多例临床表现相似的疑似不良反应，呈现聚集性特点，且怀疑与质量相关或可能存在其他安全风险的事件。

（二）药品不良反应的分类

药品不良反应分类有很多种，药理学上根据药品不良反应与药理作用的关系将药品不良反应分为A型反应、B型反应、C型反应三类。

1. A型药品不良反应

A型反应是由药物的药理作用增强所致，其特点是可以预测，常与剂量有关，停药或减量后症状很快减轻或消失，发生率较高，但死亡率低。通常包括副作用、毒性反应、后遗效应、继发反应等。

2. B型药品不良反应

B型反应是与正常药理作用完全无关的一种异常反应，一般很难预测，常规毒理学筛选不能发现，发生率低，但死亡率高。包括特异性遗传素质反应、药物过敏反应等。

3. C型药品不良反应

C型反应是指A型和B型反应之外的异常反应。一般在长期用药之后出现，潜伏期较长，没有明确的时间关系，难以预测。发病机制有些与致癌、致畸以及长期用药后致心血管疾病、纤维蛋白溶解系统变化等有关，有些机理不明，尚在探讨之中。

二、药品不良反应报告与监测的目的及意义

自 2004 年 3 月 4 日《药品不良反应报告和监测管理办法》（以下称《办法》）实施以来，我国药品不良反应报告和监测工作得到迅速发展，监测体系进一步完善，报告数量和质量不断提高。但随着药品监管形势的变化和药品不良反应监测工作的深入，《办法》也暴露出一些不足，如：地方药品不良反应监测机构和职责的设置已不能适应当前药品安全监管需要；药品生产企业第一责任人体现不够充分；迟报、漏报现象依然存在；对严重药品不良事件的调查和处理以及要求企业对已上市药品进行安全性研究等缺乏明确规定。针对这些问题，原卫生部和国家食品药品监督管理局对《办法》进行了补充、完善和修改，使其更加符合当前以及今后一段时间内的监管要求。

2011 年 5 月 24 日，修订后的《药品不良反应报告和监测管理办法》正式颁布，并于 2011 年 7 月 1 日正式施行。修订后的《办法》共 8 章 67 条，包括总则、职责、报告与处置、重点监测、评价与控制、信息管理、法律责任和附则。修订的《办法》进一步明确了省以下监管部门和药品不良反应监测机构的职责，规范了报告程序和要求，增加了对严重药品不良反应、药品群体不良事件调查、核实、评价的要求，增加了"药品重点监测的要求"，并对生产企业主动开展监测工作提出更明确和更高的要求。

药品不良反应报告和监测是药品上市后安全监管的重要支撑，其目的是及时发现和控制药品安全风险。

药品不良反应报告和监测的意义在于：

① 保障用药安全。药品不良反应监测报告制度有助于及时发现和处理药品在使用过程中可能出现的不良反应，降低患者因用药不当而产生的风险，保障公众的用药安全。

② 提高药物质量。通过药品不良反应的监测和报告，可以对药品的生产、经营、使用等环节进行有效监管，促使药品生产企业不断提高药物质量，减少不良反应的发生。

③ 促进合理用药。药品不良反应监测报告可以为医务人员和患者提供有关药品安全性和有效性的信息，有助于医务人员制定更合理的用药方案，指导患者科学、安全地使用药物。

④ 改进药物研发。药品不良反应监测报告可以为新药研发和上市药品的监测提供宝贵的数据，为药物流行病学研究和临床药学研究提供支持，有助于改进药物的研发和优化。

⑤ 完善药品监管。药品不良反应监测报告制度是药品监管的重要组成部分，有助于政府部门加强药品监管，及时发现并处理药品安全问题，保障药品市场的有序发展。

⑥ 提高医疗质量。药品不良反应监测报告制度的实施有助于提高医疗机构的医疗质量，减少由药品不良反应引发的医疗纠纷，提高患者对医疗机构的信任度。

总之，药品不良反应报告和监测对于保障公众用药安全、提高药物质量、促进合理用药、改进药物研发以及完善药品监管具有重要意义。

三、我国药品不良反应报告与监测制度

（一）我国药品不良反应监测主管部门及相关机构

1. 药品不良反应监测的主管部门

国家药品监督管理局（NMPA）主管全国药品不良反应监测工作，省、自治区、直辖市人民政府药品监督管理局主管本行政区域内的药品不良反应监测工作，各级卫生主管部门负责医疗卫生机构中与实施药品不良反应报告制度有关的管理工作。

2. 药品不良反应的监测机构及其主要职责

（1）国家药品不良反应监测中心

国家药品不良反应监测中心承办全国药品不良反应监测技术工作，在国家药品监督管理局的领导下履行以下主要职责：①承担国家药品不良反应报告和监测资料的收集、评价、反馈和上报，以及全国药品不

良反应监测信息网络的建设和维护工作；②制定药品不良反应报告和监测的技术标准和规范，对地方各级药品不良反应监测机构进行技术指导；③组织开展严重药品不良反应的调查和评价，协助有关部门开展药品群体不良事件的调查；④发布药品不良反应警示信息；⑤承担药品不良反应报告和监测的宣传、培训、研究和国际交流工作。

（2）省级药品不良反应监测机构

省级药品不良反应监测机构负责本行政区域内的药品不良反应报告和监测的技术工作，并履行以下主要职责：①承担本行政区域内药品不良反应报告和监测资料的收集、评价、反馈和上报，以及药品不良反应监测信息网络的维护和管理工作；②对设区的市级、县级药品不良反应监测机构进行技术指导；③组织开展本行政区域内严重药品不良反应的调查和评价，协助有关部门开展药品群体不良事件的调查；④组织开展本行政区域内严重药品不良反应报告和监测的宣传、培训工作。

（3）设区的市级、县级药品不良反应监测机构

设区的市级、县级药品不良反应监测机构负责本行政区域内药品不良反应报告和监测资料的收集、核实、评价、反馈和上报；开展本行政区域内严重药品不良反应的调查和评价；协助有关部门开展药品群体不良事件的调查；承担药品不良反应报告和监测的宣传、培训等工作。

（二）药品不良反应的报告与处置

1. 基本要求

药品上市许可持有人、经营企业和医疗机构获知或者发现可能与用药有关的不良反应，应当通过国家药品不良反应监测信息网络报告；不具备在线报告条件的，应当通过纸质报表报所在地药品不良反应监测机构，由所在地药品不良反应监测机构代为在线报告。报告内容应当真实、完整、准确。

各级药品不良反应监测机构应当对本行政区域内的药品不良反应报告和监测资料进行评价和管理。药品上市许可持有人、经营企业和医疗机构应当配合药品监督管理部门、卫生行政部门和药品不良反应监测机构对药品不良反应或者群体不良事件的调查，并提供调查所需的资料。药品上市许可持有人、经营企业和医疗机构应当建立并保存药品不良反应报告和监测档案。

药品不良反应报告形式包括不良反应的个例报告、群体报告、境外报告和定期安全性更新报告。

2. 个例药品不良反应

（1）报告范围

根据《个例药品不良反应收集和报告指导原则》（国家药品监督管理局通告 2018 年第 131 号），个例药品不良反应的报告范围如下。

① 患者使用药品发生与用药目的无关的有害反应，当无法排除反应与药品存在的相关性时，均应按照"可疑即报"的原则报告。报告范围包括药品在正常用法用量下出现的不良反应，也包括在超说明书用药情况下发生的有害反应，如超适应证用药、超剂量用药、禁忌证用药等，以及怀疑因药品质量问题引起的有害反应等。

② 应收集药物过量信息，并在定期安全性报告中进行分析，其中导致不良反应的药物过量应按个例药品不良反应进行报告。

③ 出口至境外的药品（含港、澳、台）以及进口药品在境外发生的严重不良反应，无论患者的人种，均属于个例报告的范围。非严重不良反应无须按个例报告提交，应在定期安全性更新报告中汇总。

④ 对于来自上市后研究或有组织的数据收集项目中的不良反应，经报告者或持有人判断与药品存在可能的因果关系，应该向监管部门报告。其他来源的不良反应，包括监管部门反馈的报告，无论持有人是否认为存在因果关系，均应向监管部门报告。

⑤ 文献报告的不良反应，可疑药品如确定为本持有人产品，无论持有人是否认为存在因果关系，均应报告；如果确定非本持有人产品的则无需报告。如果不能确定是否为本持有人产品的，应在定期安全性更新报告中进行讨论，可不作为个例不良反应报告。

⑥ 如果文献中提到多种药品，则应报告怀疑药品，由怀疑药品的持有人进行报告。怀疑药品由文献作者确定，通常在标题或者结论中作者会提及怀疑药品与不良反应之间的因果关系。如果报告人认为怀疑

药品与文献作者确定的怀疑药品不同，可在报告的备注中说明。

（2）报告的时限要求

根据《个例药品不良反应收集和报告指导原则》（国家药品监督管理局通告 2018 年第 131 号），个例药品不良反应报告的时限要求为：

① 药品不良反应报告应按时限要求提交。报告时限开始日期为持有人或其委托方首次获知该个例不良反应，且达到最低报告要求的日期，记为第 0 天。第 0 天的日期需要被记录，以评估报告是否及时提交。文献报告的第 0 天为持有人检索到该文献的日期。

② 境内严重不良反应在 15 个日历日内报告，其中死亡病例应立即报告；其他不良反应在 30 个日历日内报告。境外严重不良反应在 15 个日历日内报告，一般报告应在 30 日内上报。

③ 对于持有人委托开展不良反应收集的，受托方获知即认为持有人获知；对于境外报告，应从境外持有人获知不良反应信息开始启动报告计时。

④ 当收到报告的随访信息，需要提交随访报告时，应重新启动报告时限计时。根据收到的随访信息，报告的类别可能发生变化，如非严重报告变为严重报告，随访报告应按变化后的报告类别时限提交。

3. 药品群体不良事件

（1）药品群体不良事件的报告

药品上市许可持有人、药品经营企业和医疗机构获知或者发现药品群体不良事件后，应当立即报所在地的县级负责药品管理的部门、卫生行政部门和药品不良反应监测机构，必要时可以越级报告；对每一病例还应当及时通过国家药品不良反应监测信息网络报告。

（2）药品群体不良事件的处置

设区的市级、县级药品监督管理部门获知药品群体不良事件后，应当立即与同级卫生行政部门联合组织开展现场调查，并及时将调查结果逐级报至省级药品监督管理部门和卫生行政部门。

省级药品监督管理部门与同级卫生行政部门联合对设区的市级、县级的调查进行督促、指导，对药品群体不良事件进行分析、评价，对本行政区域内发生的影响较大的药品群体不良事件，还应当组织现场调查，评价和调查结果应当及时报国家药品监督管理局和卫生部。

对全国范围内影响较大并造成严重后果的药品群体不良事件，国家药品监督管理局应当与卫生部联合开展相关调查工作。

4. 定期安全性更新报告

药品上市许可持有人应当对本企业生产药品的不良反应报告和监测资料进行定期汇总分析，汇总国内外安全性信息，进行风险和效益评估，撰写定期安全性更新报告。

（1）报告时限

设立新药监测期的国产药品，应当自取得批准证明文件之日起每满 1 年提交一次定期安全性更新报告，直至首次再注册，之后每 5 年报告一次；其他国产药品，每 5 年报告一次。

首次进口的药品，自取得进口药品批准证明文件之日起每满 1 年提交一次定期安全性更新报告，直至首次再注册，之后每 5 年报告一次。

定期安全性更新报告的汇总时间以取得药品批准证明文件的日期为起点计，上报日期应当在汇总数据截止日期后 60 日内。

（2）报告和评价程序

国产药品的定期安全性更新报告向药品上市许可持有人所在地省级药品不良反应监测机构提交。进口药品（包括进口分包装药品）的定期安全性更新报告向国家药品不良反应监测中心提交。省级药品不良反应监测机构应当对收到的定期安全性更新报告进行汇总、分析和评价，于每年 4 月 1 日前将上一年度定期安全性更新报告统计情况和分析评价结果报省级药品监督管理部门和国家药品不良反应监测中心。国家药品不良反应监测中心应当对收到的定期安全性更新报告进行汇总、分析和评价，于每年 7 月 1 日前将上一年度国产药品和进口药品的定期安全性更新报告统计情况和分析评价结果报国家药品监督管理局和国家卫生健康委员会。

（三）药品加强监测

根据 GVP 第三十九条：对于创新药、改良型新药、省级及以上药品监督管理部门或药品不良反应监测机构要求关注的品种，持有人应当根据品种安全性特征加强药品上市后监测，在上市早期通过在药品说明书、包装、标签中进行标识等药物警戒活动，强化医疗机构、药品上市许可持有人、药品经营企业和患者对疑似药品不良反应信息的报告意识。

在欧盟，为了加大对特定药品的监管力度，欧盟于 2010 年引入了药品上市后额外监测（additional monitoring）的概念，并于 2013 年正式实施，期望通过制定并公示额外监测药品目录、设立特殊标识等措施提示该药品受到更为严格的监管，鼓励公众主动上报相关的 ADR 信息，以达到尽早收集此类药品的安全信息，及时采取相应措施的目的。目前，欧盟额外监测制度的监测范围包括：含有新活性物质的药品、生物制剂、受特定义务（上市后进行安全性研究、附条件批准上市、特例批准上市）约束的药品等强制监测的品种；受安全性和有效性限制的药品、在风险管理体系中制定确保用药安全措施的药品、开展上市后有效性研究的药品等可选监测的品种。

（四）药品不良反应的评价与控制

药品生产、经营企业和医疗机构及各级监测机构、药品监督管理部门、卫生行政部门均在药品不良反应的评价与控制方面承担相应的职责。

1. 药品上市许可持有人

对收集到的药品不良反应报告和监测资料进行分析、评价，并主动开展药品安全性研究；对已确认发生严重不良反应的药品，应当通过各种有效途径将药品不良反应、合理用药信息及时告知医务人员、患者和公众；采取修改标签和说明书，暂停生产、销售、使用和召回等措施，减少和防止药品不良反应的重复发生。对不良反应大的药品，应当主动申请注销其批准证明文件。药品上市许可持有人应当将药品安全性信息及采取的措施报所在地省级药品监督管理局和国家药品监督管理局。

2. 药品经营企业和医疗机构

对收集到的药品不良反应报告和监测资料进行分析和评价，并采取有效措施减少和防止药品不良反应的重复发生。

3. 省级药品不良反应监测机构

每季度对收到的药品不良反应报告进行综合分析，提取需要关注的安全性信息，并进行省级药品不良反应评价，提出风险管理建议，及时报省级药品监督管理部门、卫生行政部门和国家药品不良反应监测中心。

4. 国家药品不良反应监测中心

每季度对收到的严重药品不良反应报告进行综合分析，提取需要关注的安全性信息，并进行评价，提出风险管理建议，及时报国家药品监督管理局与国家卫生健康委员会。

5. 省级药品监督管理部门

根据分析评价结果，可以采取暂停生产、销售、使用和召回药品等措施，并监督检查，同时将采取的措施通报同级卫生行政部门。

6. 国家药品监督管理局

根据药品分析评价结果，可以要求企业开展药品安全性、有效性相关研究。必要时，应当采取责令修改药品说明书，暂停生产、销售、使用和召回药品等措施，对不良反应大的药品，应当撤销药品批准证明文件，并将有关措施及时通报国家卫生健康委员会。

（五）药品不良反应信息的管理

1. 信息反馈的要求

各级药品不良反应监测机构应当对收到的药品不良反应报告和监测资料进行统计和分析，并以适当形式反馈。国家药品不良反应监测中心应当根据对药品不良反应报告和监测资料的综合分析和评价结果，及时发布药品不良反应警示信息。

2. 信息发布的要求

省级以上药品监督管理部门应当定期发布药品不良反应报告和监测情况；影响较大并造成严重后果的药品群体不良事件或其他重要的药品不良反应信息和认为需要统一发布的信息，由国家药品监督管理部门和卫生行政部门统一发布。

3. 信息利用的要求

在药品不良反应报告和监测过程中获取的商业秘密、个人隐私、患者和报告者信息应当予以保密。鼓励医疗机构、药品上市许可持有人、药品经营企业之间共享药品不良反应信息。药品不良反应报告的内容和统计资料是加强药品监督管理、指导合理用药的依据。

4. 药品不良反应信息通报和药物警戒快讯

药品不良反应信息通报和药物警戒快讯是我国药品监督管理部门为保障公众用药安全而建立的一项制度。《药品不良反应信息通报》和《药物警戒快讯》的公开发布，旨在让广大人民群众，尤其是医务工作者，全面了解和掌握最新药品不良反应监测和药物警戒信息，减少或避免严重不良反应的重复发生，从而为保障公众用药安全筑起一道有效屏障。这些信息通报和快讯的内容可能包含有关药品的新的安全信息、风险评估、不良反应报告、药物召回、使用建议等。

思考与讨论

当再次收到同一事件的个例不良反应报告，应如何处置？

如果事件既往报告为已恢复或恢复伴有后遗症，且收到同一事件的新报告，其发生日期为既往报告事件恢复日期后 30 天内，或此事件的 2 次发作具有临床相关性或医学相关性（需要医学判断），则需将这 2 起事件记录在一个病例中，每次发生的开始日期和恢复日期不同。如果事件未恢复/好转，且收到同一事件的新报告，同时事件的发生日期在原事件发生后医学合理时间范围内，则在 1 个病例中记录为 1 个事件。

第四节　药物警戒

一、药物警戒的概念

药物警戒译自"pharmacovigilance"，简称 PV，最早于 1974 年由法国科学家提出，其含义与药品不良反应（adverse drug reaction，ADR）监测的概念具有很多相似之处。全球各国对于药品安全的认知，经历了漫长的过程。在此过程中，药品不良反应、药物警戒等概念陆续被提出，相关内涵也在不断丰富。2002 年，WHO 将药物警戒定义为：发现、评估、理解和预防不良反应或者其他任何可能与药物相关问题的科学研究与活动。根据 WHO 的界定，药物警戒的范围不仅包括 ADR，还涉及用药错误、假冒伪劣药品、药物效力缺失、药物滥用、药物间相互作用等。2019 年新修订的《药品管理法》确立"国家建立药物警戒制度，对药品不良反应及其他与用药有关的有害反应进行监测、识别、评估和控制"。药物警戒包括但不限于 ADR 监测，ADR 监测只是药物警戒中的一项主要工作内容。药物警戒工作不仅涉及 ADR监测，还涉及与药物相关的其他问题。药物警戒工作不仅涉及化学药品，还包括传统药物及辅助性药品、生物制品、疫苗、血液制品和医疗设备。

我国药物警戒制度的设计，从《药品管理法》中的"风险管理、全程管控、社会共治"三个角度体现了药品监管工作理念的精髓。在风险管理角度，药品是特殊的商品，风险是药品的基本属性，风险管理贯穿药品上市前后全过程。药物警戒聚焦药品安全性风险，开展安全性风险监测和评估，采取风险控制措施以实现最佳风险获益比，达到保障患者用药安全的目的。在全程管控角度，药物警戒是全生命周期概念，从药品审批到撤市，药物警戒贯穿始终。在社会共治角度，药物警戒涉及对象有药品上市许可持有人、生产企业、经营企业、医疗机构、监管部门、研究单位、患者等，需要社会各界的共同参与。

二、国外药物警戒发展历程及法规制度

（一）国外药物警戒发展历程

1. 药品不良反应受到关注

早在公元 131—201 年，希腊医生盖伦（Galen）就提出药品由于剂量不同，对患者都有轻微的、较强的、有害的甚至是致死的作用。18 世纪时期，在美国发现用于治疗黄热病暴发的甘汞（氯化亚汞），使用药患者在临床上出现持续性流涎、牙齿松动、面颊坏疽、下颌骨骨髓炎等汞中毒的症状，但对当时许多医生来说，甘汞仍为"包治百病的灵丹妙药"。1881 年，Dr. Lewin 出版了《药物的不良反应》（*Untoward Effects of Drugs*），这是西方医学史上第一部有关药物不良反应的书籍，首次记载了药物治病（benefit）与致病（risk）的双重作用，但并未引起大家对它的高度关注，人们对药品危害的认识还是极度缺乏，相关的国际标准及法规也不完善。

2. 药品不良反应受到重视

在 20 世纪以来的 100 多年里，诸多触目惊心的药品安全性事件对公众产生了广泛的影响，直接加强了公众对用药安全的深刻认识，同时也积极促进了全球各个国家对药品安全监管法律法规方面制度的建立和完善。

1937 年，美国发生了"磺胺酏剂事件"（Elixir Sulfanilamide Incident），S. E. Massengill Company 公司用二甘醇做溶剂制成磺胺制剂并加上草莓的香味，药品上市后不久直接导致 107 人死亡，且多数为儿童，这次事件促使美国国会通过《联邦食品、药品和化妆品法案》（1938 年），在法规中要求药品生产企业在申请新药上市前必须进行动物实验，并需由美国 FDA 审评，才能上市销售。

1961 年发生的沙利度胺（thalidomide，又称为"反应停"）事件，让药品安全问题在全球范围内掀起了高度关注的热潮，强化了国际社会对药品安全性问题的关注与重视。20 世纪 60 年代初期，在欧美国家沙利度胺被广泛用于治疗妊娠引起的呕吐，大量"反应停"被生产、销售。据当时的报道，仅在联邦德国就有近 100 万人服用过"反应停"，但实际上这一药品严重阻碍胎儿四肢的生长，导致婴儿出生时的形体严重缺陷，这种畸形被称为海豹肢畸形。截至 1963 年，由于服用该药物而诞生了 12000 多名形状如海豹一样的可怜的婴儿，堪称史上最大的药害事件，极大地挑战了人类的健康事业。

为应对该挑战，WHO 召开会议强调各国需重视并加快传递药品不良反应信息，且在 1968 年全球范围内推行国际性药品合作监测计划，旨在收集和交流药品不良反应报告，实现药品不良反应信息在成员国之间的共享。紧跟 WHO 脚步，部分国家开始建立各自的药品不良反应监测系统，实行药品不良反应报告制度。1961 年，美国 FDA 开始收集药品不良反应报告。1964 年，英国开始实行药物不良反应监测自觉呈报制度（黄卡系统）。1969 年，日本开始使用药品上市后监测系统。1970 年，法国开始建立医院的不良反应监测中心，并于 1973 年正式启动了具有法国特色的药物警戒系统。

3. 药物警戒概念的首次提出

1974 年，法国首先提出了"药物警戒"的概念，但并未给出明确的定义。欧美国家的药物监测体系起步更早，法国通过这一概念赋予了药物安全全新的内涵。它对药物警戒理论进行了比较科学的描述，即药品不良反应的发现、评价、理解和防范是药物警戒工作强调的重点工作内容，而不是对药品不良反应信息收集进行简单的监测。

1992 年，欧盟的一个专家组经过讨论，首次定义了药物警戒，将其解释为："对药品，特别是对其在正常用法用量情况下出现的非需要的效应，进行有关信息收集与科学评价的一个体系，也应包括常见的药

品误用（misuse）与严重的药物滥用（abuse）信息的收集"。此时药物警戒关注的内容已经被扩展了。同时期，法国药物流行病学家 Begaud 在其专著中给出了药物警戒的释义：药物警戒是监测和防止药物不良反应的所有方法，不仅是药物上市后的监测，还包括了药物在临床甚至临床前的研制阶段中的监测。

4. 药物警戒制度的进一步完善

1997 年在意大利举行的"拓展药物警戒学有效交流国际会议"，来自 34 个国家从事药物安全性研究的 75 名代表就药物警戒学各个方面进行了交流和研讨，最终形成了 ERIC 宣言（药物安全性信息交流），为药物警戒的全面发展奠定了基础。

1999 年和 2000 年，药物警戒涵盖的内容被扩充为：草药、传统药与补充药品、血液制品、生物制剂、医疗器械、疫苗。2001 年，药物警戒的定义进一步涵盖为："ADR 监测的结果中发现的药物治疗错误（medication error，ME）与治疗失败；报告这些错误与失败，以尽量减少医源性问题，并促使合理、安全用药；报告这些错误与失败，以发现药品的质量问题，并促使药物合理生产和经营。"直到 2002 年，WHO 在一份关于"药物警戒的重要性——医药产品的安全性监测"的文件中将药物警戒定义为：发现、评估、理解和防范不良反应或者其他任何与药物相关问题的科学研究和活动。

2004 年 11 月，ICH-E2E《药物警戒计划》（*Pharmacovigilance Planning*）指南正式将药物警戒的上市前评估和上市后持续监测阶段做了有机整合。指南建议企业根据不断获得的安全性数据来提前筹备药物警戒活动。2005 年，CIOMS 工作组在其报告《临床研究中的安全信息管理》（*Management of Safety Information from Clinical Trials*）中就如何处理临床研究阶段的安全信息提供了切实可行的方法，使得研发期和上市后药物警戒能更加顺利地过渡。该工作组提出的"研发期药物警戒"的概念正式认可了"药物警戒"一词也可使用在研发期临床研究阶段。

（二）国外药物警戒法规制度

ICH、美国、欧盟等组织或国家，纷纷建立起适合科学规律与自身发展相结合的药物警戒体系，各国药物警戒相关制度与指南文件有着各自的特点。

1. ICH E2 系列指导原则

ICH 指导原则分为质量（quality）、安全性（safety）、有效性（efficacy）以及多学科性（multidisciplinary）四大模块。其中与药物警戒相关规定主要集中在 E2 系列，M 系列中也有较少药物警戒相关的内容。

（1）《E2A—临床安全性数据管理：快速报告的定义和标准》

快速报告的目的是让政府管理者、研究者以及其他相关人员注意严重不良反应最新的重要信息。ICH E2A 指导原则主要对临床试验期间快速报告体系的对象、报告要求、时限与形式进行了描述。

（2）《E2B—临床安全数据的管理：个例安全报告传输的数据元素》

ICH E2B 规定了上市前后个例安全报告（individual case safety report，ICSR）的电子化传输标准，目前已更新至 3 版 ICH E2B（R3）。

（3）《E2C—定期获益-风险评估报告》（PBRER）

在对报告期内所产生的药品安全性信息进行总结的定期安全性更新报告（periodic safety update report，PSUR）的基础上，ICH E2C（R2）提出了定期获益-风险评估报告（periodic benefit-risk evaluation report，PBRER），由主要总结一段时间内的安全性数据，转变为在药品整个生命周期内的累积数据基础上综合评估该药品获益-风险特性的一种工具。

（4）《E2D—上市后安全数据的管理：快速报告的定义和标准》

ICH E2D 主要对药品上市后快速报告体系的来源、对象、报告要求与形式进行了描述。

（5）《E2E—药物警戒计划》

ICH E2E 要求药品上市许可持有人（marketing authorization holder，MAH）在提交新药上市申请的文件时一并呈交安全性详述（safety specification）和药物警戒计划（pharmacovigilance plan）。

（6）《E2F—研发阶段安全性更新报告（DSUR）》

ICH E2F 主要目的是对研究用药（无论上市与否）在临床试验中的安全性信息进行年度回顾和评估。

2. 美国药物警戒制度文件

美国是最早开始关注药品安全的国家之一，在药物警戒方面走在世界的前列。美国主管药物警戒的机构为美国 FDA，隶属于美国卫生与公众服务部。在美国 FDA 中，药物警戒工作的主要承担部门为药品评价与研究中心（Center for Drug Evaluation and Research，CDER）。

美国的药物警戒相关法律由国会批准，总统签署，美国 FDA 强制执行。《联邦食品、药品和化妆品法案》（Federal Food，Drug，and Cosmetic Act，FDCA）是美国关于食品、药品和化妆品的基本法律，共分为十章，美国 FDA 90% 的工作均涉及该项法律的内容。

其中 FDCA 中与药物警戒相关的内容规定卫生与公众服务部部长（以下简称"部长"）应研究上市后风险识别和分析方法，建立上市后风险识别和分析体系，同时还规定部长应常规每两周检查不良事件报告系统数据库，并在网站发布不良事件报告系统识别出的任何新的安全信息或严重潜在风险信号的季度报告；在信息沟通方面，通过提高药品相关信息的透明度，让患者和医务人员更好地获得药品相关信息。此外，FDCA 还对风险评估和控制策略（risk evaluation and mitigation strategies，REMS）进行了详细规定，美国 FDA 并不要求所有药品都制定 REMS，而是通过咨询相关部门后决定该药品批准上市前是否需要制定 REMS。REMS 必须含有评估时间表、针对患者的用药指导和/或包装说明书、针对医务人员的沟通计划、确保药物安全使用要素以及实施系统。美国 FDA 可要求生产企业在药品生命周期的任何阶段制定 REMS，如新药申请阶段、简略新药申请阶段、生物制品许可申请阶段等。

美国《联邦法典》（Code of Federal Regulations，CFR）是美国联邦政府各行政部门在联邦公报上发布的一般性和永久性法规的汇编。美国 FDA 通过发布相关法规，对相应法律所阐述的一般标准和要求进行详细解释和说明，其中 CFR 第 21 卷是针对食品和药品的管理条款，而药物警戒相关的法规均收录于该卷章节中（表 10-7）。

表 10-7　美国 FDA 药物警戒法律法规框架

法规来源	条目	内容
联邦食品、药品和化妆品法案（FDCA）	505(k)	上市后风险识别与分析
	505(o)	上市后研究或上市后临床试验、修改安全标签
	505(r)	上市后针对患者、医护人员的药品安全性信息
	505-1	风险评估和控制策略（REMS）
联邦法典（21 CFR）	312.32	临床研究新药（IND）安全性报告
	312.32(C)	行政行为（关于错误的 IND 报告）
	312.32(D)	申办方和研究者的职责
	56	机构审查委员会（IRB）
	201.56	规定人用处方药和生物制品的说明书内容及模板
	314.80	"上市后药物不良事件报告"规定上市产品用于已批准适应证时需要递交到美国 FDA 的报告类型和时限等
	314.81	现场警报报告、年度报告、其他报告（广告和促销标签、特别报告、通知永久停产或制造中断）
	314.98	"上市后报告"规定了通过简化新药申请的药品不良事件报告及记录
	201.10(c)	"药品成分说明"说明了一些药品说明书可能误导患者的原因
	600.80	"部分药物不良事件上市后报告"规定了包括生物制品在内的人用药品上市后安全报告递交要求和时限等

此外，美国 FDA 发布了多个关于上市后安全工作的指南，用于指导生产企业开展上市后安全工作。指南本身不具备法律强制力，是为使企业达到相关法规规章要求而提供的帮助和可行建议。

2001 年，美国 FDA 颁布《人用药品和包括疫苗的生物制品的上市后安全报告指南》，规定了上市后安全报告的主体、报告的种类和单个病例报告包含的数据成分，并要求安全报告主体建立药品不良事件的收集、报告、监测和评价等方面的标准操作流程。

2005年3月，美国FDA发布了关于药品风险管理方面的3个指南，分别是：《药物上市前风险评估指南》，规定研发期间药品应如何以循证风险评价来确定其风险的性质，以及获益关联的风险程度；《药物警戒管理规范和药物流行病学评估指南》（*Good Pharmacovigilance Practices and Pharmacoepidemiologic Assessment，Pharmacovigilance Guidance*），识别和描述安全性信号，解读药物流行病学评估和安全性信号，制定药物警戒计划；及《风险最小化行动计划的制定和应用指南》（*Development and Use of Risk Minimization Action Plans，Risk MAP Guidance*）。

2009年10月，美国FDA公布了《REMS格式及内容、评估、修改指南》，该指南是美国FDA根据2008年2月FDCA更新要求公布的指南，美国FDA指出REMS的制定应遵守此要求。目前美国FDA共发布10多个与REMS相关的指南文件。

2012年3月，美国FDA发布《药物安全信息——FDA与公众的沟通指南》，以增加向公众发布药品安全信息的公开性和透明度；此外，美国FDA还分别于2015年9月及2016年9月发布《REMS：修订指南》《确定REMS必要性的因素》，这些指南文件帮助企业理解何种情况下应制定REMS以及如何根据要求对REMS进行修改等。

2017年10月发布《REMS文件的格式和内容指南（草案）》，对《REMS格式及内容、评估、修改指南》（2009年）进行了修订。

2019年7月，美国FDA发布《行业指南：REMS的修改与修订》（*Risk Evaluation and Mitigation Strategies：Modifications and Revisions Guidance for Industry*），该指南介绍了美国FDA将如何定义和处理REMS的修改和修订申请，并介绍了对已批准的REMS进行何种类型的变更将被视为对REMS的修改或修订。

3. 欧盟药物警戒制度文件

2005年，欧盟委员会（European Commission，EC）开始对上市后的药品开展安全性审查和研究。2008年，EC提出药物警戒的新立法建议，目的是建立一个与药品风险管理有关的综合监管框架。该立法建议于2010年12月通过，即颁布法规Regulation（EU）No 1235/2010和指令Directive 2010/84/EU，对法规Regulation（EC）No 726/2004和指令Directive 2001/83/EC中药物警戒部分内容进行修改和补充。2012年6月，EC公布了一项具有法律约束力的药物警戒法律实施条例，即Regulation（EU）No 520/2012。该立法的主要政策亮点为明确所有参与欧洲药品安全性和有效性监测的参与者的作用、责任和协调措施，改进药物关键信号的收集方法，建立更高透明度和更好的公众沟通方式。欧盟药物警戒体系法律框架如表10-8所示。

表 10-8　欧盟药物警戒体系法律框架

名称	类型	发布时间	主要内容
2001/83/EC	指令	2001.11	第九章详细规定药物警戒内容
726/2004/EC	法规	2004.03	建立药品上市审批和监测的管理体系
人用药品风险管理体系指南	指南	2005.11	指导MAA/MAH如何通过风险管理计划建立风险管理体系
EudraLex：Volume9A 人用药品药物警戒指南	指南	2007.03	详细规定欧盟药物警戒内容，后被GVP指南取代
1235/2010/EU	法规	2010.12	强化上市后药品安全性监测，改善药品风险获益平衡
2010/84/EU	指令	2010.12	强化上市后药品安全性监测，改善药品风险获益平衡
520/2012/EU	法规	2012.06	Regulation（EU）NO 1235/2010/EU和Directive 2010/84/EU的实施条例
1027/2012/EU	法规	2012.10	修订Regulation（EU）NO 1235/2010/EU的不足
2012/26/EU	指令	2012.10	修订Directive 2010/84/EU中的不足

2012 年 7 月起，欧盟开始实施新的药物警戒法规，为了更好地促进新法规的实施，欧洲药品管理局制定《药物警戒规范指南》(*Good Pharmacovigilance Practices*，以下简称"欧盟 GVP 指南")，作为欧盟药物警戒工作的新准则，指导具体的药物警戒工作开展，见表 10-9。

表 10-9　欧盟 GVP 指南

模块	内容	生效时间
I	药物警戒系统及质量体系	2012.07
II	药物警戒系统主文件	2017.03
III	药物警戒检查	2014.09
IV	药物警戒审计	2015.08
V	风险管理体系	2017.03
VI	药品不良反应的收集、管理和报告	2017.11
VII	定期安全性更新报告	2013.12
VIII	上市后安全性研究	2017.10
IX	信号管理	2017.11
X	额外监测	2013.04
XV	安全性沟通	2017.10
XVI	风险最小化措施：工具和有效性指标的选择	2017.03

三、我国药物警戒发展历程及现行法规制度

（一）我国药物警戒发展历程

1. 药品不良反应监测早期探索期

1974 年，法国学者提出了"药物警戒"一词。我国工作人员在对法国卫生事业管理进行考察后发表相关报告，1985—1986 年"药物警戒"一词首次在我国出现。

1988—1990 年，我国卫生部启动了国家 ADR 监测试点工作，在北京、上海、湖北、广东、黑龙江 5 省市 14 家医疗机构率先试行药品不良反应报告制度，多渠道收集病例，为加入 WHO 国际药物监测合作计划做准备。1989 年 11 月，我国成立卫生部药品不良反应监察中心，标志着国家级药品不良反应监测专业机构的诞生。该机构主要负责对我国的药品不良反应监察进行业务技术组织工作；收集、整理、分类、储存与评价来自各地的药品不良反应病例报告资料；在药品安全性方面向药品监督管理部门提供咨询；指导临床合理用药、安全用药等。

1998 年，国家药品监督管理局正式成立。同年，我国正式成为 WHO 国际药物监测合作计划成员国。1999 年国家药品不良反应监测中心成立，其前身为卫生部 ADR 监察中心，负责全国上市后药品的安全性监测和技术评价工作。

2. 药品不良反应监测发展和完善期

2001 年 12 月 1 日施行的《中华人民共和国药品管理法》中，进一步明确规定我国实行药品不良反应报告制度。随后，《药品不良反应报告和监测管理办法》（国家食品药品监督管理局令第 7 号，2004 年）等一系列法律法规陆续颁布，推动了我国药物警戒的发展和 ADR 突发事件预警机制的建立。2011 年，卫生部颁布了新的《药品不良反应报告和监测管理办法》（卫生部令第 81 号），在国家食品药品监督管理局令第 7 号文的基础上，进一步加大了 ADR 监测和监管力度，细化了各个条款，为落实 ADR 监测和药物安全性监管提供了依据。

2012 年 1 月，国务院印发《国家药品安全"十二五"规划》，明确将 ADR 报告和监测纳入国家药品安全规划。规划中提出提升药品安全监测预警水平，健全药品上市后再评价制度。2017 年 2 月，《"十三

五"国家药品安全规划》提出强化监测评价体系建设。对 ADR 监测机制进行完善，进一步创新药品安全监测评价手段，扩大监测覆盖面。同年 6 月我国正式加入 ICH，开始逐步转化实施 ICH 的药物警戒指导原则，标志着药品监管与国际全面接轨步入快车道。2018 年《关于药品上市许可持有人直接报告不良反应事宜的公告》发布，明确了持有人应该建立健全药品不良反应监测体系。

3. 药物警戒期

2019 年颁布并实施《中华人民共和国药品管理法》（以下简称《药品管理法》），明确规定我国实行药物警戒制度及 MAH 制度，并规定 MAH 开展药物警戒相关工作，如制定风险管理计划、开展药品安全突发事件应急培训及演练、主动开展药品上市后安全性研究等。新修订的《药品管理法》将药物警戒关注的范围从上市后扩展至药品的全生命周期，且更加关注药品在人体的使用风险，不仅包括药品本身固有的缺陷，也包含药品质量问题等其他与用药相关的有害反应。

2021 年发布 GVP，进一步明确和规范 MAH 的药物警戒职责。2022 年 4 月，国家药品监督管理局发布《药物警戒检查指导原则》，该指导原则作为 GVP 的配套技术文件，用于指导药监部门开展药物警戒检查工作，督促和指导药品上市许可持有人规范开展药物警戒活动，最大限度降低药品安全风险。

历经数十年的发展与沉淀，我国药品监管已从"以药物为中心"转移到"以人民健康为中心"，更加关注患者的用药安全，我国正式步入药物警戒新时代。

（二）我国药物警戒现行法规制度

在我国药品安全监管和药物警戒发展过程中，一系列法律法规和规范性文件等相继发布，对推动药物警戒制度建立健全、促进持有人履行药品安全主体责任、保障人民群众用药安全发挥了重要作用。

2010 年，我国《药品生产质量管理规范》中明确提出，企业应当建立药品质量管理体系，设立专门机构和专职人员，主动收集药品不良反应，记录、评价、调查、处理不良反应，最大限度降低药品生产过程中污染、交叉污染以及混淆、差错等风险。

2011 年，《药品不良反应报告和监测管理办法》（卫生部令第 81 号）发布实施，在 2004 年基础上，对我国药品生产、经营企业和医疗机构进行药品不良反应报告和监测作了明确规定，对个例药品不良反应、药品群体不良事件报告与处置，境外发生的严重药品不良反应，定期安全性更新报告，药品重点监测、评价与控制，信息管理，法律责任等进行详细说明。

2017 年 6 月，我国加入了 ICH，随后当选为管理委员会成员，开始逐步转化实施 ICH 的药物警戒指导原则（表 10-10）。同年 10 月，国务院发布《关于深化审评审批制度改革鼓励药品医疗器械创新的意见》，提出要加强药品医疗器械全生命周期管理，建立持有人直接报告不良反应和不良事件制度，并第一次明确提出上市许可持有人承担不良反应和不良事件报告的主体责任。

表 10-10　我国实施的与药物警戒相关的 ICH 指导原则

序号	名称	发布时间	备注
1	食品药品监管总局关于适用国际人用药品注册技术协调会二级指导原则的公告（2018年第 10 号）	2018 年	**适用的 PV 相关 ICH 指导原则：** 1.E2A　临床安全数据的管理：快速报告的定义和标准
2	国家药监局关于适用《E1　人群暴露程度：评估非危及生命性疾病长期治疗药物的临床安全性》等 15 个国际人用药品注册技术协调会指导原则的公告（2019 年第 88 号）	2019 年	2.E2B（R3）　个例安全报告（ICSR）电子传输执行指导原则 E2B（R3）数据元素和信息规范元素（中文版：征求意见稿） 3.E2C（R2）　定期获益-风险评估报告 4.E2D　上市后安全数据的管理：快速报告的定义和标准（中文版：征求意见稿）
3	国家药监局关于可适用《E2C（R2）：定期获益-风险评估报告（PBRER）》国际人用药品注册技术协调会指导原则的公告（2020 年第 86 号）	2020 年	5.E2E　药物警戒计划 6.E2F　研发期间安全性更新报告 7.M1　监管活动医学词典

2019 年新修订的《药品管理法》第十二条规定"国家建立药物警戒制度，对药品不良反应及其他与用药有关的有害反应进行监测、识别、评估和控制"；同时明确对药品管理实行药品上市许可持有人制度，

药品上市许可持有人承担药品安全的主体责任，表现在依法对药品的非临床研究、临床试验、生产经营、上市后研究、不良反应监测及报告与处理等承担责任。

2020年新修订的《药品注册管理办法》发布，明确药物临床试验期间，申办者对不良反应的报告、处置要求。

2021年5月13日，我国GVP出台，为我国实施全生命周期的药物警戒工作奠定法规基础，对构建药物警戒制度体系、规范药物警戒活动、引导企业建立与国际接轨的药物警戒质量管理体系等具有重要里程碑意义。

2022年10月，国家药品监督管理局组织修订了《药品召回管理办法》，对由于研制、生产、储运、标识等原因存在质量问题或者其他安全隐患的药品采取主动召回措施，及时控制风险，消除隐患。同年12月，发布《药品上市许可持有人落实药品质量安全主体责任监督管理规定》，对持有人关键岗位职责、质量管理及其机制提出具体要求。

2023年7月，发布《药品检查管理办法（试行）》（国药监药管〔2023〕26号），在2021年的基础上，结合药品检查工作实际，进一步规范药品检查行为，对第三章《检查程序》和第九章《检查结果的处理》等有关条款进行补充完善，细化了药品的生产、经营、使用环节实施的检查、调查、取证、处置等工作要求。

为了落实上述法律法规及公告要求，国家药品监督管理局制定和发布了一系列相关的技术文件和规范，主要如表10-11所示。

表 10-11　我国实施的部门规章及规范性文件

序号	名称	发布时间	主要内容
1	《药品定期安全性更新报告撰写规范》	2012年	规范和指导药品生产企业撰写药品定期安全性更新报告，提高药品生产企业分析评价药品安全问题的能力
2	《药品不良反应报告和监测检查指南（试行）》	2015年	细化检查条款，推动药品生产企业实施药品不良反应报告和监测制度
3	《个例药品不良反应收集和报告指导原则》	2018年	规范持有人药品上市后不良反应监测与报告工作
4	《上市药品临床安全性文献评价指导原则（试行）》	2019年	规范持有人开展临床安全性文献的系统评价，提升持有人履职能力
5	《上市许可持有人药品不良反应报告表（试行）》及填表说明	2020年	指导持有人报告个例药品不良反应
6	《药物警戒委托协议撰写指导原则（试行）》	2020年	规范药物警戒委托工作，确保有效开展上市后药品不良反应及其他与用药有关的有害反应监测、识别、评估和控制工作
7	《E2C(R2)：定期获益-风险评估报告（PBRER）》中文翻译稿和问答文件	2020年	指导PBRER的撰写
8	《药物警戒体系主文件撰写指南》	2022年	指导持有人创建和维护药物警戒体系主文件，确保药物警戒体系的合规性，保障药物警戒活动的有序开展以及对药物警戒体系的持续改善
9	《药品年度报告管理规定》	2022年	指导药品上市许可持有人建立年度报告制度
10	《药物警戒检查指导原则》	2022年	指导药品监督管理部门科学规范开展药物警戒检查工作，督促持有人落实药物警戒主体责任
11	《药品上市许可持有人MedDRA编码指南》	2022年	指导持有人在药品上市后不良反应报告相关工作中使用《M1：监管活动医学词典（MedDRA）》编码相关医学术语

药物警戒法规体系的逐步完善，为我国持有人规范开展药物警戒活动和有效运行药物警戒体系提供了法律依据和制度基础，极大地推动了我国制药行业药物警戒能力和水平提升，有力有效促进了我国药物警戒制度建立健全。

四、我国 GVP 的主要内容

为明确持有人在药物警戒工作中的要求，规范持有人的药物警戒活动，国家药品监督管理局于 2021 年 5 月 13 日发布了 GVP，并于同年 12 月 1 日起正式施行。GVP 共九章一百三十四条。适用于药品上市许可持有人和获准开展药物临床试验的药品注册申请人（以下简称"申办者"）开展的药物警戒活动。其中除第一章总则和第八章外，其他章节均是对药品上市后持有人药物警戒活动的规定。第八章是对临床试验期间药物警戒活动的规定。具体内容框架见图 10-1。

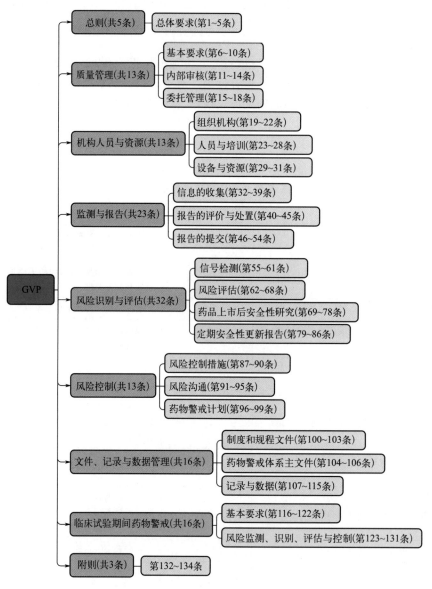

图 10-1　GVP 的构成框架图

（一）总则

GVP 第一章总则包括第一条到第五条内容，提出了药物警戒体系建设的总体要求，即"持有人和申办者应当建立药物警戒体系（以下简称'体系'），通过体系的有效运行和维护，监测、识别、评估和控制药品不良反应及其他与用药有关的有害反应；应当基于药品安全性特征开展药物警戒活动，最大限度降低药品安全风险，保护和促进公众健康；应当与医疗机构、药品生产企业、药品经营企业、药物临床试验机构等协同开展药物警戒活动。鼓励持有人和申办者与科研院所、行业协会等相关方合作，推动药物警戒活动深入开展"。

（二）质量管理

质量管理从第六条到第十八条共 13 条，包括基本要求、内部审核和委托管理三节的内容。明确了持有人应当建立药物警戒体系，并提出了对药物警戒体系及活动进行质量管理的总体目标、质量保证要素、质控指标和内审要求等。

1. 基本要求

主要规定质量目标、质量保证系统、质量控制指标和国家药品不良反应监测系统信息注册的要求。药物警戒体系包括与药物警戒活动相关的机构、人员、制度、资源等要素，并应与持有人的类型、规模、持有品种的数量及安全性特征等相适应。

持有人应当以防控风险为目的，将药物警戒的关键活动纳入质量保证系统中，重点考虑以下内容：①设置合理的组织机构；②配置满足药物警戒活动所需的人员、设备和资源；③制定符合法律法规要求的管理制度；④制定全面、清晰、可操作的操作规程；⑤建立有效、畅通的疑似药品不良反应信息收集途径；⑥开展符合法律法规要求的报告与处置活动；⑦开展有效的风险信号识别和评估活动；⑧对已识别的风险采取有效的控制措施；⑨确保药物警戒相关文件和记录可获取、可查阅、可追溯。

持有人应当制定并适时更新药物警戒质量控制指标，控制指标应当贯穿到药物警戒的关键活动中，并分解落实到具体部门和人员。这些指标至少包括：药品不良反应报告合规性、定期安全性更新报告合规性、信号检测和评价的及时性、药物警戒体系主文件更新的及时性、药物警戒计划的修订及执行情况和人员培训计划的制订及执行情况。

2. 内部审核

主要规定定期内审、制定审核方案、报告以及纠正和预防措施的要求。持有人应当定期开展内审，审核各项制度、规程及其执行情况，评估药物警戒体系的适宜性、充分性、有效性。当药物警戒体系出现重大变化时，应当及时开展内审。内审前要制订审核方案，内审应当有包括审核的基本情况、内容和结果在内的记录，并形成书面报告。针对内审发现的问题，调查产生问题的根源，采取措施纠正和预防，并进行跟踪与评估。

3. 委托管理

主要规定委托的责任主体、委托协议、考察、遴选和审计受托方的要求。持有人是药物警戒的责任主体，根据工作需要委托开展药物警戒相关工作的，相应法律责任由持有人承担。受托方应当是具备保障相关药物警戒工作有效运行的中国境内企业法人，具备相应的工作能力，具有可承担药物警戒受托事项的专业人员、管理制度、设备资源等工作条件，应当配合持有人接受药品监督管理部门的延伸检查。

（三）机构人员与资源

从第十九条到第三十一条共 13 条，包括组织机构、人员与培训和设备与资源三节的内容。对药物警戒体系中的组织机构和人员等提出具体要求，并对持有人开展药物警戒活动所需的设备资源要求进行明确。

1. 组织机构

持有人和申办者应当建立药品安全委员会，设置专门的药物警戒部门，明确药物警戒部门和其他相关部门的职责，建立良好的沟通和协调机制，保障药物警戒活动的顺利开展。药物警戒机构的构成和主要的职责见表 10-12。

表 10-12　药物警戒机构的构成和主要的职责

机构	主要职责
药品安全委员会	负责重大风险研判、重大或紧急药品安全性事件处置、风险控制决策以及其他与药物警戒有关的重大事项；应当建立相关的工作机制和工作程序

机构	主要职责
药物警戒部门	疑似药品不良反应信息的收集、处置与报告；识别和评估药品风险，提出风险管理建议，组织或参与开展风险控制、风险信息沟通等活动；组织撰写药物警戒体系主文件、定期安全性更新报告、药物警戒计划等；组织或参与开展药品上市后安全性研究；组织或协助开展药物警戒相关的交流、教育和培训，以及其他与药物警戒相关的工作
相关部门	持有人应明确其他相关部门在药物警戒活动中的职责，如药物研发、注册、生产、质量、销售、市场等部门，确保药物警戒活动顺利开展

2. 人员与培训

持有人对药物警戒活动全面负责，应当指定药物警戒负责人，配备足够数量且具有适当资质的人员，对参与药物警戒活动的人员，应当开展药物警戒培训，根据岗位需求与人员能力制定适宜的药物警戒培训计划，评估培训结果。

药物警戒负责人应当是具备一定职务的管理人员，应当具备药学、医学、流行病学或相关专业背景，本科及以上学历或中级及以上专业技术职称，三年以上从事药物警戒相关工作经历，熟悉我国药物警戒相关法律法规，且具备药物警戒管理工作的知识和技能。药物警戒负责人承担以下主要职责：①确保药品不良反应监测与报告的合规性；②监督开展药品安全风险识别、评估与控制，确保风险控制措施的有效执行；③负责药品安全性信息沟通的管理，确保沟通及时有效；④确保持有人内部以及与药品监督管理部门和药品不良反应监测机构沟通渠道顺畅；⑤负责重要药物警戒文件的审核和签发。

药物警戒负责人应当在国家药品不良反应监测系统中登记。相关信息发生变更的，药物警戒负责人应当自变更之日起 30 日内完成更新。

药物警戒部门应当配备足够数量并具备适当资质的专职人员。专职人员应当具有医学、药学、流行病学或相关专业知识，接受过与药物警戒相关的培训，熟悉我国药物警戒相关法律法规和技术指导原则，具备开展药物警戒活动所需知识和技能。

3. 设备与资源

持有人应当配备满足药物警戒活动所需的设备与资源，应当对设备与资源进行管理和维护，确保其持续满足使用要求。

持有人使用信息化系统开展药物警戒活动时，应当满足以下要求：①明确信息化系统在设计、安装、配置、验证、测试、培训、使用、维护等环节的管理要求，并规范记录上述过程；②明确信息化系统的安全管理要求，根据不同的级别选取访问控制、权限分配、审计追踪、授权更改、电子签名等控制手段，确保信息化系统及其数据的安全性；③信息化系统应当具备完善的数据安全及保密功能，确保电子数据不损坏、不丢失、不泄露，应当进行适当的验证或确认，以证明其满足预定用途。

（四）监测与报告

从第三十二条到第五十四条共 22 条，包括信息的收集、报告的评价与处置和报告的提交三节的内容。规范了药物警戒的基础性工作，即不良反应信息的收集、分析评价和上报。

1. 信息的收集

持有人应当主动开展药品上市后监测，建立并不断完善信息收集途径，主动、全面、有效地收集药品使用过程中的疑似药品不良反应信息，包括来源于自发报告、上市后相关研究及其他有组织的数据收集项目、学术文献和相关网站等涉及的信息。

持有人可采用电话、传真、电子邮件等多种方式从医疗机构收集疑似药品不良反应信息；通过药品生产企业、药品经营企业收集疑似药品不良反应信息；通过药品说明书、包装标签、门户网站公布的联系电话或邮箱等途径收集患者和其他个人报告的疑似药品不良反应信息；定期对学术文献进行检索，制定合理的检索策略，根据品种安全性特征等确定检索频率，检索的时间范围应当具有连续性；对于境内外均上市的药品，持有人应当收集在境外发生的疑似药品不良反应信息；对于创新药、改良型新药、省级及以上药品监督管理部门或药品不良反应监测机构要求关注的品种，持有人应当根据品种安全性特征加强药品上市后监测，在上市早期通过在药品说明书、包装、标签中进行标识等药物警戒活动，强化医疗机构、药品生产企业、药品经营企业和患者对疑似药品不良反应信息的报告意识。

2. 报告的评价与处置

报告的评价与处置主要包括首次获知疑似药品不良反应信息的收集过程与内容的要求、原始记录的内部传递要求、信息的真实性和准确性的核实与缺失信息的随访要求、药品不良反应的预期性与严重性评价和药品不良反应关联性评价的规定。

其中，药品不良反应关联性评价是判断患者用药与有害反应之间相关性的必要途径。对于用药患者，其原患疾病、基础疾病、新患疾病的临床表现常常与药品不良反应交织在一起。通过关联性评价的方式对两者之间的因果关系予以明确。

3. 报告的提交

报告的提交主要包括报告标准，报告填写要求，报告时限，文献、境外、上市后研究的不良反应报告提交的规定。

持有人向国家药品不良反应监测系统提交的个例药品不良反应报告，应当至少包含可识别的患者、可识别的报告者、怀疑药品和药品不良反应的相关信息。报告应当包括可能因药品质量问题引起的或可能与超适应证用药、超剂量用药等相关的有害反应。

应当按照个例药品不良反应报告提交的主要包括以下 3 种情形：①文献报道中的药品不良反应，可疑药品为本持有人产品的；②境外发生的严重不良反应；③药品上市后相关研究或有组织的数据收集项目中的疑似不良反应，且可能存在关联性的。

个例药品不良反应报告应当按规定时限要求提交。严重不良反应尽快报告，不迟于获知信息后的 15 日，非严重不良反应不迟于获知信息后的 30 日。跟踪报告按照个例药品不良反应报告的时限提交。报告时限的起始日期为持有人首次获知该个例药品不良反应且符合最低报告要求的日期。

（五）风险识别与评估

从第五十五条到第八十六条共 32 条，包括信号检测、风险评估、药品上市后安全性研究和定期安全性更新报告四节的内容，对信号检测和风险评估提出了要求，对定期安全性更新报告（PSUR）及其升级版定期获益-风险评估报告（PBRER）的技术要求进行了规范，并规范了上市后安全性研究的范畴、发起情形、受试者保护等要求。

1. 信号检测

信号检测主要包括信号收集、检测方法、检测频率、优先级判定、新的药品安全风险的判断和需采取调查药品类型的规定。

持有人在开展信号检测时，应当重点关注以下信号：药品说明书中未提及的药品不良反应，特别是严重的药品不良反应；药品说明书中已提及的药品不良反应，但发生频率、严重程度等明显增加的；疑似新的药品与药品、药品与器械、药品与食品间相互作用导致的药品不良反应；疑似新的特殊人群用药或已知特殊人群用药的变化；疑似不良反应呈现聚集性特点，不能排除与药品质量存在相关性的。

📖 **知识拓展**

用于上市后信号检测的数据库

（1）我国"国家药品不良反应监测系统"。国家药品不良反应监测系统收集来自药品上市许可持有人、医疗机构和经营企业的药品不良反应/事件报告。该系统由国家药品不良反应监测中心进行维护和管理。2022 年全国药品不良反应监测网络收到《药品不良反应/事件报告表》202.3 万份。1999 年至 2022 年，全国药品不良反应监测网络累计收到《药品不良反应/事件报告表》2085.6 万份。

（2）WHO 药品不良反应报告数据库（VigiBase）。目前已有 130 多个国家加入了 WHO 药物监测计划。WHO 药品不良反应报告数据库中各个国家的不良反应报告至少每季度提交一次。VigiBase 数据库不能直接下载获取数据，申请者可通过自定义检索（VigiBase custom searches）或个例报告提取（VigiBase extract case level license）这两种方式获取数据。

（3）美国 FDA 不良事件报告系统（FDA Adverse Event Reporting System，FAERS）。FAERS 按照季度更新数据库，数据文件分为 ASCII 或 SGML 格式，数据文件包括：①人口统计和行政信息；②来自病例报告的药品信息；③来自报告的不良反应信息；④报告中的患者结果信息；⑤有关报告来源的资料；⑥对文件资料的描述。

（4）欧洲药品管理局不良反应数据库（Eudra Vigilance）。Eudra Vigilance 是欧洲药品管理局的安全性监测数据库，一般只对欧洲经济区（EEA）批准上市的药品相关不良反应报告进行电子转换和处理。不同级别的人员对该数据库有不同的访问权限。欧洲药品管理局于 2019 年修订了第 4 版数据库访问政策。

（5）国内外药物警戒服务公司信号检测数据库。国内外药物警戒服务公司先后开发了商业用途的信号检测系统，基于公开自发报告数据库或持有人自有数据库进行信号检测。如：LifeSphere 信号与风险管理系统、eSafety 信号检测与管理平台、Oracle Empirica 系统等。

2. 风险评估

风险评估主要包括评估内容、原因或影响因素、风险特征、风险类型、获益-风险平衡、风险评估记录或报告和风险管理措施方面的规定。

风险评估应当有记录或报告，其内容一般包括风险概述、原因、过程、结果、管理建议等。在药品风险识别和评估的任何阶段，持有人认为风险可能严重危害患者生命安全或公众健康的，应当立即采取暂停生产、销售及召回产品等风险控制措施，并向所在地省级药品监督管理部门报告。

📖 知识拓展

药品获益-风险的综合评估

现代药品管理的理论认为，没有零风险的药品，药品的安全性是相对于获益而言，是二者权衡后的结果。一般来说，对于具有显著获益且评估认为风险是可接受的品种，其评估报告中对于获益的分析可以简略描述；对于存在严重风险又未能显示治疗优势的品种，应进行获益-风险的综合评估。

对于如何进行获益-风险评估，学术界和监管机构已经有一些指导原则可供参考，如美国 FDA 针对上市前新药申请发布的《新药和生物制品的获益与风险评估行业指南》（Benefit-Risk Assessment for New Drug and Biological Products，2021）；加拿大卫生部发布的《加拿大上市后药物获益-风险评估的格式和内容》（Format and content for post-market drug benefit-risk assessment in Canada，2019）；《定期获益-风险评估报告（PBRER）》[Periodic Benefit-Risk Evaluation Report（PBRER）]；CIOMS IV 工作组报告《上市后药品获益-风险平衡：评估安全性信号》（Benefit-Risk Balance for Marketed Drugs：Evaluating Safety Signals，1998 年，修订中）。

获益-风险的评估维度一般包括：

① 获益（主要获益数据总结，某些情况下可以通过多个研究终点联合描述获益，还包括提高患者依从性等产品的重要特征）；

② 风险（主要风险数据总结，包括药品不良事件和其他不利影响；在确定主要风险时，应考虑严重性、频率、可逆性、耐受性；也要考虑影响特定亚族人群的重要不良反应，药物相互作用，与现有治疗相比独特的风险，根据非临床数据确定的风险，对患者以外人群的风险等）；

③ 获益-风险评估（获益-风险评估结论，重点为对上述数据的解读，需包括不确定性因素如何影响证据和结论的判读）。

3. 药品上市后安全性研究

药品上市后安全性研究主要包括药品上市后安全性研究开展的目的、适宜的研究方法、书面研究方案的制定要求、新信息评估和患者风险控制管理方面的规定。

持有人开展药品上市后安全性研究的目的包括但不限于：①量化并分析潜在的或已识别的风险及其影响因素（例如描述发生率、严重程度、风险因素等）；②评估药品在安全信息有限或缺失人群中使用的安全性（例如孕妇，特定年龄段、肾功能不全、肝功能不全等人群）；③评估长期用药的安全性；④评估风险控制措施的有效性；⑤提供药品不存在相关风险的证据；⑥评估药物使用模式（例如超适应证使用、超剂量使用、合并用药或用药错误）；⑦评估可能与药品使用有关的其他安全性问题。

持有人开展药品上市后安全性研究应当制定书面的研究方案。研究方案应当由具有适当学科背景和实践经验的人员制定，并经药物警戒负责人审核或批准。研究方案中应当规定研究开展期间疑似药品不良反应信息的收集、评估和报告程序，并在研究报告中进行总结。在研究过程中可根据需要修订或更新研究方案。研究开始后，对研究方案的任何实质性修订（如研究终点和研究人群变更）应当以可追溯和可审查的方式记录在方案中，包括变更原因、变更内容及日期。

4. 定期安全性更新报告

定期安全性更新报告主要包括报告撰写、提交时间、数据汇总时间、提交方式、审核意见、代替情形、药品适应证和不需要提交报告药品类型的规定。

定期安全性更新报告应当以持有人在报告期内开展的工作为基础进行撰写，对收集到的安全性信息进行全面深入的回顾、汇总和分析，格式和内容应当符合药品定期安全性更新报告撰写规范的要求。由药物警戒负责人批准同意后，通过国家药品不良反应监测系统提交。持有人可以提交定期获益-风险评估报告代替定期安全性更新报告。

除药品监督管理部门另有要求外，以下药品或按药品管理的产品不需要提交定期安全性更新报告：原料药、体外诊断试剂、中药材、中药饮片。

（六）风险控制

第八十七条到第九十九条共 13 条，包括风险控制措施、风险沟通和药物警戒计划三节的内容，明确了风险控制措施的类型、选择方法和后效评估等，强调了风险沟通的方法，规范了药物警戒计划的制定和提交方式等。

1. 风险控制措施

风险控制措施主要包括对已识别安全风险的药品和出现聚集性不良反应事件的药品应采取的风险控制措施。

对已识别的药品安全风险，属于常规风险的控制措施包括修订药品说明书、标签、包装，改变药品包装规格，改变药品管理状态等；属于特殊风险的控制措施包括开展医务人员和患者的沟通和教育、药品使用环节的限制、患者登记等；需要紧急控制的，可采取暂停药品生产、销售及召回产品等措施。当评估认为药品风险大于获益的，持有人应当主动申请注销药品注册证书。

持有人发现或获知药品不良反应聚集性事件的，应立即开展调查和处置，必要时采取有效的风险控制措施，并将相关情况向生产企业所在地省级药品监督管理部门报告。有重要进展应当跟踪报告，采取暂停生产、销售及召回产品等风险控制措施的应当立即报告。

2. 风险沟通

风险沟通主要包括沟通对象、沟通方式和渠道以及沟通内容的规定。

持有人应当根据不同的沟通目的，采用不同的风险沟通方式和渠道，制定有针对性的沟通内容，确保沟通及时、准确、有效。沟通方式包括发送致医务人员的函、患者安全用药提示以及发布公告、召开发布会等。出现下列情况时，应当紧急开展沟通工作：①药品存在需要紧急告知医务人员和患者的安全风险，但正在流通的产品不能及时更新说明书的；②存在无法通过修订说明书纠正的不合理用药行为，且可能导致严重后果的；③其他可能对患者或公众健康造成重大影响的情况。

3. 药物警戒计划

对药物警戒计划概念、范围及审核的要求进行明确。药物警戒计划作为药品上市后风险管理计划的一部分，是描述上市后药品安全性特征以及如何管理药品安全风险的书面文件。持有人对发现存在重要风险的已上市药品，需制定并实施药物警戒计划。药物警戒计划应当报持有人药品安全委员会审核，其内容包括药品安全性概述、药物警戒活动，对拟采取的风险控制措施及实施时间周期等的描述。

（七）文件、记录与数据管理

从第一百条到第一百一十五条共 16 条，包括制度和规程文件、药物警戒体系主文件及记录与数据三节的内容。规范了药物警戒制度和规程文件，妥善管理药物警戒实践中形成的记录和数据。

1. 制度和规程文件

主要包括制度和规程文件的起草、修订、审核、批准、分发、替换等，内容描述应当准确、清晰、易懂，附有修订日志，应当标明名称、类别、编号、版本号等信息。此外，持有人应当对制度和规程文件进行定期审查，及时更新。

2. 药物警戒体系主文件

主要包括药物警戒体系主文件的创建、维护更新及内容要求。

药物警戒体系主文件应当至少包括以下内容。①组织机构：描述与药物警戒活动有关的组织架构、职责及相互关系等。②药物警戒负责人的基本信息：包括居住地区、联系方式、简历、职责等。③专职人员配备情况：包括专职人员数量、相关专业背景、职责等。④疑似药品不良反应信息来源：描述疑似药品不良反应信息收集的主要途径、方式等。⑤信息化工具或系统：描述用于开展药物警戒活动的信息化工具或系统。⑥管理制度和操作规程：提供药物警戒管理制度的简要描述和药物警戒管理制度及操作规程目录。⑦药物警戒体系运行情况：描述药品不良反应信息监测与报告，药品风险的识别、评估和控制等情况。⑧药物警戒活动委托：列明委托的内容、时限、受托单位等，并提供委托协议清单。⑨质量管理：描述药物警戒质量管理情况，包括质量目标、质量保证系统、质量控制指标、内审等。⑩附录：包括制度和操作规程文件、药品清单、委托协议、内审报告、主文件修订日志等。

3. 记录与数据

主要包括对药物警戒活动的过程和结果进行记录、及时填写、保存及处理。

记录载体为纸质的，应当字迹清晰、易读、不易擦除；载体为电子的，应当设定录入权限，定期备份，不得随意更改。使用电子记录系统应符合以下要求：应当具备记录的创建、审核、批准、版本控制，以及数据的采集与处理、记录的生成、复核、报告、存储及检索等功能；应当针对不同的药物警戒活动和操作人员设置不同的权限，保证原始数据的创建、更改和删除可追溯；应当建立业务操作规程，规定系统安装、设置、权限分配、用户管理、变更控制、数据备份、数据恢复、日常维护与定期回顾的要求。

药物警戒记录和数据至少保存至药品注册证书注销后十年，并应当采取有效措施防止记录和数据在保存期间损毁、丢失。持有人转让药品上市许可的，应当同时移交药物警戒的所有相关记录和数据，确保移交过程中记录和数据不被遗失。

（八）临床试验期间药物警戒

从第一百一十六条到第一百三十一条共 16 条，包括基本要求和风险监测、识别、评估与控制两节的内容。规范了临床试验期间药物警戒相关工作。

1. 基本要求

主要包括落实临床试验期间申办者的安全风险管理主体责任、采取风险控制措施、进行风险评估、安全性信息监测和严重不良事件报告的管理、建立数据监查委员会等方面的内容。

申办者应当建立药物警戒体系，全面收集安全性信息并开展风险监测、识别、评估和控制，及时发现存在的安全性问题，主动采取必要的风险控制措施，并评估风险控制措施的有效性，确保风险最小化，切实保护好受试者安全。

对于药物临床试验期间出现的安全性问题，申办者应当及时将相关风险及风险控制措施报告国家药品审评机构。鼓励申办者、临床试验机构与国家药品审评机构积极进行沟通交流。

临床试验过程中的安全信息报告、风险评估和风险管理及相关处理，应当严格遵守受试者保护原则。

申办者和研究者应当在保证受试者安全和利益的前提下，妥善安排相关事宜。

2. 风险监测、识别、评估与控制

主要包括临床试验期间药品不良反应个例报告的类型与提交报告的规定时限、快速报告的情形、个例安全性报告的内容、严重安全性风险信息判断、安全风险的识别与评估、安全性更新报告和临床试验方案修改管理方面的规定。

申办者和研究者在不良事件与药物因果关系判断中不能达成一致时，其中任一方判断不能排除与试验药物相关的，都应当进行快速报告。申办者向国家药品审评机构提交个例安全性报告应当采用电子传输方式。

申办者经评估认为临床试验存在一定安全风险的，应当采取修改临床试验方案、修改研究者手册、修改知情同意书等风险控制措施；评估认为临床试验存在较大安全风险的，应当主动暂停临床试验；评估认为临床试验存在重大安全风险的，应当主动终止临床试验。

五、我国《药物警戒检查指导原则》的主要内容

2022 年 4 月 15 日，国家药品监督管理局发布了《药物警戒检查指导原则》。该指导原则是 GVP 的配套技术文件，用于指导药品监督管理部门开展药物警戒检查工作，突出风险管理，强化风险控制。《药物警戒检查指导原则》明确适用范围包括临床试验和产品上市后两个阶段的药物警戒工作，对开展药物警戒检查的重点考虑因素、检查方式和检查地点、缺陷风险等级和评定标准、检查要点等进行了细化规定。内容框架见图 10-2。

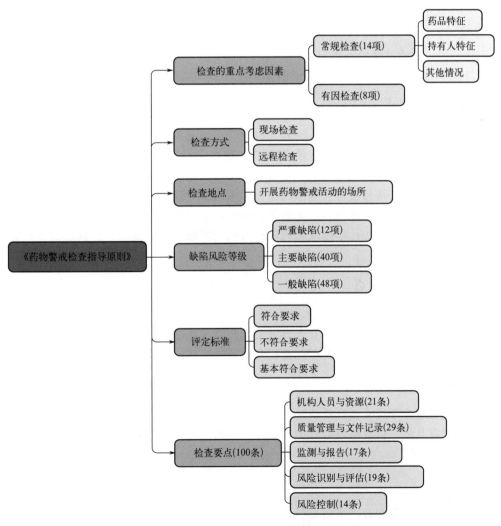

图 10-2　《药物警戒检查指导原则》内容框架图

（一）常规检查的重点考虑因素

在检查的重点考虑因素方面，《药物警戒检查指导原则》明确，常规检查基于药品特征、持有人特征及其他情况等 14 项重点考虑因素开展检查。

1. 药品特征

① 药品的安全性特征；

② 药品不良反应监测数据及药品不良反应聚集性事件发生情况；

③ 销售量大或替代药品有限的药品；

④ 批准上市时有附加安全性条件的药品；

⑤ 创新药、改良型新药，以及针对儿童、孕产妇等特殊群体使用的药品；

⑥ 社会关注度较高的药品。

2. 持有人特征

① 持有品种较多、销售量大的持有人；

② 未接受过药物警戒检查的持有人；

③ 首次在中国境内获得药品注册证书的持有人；

④ 企业发生并购、组织结构变更等导致药物警戒体系发生重大变化或对药物警戒组织结构有重大影响的持有人；

⑤ 委托生产的持有人；

⑥ 委托开展药物警戒活动的持有人。

3. 其他情况

① 既往药物警戒检查或其他检查情况；

② 药品监督管理部门认为需要开展检查的其他情况。

（二）有因检查的重点考虑因素

有因检查根据药品不良反应监测情况、持有人风险管理情况等方面 8 项重点考虑因素开展检查。主要包括以下 8 种情况：①对疑似药品不良反应信息迟报、瞒报、漏报，报告质量差的；②药品不良反应监测提示可能存在安全风险的；③未能及时发现、评估、控制或沟通相关风险的；④采取暂停生产、销售、使用和产品召回，未按规定报告药品监督管理部门的；⑤未按规定或药品监督管理部门要求开展药品上市后安全性研究、制定并实施药物警戒计划，且未提供说明的；⑥未按药品监督管理部门要求提供药物警戒相关资料或提供的资料不符合要求的；⑦延迟实施或没有充分实施整改措施的；⑧其他需要开展有因检查的情形。

（三）检查方式和检查地点

关于检查方式和检查地点，《药物警戒检查指导原则》提出，检查可采用现场检查和远程检查方式。现场检查指检查人员到达检查地点（即持有人开展关键药物警戒活动的场所）进行的检查；远程检查是采用视频、电话等方式开展的检查，必要时可对受托开展药物警戒活动的场所进行延伸检查。

（四）缺陷风险等级

缺陷风险等级按照风险等级从高到低依次为严重缺陷、主要缺陷和一般缺陷。重复出现前次检查发现缺陷的，风险等级可以升级。检查项目共有 100 项，包括判定为严重缺陷的 12 项、主要缺陷的 40 项，以及判定为一般缺陷的 48 项。

（五）评定标准

评定标准根据检查结论和综合评定结论分为符合要求、基本符合要求和不符合要求。其中未发现严重缺陷项和主要缺陷项，一般缺陷项为 0～9 项的评定为符合要求；而符合以下任一条件的，即评定为不符合要求，条件包括：①严重缺陷项 1 项及以上；②未发现严重缺陷项，主要缺陷项 10 项及以上；③未发现严重缺陷项，主要缺陷项 0～9 项，且总缺陷项 25 项及以上。除此以外，其他情形均判定为基本符合要求。

（六）检查要点

《药物警戒检查指导原则》还就检查要点进行详细说明，涵盖检查方法、内容及检查依据，包括机构人员与资源（共 21 条）、质量管理与文件记录（共 29 条）、监测与报告（共 17 条）、风险识别与评估（共 19 条）和风险控制（共 14 条）等五个部分 100 条检查项目。检查项目除包括 GVP 相关条款要求外，还涉及《中华人民共和国疫苗管理法》部分条款及《全国疑似预防接种异常反应监测方案》相关内容。

第五节　药品召回管理

召回制度最早起源于美国。1966 年，美国立法确立了缺陷汽车的产品召回制度，随后该制度被逐渐引入药品安全监管领域，成为缺陷药品风险控制的有效手段。目前，美国、加拿大、澳大利亚、日本、韩国及欧盟等国家和地区都建立了药品召回制度。

我国对药品的召回管理起步较晚。国家药品监督管理部门在深入调研和论证的基础上，借鉴发达国家经验，于 2007 年 12 月 10 日颁布并实施《药品召回管理办法》共计 6 章 40 条。《药品召回管理办法》的颁布实施，使药品召回具有可操作性，标志着我国对药品召回管理进入规范化阶段。为贯彻落实 2019 年版《药品管理法》等法律法规，2022 年国家药品监督管理局发布了新版《药品召回管理办法》，建立了比较完善的药品召回管理制度。

一、药品召回的定义与分类

（一）药品召回的定义

药品召回是指 MAH 按照规定的程序收回已上市的存在质量问题或者其他安全隐患药品，并采取相应措施，及时控制风险，消除隐患的活动。

药品的质量问题和其他安全隐患是指由于研制、生产、储运、标识等原因导致药品不符合法定要求，或者其他可能使药品具有的危及人体健康和生命安全的不合理危险。包括药品研制、生产、储运、标识等原因，不符合《药品生产质量管理规范》（GMP）、《药品经营质量管理规范》（GSP）等现行药品质量管理规范要求，以及标签说明书不完善等导致的质量问题或者其他安全隐患。已经确认为假药和劣药的，不适用于召回程序。

（二）药品召回的分类

药品召回的分类根据是否为持有人自愿可分为主动召回和责令召回，药品召回以持有人主动召回为主，监管部门责令召回为辅。

主动召回：是指持有人经过调查评估后，确定药品存在质量问题或者其他安全隐患的，立即决定开展药品召回。

责令召回：是指省、自治区、直辖市人民政府药品监管部门责令持有人召回具有安全隐患或存在质量问题的药品。

药品召回的等级：根据药品质量问题或者其他安全隐患的严重程度，药品召回分为一级召回、二级召回和三级召回 3 个等级。

一级召回：使用该药品可能或者已经引起严重健康危害的；

二级召回：使用该药品可能或者已经引起暂时或者可逆的健康危害的；

三级召回：使用该药品一般不会引起健康危害，但由于其他原因需要收回的。

二、药品召回管理制度

药品召回制度是一种科学的管理理念，是药品上市后对药品安全性监督管理的一项风险控制措施。召回的药品是指存在安全隐患的药品，即发现有可能给健康带来危害的药品。药品召回可以有效地降低缺陷药品所导致的风险，更大限度地保障公众用药安全，还可降低行政执法成本，简化由严重药品不良反应造成的复杂经济纠纷，降低可能发生的更大数额的赔偿，同时维护了企业的良好形象，维护消费者对企业的信赖，为广大消费者安全用药建立了一道保护屏障。《药品召回管理办法》的发布标志着我国药品召回制度正式开始实施。

（一）药品召回的管理机构

1. 监督管理机构与职责

国家药品监督管理局负责指导全国药品召回的管理工作。省级药品监督管理部门负责本行政区域内药品召回的监督管理工作。市县级地方人民政府药品监督管理部门负责配合、协助做好药品召回的有关工作，负责行政区域内药品经营企业、药品使用单位协助召回情况的监督管理工作。

国家药品监督管理局和省级药品监督管理部门应当按照药品信息公开有关制度，采取有效途径向社会公布存在质量问题或者其他安全隐患的药品信息和召回信息，必要时向同级卫生健康主管部门通报相关信息。

2. 持有人、药品生产、经营企业的职责

持有人是控制药品风险和消除隐患的责任主体。持有人和药品生产企业、药品经营企业、药品使用单位在药品召回过程中应承担的主要职责，见表10-13。

表 10-13　药品上市许可持有人和生产、经营企业及使用单位的召回职责

持有人的主要职责	药品生产、经营企业和使用单位的主要职责
1. 建立并完善药品召回制度	1. 积极协助持有人对可能存在安全隐患的药品进行调查、评估
2. 对可能存在的质量问题或者其他安全隐患进行调查、评估	2. 主动配合持有人履行召回义务
3. 及时召回存在质量问题或者其他安全隐患的药品	3. 按照召回计划及时传达、反馈药品召回信息
4. 建立并实施药品追溯制度，保存完整的购销记录	4. 控制和收回存在质量问题或者其他安全隐患的药品
5. 制定药品召回信息公开制度，主动公布药品召回信息	5. 发现其生产销售或者使用的药品可能存在安全隐患的，应当及时通知持有人，必要时应当暂停生产、放行、销售、使用并向所在地省级药品监督管理部门报告
	6. 建立并实施药品追溯制度，保存完整的购销记录

（二）药品安全隐患的调查与评估

持有人应当主动收集、记录药品的质量问题、药品不良反应/事件、其他安全风险信息，对可能存在的质量问题或者其他安全隐患进行调查和评估。

药品生产企业、药品经营企业、药品使用单位应当配合持有人对有关药品质量问题或者其他安全隐患进行调查，并提供有关资料，药品安全隐患调查与评估的主要内容，见表10-14。持有人应当根据调查和评估结果与药品召回等级，形成调查评估报告，科学制定召回计划，见表10-15。

表 10-14　药品安全隐患调查与评估的主要内容

调查的内容	评估的内容
1. 已发生药品不良反应/事件的种类、范围及原因	1. 该药品引发危害的可能性,以及是否已经对人体健康造成了危害
2. 药品处方、生产工艺等是否符合相应药品标准核准的生产工艺要求	2. 对主要使用人群的危害影响
3. 药品生产过程是否符合药品生产质量管理规范;生产过程中的变更是否符合药品注册管理和相关变更技术指导原则等规定	3. 对特殊人群,尤其是高危人群的危害影响,如老年人、儿童、孕妇、肝肾功能不全者、外科手术患者等
4. 药品储存、运输等是否符合药品经营质量管理规范	4. 危害的严重与紧急程度
5. 药品使用是否符合药品临床应用指导原则、临床诊疗指南和药品说明书、标签规定等	5. 危害导致的后果
6. 药品主要使用人群的构成及比例	
7. 可能存在质量问题或者其他安全隐患的药品批次、数量及流通区域和范围	
8. 其他可能影响药品质量和安全的因素	

表 10-15　药品调查评估报告与召回计划的主要内容

调查评估报告的内容	召回计划的内容
1. 召回药品的具体情况,包括名称、规格、批次等基本信息	1. 药品生产销售情况及拟召回的数量
2. 实施召回的原因	2. 召回措施具体内容,包括实施的组织、范围和时限等
3. 调查评估结果	3. 召回信息的公布途径和范围
4. 召回等级	4. 召回的预期效果
	5. 药品召回后的处理措施
	6. 联系人的姓名及联系方式

（三）药品主动召回与责令召回管理

1. 主动召回管理

持有人经调查评估后,确定药品存在质量问题或者其他安全隐患的,应当立即决定并实施召回,同时通过企业官方网站或者药品相关行业媒体向社会发布召回信息。实施一级、二级召回的,持有人还应当申请在所在地省级药品监督管理部门网站依法发布召回信息。省级药品监督管理部门网站发布的药品召回信息应当与国家药品监督管理局网站链接。

持有人在作出药品召回决定后,实施不同等级主动召回时,应按规定时间采取召回措施,见表10-16。持有人发布的药品召回信息和召回通知的主要内容见表10-17。

在召回过程中,持有人应当及时评估召回效果,发现召回不彻底的,应当变更召回计划,扩大召回范围或者重新召回。变更召回计划的,应及时向所在地省级药品监督管理部门备案。

表 10-16　药品上市许可持有人三级主动召回措施与召回时间表

召回措施	一级召回	二级召回	三级召回
发出召回通知到药品生产企业、药品经营企业、药品使用单位等,同时向所在地省级药品监督管理部门备案调查评估报告、召回计划和召回通知	1 日	3 日	7 日
向所在地省级药品监督管理部门报告药品召回进展情况	1 日	3 日	7 日

表 10-17　药品上市许可持有人发布的药品召回信息和召回通知

召回信息	召回通知
1. 药品名称	1. 召回药品的具体情况,包括名称、规格、批次等基本信息

召回信息	召回通知
2. 药品规格	2. 召回的原因
3. 药品批次	3. 召回等级
4. 持有人	4. 召回要求,如立即暂停生产、放行、销售、使用;转发召回通知等
5. 药品生产企业	5. 召回处理措施,如召回药品外包装标识、隔离存放措施、储运条件、监督销毁等
6. 召回原因	
7. 召回等级	

持有人应当明确召回药品的标识及存放要求,召回药品的外包装标识、隔离存放措施等,应当与正常药品明显区别,防止差错、混淆。对需要特殊储存条件的,在其储存和转运过程中,应当保证储存条件符合规定。

召回药品需要销毁的,应当在持有人、药品生产企业或者储存召回药品所在地县级以上药品监督管理部门或者公证机构监督下销毁。

对通过更换标签、修改并完善说明书、重新外包装等方式能够消除隐患的,或者对不符合药品标准但尚不影响安全性、有效性的中药饮片,且能够通过返工等方式解决该问题的,可以适当处理后再上市。相关处理操作应当符合相应药品质量管理规范等要求,不得延长药品有效期或者保质期。

持有人对召回药品的处理应当有详细的记录,记录应当保存 5 年且不得少于药品有效期后 1 年。

持有人应当按照《药品管理法》第八十二条规定,在召回完成后 10 个工作日内将药品召回和处理情况向所在地省级药品监督管理部门和卫生健康主管部门报告。持有人应当在药品年度报告中说明报告期内药品召回情况。

2. 责令召回管理

省级药品监督管理部门责令召回药品的,应当向社会公布责令召回药品信息,要求持有人、药品生产企业、药品经营企业和药品使用单位停止生产、放行、销售、使用。

省级药品监督管理部门作出责令召回决定,应当将责令召回通知书送达持有人。责令召回通知书应当包括以下内容:①召回药品的具体情况,包括名称、规格、批次等基本信息;②实施召回的原因;③审查评价和(或)调查评估结果;④召回等级;⑤召回要求,包括范围和时限等。

持有人应当按照责令召回要求实施召回,并向社会发布药品召回信息。

持有人在收到责令召回通知书后,应当通知药品生产企业、药品经营企业和药品使用单位,制定、备案召回计划,并组织实施。

持有人在实施召回过程中,应当向所在地省级药品监督管理部门报告药品召回进展情况,做好后续处理和记录,并在完成召回和处理后 10 个工作日内向所在地省级药品监督管理部门和卫生健康主管部门提交药品召回的总结报告。

省级药品监督管理部门应当自收到总结报告之日起 10 个工作日内进行审查并对召回效果进行评价,必要时组织专家进行审查和评价。认为召回尚未有效控制风险或者消除隐患的,应当书面要求持有人重新召回。

3. 境外持有人药品主动召回责任

境外生产药品涉及在境内实施召回的,境外持有人指定的在中国境内履行持有人义务的企业法人(以下简称"境内代理人")应当按照《药品召回管理办法》组织实施召回,并向其所在地省级药品监督管理部门和卫生健康主管部门报告药品召回和处理情况。

境外持有人在境外实施药品召回,经综合评估认为属于下列情形的,其境内代理人应当于境外召回启动后 10 个工作日内,向所在地省级药品监督管理部门报告召回药品的名称、规格、批次、召回原因等信息:

① 与境内上市药品为同一品种,但不涉及境内药品规格、批次或者剂型的;

② 与境内上市药品共用生产线的;

③ 其他需要向药品监督管理部门报告的。

境外持有人应当综合研判境外实施召回情况，如需要在中国境内召回的，应当组织实施召回。

三、法律责任

《药品管理法》第一百三十五条规定药品上市许可持有人在省级药品监督管理部门责令其召回后，拒不召回的，应处召回药品货值金额 5 倍以上 10 倍以下的罚款。货值金额不足 10 万元的，按 10 万元计算；情节严重的，吊销药品批准证明文件、《药品生产许可证》及《药品经营许可证》；对法定代表人、主要负责人、直接负责的主管人员和其他责任人员，处 2 万元以上 20 万元以下的罚款。药品生产企业、药品经营企业、医疗机构拒不配合召回的，处 10 万元以上 50 万元以下的罚款。

药品监督管理部门确认药品生产企业因违反法律法规、规章规定造成上市药品存在安全隐患的，应当依法给予行政处罚。对企业已经采取召回措施主动消除或者减轻危害后果的，依照《行政处罚法》的规定从轻或者减轻处罚；违法行为轻微并及时纠正，没有造成危害后果的，不予处罚。药品生产企业发现药品存在安全隐患而不主动召回药品的，药品监督管理部门责令召回药品，并处相应的罚款；造成严重后果的，由原发证部门撤销药品批准证明文件，直至吊销《药品生产许可证》。

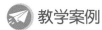 教学案例

国外召回案例

2023 年 7 月 28 日国外某制药公司因 12 个月稳定性时间点的检测结果偏差（OOS），在美国全国范围内主动召回 2 个批次的 Tydemy™（屈螺酮、炔雌醇和左旋叶酸钙片 3mg/0.03mg/0.451mg 及左旋叶酸钙片 0.451mg）产品。

2023 年 7 月 28 日，该公司自愿召回两批 Tydemy™（Drospirenone, Ethinyl Estradiol and Levomefolate Calcium Tablets 3mg/0.03mg/0.451 mg and Levomefolite Calcium Tablets 0.451 mg）至患者（消费者/用户）水平，原因是在 12 个月的稳定性时间点检测结果不符合标准（OOS）。具体而言，有一批（L200183）产品抗坏血酸（一种非活性成分）含量低，已知杂质含量高。

到目前为止，该公司尚未收到任何与召回批次相关的不良事件报告。无论如何，该公司正在召回这两批产品，因为如果非活性成分（抗坏血酸）的含量显著减少，这可能会影响产品的有效性，从而可能导致意外怀孕。

Tydemy™ 是一种雌激素/孕激素口服避孕药（COC），用于女性预防怀孕和提高选择使用口服避孕药避孕的女性的叶酸水平。Tydemy™ 包装在 28 号的泡罩中。然后将一个这样的泡罩与一个印刷套筒、一个包装说明书（带有日期标签）和一个脱氧剂（Stabilox）小袋一起包装在袋子中。三个袋子装在一个纸盒里。

这些药品在美国全国范围内分发给批发商、连锁药店、邮购药店和超市。该公司正在通过电话通知批发商、分销商、连锁药店、邮购药店和超市，并安排退回所有召回批次的产品。建议服用 Tydemy™ 的患者继续服药，并立即联系药剂师、医生或医疗服务提供者，寻求有关替代治疗的建议。Tydemy™ 被召回的批发商、分销商和零售商应立即停止分销召回批次的产品。消费者、批发商、分销商和零售商如对此次召回有疑问，请致电（866）480-8206（美国东部时间周一至周五上午 09：00 至下午 5：00）联系×××股份有限公司。关于报销，请将召回的批次退回×××股份有限公司。批号可以在纸盒的侧面找到。如果消费者遇到任何可能与服用或使用该药物有关的问题，应联系他们的医生或医疗保健提供者。

使用本产品时出现的不良反应或质量问题可通过在线、常规邮件或传真向美国食品药品管理局的 MedWatch 不良事件报告程序报告。

国内召回案例

1. 主动召回案例：广东某药业集团有限公司主动召回其代理的意大利贝斯迪大药厂细菌溶解物（商品名：兰菌净）

意大利贝斯迪大药厂的细菌溶解物（商品名：兰菌净）因不符合我国《药品生产质量管理规范》，已停止进口，该品种代理商广东某药业集团有限公司决定主动召回相关产品。目前该企业已召回全部进口通关的细菌溶解物。

［来源：国家药品监督管理局（ZTZL-2016-10333）］

2. 责令召回案例：国家食品药品监督管理总局通告重庆某生物制药有限公司枸橼酸铁铵产品风险并要求做好相关药品召回工作

总局通过国家药品抽验，在长治市某药业有限公司等 4 家企业生产的复方肝浸膏片（胶囊）中检出高含量铬。经总局调查组现场检查，查明检出的高含量铬来自制剂生产所用原料药枸橼酸铁铵，所用枸橼酸铁铵为重庆市某生物制药有限公司生产。初步查明，重庆市某生物制药有限公司未对所生产的枸橼酸铁铵所用原料铁的质量进行充分控制。经对枸橼酸铁铵成品及铁原料现场抽验，该企业生产的枸橼酸铁铵中检出高含量铬（检出值在 643～1178mg/kg），其生产所用起始物料 45 号钢棒加工的铁屑中亦检出高含量铬（检出值在 149～342mg/kg），存在较高风险。

总局下发通知，要求做好重庆市某生物制药有限公司枸橼酸铁铵核查及相关药品召回工作。要求重庆市食品药品监管局立即收回重庆市某生物制药有限公司枸橼酸铁铵的药品 GMP 证书，监督企业进一步查清生产销售情况，召回已上市销售的有效期内的产品，并对该企业立案调查。企业应于2015 年 12 月 31 日前向社会公布销售流向及召回信息。

总局要求，相关省（自治区、直辖市）食品药品监管局要监督行政区域内从重庆市某生物制药有限公司购进枸橼酸铁铵的药品生产企业，立即停止使用该原料药，并对使用该原料药用于药品生产的情况进行排查，召回已上市销售的有效期内的产品。监督行政区域内药品经营和使用单位立即停止销售和使用所涉及的 40 家企业生产的相关药品品种，并配合做好产品召回工作。相关企业应当于 2016年 1 月 4 日前向社会公布销售流向及召回信息。

［来源：国家药品监督管理局（DTXX-2015-12752）］

参考文献

[1] 杨威. 药物警戒信号检测实践. CIOMS Ⅷ 工作组报告 [M]. 天津：天津出版传媒集团，2010.

[2] Council for International Organizations of Medical Sciences (CIOMS). Practical Approaches to Risk Minimisation for Medicinal Products：Report of CIOMS Working Group Ⅸ [R]. Geneva：CIOMS，2014：101.

[3] 杨志敏. 药品说明书的规范性与风险控制——以新型抗肿瘤药为例 [J]. 中国食品药品监管，2019 (11)：40-47.

[4] 张琪，颜建周，马旭锋等. 美国药品上市后再评价法律制度实施的研究及其对我国的启示 [J]. 中国药房，2019，30 (15)：2017-2022.

[5] 班雅倩，常新义，袁晓龙等. 对我国药品上市后再评价工作的文献分析 [J]. 中国药房，2014，25 (09)：859-862.

[6] 吴宏辉，宋海波，张力等. 欧盟药品上市后有效性研究管理制度简介 [J]. 药物评价研究，2021，44 (06)：1134-1140.

[7] 田磊，付露阳，马爱霞. 对我国药物上市后经济性再评价的认识 [J]. 医药导报，2020，39 (06)：884-886.

[8] 崔华，于春华，秦鹏飞，等. 儿童药品适宜性评价指标体系的建立和应用：以儿童抗过敏药为例 [J]. 临床药物治疗杂志，2023，21 (03)：56-61.

[9] 乔佳慧，杨浦，董丽，等. 真实世界研究方法在中成药上市后安全性评价中的应用 [J]. 中国新药杂志，2021，30 (09)：769-772.

[10] 张津菊，姚魁武. 中成药治疗冠心病上市后再评价的研究进展 [J]. 世界中西医结合杂志，2021，16 (04)：781-784.

[11] 朱碧帆，胡嘉浩，刘宇晗，等. 药品临床综合评价创新性指标的构建——以 PD-1/PD-L1 抑制剂为例 [J]. 中南药学，2023，21 (04)：979-983.

[12] 管晓东，史录文. 基于 WHO/HAI 标准调查法的我国基本药物可及性评价方法研究 [J]. 中国药房，2013，24 (24)：2212-2215.

[13] 洪小媛，潘芸芸，陈吉生. 阿卡波糖仿制药与原研药治疗 2 型糖尿病的临床综合评价 [J]. 今日药学，2020，30 (10)：715-720.

[14] World Health Organization. The importance of pharmacovigilance：safety monitoring of medical products [R]. Geneva：WHO，2002.

[15] 王广平. 药物警戒制度的知识体系分析 [J]. 中国现代应用药学，2022，39 (13)：1755-1761.

[16] 国家药品监督管理局药品评价中心. 药品 GVP 指南 [M]. 北京：中国医药科技出版社，2022：2-7.

[17] 彭丽丽，王丹，沈璐，等. 药物警戒的起源与发展 [J]. 中国药物警戒，2016，13 (07)：410-413.

［18］ Bégaud B，Glossary. Methodological approaches in pharmacoepidemiology［M］. Amsterdam：Elsevier Science Publishers B. V.，1993：157-171.

［19］ 杜勇. 拓展药物警戒学有效交流国际会议及 Erice 宣言［J］. 药物流行病学杂志，1998，7（1）：1-3.

［20］ Mehta U，Milstien J B，Duclos P，et al. Developing a national system for dealing with adverse events following immunization［J］. Bulletin of the World Health Organization，2000，78（2）：170-177.

［21］ Hartigan-Go K. Jimmy Donal Wales Pharmacovigilance and pursuit of rational drug use［J］. The Philippine Experience. Uppsala Reports，1996，14（2），356-358.

［22］ Nahler G. WHO collaborating centre for international drug monitoring［M］. Dictionary of Pharmaceutical Medicine，2009，1534（1）：193.

［23］ 柳鹏程、陈锦敏，孙祯辉等. 浅析 ICH E2 指导原则中 MAA/MAH 药物警戒职责及其启示［J］. 中国医药工业杂志，2020，51（02）：290-296，304.

［24］ 王涛，王丹，董铎，等. 美国药物警戒体系浅析及对我国的启示［J］. 医药导报，2017，36（04）：361-365.

［25］ 黄莉婷，陆世娟，陆朝甫. 我国药物警戒体系建设的现状与发展趋势［J］. 药学与临床研究，2014，22（01）：96-99.

［26］ 雷保环. MAH 药物警戒评价指标体系的构建与应用［D］. 广州：广东药科大学，2022.

［27］ 庞荣.［全面推进药监法治体系和能力建设］强检查促提升 抓细节防风险［N］. 中国医药报，2022-05-16（01）.

［28］ 国家药监局. 国家药监局关于发布《药品召回管理办法》的公告（2022 年第 92 号）［EB/OL］.（2022-10-24）［2023-08-21］. https：//www. gov. cn/zhengce/zhengceku/2022-10/28/content＿5722317. htm.

［29］ 《药品召回管理办法》政策解读［J］. 中国医药导刊，2022，24（11）：1157-1158.

第十一章
药品信息管理

药品信息是分布在药品全生命周期管理各环节中的重要内容。药品信息的质量直接关系到药品内在质量和临床价值的体现。尤其是在互联网信息时代，自媒体和网络平台的药品信息不断呈现出多样化、立体化的趋势，监管部门、患者、企业等利益相关方都有进一步规范药品信息管理的需要。

药品信息一般包括有关药品研制、注册、生产、经营、使用、广告、监督管理等活动的信息。本章所涉及药品信息管理主要包括国家和省、自治区、直辖市药品监督管理部门对药品信息的监督管理。国家对药品信息的监督管理，旨在保证药品信息的真实、准确、全面、及时和可追溯，以保障公众用药安全有效和维护公众健康权益。

第一节 药品标签和说明书管理

一、药品标签和说明书管理概述

2000年10月，国家药品监督管理局发布了《药品包装、标签和说明书管理规定（暂行）》；2001年6月，国家药品监督管理局发布了《药品说明书规范细则（暂行）》；2006年3月，国家食品药品监督管理局发布了《药品说明书和标签管理规定》；2020年5月，国家药品监督管理局药品审评中心发布了《药品说明书和标签管理规定（修订稿）》；2019年新修订的《药品管理法》和2020年国家市场监督管理总局发布的《药品注册管理办法》都包含对药品标签和说明书的管理规定。

目前，药品标签和说明书的格式要求以国家药品监督管理局药品审评中心2022年发布的《化学药品及生物制品说明书通用格式和撰写指南》为标准。其中与药学相关信息的撰写标准，按照国家药品监督管理局药品审评中心2023年发布的《化学药品说明书及标签药学相关信息撰写指导原则（试行）》来执行。同时涉及儿童用药信息撰写，需遵循2021年国家药品监督管理局药品审评中心发布的《化学药品和治疗用生物制品说明书中儿童用药相关信息撰写的技术指导原则（试行）》。

二、药品标签管理

药品标签是指药品包装上印有或者贴有的内容，分为内标签和外标签。药品内标签指直接接触药品包装的标签；外标签指内标签以外的其他包装的标签。

药品内标签应当包含药品通用名称、适应证或者功能主治、规格、用法用量、生产日期、产品批号、有效期、生产企业等内容。包装尺寸过小无法全部标明上述内容的，至少应当标注药品通用名称、规格、产品批号、有效期等内容。

药品外标签应当注明药品通用名称、成分、性状、适应证或者功能主治、规格、用法用量、不良反应、禁忌、注意事项、贮藏、生产日期、产品批号、有效期、批准文号、生产企业等内容。适应证或者功能主治、用法用量、不良反应、禁忌、注意事项不能全部注明的，应当标出主要内容并注明"详见说明书"字样。

用于运输、储藏的包装的标签，至少应当注明药品通用名称、规格、贮藏、生产日期、产品批号、有效期、批准文号、生产企业，也可以根据需要注明包装数量、运输注意事项或者其他标记等必要内容。原料药的标签应当注明药品名称、贮藏、生产日期、产品批号、有效期、执行标准、批准文号、生产企业，同时还需注明包装数量以及运输注意事项等必要内容。对贮藏有特殊要求的药品，应当在标签的醒目位置注明。

同一药品生产企业生产的同一药品，药品规格和包装规格均相同的，其标签的内容、格式及颜色必须一致；药品规格或者包装规格不同的，其标签应当明显区别或者规格项明显标注。同一药品生产企业生产的同一药品，分别按处方药与非处方药管理的，两者的包装颜色应当明显区别。

药品标签中的有效期应当按照年、月、日的顺序标注，年份用四位数字表示，月、日用两位数表示。其具体标注格式为"有效期至××××年××月"或者"有效期至××××年××月××日"；也可以用数字和其他符号表示为"有效期至××××.××."或者"有效期至××××/××/××"等。有效期若标注到日，应当为起算日期对应年月日的前一天，若标注到月，应当为起算月份对应年月的前一月。预防用生物制品有效期的标注按照国家药品监督管理局批准的注册标准执行，治疗用生物制品有效期的标注自分装日期计算，其他药品有效期的标注自生产日期计算。

三、药品说明书管理

药品说明书是载明药品有关重要信息的法定文件，是安全、有效、合理用药的重要依据，同时也是药品标签内容、广告发布内容等应当遵循的信息来源。药品说明书应当经过国家药品监督管理局核准后投入使用。

（一）药品说明书格式要求

1. 通用格式

药品说明书通用格式见图 11-1、图 11-2、图 11-3（以《化学药品及生物制品说明书通用格式和撰写指南》中化学药品和治疗用生物制品说明书为例，中药、预防用生物制品等说明书不完全适用）。

核准和修改日期

特殊药品、外用药品标识位置

×××说明书
请仔细阅读说明书并在医师或药师指导下使用

警示语位置

【药品名称】
【成分】
【性状】
【适应证】
【规格】
【用法用量】
【不良反应】
【禁忌】
【注意事项】
【孕妇及哺乳期妇女用药】

【儿童用药】

【老年用药】

【药物相互作用】

【药物滥用和药物依赖】

【药物过量】

【临床药理】

【临床试验】

【药理毒理】

【贮藏】

【包装】

【有效期】

【执行标准】

【批准文号】

【上市许可持有人】

【生产企业】

【境内联系人】

图 11-1 化学药品及治疗用生物制品说明书通用格式示例

核准和修改日期

×××说明书

请仔细阅读说明书并在医师指导下使用

警示语位置

【药品名称】

【成分】

【性状】

【接种对象】

【作用与用途】

【规格】

【免疫程序和剂量】

【不良反应】

【禁忌】

【警告】

【注意事项】

【药物相互作用】

【特殊人群】

【药物过量】

【临床试验】

【贮藏】

【包装】

【有效期】

【执行标准】

【批准文号】

【上市许可持有人】

【生产企业】

【包装厂】

【境内联系人】

图 11-2 预防用生物制品说明书通用格式示例

核准日期：××××年××月××日

修改日期：××××年××月××日；××××年××月××日；××××年××月××日

特殊药品、外用药品标识位置

×××说明书

请仔细阅读说明书并在医师指导下使用。

警示语

【药品名称】

通用名称：

汉语拼音：

【成分】

【性状】

【功能主治】/【适应证】

【规格】

【用法用量】

【不良反应】

【禁忌】

【注意事项】

【孕妇及哺乳期妇女用药】

【儿童用药】

【老年用药】

【药物相互作用】

【临床试验】

【药理毒理】

【药代动力学】

【贮藏】

【包装】

【有效期】

【执行标准】

【批准文号】

【生产企业】

企业名称：

生产地址：

邮政编码：

电话号码：

传真号码：

注册地址：

网　　址：

图 11-3　中药、天然药物处方药说明书通用格式示例

2. 内容书写

（1）核准和修改日期

核准日期为国家药品监督管理局首次批准该药品注册的时间，修改日期为此后历次修改的时间。核准和修改日期应当印制在说明书首页左上角。修改日期位于核准日期下方。

（2）特殊药品、外用药品标识

麻醉药品、精神药品、医疗用毒性药品、放射性药品和外用药品等专用标识在说明书首页右上方标注。

（3）说明书标题

"×××说明书"中的"×××"是指该药品的通用名称。

（4）"请仔细阅读说明书并在医师或药师指导下使用"

如为附条件批准，该句表述为"本品为附条件批准上市。请仔细阅读说明书并在医师或药师指导下使用"。该内容必须标注，并印制在说明书标题下方。

（5）**警示语**

警示语是指药品严重不良反应（可导致死亡或严重伤害）及其严重安全性问题警告的摘要，可涉及【禁忌】和【注意事项】等项目的内容。警示语置于说明书标题下，全文用黑体字。应设标题和正文两部分。标题应直指问题实质而不用中性语言。各项警告前置黑体圆点并设小标题。各项末用括号注明对应的详细资料的说明书项目。无该方面内容的，不列该项。

（6）**药品名称**

按下列顺序列出。

通用名称：应当符合药品通用名称命名原则。中国药典收载的品种应当与药典一致；中国药典未收载的品种，属于首次在我国批准上市的，应当经国家药典委员会核准名称后，通用名称以核准名称为准。

商品名称：商品名称的命名应符合原国家食品药品监督管理局《关于进一步规范药品名称管理的通知》（国食药监注〔2006〕99 号）要求。未批准使用商品名称的药品不列该项。

英文名称：无英文名称的药品不列该项。

汉语拼音：

（7）**成分**

明确活性成分，逐项列出其化学名称、化学结构式、分子式、分子量，并按下列方式书写：

化学名称：

化学结构式：

分子式：

分子量：

复方制剂可以不列出每个活性成分化学名称、化学结构式、分子式、分子量内容。本项可以表达为"本品为复方制剂，其组分为："。组分按一个制剂单位（如每片、粒、支、瓶等）分别列出所含的全部活性成分及其量。

多组分或者化学结构尚不明确的化学药品或者治疗用生物制品，应当列出主要成分名称，简述活性成分来源。应当列出所有辅料的名称。

（8）**性状**

包括药品的外观、嗅、味等，与质量标准中【性状】项保持一致。

（9）**适应证**

应当根据该药品的用途，采用准确的表述方式，明确用于预防、治疗、诊断、缓解或者辅助治疗某种疾病（状态）或者症状；应当描述适用的人群（如年龄、性别或特殊的基因型）、适用的疾病（如疾病的亚型）和该药的治疗地位（如一线药还是二线用药、辅助用药）；使用限制（根据产品实际情况，如果需要，列出使用限制的内容）；对于附条件批准品种，注明本品为基于替代终点（或中间临床终点或早期临床试验数据）获得附条件批准上市，暂未获得临床终点数据，尚待上市后进一步确证。

（10）**规格**

指每一单位制剂（每支、每片等）中含有主药的标示量（或效价）、含量（%）或装量。生物制品注射剂应标明每支（瓶）中有效成分的效价（或含量及效价）及装量（或冻干制剂的复溶后体积）。表示方法一般按照现行版中国药典要求规范书写，有两种以上规格的应当分别列出。

口服制剂：口服固体制剂（片剂、胶囊等），每单位制剂中有效成分含量大于 100mg 者，以 g 表示，如 0.1g、0.5g、1.0g 等；如有效成分含量小于 100mg，通常以 mg 表示，如 50mg、10mg、0.1mg 等。口服溶液，通常以每单位制剂的体积及有效成分含量表示，如 30mL：30mg。

注射液：通常以每单位制剂中的药液体积及有效成分标示量表示，如 5mL：5mg。

吸入制剂：参照中国药典规格项标示。

外用制剂：通常以制剂所含有效成分百分比浓度并结合每单位制剂的标示量（或体积）和有效成分含量比表示，如0.1%（10g：10mg），0.005%（2.5mL：125μg）。

（11）用法用量

应当包括用法和用量两部分。需按疗程用药或者规定用药期限的，必须注明疗程、期限；应当详细列出该药品的用药方法，准确列出用药频次、用药剂量以及疗程期限，并应当特别注意剂量与规格的关系；用法上有特殊要求的，应当按实际情况详细说明；在有研究数据支持的情况下，明确阐述特殊人群的用药方法：如肝功能不全患者、肾功能不全患者、老年人、儿童等。

（12）不良反应

应当实事求是地详细列出该药品的不良反应，并按不良反应的严重程度、发生的频率或症状的系统性列出，按照临床试验期间和上市后不良反应分别列出；在说明书其他章节详细阐述的不良反应、最常见的不良反应、导致停药或其他临床干预的不良反应应该在本项开始部分阐述；详细列出特定的不良反应可能有助于临床实践中不良反应发生的预防、评估和管理。尽量避免使用含糊的词语，如耐受良好的、稀有、频繁等。

（13）禁忌

应当列出禁止应用该药品的人群或者疾病情况。必要时，阐述禁忌情况下使用药物的预期后果。

（14）注意事项

该项目应包括需要特别警惕的严重的或有其他临床价值的不良反应的警告和注意事项。应描述各项不良反应的临床表现和后果以及流行病学特点（如发生率、死亡率和风险因素等）、识别、预防和处理。这些信息会影响是否决定处方给药、为确保安全使用药物对患者进行监测的建议以及可采取的预防或减轻损害的措施；应列出使用时必须注意的问题，包括需要慎用的情况（如肝、肾功能的问题）、影响药物疗效的因素（如食物、烟、酒）、用药过程中需观察的情况（如过敏反应，定期检查血象、肝功能、肾功能）以及药物对临床实验室检测的干扰、评价安全性需要的监测、严重的或有临床意义的药物相互作用等；应根据其重要性，按警告、注意事项的顺序分别列出。每个小项应设有显示其内容特点的粗体字小标题并赋予编号，以重要性排序。

（15）孕妇及哺乳期妇女用药

根据药物的具体情况，着重说明该药品对妊娠、哺乳期母婴的影响，并写明可否应用本品及用药注意事项。未进行该项实验且无可靠参考文献的，应当在该项下予以说明。

（16）儿童用药

主要包括儿童由于生长发育的关系而对于该药品在药理、毒理或药代动力学方面与成人的差异，并写明可否应用本品及用药注意事项。若有幼龄动物毒性研究资料，且已批准药品用于儿科人群，应阐明有关动物毒性研究内容。未进行该项实验且无可靠参考文献的，应当在该项下予以说明。

概述该药品在儿童中应用的整体情况，以及相应的临床研究信息，写明儿童可否使用本品和用药注意事项。对于儿童专用药或成人与儿童共用药，概述该药品已批准的儿童应用范围，并写明详细信息所需参见的章节，同时，写明尚未批准的儿童应用范围。

批准药品用于儿科人群：关注儿童在使用产品时在药理、毒理或药代动力学方面与成人的差异，若有幼龄动物毒性研究资料，且已批准药品用于儿科人群，应阐明有关动物毒性研究内容并在【药理毒理】详细列出。

未批准用于儿童的成人用药：①该药品仅用于成人疾病，不涉及儿童使用，建议写为"本品不用于儿童"；②该药品可能涉及儿童使用，但尚未批准用于儿童，建议写为"本品尚未批准用于儿童"；③尚未开展支持儿童应用的临床研究，建议写明"本品尚未开展用于儿童的临床研究"；④完成了儿童应用的临床研究，且研究结果证明该药品不能支持儿童应用的批准，建议写明"不建议本品用于儿童"，并概述已完成的与儿童应用相关的临床研究信息，包括证明该药品不能支持儿童应用的具体临床研究结果，以利于临床用药风险控制，避免儿童不合理使用；⑤该药品会导致儿童严重的不可逆的安全性风险，建议写为"因本品（简要描述安全性风险情况），本品禁用于儿童"，并概述研究证据，描述重要的安全性信息，以利于临床用药风险控制，避免儿童不合理使用。

（17）老年用药

主要包括老年人由于机体各种功能衰退的关系而对于该药品在药理、毒理或药代动力学方面与成人的差异，并写明可否应用本品及用药注意事项。未进行该项实验且无可靠参考文献的，应当在该项下予以说明。

（18）药物相互作用

列出与该药物产生相互作用的药物或者药物类别，并说明相互作用的结果及合并用药的注意事项。未进行该项实验且无可靠参考文献的，应当在该项下予以说明。

（19）药物滥用和药物依赖

镇痛、麻醉、精神药物等有可能导致药物滥用或依赖，需阐明与之有关的内容，合理控制，避免药物滥用，避免/减少药物依赖。对于不存在滥用、依赖问题的药物，可不保留该项内容。

（20）药物过量

详细列出过量应用该药品可能发生的毒性反应、剂量及处理方法。未进行该项实验且无可靠参考文献的，应当在该项下予以说明。

（21）临床药理

作用机制：重点阐述药物已明确的与临床适应证相关的药理作用，包括药物类别、作用机制；复方制剂的药理作用可以为每一组成成分的药理作用；如果作用机制尚不明确，需明确说明；对于抗微生物药物，应阐明药物的微生物学特征，包括抗病毒/抗菌活性/药物敏感性、耐药性等。

药效学（PD）：应描述与临床效应或不良事件相关的药物或活性代谢产物的生物化学或生理学效应；该部分应包括关于药物及其活性代谢产物对 PD 生物标志物或其他临床相关参数影响的描述；如果无相关 PD 数据或 PD 效应未知，须说明缺乏该部分信息；药物对 QT 间期的影响也应包括在药效学部分。

药代动力学：应包括药物在体内吸收、分布、代谢和排泄的全过程及其主要的药代动力学参数或特征，以及特殊人群的药代动力学参数或特征。说明药物是否通过乳汁分泌、是否通过胎盘屏障及血脑屏障等。应以人体临床试验结果为主，如缺乏人体临床试验结果，可列出非临床试验的结果，并加以说明。未进行药代动力学研究且无可靠参考文献的，应当在该部分予以说明。

遗传药理学：应包括影响药物体内过程以及治疗的基因变异相关数据或信息。未进行该项实验且无可靠参考文献的，应当在该项下予以说明。

（22）临床试验

该项为临床试验概述，应当准确、客观地进行描述。具体内容应包括试验方案设计（如随机、盲法、对照）、研究对象、给药方法、有效性终点以及主要试验结果等。可适当使用图表，清晰表述试验设计、疗效和安全性数据等。对于附条件批准品种，注明本品为基于替代终点（或中间临床终点或早期临床试验数据）获得附条件批准上市，暂未获得临床终点数据，尚待上市后进一步确证。

（23）药理毒理

包括药理作用和毒理研究两部分内容。

药理作用为临床药理中药物对人体作用的有关信息。也可列出与临床适应证有关或有助于阐述临床药理作用的体外试验和（或）动物实验的结果。复方制剂的药理作用可以为每一组成成分的药理作用。

毒理研究为与临床应用有关、有助于判断药物临床安全性的非临床毒理研究结果，一般包括遗传毒性、生殖毒性、致癌性等特殊毒理学试验信息，必要时包括一般毒理学试验中或其他毒理学试验中提示的需重点关注的信息。应当描述动物种属类型，给药方法（剂量、给药周期、给药途径）和主要毒性表现等重要信息。复方制剂的毒理研究内容应当尽量包括复方给药的毒理研究结果，若无该信息，应当写入单药的相关毒理内容。

未进行该项实验且无可靠参考文献的，应当在该项下予以说明。

（24）贮藏

具体条件的表示方法按《中国药典》要求书写，并注明具体温度。如：阴凉处（不超过 20℃）保存。生物制品应当同时注明制品保存和运输的环境条件，特别应明确具体温度。

（25）包装

包括直接接触药品的包装材料和容器及包装规格，并按该顺序表述。

（26）有效期

以月为单位表述。

（27）执行标准

列出执行标准的名称、版本，如《中国药典》2020年版二部。或者药品标准编号，如YBH 00012021。

（28）批准文号

指该药品的药品批准文号。对于附条件批准品种，应注明附条件批准上市字样。

（29）上市许可持有人

持有人名称与注册地址按持有人生产许可证有关项目填写。

（30）生产企业

生产企业名称与生产地址按生产企业生产许可证有关项目填写。

（31）境内联系人

对于境外生产药品，应该列出境外上市许可持有人指定的在中国境内的联系人信息。

（二）药品说明书内容要求

1. 编写要求

药品说明书应当包含药品安全性、有效性的重要科学数据、结论和信息，用以指导安全、合理使用药品。药品说明书的具体格式、内容和书写要求由国家药品监督管理局制定并发布。

药品说明书对疾病名称、药学专业名词、药品名称、临床检验名称和结果的表述，应当采用国家统一颁布或规范的专用词汇，度量衡单位应当符合国家标准的规定。药品说明书应当列出全部活性成分或者组方中的全部中药药味。注射剂和非处方药还应当列出所用的全部辅料名称。药品处方中含有可能引起严重不良反应的成分或者辅料的，应当予以说明。药品说明书应当充分包含药品不良反应信息，详细注明药品不良反应。

2. 修订要求

药品生产企业应当主动跟踪药品上市后的安全性、有效性情况，需要对药品说明书进行修改的，应当及时提出申请。根据药品不良反应监测、药品再评价结果等信息，国家药品监督管理局也可以要求药品生产企业修改药品说明书。

药品说明书获准修改后，药品生产企业应当将修改的内容立即通知相关药品经营企业、使用单位及其他部门，并按要求及时使用修改后的说明书和标签。药品生产企业未根据药品上市后的安全性、有效性情况及时修改说明书或者未将药品不良反应在说明书中充分说明的，由此引起的不良后果由该生产企业承担。

药品说明书核准日期和修改日期应当在说明书中醒目标示。

 教学案例

小儿咳喘灵制剂说明书修订建议

一、【不良反应】项应当增加

监测数据显示，小儿咳喘灵制剂有以下不良反应报告：皮疹、瘙痒、腹泻、腹痛、腹部不适、恶心、呕吐、口干、食欲减退、头晕、头痛、乏力、过敏反应等。

二、【禁忌】项应当增加

对本品及所含成分过敏者禁用。

三、【注意事项】

（一）处方药说明书【注意事项】应当增加

1. 风寒感冒者慎用。

2. 运动员慎用。

（二）非处方药说明书【注意事项】应当增加

---

1. 脾虚易腹泻者应在医师指导下服用。风寒感冒者慎用。
2. 发热体温超过 38.5℃ 的患者，应去医院就诊。
3. 运动员慎用。
（三）泡腾片、泡腾颗粒说明书【注意事项】应当增加
按照用法用量服用，严禁直接吞服或含服。

思考与讨论
为什么国家药品监督管理局要求修改小儿咳喘灵制剂的药品说明书？

第二节　药品广告管理

在全球药品市场化快速并多元化发展的今天，即使药品属于特殊商品，也依然需要在基本商品属性的基础上合法合规地参与市场竞争，广告一直是药品上市许可持有人需要关注的营销手段之一。同时，必要的药品广告宣传也是医药专业人员和消费者获取药品专业知识、药品品牌、用药信息、用药选择等信息的有效途径。我国的药品广告自药品分类管理制度实施以来，由乱到治，在有效的监督管理中正在不断地走向合法合规，积极影响着供需双方更好地交流融合。

一、药品广告管理概述

药品广告是指利用各种媒介和形式发布含有药品名称、药品适应证/功能主治或与药品有关信息内容的活动。药品上市许可持有人、生产企业、经营企业等作为广告主，通过与广告经营者、广告发布者、广告参与者合作，利用各种媒介或者形式直接或间接地发布介绍具体药品信息，包含药品名称、药品适应证等，以药品销售为目的的药品广告。药品广告应具有真实性、合法性、科学性。

我国上市药品的品种类别多、药品上市许可持有人数量多，加上互联网和人工智能时代的来临，处方药和非处方药的市场广告诉求不断强化，有效发挥药品广告的积极作用是相关各方持续关注的话题。药品广告的主要作用包括：

① 促进合理用药。药品是一种特殊商品，其广告应将有关药品信息，如适应证、作用机制、用法用量等传递给医生、药师和患者，帮助专业医疗人员和消费者合理地选择用药。

② 促进药品销售。随着医药经济的快速发展，药品品种快速增加，药品市场的竞争也逐渐激烈。药品广告作为一种营销手段，可以扩大药品在社会公众中的认知率，从而促进药品销售。

③ 树立品牌形象。药品广告不仅可以宣传药品信息，还可以帮助企业树立品牌形象，提高企业产品在药品市场的竞争力。

广告媒介是进行广告宣传的物质手段和工具，包括报纸、杂志、广播、电视、互联网等。不同类型的媒介具有各自的特点，需要根据宣传品的实际情况，选择一种或以上的广告媒介进行宣传。

二、药品广告管理机构

根据《中华人民共和国广告法》（以下简称《广告法》）、《药品、医疗器械、保健食品、特殊医学用途配方食品广告审查管理暂行办法》（以下简称《药品广告审查管理暂行办法》）规定，国家市场监督管理总局负责组织指导药品广告审查工作。各省、自治区、直辖市市场监督管理部门、药品监督管理部门（以下简称"广告审查机关"）负责药品广告审查，依法可以委托其他行政机关具体实施广告审查。

三、药品广告的审批

（一）申请条件及流程

药品注册证明文件或者备案凭证持有人及其授权同意的生产、经营企业为广告申请人（以下简称"申请人"）。申请人可以委托代理人办理药品广告审查申请。药品广告审查申请应当依法向生产企业或者进口代理人等广告主所在地广告审查机关提出。

申请药品广告审查，应当依法提交《广告审查表》、与发布内容一致的广告样件，以及下列合法有效的材料：①申请人的主体资格相关材料，或者合法有效的登记文件；②产品注册证明文件或者备案凭证、注册或者备案的产品标签和说明书，以及生产许可文件；③广告中涉及的知识产权相关有效证明材料。经授权同意作为申请人的生产、经营企业，还应当提交合法的授权文件；委托代理人进行申请的，还应当提交委托书和代理人的主体资格相关材料。

申请人可以到广告审查机关受理窗口提出申请，也可以通过信函、传真、电子邮件或者电子政务平台提交药品广告审查申请。广告审查机关收到申请人提交的申请后，应当在五个工作日内作出受理或者不予受理决定。申请材料齐全、符合法定形式的，应当予以受理，出具《广告审查受理通知书》。申请材料不齐全、不符合法定形式的，应当一次性告知申请人需要补正的全部内容。

（二）审批流程

广告审查机关应当对申请人提交的材料进行审查，自受理之日起十个工作日内完成审查工作。经审查，对符合法律、行政法规和办法规定的广告，应当作出审查批准的决定，编发广告批准文号。对不符合法律、行政法规和办法规定的广告，应当作出不予批准的决定，送达申请人并说明理由，同时告知其享有依法申请行政复议或者提起行政诉讼的权利。

经审查批准的药品广告，广告审查机关应当通过本部门网站以及其他方便公众查询的方式，在十个工作日内向社会公开。公开的信息应当包括广告批准文号、申请人名称、广告发布内容、广告批准文号有效期、广告类别、产品名称、产品注册证明文件或者备案凭证编号等内容。

（三）药品广告的批准文号格式、有效期与注销

药品广告批准文号格式："×药广审（视）第 0000000000 号""×药广审（声）第 0000000000 号""×药广审（文）第 0000000000 号"。其中"×"为各省、自治区、直辖市的简称。"0"由 10 位数字组成，前 6 位代表审查年月，后 4 位代表广告批准序号。"视"、"声"、"文"代表用于广告媒介形式的分类代号。

药品广告批准文号的有效期与产品注册证明文件、备案凭证或者生产许可文件最短的有效期一致。产品注册证明文件、备案凭证或者生产许可文件未规定有效期的，广告批准文号有效期为两年。

申请人有下列情形的，不得继续发布审查批准的广告，并应当主动申请注销药品广告批准文号：①主体资格证照被吊销、撤销、注销的；②产品注册证明文件、备案凭证或者生产许可文件被撤销、注销的；③法律、行政法规规定应当注销的其他情形。广告审查机关发现申请人有前款情形的，应当依法注销其药品广告批准文号。

四、药品广告的内容和发布要求

（一）药品广告的内容准则

药品广告应当真实、合法，不得含有虚假或者引人误解的内容。广告主应当对药品广告内容的真实性和合法性负责。广告主、广告经营者、广告发布者应当严格按照审查通过的内容发布药品广告，不得进行剪辑、拼接、修改。已经审查通过的广告内容需要改动的，应当重新申请广告审查。

药品广告的内容应当以国务院药品监督管理部门核准的说明书为准。药品广告涉及药品名称、药品适

应证或者功能主治、药理作用等内容的，不得超出说明书范围。药品广告应当显著标明禁忌、不良反应，处方药广告还应当显著标明"本广告仅供医学药学专业人士阅读"，非处方药广告还应当显著标明非处方药标识（OTC）和"请按药品说明书或者在药师指导下购买和使用"。

药品广告应当显著标明广告批准文号。药品广告中应当显著标明的内容，其字体和颜色必须清晰可见、易于辨认，在视频广告中应当持续显示。

（二）不得发布广告的药品

根据《广告法》、《药品广告审查管理暂行办法》规定，下列药品不得发布广告：

① 麻醉药品、精神药品、医疗用毒性药品、放射性药品、药品类易制毒化学品，以及戒毒治疗的药品；

② 军队特需药品、军队医疗机构配制的制剂；

③ 医疗机构配制的制剂；

④ 依法停止或者禁止生产、销售或者使用的药品；

⑤ 法律、行政法规禁止发布广告的情形。

（三）广告中不得出现的情形

根据《广告法》规定，任何广告中不得出现以下情形：

① 使用或者变相使用中华人民共和国的国旗、国歌、国徽，军旗、军歌、军徽；

② 使用或者变相使用国家机关、国家机关工作人员的名义或者形象；

③ 使用"国家级""最高级""最佳"等用语；

④ 损害国家的尊严或者利益，泄露国家秘密；

⑤ 妨碍社会安定，损害社会公共利益；

⑥ 危害人身、财产安全，泄露个人隐私；

⑦ 妨碍社会公共秩序或者违背社会良好风尚；

⑧ 含有淫秽、色情、赌博、迷信、恐怖、暴力的内容；

⑨ 含有民族、种族、宗教、性别歧视的内容；

⑩ 妨碍环境、自然资源或者文化遗产保护；

⑪ 法律、行政法规规定禁止的其他情形。

药品广告中不得含有以下内容：

① 表示功效、安全性的断言或者保证；

② 说明治愈率或者有效率；

③ 与其他药品、医疗器械的功效和安全性或者其他医疗机构比较；

④ 利用广告代言人作推荐、证明；

⑤ 法律、行政法规规定禁止的其他内容。

此外，药品广告的内容不得与国务院药品监督管理部门批准的说明书不一致，并应当显著标明禁忌、不良反应。

（四）药品广告发布的限制

根据《广告法》和《药品广告审查管理暂行办法》规定，除不得发布广告的药品以外，药品广告的发布具有以下限制。

① 处方药广告只能在国务院卫生行政部门和国务院药品监督管理部门共同指定的医学、药学专业刊物上发布。

② 不得利用处方药的名称为各种活动冠名进行广告宣传；不得使用与处方药名称相同的商标、企业字号在医学、药学专业刊物以外的媒介变相发布广告，也不得利用该商标、企业字号为各种活动冠名进行广告宣传。

③ 药品广告中只宣传产品名称（含药品通用名称和药品商品名称）的，不再对其内容进行审查。

④ 在针对未成年人的大众传播媒介上或者在针对未成年人的频道、节目、栏目上不得发布药品广告。药品广告不得以儿童为诉求对象，不得以儿童名义介绍药品。

⑤ 广播电台、电视台、报刊音像出版单位、互联网信息服务提供者不得以介绍健康、养生知识等形式变相发布药品广告。

五、药品广告相关的法律责任

违反《药品广告审查管理暂行办法》相关规定，如未显著、清晰标示广告中应当显著标明内容的，未经审查发布药品广告，未按照审查通过的内容发布药品广告等情形，《广告法》及其他法律法规有规定的，依照相关规定处罚，没有规定的，由县级以上市场监督管理部门责令改正。市场监督管理部门对违反《药品广告审查管理暂行办法》规定的行为作出行政处罚决定后，应当依法通过国家企业信用信息公示系统向社会公示。

🌐 **思政材料 11-1**

社会主义核心价值观培养学生的诚信意识

推动践行以爱岗敬业、诚实守信、办事公道、热情服务、奉献社会为主要内容的职业道德，鼓励人们在工作中做一个好建设者。

持续推进诚信建设。诚信是社会和谐的基石和重要特征。要继承发扬中华民族重信守诺的传统美德，弘扬与社会主义市场经济相适应的诚信理念、诚信文化、契约精神，推动各行业各领域制定诚信公约，加快个人诚信、政务诚信、商务诚信、社会诚信和司法公信建设，构建覆盖全社会的征信体系，健全守信联合激励和失信联合惩戒机制，开展诚信缺失突出问题专项治理，提高全社会诚信水平。重视学术、科研诚信建设，严肃查处违背学术科研诚信要求的行为。深入开展"诚信建设万里行"、"诚信兴商宣传月"等活动，评选发布"诚信之星"，宣传推介诚信先进集体，激励人们更好地讲诚实、守信用。（摘自：中共中央 国务院印发《新时代公民道德建设实施纲要》2019 年第 31 号国务院公报　中国政府网）

广告审查机关对违法的广告内容作出审查批准决定的，对负有责任的主管人员和直接责任人员，由任免机关或者监察机关依法给予处分；构成犯罪的，依法追究刑事责任。市场监督管理部门对在履行广告监测职责中发现的违法广告行为或者对经投诉、举报的违法广告行为，不依法予以查处的，对负有责任的主管人员和直接责任人员，依法给予处分。市场监督管理部门和负责广告管理相关工作的有关部门的工作人员玩忽职守、滥用职权、徇私舞弊的，依法给予处分。构成犯罪的，依法追究刑事责任。

✈ **教学案例**

广东省广州市黄埔区市场监管局调查查明，广东＊＊＊医药连锁有限公司在某平台上发布枸橼酸西地那非片及他达拉非片产品的处方药广告，且广告中含有"8 次之后继续服用，有效率能保持在80％以上""临床总有效率是 80.8％"等说明药品有效率的内容。当事人的上述行为违反了《广告法》有关规定，2023 年 3 月，广东省广州市黄埔区市场监管局依法对当事人作出罚款 20 万元的行政处罚。

👥 **思考与讨论**

药品广告违法大致包括哪些主要违法现象？违法药品广告有哪些特有的危害？

第三节　互联网药品信息服务管理

互联网药品信息发布是未来药品信息充分扁平化和规范化特征呈现的重要途径。公众生活中对互联网药品交易需求的不断增强，促使互联网药品信息的发布行为的合规性逐渐成为监管部门和社会各界舆论关注的焦点。在科技创新与社会发展的快速迭代过程中，线上与线下相结合的药品销售模式不断地对传统路径形成冲击，其中既有药品获得更加及时、便利、高效的优点，同时也带来信息发布主体的隐匿性、多变性、瞬时性等方面的监管风险，所以不断强化互联网药品信息发布的合规引导服务与违规查处工作都变得异常重要。

一、互联网药品信息服务管理概述

互联网药品信息服务，是指通过互联网向网上用户提供药品（含医疗器械）信息的服务活动。国家食品药品监督管理局于 2004 年 7 月公布了《互联网药品信息服务管理办法》，2017 年 11 月进行了修正。

互联网药品信息服务分为经营性和非经营性两类。经营性互联网药品信息服务是指通过互联网向网上用户有偿提供药品信息等服务的活动。非经营性互联网药品信息服务是指通过互联网向网上用户无偿提供公开的、共享性药品信息等服务的活动。

国家药品监督管理局对全国提供互联网药品信息服务活动的网站实施监督管理。省、自治区、直辖市药品监督管理部门对本行政区域内提供互联网药品信息服务活动的网站实施监督管理。

二、互联网药品信息服务的审批

拟提供互联网药品信息服务的网站，应当在向国务院信息产业主管部门或者省级电信管理机构申请办理经营许可证或者办理备案手续之前，按照属地监督管理的原则，向该网站主办单位所在地省、自治区、直辖市药品监督管理部门提出申请，经审核同意后取得提供互联网药品信息服务的资格。各省、自治区、直辖市药品监督管理部门对本辖区内申请提供互联网药品信息服务的互联网站进行审核，符合条件的核发《互联网药品信息服务资格证书》，证书格式由国家药品监督管理局统一制定。

（一）资格证书的申请与审批

申请提供互联网药品信息服务，应当填写国家药品监督管理局统一制发的《互联网药品信息服务申请表》，向网站主办单位所在地省、自治区、直辖市药品监督管理部门提出申请，同时提交以下材料。

① 企业营业执照复印件。

② 网站域名注册的相关证书或者证明文件。从事互联网药品信息服务网站的中文名称，除与主办单位名称相同的以外，不得以"中国""中华""全国"等冠名；除取得药品招标代理机构资格证书的单位开办的互联网站外，其他提供互联网药品信息服务的网站名称中不得出现"电子商务""药品招商""药品招标"等内容。

③ 网站栏目设置说明（申请经营性互联网药品信息服务的网站需提供收费栏目及收费方式的说明）。

④ 网站对历史发布信息进行备份和查阅的相关管理制度及执行情况说明。

⑤ 药品监督管理部门在线浏览网站上所有栏目、内容的方法及操作说明。

⑥ 药品及医疗器械相关专业技术人员学历证明或者其专业技术资格证书复印件、网站负责人身份证复印件及简历。

⑦ 健全的网络与信息安全保障措施，包括网站安全保障措施、信息安全保密管理制度、用户信息安全管理制度。

⑧ 保证药品信息来源合法、真实、安全的管理措施、情况说明及相关证明。

省、自治区、直辖市药品监督管理部门在收到申请材料之日起 5 日内做出受理与否的决定，受理的，发给受理通知书；不受理的，书面通知申请人并说明理由，同时告知申请人享有依法申请行政复议或者提起行政诉讼的权利。对于申请材料不规范、不完整的，省、自治区、直辖市药品监督管理部门自申请之日起 5 日内一次告知申请人需要补正的全部内容；逾期不告知的，自收到材料之日起即为受理。

省、自治区、直辖市药品监督管理部门自受理之日起 20 日内对申请提供互联网药品信息服务的材料进行审核，并作出同意或者不同意的决定。同意的，由省、自治区、直辖市药品监督管理部门核发《互联网药品信息服务资格证书》，同时报国家药品监督管理局备案并发布公告；不同意的，应当书面通知申请人并说明理由，同时告知申请人享有依法申请行政复议或者提起行政诉讼的权利。

国家药品监督管理局对各省、自治区、直辖市药品监督管理部门的审核工作进行监督。

（二）资格证书的有效期

《互联网药品信息服务资格证书》有效期为 5 年。有效期届满，需要继续提供互联网药品信息服务的，持证单位应当在有效期届满前 6 个月内，向原发证机关申请换发《互联网药品信息服务资格证书》。原发证机关进行审核后，认为符合条件的，予以换发新证；认为不符合条件的，发给不予换发新证的通知并说明理由，原《互联网药品信息服务资格证书》由原发证机关收回并公告注销。

省、自治区、直辖市药品监督管理部门根据申请人的申请，应当在《互联网药品信息服务资格证书》有效期届满前作出是否准予其换证的决定。逾期未作出决定的，视为准予换证。

（三）资格证书的收回与变更

《互联网药品信息服务资格证书》可以根据互联网药品信息服务提供者的书面申请，由原发证机关收回，原发证机关应当报国家药品监督管理总局备案并发布公告。被收回《互联网药品信息服务资格证书》的网站不得继续从事互联网药品信息服务。

互联网药品信息服务提供者变更下列事项之一的，应当向原发证机关申请办理变更手续，填写《互联网药品信息服务项目变更申请表》，同时提供下列相关证明文件：①《互联网药品信息服务资格证书》中审核批准的项目（互联网药品信息服务提供者单位名称、网站名称、IP 地址等）；②互联网药品信息服务提供者的基本项目（地址、法定代表人、企业负责人等）；③网站提供互联网药品信息服务的基本情况（服务方式、服务项目等）。

省、自治区、直辖市药品监督管理部门自受理变更申请之日起 20 个工作日内作出是否同意变更的审核决定。同意变更的，将变更结果予以公告并报国家药品监督管理局备案；不同意变更的，以书面形式通知申请人并说明理由。

省、自治区、直辖市药品监督管理部门对申请人的申请进行审查时，应当公示审批过程和审批结果。申请人和利害关系人可以对直接关系其重大利益的事项提交书面意见进行陈述和申辩。依法应当听证的，按照法定程序举行听证。

三、互联网药品信息服务的基本要求

申请提供互联网药品信息服务，除应当符合《互联网信息服务管理办法》规定的要求外，还应当具备下列条件：互联网药品信息服务的提供者应当为依法设立的企事业单位或者其他组织；具有与开展互联网药品信息服务活动相适应的专业人员、设施及相关制度；有两名以上熟悉药品管理法律、法规和药品专业知识或者依法经资格认定的药学技术人员。

提供互联网药品信息服务的网站，应当在其网站主页显著位置标注《互联网药品信息服务资格证书》的证书编号。提供互联网药品信息服务网站所登载的药品信息必须科学、准确，必须符合国家的法律、法规和国家有关药品管理的相关规定。

提供互联网药品信息服务的网站不得发布麻醉药品、精神药品、医疗用毒性药品、放射性药品、戒毒药品和医疗机构制剂的产品信息；发布的药品（含医疗器械）广告，必须经过药品监督管理部门审查批准；发布的药品（含医疗器械）广告要注明广告审查批准文号。

四、法律责任

未取得或者超出有效期使用《互联网药品信息服务资格证书》从事互联网药品信息服务的，由国家药品监督管理局或者省、自治区、直辖市药品监督管理部门给予警告，并责令其停止从事互联网药品信息服务；情节严重的，移送相关部门，依照有关法律、法规给予处罚。

提供互联网药品信息服务的网站不在其网站主页的显著位置标注《互联网药品信息服务资格证书》的证书编号的，国家药品监督管理局或者省、自治区、直辖市药品监督管理部门给予警告，责令限期改正；在限定期限内拒不改正的，对提供非经营性互联网药品信息服务的网站处以 500 元以下罚款，对提供经营性互联网药品信息服务的网站处以 5000 元以上 1 万元以下罚款。

互联网药品信息服务提供者违反《互联网药品信息服务管理办法》，有下列情形之一的，由国家药品监督管理局或者省、自治区、直辖市药品监督管理部门给予警告，责令限期改正；情节严重的，对提供非经营性互联网药品信息服务的网站处以 1000 元以下罚款，对提供经营性互联网药品信息服务的网站处以 1 万元以上 3 万元以下罚款；构成犯罪的，移送司法部门追究刑事责任：

① 已经获得《互联网药品信息服务资格证书》，但提供的药品信息直接撮合药品网上交易的；

② 已经获得《互联网药品信息服务资格证书》，但超出审核同意的范围提供互联网药品信息服务的；

③ 提供不真实互联网药品信息服务并造成不良社会影响的；

④ 擅自变更互联网药品信息服务项目的。

互联网药品信息服务提供者在其业务活动中，违法使用《互联网药品信息服务资格证书》的，由国家药品监督管理局或者省、自治区、直辖市药品监督管理部门依照有关法律、法规的规定处罚。

省、自治区、直辖市药品监督管理部门违法对互联网药品信息服务申请作出审核批准的，原发证机关应当撤销原批准的《互联网药品信息服务资格证书》，由此给申请人的合法权益造成损害的，由原发证机关依照《中华人民共和国国家赔偿法》的规定给予赔偿；对直接负责的主管人员和其他直接责任人员，由其所在单位或者上级机关依法给予行政处分。

省、自治区、直辖市药品监督管理部门应当对提供互联网药品信息服务的网站进行监督检查，并将检查情况向社会公告。

思考与讨论

以某一个提供互联网药品信息服务的网站为例，说明其是否在网站主页标注《互联网药品信息服务资格证书》的证书编号以及标注位置是否显著，并自主提炼汇总网站药品信息规范服务的相关特征。

第四节 药品追溯管理制度

一、药品追溯管理制度概述

药品追溯管理制度是药品管理法的一项重要制度，指的是利用信息化手段保障药品生产经营质量的安全，防止假药、劣药进入合法渠道，并且能够实现药品风险控制，精准召回。根据《药品管理法》规定，药品上市许可持有人、药品生产企业、药品经营企业和医疗机构应当建立并实施药品追溯制度，按照规定提供追溯信息，保证药品可追溯。国家药品监督管理局应当制定统一的药品追溯标准和规范，以"一物一码、物码同追"为方向，实现药品最小包装单元可追溯、可核查，推进药品追溯信息互通互享，实现药品可追溯。

随着新的监管方法、监管思想和科学技术的发展，药品追溯制度建设也在不断完善。药品追溯管理制度主要具有以下特征：①弱化政府行政干预行为，强化企业主体责任意识；②强化药品追溯信息链的各方协同性；③统一技术标准，提高追溯全系统一致性和互通性。

二、药品追溯管理制度的基本要求

我国的药品追溯管理制度的建设应当采取政府引导、企业为主、第三方参与、全社会共建共享的模式，在药品电子监管等已有工作基础上，构建并优化新的追溯逻辑架构，整合共享药品追溯信息资源，形成新的药品追溯管理体系，其基本构成如图 11-4 所示。

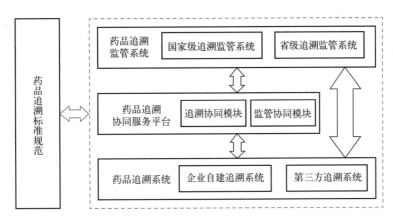

图 11-4 药品追溯管理体系基本构成

根据《药品管理法》有关要求，制定统一标准和规范。以统一的标准规范为指引，打通各环节、各企业独立系统之间的壁垒，构建追溯信息的闭环；以国家药品追溯协同服务平台为中心节点，串联企业自建和第三方追溯系统的信息，辅助追溯系统最终形成完整的追溯数据链。在此基础上，应用大数据分析、人工智能算法或未来区块链技术等手段，构建监管部门追溯监管系统，提升监管的预见性、靶向性、时效性。

根据《国家药监局关于药品信息化追溯体系建设的指导意见》要求，从疫苗、麻醉药品、精神药品、药品类易制毒化学品、血液制品等重点产品入手，进而推动基本药物、医保报销药物等消费者普遍关注的产品纳入药品信息化追溯体系，再推进其他药品逐步纳入。

建设药品追溯管理制度应包括以下四个方面。

（一）统一标准规范

统一标准是制度运转的前提，国务院药品监督管理部门组织制定药品追溯标准规范，明确药品追溯管理制度建设总体要求，统一药品追溯码编码要求，规范药品追溯系统基本技术要求，提出追溯过程中需要企业记录信息的内容和格式，以及数据交换要求等，指导相关方在统一框架下共同开展药品信息化追溯体系建设。

（二）健全药品追溯系统

药品生产企业负责实施药品序列化（即对药品的编码赋码），采用自建或第三方技术机构提供的药品追溯系统，根据标准，采集、存储并上传企业和药品基本信息，以及流向等追溯信息。药品经营企业、使用单位配合生产企业建立健全药品追溯系统，将相应追溯信息上传到追溯系统。企业通过药品追溯系统整合药品的生产、流向信息和药品使用单位产品接收情况，向监管部门提供药品追溯信息，向社会公众提供查询服务。

（三）建设药品追溯协同服务平台

国家药品监督管理局负责建设药品追溯协同服务平台，在药品信息化追溯体系中发挥桥梁枢纽作用，提供准确的药品企业和产品基本信息、药品追溯码编码规则的备案和管理服务以及不同药品追溯系统的地址服务，辅助实现不同药品追溯系统的互联互通。

（四）建立药品追溯监管系统

在药品追溯协同服务平台基础上，药品监管部门组织建设国家和省级药品追溯监管系统，根据监管需求采集数据，监控药品流向，实现数据汇总分析、风险预警等功能，为监管决策提供数据支持。

三、我国药品追溯管理制度的发展

回溯我国药品追溯的发展历程，有两个关键的发展阶段：一是 2006 年至 2016 年，以药品电子监管系统为核心的药品追溯阶段；二是 2016 年至今，以药品信息化追溯体系建设为核心的药品追溯阶段。从设立目的看，两个阶段都是从保障药品质量安全出发，对药品生产、流通、使用全流程药品信息进行监管；从参与对象上看，两个阶段都囊括了药品供应链中的政府部门、相关企业和社会第三方技术支持企业。

（一）药品电子监管系统

我国药品电子监管工作开始于 2006 年，随后政府分阶段、分门类有序开展药品电子监管工作。从 2007 年到 2012 年，陆续将麻醉药品、精神药品、血液制品、中药注射剂、疫苗、国家基本药物全品种纳入电子监管。《2011—2015 年药品电子监管工作规划》《关于药品生产经营企业全面实施药品电子监管有关事宜的公告》要求在 2015 年年底前实现全部药品品种、全部生产和流通过程、药品生产经营企业的电子监管，至此所有药品全部纳入电子监管范围。

2016 年前，我国药品电子监管系统追溯流程主要包括以下四个环节。

第一步：组网。政府监管部门负责组建特殊药品监控信息网络系统（即中国药品电子监管网），药品生产、批发、零售企业在规定时间内申请入网。

第二步：赋码。药品生产企业申请本企业产品的监管码，并通过赋码系统在药品各级销售包装上赋码，将药品监管码与药品进行关联。收集并上传数据信息至中国药品电子监管网。

第三步：采集药品追溯信息。药品经营企业要严格按照《药品经营质量管理规范》，对已赋码的药品包装进行扫码和核查验收，并将药品及流通信息上传至中国药品电子监管网。药品销售端扫描已销售药品监管码，上传药品销售信息。

第四步：追溯及监管。消费者购买药品后，扫描药品包装上的电子监管码，查询药品生产信息和流通信息。政府监管部门可通过中国药品电子监管网采集、监管药品生产、流通全过程信息。

（二）药品信息化追溯体系

2016 年 8 月 29 日，国家食品药品监督管理总局对关于尽快建立完善药品追溯管理制度的建议进行答复，答复中指出传统电子监管码受技术限制影响，存在安全性能低、数据容量小等缺陷，追溯作用有限。由国家统一建设药品追溯系统，很难满足实际需求。基于以上思考，国家食品药品监督管理总局重新制定追溯管理制度和具体实施细则。

2016 年至 2018 年，有关部门陆续发布《关于加快推进重要产品追溯体系建设的意见》《关于推动食品药品生产经营者完善追溯体系的意见》《关于药品信息化追溯体系建设的指导意见》等重要文件，对建设药品信息化追溯体系工作进行规划。《关于做好重点品种信息化追溯体系建设工作的公告》要求于 2020 年 12 月 31 日之前基本实现国家药品集中采购中选品种、麻醉药品、精神药品、血液制品等重点品种可追溯。2022 年 5 月发布的《药品监管网络安全与信息化建设"十四五"规划》中提到，"十四五"期末，以支撑药品安全及高质量发展为目标，构建完善的药品智慧监管技术框架，健全药品信息化追溯体系，实现药品重点品种可追溯。

2019 年 4 月，国家药品监督管理局发布《药品信息化追溯体系建设导则》和《药品追溯码编码要求》两项标准。2020 年 3 月，国家药品监督管理局发布《药品上市许可持有人和生产企业追溯基本数据集》《药品经营企业追溯基本数据集》等五项标准。2022 年 6 月，国家药品监督管理局发布《药品追溯码标识规范》和《药品追溯消费者查询结果显示规范》两项标准。至此，以指导意见为方向，以技术标准为指引的药品信息化追溯体系建设格局初步形成。

目前，我国药品信息化追溯流程主要包括以下三个环节。

1. 组建系统。药品信息化追溯体系包括药品追溯监管系统、药品追溯协同服务平台（以下简称"协同平台"）和药品追溯系统。国家药品监督管理局负责组建协同平台，负责药品追溯数据交换共享等工作；各级药品监督管理局根据实际需要建设追溯监管系统。MAH、药品生产企业应该自建企业追溯系统或通过第三方建设追溯系统。药品经营企业、药品使用单位要协助 MAH、药品生产企业建设追溯系统。

2. 采集药品追溯信息。MAH、药品生产企业向协同平台上传企业和药品基本信息后，获得药品追溯码，并在生产过程中，为各级销售单位赋码，同时将追溯信息上传至追溯系统。药品流通过程中，药品生产企业要向药品经营企业提供追溯信息，药品经营企业应索要和核对药品追溯信息，核对无误后，向上游企业反馈验证结果并将验证无误的药品追溯信息上传至追溯系统。药品销售完成后，药品使用单位要留档、更改药品储存状态，将信息上传。

3. 药品信息追溯、监管。消费者通过扫描或输入药品追溯码，对药品信息进行查询。国家级追溯监管系统开通药品批次及生产、流通方向查询等功能，向省级追溯监管系统开放。各级监管系统可通过协同平台对追溯数据进行采集、分析以满足各自的监管需求。

=== 参考文献 ===

[1] 原国家食品药品监督管理局. 药品说明书和标签管理规定［EB/OL］（2006-06-01）. https：//www. gov. cn/gongbao/content/2007/content _ 554188. htm.

[2] 国家市场监督管理总局. 市场监管总局关于修改《药品广告审查办法》等三部规章的决定［EB/OL］（2018-12-21）. https：//www. gov. cn/gongbao/content/2019/content _ 5386631. htm.

[3] 原国家食品药品监督管理局. 互联网药品信息服务管理办法［EB/OL］（2004-07-08）. https：//www. gov. cn/gongbao/content/2005/content _ 63240. htm.

[4] 国家药品监督管理局. 国家药监局关于药品信息化追溯体系建设的指导意见［EB/OL］（2018-10-31）. https：//www. gov. cn/zhengce/zhengceku/2018-12/31/content _ 5434073. htm.

第十二章
特殊管理药品的管理

第一节　特殊管理的药品概述

一、特殊管理的药品及其特殊性

《药品管理法》第一百一十二条规定："国务院对麻醉药品、精神药品、医疗用毒性药品、放射性药品、药品类易制毒化学品等有其他特殊管理规定的，依照其规定。"

《刑法》第三百五十七条规定，毒品是指鸦片、海洛因、甲基苯丙胺（冰毒）、吗啡、大麻、可卡因以及国家规定管制的其他能够使人形成瘾癖的麻醉药品和精神药品。

麻醉药品、精神药品被明确管制是认定其属于毒品的必要条件，但不是充分条件，不能认为被管制的麻精药品在任何情况下都属于毒品。当其被用于治疗疾病时属于药品而不是毒品，当其没有发挥医疗作用且被滥用使人具有不可控的成瘾性时，就等同于毒品。最高人民法院早在 2015 年印发的《全国法院毒品犯罪审判工作座谈会纪要》中就提出："行为人出于医疗目的，违反有关药品管理的国家规定，非法贩卖上述麻醉药品或者精神药品，扰乱市场秩序，情节严重的，以非法经营罪定罪处罚。"

国家通过制定一系列的法律法规对麻醉药品、精神药品、医疗用毒性药品、放射性药品和药品类易制毒化学品实行特殊管理，禁止非法生产、买卖、运输、储存、提供、持有、使用这类药品，以保证其合法、合理使用，正确发挥其防治疾病的作用。

国家对疫苗、兴奋剂药品和特殊药品复方制剂也采取了一系列的特殊管理规定，以更好地降低药品风险，保障公众健康，维护公共卫生安全。

二、药物滥用和毒品的危害

（一）药物滥用

药物滥用（drug abuse）是指非医疗目的反复、大量地使用具有依赖特性的药物（或物质），使用者对此类药物产生依赖（瘾癖），强迫和无止境地追求药物的特殊精神效应，由此带来严重的个人健康与公共卫生和社会问题。

其与药物不合理使用（drug misuse），即平时所说的"滥用抗生素"或者"滥用激素"等的"滥用"概念截然不同。药物滥用已经严重危害人类健康、社会安定和经济发展，成为当今全世界共同面临的重大社会问题之一。

（二）药物依赖性

药物依赖性（drug dependence）是指药物与机体相互作用造成的一种精神状态，有时也包括身体状态，它表现出一种强迫的连续或定期的用药行为和其他反应，目的是感受它的精神效应或是避免由于断药所引起的不舒适，可以发生或不发生药物耐药性。同一人可以对一种以上药物产生依赖性。世界卫生组织（World Health Organization，WHO）将药物依赖性分为精神依赖性和生理依赖性。

按照国际公约（《1961年麻醉品单一公约》和《1971年精神药物公约》）可以将具有依赖性的药物（或物质）分为两大类：一类是麻醉药品，如海洛因、大麻和大麻脂、阿片和吗啡制剂、可待因等；另一类是精神药物，如各种致幻剂和四氢大麻酚、中枢兴奋剂、巴比妥类药物、苯二氮䓬类药物等。此外，还有一些物质如烟草、酒精、挥发性有机溶剂等，也具有依赖性特性，但未列入国际公约管制。

（三）毒品的危害

毒品的基本特征是具有依赖性、非法性和危害性。毒品的危害可以概括为"毁灭自己，祸及家庭，危害社会"十二个字。毒品不仅会危害人的身体健康，毒品问题还会诱发其他违法犯罪，破坏正常的社会秩序。①吸毒对个人的危害。吸毒严重摧残人的身体，扭曲人格，毁人前程，引发自伤、自残、自杀等行为，使人容易感染艾滋病等传染性疾病。②吸毒对家庭的危害。吸毒对家庭成员的精神摧残，导致倾家荡产、家破人亡、众叛亲离，贻害后代。③吸毒对社会的危害。吸毒诱发犯罪，影响社会稳定，吞噬社会巨额财富，毒害社会风气。

毒品犯罪是世界范围内的一大社会公害，制止毒品泛滥是全世界人民的共同愿望，打击毒品犯罪已成为各国司法机关所共同面临的严峻任务。

三、禁毒的举措

（一）我国禁毒的法规

我国厉行禁毒，严厉打击毒品犯罪，根据相关法律规定，只要是毒品犯罪，无论数量多少都要被定罪处罚。在《中华人民共和国禁毒法》的统领下形成了刑事立法、行政立法和社会立法相互配合的禁毒立法格局。《中华人民共和国禁毒法》于2008年6月1日起施行，全面规范禁毒工作。《中华人民共和国刑法》《中华人民共和国刑事诉讼法》《中华人民共和国治安管理处罚法》《中华人民共和国药品管理法》等4部法律为禁毒刑事执法、行政执法提供依据。《中华人民共和国刑法》中设置"走私、贩卖、运输、制造毒品罪""非法持有毒品罪"等13个毒品犯罪罪名。《中华人民共和国治安管理处罚法》对吸毒等违法行为进行规定。国务院先后发布《麻醉药品和精神药品管理条例》《易制毒化学品管理条例》《戒毒条例》，为禁毒行政管理工作提供依据。《娱乐场所管理条例》和《拘留所条例》对有关禁毒责任要求进行明确。2015年出台《非药用类麻醉药品和精神药品列管办法》，以增补目录的形式及时列管易被滥用成瘾的物质。

（二）禁毒取得的成效

党的十八大以来，全国禁毒部门以对国家、对民族、对人民、对历史高度负责的态度，坚持厉行禁毒方针，打好禁毒人民战争，不断巩固拓展禁毒斗争形势整体向好态势。2013年至2022年间，全国共破获毒品犯罪案件107万起，抓获毒品犯罪嫌疑人128万名，缴获毒品651.9吨。十年来，全国共查获吸毒人员679万人次，决定强制隔离戒毒243.3万人次，责令社区戒毒社区康复217.4万人次。全国现有吸毒人员112.4万名，较最高峰时期下降56%。

毒品犯罪高发势头得到有效遏制。全国公安机关破获毒品犯罪案件已从最高峰时期2015年的16万余起降至2022年的3.5万起。2018年1月至2023年5月，全国检察机关共批捕毒品犯罪37.3万人，同比下降40%。2018年至2022年，全国法院一审审结毒品案件数量持续下降，延续了自2015年以来的下降趋势。

林则徐虎门销烟

清朝年间，在中国闭关锁国的时候，英国完成工业革命。中国拥有庞大的人口资源，正是英国资产阶级梦寐以求的潜在市场。因此，英国为了开拓海外市场和掠夺生产原料，把侵略矛头指向中国。英国资产阶级先把纺织品输往印度，然后把印度的鸦片输往中国，再从中国把茶叶、生丝等输往英国，英国人在这种三角贸易中大获其利。鸦片的泛滥极大地摧残了吸食者的身心健康，如任其发展下去，必将使中华民族面临灭亡的危险。而林则徐早已在任江苏巡抚及湖广总督时开始禁烟，把烟贩及鸦片吸食者一扫而空。鉴于林则徐的成功，道光帝认为禁烟并非不可行，于是道光帝下定决心，任命林则徐为钦差大臣关防，全国禁止吸烟。1839 年 6 月 3 日（清宣宗道光十九年岁次己亥四月廿二），林则徐下令在广东省东莞市虎门海滩当众销毁鸦片，至 6 月 25 日结束，共历时 23 天，销毁鸦片 19187 箱和 2119 袋，总重量 2376254 斤。

虎门销烟从一定程度上遏制了鸦片在中国的泛滥，在民间产生了积极的影响。其次，这次禁烟运动大大增加了中国广大民众对鸦片危害性的认识，使很多人看清了英国向中国贩卖鸦片的本质，唤醒了中国人民的爱国意识。从此，林则徐虎门销烟成为打击毒品的历史标志性事件。

（三）麻醉药品和精神药品国际管制的现状

1972 年议定书修正的联合国《1961 年麻醉品单一公约》是全球麻醉药品管制制度的基础，其旨在通过协调国际干预，打击药物滥用，目的是限制药物的持有、消费、贸易、分销、进口、出口、制造和生产，使药物仅用于医疗和科学目的。该公约还旨在通过国际合作，震慑毒品贩运者，从而打击贩毒。《1971 年精神药物公约》建立了针对精神药物的国际管制体系，旨在应对滥用药物范围的多样化与扩大化问题，并根据滥用可能性和药物治疗价值，对一些合成药物进行了管制。1988 年在维也纳召开的一次联合国会议通过了《联合国禁止非法贩运麻醉药品和精神药物公约》，旨在促进公约缔约国之间的合作，以便各方有效处理国际范围的非法贩运麻醉药品和精神药物等各方面的问题。该公约阐明，缔约国将采取其认为适当的措施，防止物质被挪用于非法制造麻醉药品或精神药物，并应为此目的相互合作。目前的国际麻精药品管制以三大公约为管制依据，实行列表管制，由麻醉药品委员会、国际麻醉品管制局、联合国国际禁毒计划署合作管制；包括中国、美国等绝大多数国家都是三大公约缔约国，国际组织的管制机构与列表管制方式对各国麻精药品管制均有影响。

知识拓展

我国毒品犯罪案件的特点

一是新型毒品层出不穷。新型合成毒品名称、种类不断翻新，更具伪装性、隐蔽性和迷惑性，青少年群体容易因猎奇、从众等原因吸食毒品，社会危害大。二是犯罪网络化明显。三是传统毒品以外的麻醉药品、精神药品涉毒犯罪量呈上升态势。随着国家禁毒工作力度持续加大，不法分子将麻醉药品、精神药品作为传统毒品的替代物进行贩卖、吸食，检察机关起诉的麻醉药品、精神药品涉毒犯罪案件大幅增多。部分医疗从业人员在管理、使用麻醉药品、精神药品过程中违法犯罪，导致麻醉药品、精神药品管理失控，甚至流入制贩毒渠道，社会危害严重。四是犯罪呈现年轻化趋势。涉案人员构成中累犯、再犯较多，青少年容易成为毒品特别是新型毒品滥用的高危人群，并参与毒品犯罪，值得警惕。

思考与讨论

麻醉药品和毒品的联系和区别是什么？

第二节　麻醉药品和精神药品的管理

　　麻醉药品和精神药品具有明显的两重性，一方面有很强的镇痛镇静等作用，是临床诊疗必不可少的药品；另一方面不规范地连续使用易产生依赖性、成瘾性，若流入非法渠道则会造成严重社会危害甚至违法犯罪。

　　为加强麻醉药品和精神药品的管理，保证麻醉药品和精神药品的合法、安全、合理使用，防止流入非法渠道，2005 年 8 月，国务院发布了《麻醉药品和精神药品管理条例》（以下简称《条例》）。该《条例》规定了麻醉药用植物的种植，麻醉和精神药品的实验研究、生产、经营、使用、储存、运输等管理要求，以及违反规定所承担的法律责任。

一、概述

（一）麻醉药品和精神药品的定义

　　麻醉药品指连续使用后易产生生理依赖性、能成瘾癖的药品。包括天然、半合成、合成的阿片类、可卡因、可待因类、大麻类及卫生部指定的其他易成瘾癖的药用原植物及其制剂等；精神药品指直接作用于中枢神经系统，使之兴奋或抑制，连续使用能产生依赖性的药品。包括兴奋剂、致幻剂、镇静催眠剂等。

　　《麻醉药品和精神药品管理条例》所称麻醉药品和精神药品是指列入麻醉药品目录、精神药品目录的药品和其他物质。精神药品分为第一类精神药品和第二类精神药品。

　　麻醉药品目录、精神药品目录由国务院药品监督管理部门会同国务院公安部门、国务院卫生主管部门制定、调整并公布。

　　上市销售但尚未列入目录的药品和其他物质或者第二类精神药品发生滥用，已经造成或者可能造成严重社会危害的，国务院药品监督管理部门会同国务院公安部门、国务院卫生主管部门应当及时将该药品和该物质列入目录或者将该第二类精神药品调整为第一类精神药品。

（二）麻醉药品和精神药品品种及分类

　　我国对麻醉药品和精神药品的管制方式是由国家相关部门发布文件，列明被管制麻醉药品和精神药品的种类和名称，具体包括三种管制方式。一是集中式目录列管。这是传统管制方式。如原国家食品药品监督管理总局、公安部、国家卫生和计划生育委员会（现国家卫生健康委员会）2013 年 11 月发布的《麻醉药品品种目录》和《精神药品品种目录》（2014 年 1 月 1 日起施行），是当前我国对麻醉药品和精神药品进行管制的基本文件。2015 年 9 月上述三部门会同国家禁毒委员会办公室印发的《非药用类麻醉药品和精神药品列管办法》的附录一次性列管了 116 种非药用类麻醉药品和精神药品。二是单独发布文件列管。在 2013 年发布麻醉药品和精神药品品种目录后，相关部门又单独发布了多份麻醉药品和精神药品管制文件。如 2020 年 1 月 1 日起将瑞马唑仑列入第二类精神药品进行管理，2023 年 7 月 1 日起将奥赛利定等 7 种药品列入麻醉药品和精神药品目录进行管理，2023 年 10 月 1 日起将泰吉利定等 3 种药品列入麻醉药品和精神药品目录进行管理。三是整类列管。这是近年来为应对新精神活性物质（被称为第三代毒品）种类多、变化快的形势而采取的全新管制方式。如 2019 年 5 月 1 日起对芬太尼类物质予以整类管制，2021 年 7 月 1 日起对合成大麻素类物质予以整类管制。整类管制仅列明某一类物质的化学结构，而不需要对此类物质中的具体品种逐一加以列明（有的品种尚未出现），这种做法涵摄力强，可以"一揽子"解决某一类物质的管制问题。

　　截至 2023 年 10 月，我国已宣布管制了 459 种麻醉药品和精神药品（包括 123 种麻醉药品，162 种精神药品，174 种非药用类麻醉药品和精神药品），并整类列管了芬太尼类物质、合成大麻素类物质，是世界上列管毒品最多、管制最严的国家。表 12-1 列出了历版《麻醉药品品种目录》和《精神药品品种目录》收载品种的数量。

表 12-1　历版《麻醉药品品种目录》和《精神药品品种目录》收载品种数量

年份	麻醉药品品种数/种	第一类精神药品品种数/种	第二类精神药品品种数/种	精神药品品种总数/种
1987 年 12 月	—	—	—	81
1988 年 2 月	129	—	—	—
1989 年 2 月	—	39	65	104
1996 年 1 月	118	47	72	119
2005 年 9 月	121	52	78	130
2007 年 10 月	123	54	79	133
2013 年 11 月	121	68	81	149
2015 年 4 月	121	68	82	150
2019 年 8 月	121	68	85	153
2019 年 12 月	121	68	86	154
2023 年 4 月	122	68	92	160
2023 年 9 月	123	67	95	162

注：1. 除另有规定外，麻醉药品和精神药品品种包括其可能存在的盐和单方制剂。

2. 除另有规定外，麻醉药品和精神药品品种包括其可能存在的异构体、酯及醚。

1. 麻醉药品的品种及分类

我国法律进行管制的麻醉药品主要包括阿片类、阿片生物碱类、可卡因类、大麻类、人工合成麻醉药品类及国家药品监督管理部门规定的其他易成瘾癖的药品、药用原植物及其制剂。麻醉药品目录中的罂粟壳仅限于中药饮片、中成药的生产及医疗配方的使用。

《麻醉药品品种目录（2013 版）》包括 121 个品种，其中我国生产及使用的品种数 22 个，加上其复方制剂、提取物、提取物粉 5 个品种，一共有 27 个品种，见表 12-2。

表 12-2　我国生产及使用的麻醉药品品种目录（2013 年版）

麻醉药品品种	
1. 可卡因(cocaine)	12. 哌替啶(pethidine)
2. 罂粟浓缩物(concentrate of poppy straw)	13. 瑞芬太尼(remifentanil)
3. 二氢埃托啡(dihydroetorphine)	14. 舒芬太尼(sufentanil)
4. 地芬诺酯(diphenoxylate)	15. 蒂巴因(thebaine)
5. 芬太尼(fentanyl)	16. 可待因(codeine)
6. 氢可酮(hydrocodone)	17. 右丙氧芬(dextropropoxyphene)
7. 氢吗啡酮(hydromorphone)	18. 双氢可待因(dihydrocodeine)
8. 美沙酮(methadone)	19. 乙基吗啡(ethylmorphine)
9. 吗啡(morphine)	20. 福尔可定(pholcodine)
10. 阿片(opium)	21. 布桂嗪(bucinnazine)
11. 羟考酮(oxycodone)	22. 罂粟壳(poppy shell)

注：1. 上述品种包括其可能存在的盐和单方制剂（除另有规定）。

2. 上述品种包括其可能存在的化学异构体及酯、醚（除另有规定）。

3. 罂粟浓缩物包括罂粟果提取物、罂粟果提取物粉，吗啡包括吗啡阿托品注射液，阿片包括复方樟脑酊、阿桔片。

4. 2023 年 7 月 1 日起，国家药品监督管理局、公安部、国家卫生健康委员会将奥赛利定列入麻醉药品目录进行管理。

5. 2023 年 10 月 1 日起，国家药品监督管理局、公安部、国家卫生健康委员会将泰吉利定列入麻醉药品目录进行管理。

2. 精神药品的品种及分类

根据精神药品使人体产生依赖性和危害人体健康的程度，我国卫生部依据联合国《1971 年精神药物公约》，于 1989 年作出决定，将精神药品分为第一类精神药品和第二类精神药品。第一类精神药品比第二类精神药品更易产生依赖性，其毒性和成瘾性更强，因此对第一类精神药品的管理更加严格。

《精神药品品种目录（2013 版）》共有 149 个品种，其中我国生产及使用的第一类精神药品有 7 个品种，第二类精神药品有 29 个品种，见表 12-3。

表 12-3　我国生产及使用的精神药品品种目录（2013 年版）

第一类	
1. 哌甲酯（methylphenidate）	5. 氯胺酮（ketamine）
2. 司可巴比妥（secobarbital）	6. 马吲哚（mazindol）
3. 丁丙诺啡（buprenorphine）	7. 三唑仑（triazolam）
4. γ-羟丁酸（gamma-hydroxybutyrate）	

第二类	
1. 异戊巴比妥（amobarbital）	16. 奥沙西泮（oxazepam）
2. 格鲁米特（glutethimide）	17. 匹莫林（pemoline）
3. 喷他佐辛（pentazocine）	18. 苯巴比妥（phenobarbital）
4. 戊巴比妥（pentobarbital）	19. 唑吡坦（zolpidem）
5. 阿普唑仑（alprazolam）	20. 丁丙诺啡透皮贴剂（buprenorphine transdermal patch）
6. 巴比妥（barbital）	21. 布托啡诺及其注射剂（butorphanol and its injection）
7. 氯氮䓬（chlordiazepoxide）	22. 咖啡因（caffeine）
8. 氯硝西泮（clonazepam）	23. 安钠咖（caffeine sodium benzoate）
9. 地西泮（diazepam）	24. 地佐辛及其注射剂（dezocine and its injection）
10. 艾司唑仑（estazolam）	25. 麦角胺咖啡因片（ergotamine and caffeine tablet）
11. 氟西泮（flurazepam）	26. 氨酚氢可酮片（paracetamol and hydrocodone bitartrate tablet）
12. 劳拉西泮（lorazepam）	27. 曲马多（tramadol）
13. 甲丙氨酯（meprobamate）	28. 扎来普隆（zaleplon）
14. 咪达唑仑（midazolam）	29. 佐匹克隆（zopiclone）
15. 硝西泮（nitrazepam）	

注：1. 上面还包括氯巴占。

2. 上述品种包括其可能存在的盐和单方制剂（除另有规定）。

3. 上述品种包括其可能存在的化学异构体及酯、醚（除另有规定）。

4. 自 2015 年 5 月 1 日起，国家食品药品监督管理总局、公安部、国家卫生和计划生育委员会将含有可待因复方口服液体制剂（包括口服溶液剂、糖浆剂）列入第二类精神药品管理。

5. 自 2019 年 9 月 1 日起，国家药品监督管理局、公安部、国家卫生健康委员会将口服固体制剂每剂量单位含羟考酮碱大于 5mg，且不含其他麻醉药品、精神药品或药品类易制毒化学品的复方制剂列入第一类精神药品管理；不超过 5mg 的列入第二类精神药品管理；丁丙诺啡与纳洛酮的复方口服固体制剂列入第二类精神药品管理。

6. 自 2020 年 1 月 1 日起，国家药品监督管理局、公安部、国家卫生健康委员会决定将瑞马唑仑（包括其可能存在的盐、单方制剂和异构体）列入第二类精神药品管理。

7. 2023 年 7 月 1 日起，国家药品监督管理局、公安部、国家卫生健康委员会将奥赛利定等 7 种药品列入麻醉药品和精神药品目录进行管理。

8. 2023 年 10 月 1 日起，国家药品监督管理局、公安部、国家卫生健康委员会将泰吉利定等 3 种药品列入麻醉药品和精神药品目录进行管理，将莫达非尼由第一类精神药品调整为第二类精神药品。

（三）麻醉药品和精神药品的监管

国务院药品监督管理部门负责全国麻醉药品和精神药品的监督管理工作，并会同国务院农业主管部门对麻醉药品药用原植物实施监督管理。国务院公安部门负责对造成麻醉药品药用原植物、麻醉药品和精神药品流入非法渠道的行为进行查处。国务院其他有关主管部门在各自的职责范围内负责与麻醉药品和精神药品有关的管理工作。

省、自治区、直辖市人民政府药品监督管理部门负责本行政区域内麻醉药品和精神药品的监督管理工作。县级以上地方公安机关负责对本行政区域内造成麻醉药品和精神药品流入非法渠道的行为进行查处。县级以上地方人民政府其他有关主管部门在各自的职责范围内负责与麻醉药品和精神药品有关的管理工作。

在《条例》的基础上，国家卫生健康管理部门发布了《处方管理办法》《医疗机构麻醉药品、第一类精神药品管理规定》《麻醉药品、第一类精神药品购用印鉴卡管理规定》等，对于麻醉药品、精神药品使用管理提出具体要求。国家药品监督管理部门制定了《麻醉药品和精神药品生产管理办法（试行）》《麻醉药品和精神药品经营管理办法（试行）》《麻醉药品和精神药品运输管理办法》《关于麻醉药品和精神药品实验研究管理规定的通知》等，对麻醉药品和精神药品的生产、经营、运输等环节的管理作出了进一步的规定。

二、种植、实验研究和生产管理

国家根据麻醉药品和精神药品的医疗、国家储备和企业生产所需原料的需要确定需求总量，对麻醉药品药用原植物的种植、麻醉药品和精神药品的生产实行总量控制。

国务院药品监督管理部门根据麻醉药品和精神药品的需求总量制定年度生产计划。国务院药品监督管理部门和国务院农业主管部门根据麻醉药品年度生产计划，制定麻醉药品药用原植物年度种植计划。

（一）种植管理

麻醉药品药用原植物种植企业由国务院药品监督管理部门和国务院农业主管部门共同确定，其他单位和个人不得种植麻醉药品药用原植物。经确定的种植企业，应根据国家药品监督管理部门和农业主管部门共同制订的年度计划种植，并定期向其报告种植情况。

（二）实验研究管理

开展麻醉药品和精神药品实验研究活动必须经国务院药品监督管理部门批准，且具备下列条件：①以医疗、科学研究或者教学为目的；②有保证实验所需麻醉药品和精神药品安全的措施和管理制度；③单位及其工作人员2年内没有违反有关禁毒的法律、行政法规规定的行为。

麻醉药品和第一类精神药品的临床试验，不得以健康人为受试对象。

经批准开展麻醉药品和精神药品实验研究的，应当在3年内完成药物临床前研究，向国务院药品监督管理部门申报药品注册。

药品研究单位在普通药品的实验研究过程中，产生本条例规定的管制品种的，应当立即停止实验研究活动，并向国务院药品监督管理部门报告。国务院药品监督管理部门应当根据情况，及时作出是否同意其继续实验研究的决定。

（三）生产管理

1. 定点生产制度

国家对麻醉药品和精神药品实行定点生产制度。国务院药品监督管理部门根据麻醉药品和精神药品的需求总量，按照合理布局、总量控制的原则，确定麻醉药品和精神药品定点生产企业的数量和布局，并根据年度需求总量对数量和布局进行调整。

2. 定点企业的审批

麻醉药品和精神药品的定点生产企业应当符合《条例》规定的条件。从事麻醉药品、精神药品生产的企业，应当经所在地省、自治区、直辖市人民政府药品监督管理部门批准。

3. 生产管理措施

定点生产企业生产麻醉药品和精神药品，必须依照药品管理法的规定取得药品批准文号。未取得药品批准文号的，不得生产麻醉药品和精神药品。

定点生产企业应当严格按照麻醉药品和精神药品年度生产计划安排生产，并依照规定向所在地省、自治区、直辖市药品监督管理部门报告生产情况。

麻醉药品、精神药品、药品类易制毒化学品依法不得委托生产，含麻醉药品复方制剂、含精神药品复方制剂以及含药品类易制毒化学品复方制剂依照有关规定不得委托生产。

4. 销售管理

麻醉药品药用原植物种植企业生产的麻醉药品原料（阿片）应当按照计划销售给国家设立的麻醉药品储存单位。国家设立的麻醉药品储存单位只能将麻醉药品原料按照计划销售给麻醉药品生产企业以及经批准购用的其他单位。

定点生产企业生产的麻醉药品和第一类精神药品原料药只能按照计划销售给制剂生产企业和经批准购用的其他单位，小包装原料药可以销售给全国性批发企业和区域性批发企业。

定点生产企业只能将麻醉药品和第一类精神药品制剂销售给全国性批发企业、区域性批发企业以及经批准购用的其他单位。定点区域性批发企业从定点生产企业购进麻醉药品和第一类精神药品制剂，须经所在地省、自治区、直辖市药品监督管理部门批准。

定点生产企业只能将第二类精神药品原料药销售给全国性批发企业、区域性批发企业、专门从事第二类精神药品批发业务的企业、第二类精神药品制剂生产企业以及经备案的其他需用第二类精神药品原料药的企业，并应当按照备案的需用计划销售。

定点生产企业只能将第二类精神药品制剂销售给全国性批发企业、区域性批发企业、专门从事第二类精神药品批发业务的企业、第二类精神药品零售连锁企业、医疗机构或经批准购用的其他单位。

定点生产企业应按照规定建立购买方销售档案。应当核实企业或单位资质文件、采购人员身份证明，无误后方可销售，并且不得使用现金交易。

5. 专用标志

麻醉药品和精神药品的标签应当印有国务院药品监督管理部门规定的专用标志，如图 12-1 所示。麻醉药品的专用标志颜色是蓝白，精神药品的颜色是绿白。

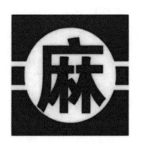 比例：1∶1
字体：黑体
蓝色：C100 M30
白色

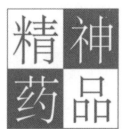 比例：1∶1
字体：宋体
绿色：C100 M100
白色

图 12-1　麻醉药品和精神药品专用标志

✈ **教学案例**

非法种植毒品原植物罪案

2022 年 5 月 3 日上午，冠县公安局民警在巡查中发现，徐某某在冠县兰沃乡某村院内非法种植罂粟。经清查，徐某某种植的罂粟共计 596 株。经鉴定，在徐某某种植的罂粟植株内检出可待因、罂粟碱、那可丁、吗啡成分。依据《刑法》第 351 条第 1 款之规定，判决如下：被告人徐某某犯非法种植毒品原植物罪罪名成立，判决管制一年，并处罚金人民币 2000 元。

主要毒品原植物类型及相关法规

毒品原植物，即用来提炼、加工成鸦片、海洛因、甲基苯丙胺、吗啡、可卡因等麻醉药品和精神药品的原植物。罂粟、大麻、古柯、恰特草、迷幻蘑菇并称为五大毒品原植物。罂粟是制取鸦片的主要原料，同时其提取物也是多种镇静剂的来源，如吗啡、海洛因、蒂巴因、可待因、罂粟碱、那可丁。大麻是大麻科大麻属植物，特指雌性植物经干燥的花和毛状体，含有400多种化学物质，其中有60多种具有类似的化学特性，因此被统称为大麻素。古柯，为兴奋剂和强壮剂，用以解除疲劳，由叶提取出的古柯碱为重要的局部麻醉药物，亦为毒品可卡因的原植物。恰特草，又名阿拉伯茶，其茎叶含有天然苯丙胺，咀嚼时其中含有的令人兴奋的成分对人体中枢神经具有刺激作用，使人上瘾，是一种软性毒品。迷幻蘑菇是一类含有裸盖菇素和脱磷酸裸盖菇素等迷幻物质的草类，这种物质是一种血清素受体激动剂，它能够刺激一些受体，使人产生做梦一样的感受，导致神经系统的紊乱和兴奋，让人神经麻痹出现幻觉，因而得名。

非法种植毒品原植物违反法律，将被追究法律责任。

《中华人民共和国禁毒法》第十九条规定："国家对麻醉药品药用原植物种植实行管制。禁止非法种植罂粟、古柯植物、大麻植物以及国家规定管制的可以用于提炼加工毒品的其他原植物。禁止走私或者非法买卖、运输、携带、持有未经灭活的毒品原植物种子或者幼苗。"

《中华人民共和国治安管理处罚法》第七十一条规定："有下列行为之一的，处十日以上十五日以下拘留，可以并处三千元以下罚款；情节较轻的，处五日以下拘留或者五百元以下罚款：①非法种植罂粟不满五百株或者其他少量毒品原植物的；②非法买卖、运输、携带、持有少量未经灭活的罂粟等毒品原植物种子或者幼苗的；③非法运输、买卖、储存、使用少量罂粟壳的。有前款第一项行为，在成熟前自行铲除的，不予处罚。"

《中华人民共和国刑法》第三百五十一条【非法种植毒品原植物罪】规定："非法种植罂粟、大麻等毒品原植物的，一律强制铲除。有下列情形之一的，处五年以下有期徒刑、拘役或者管制，并处罚金：①种植罂粟五百株以上不满三千株或者其他毒品原植物数量较大的；②经公安机关处理后又种植的；③抗拒铲除的。非法种植罂粟三千株以上或者其他毒品原植物数量大的，处五年以上有期徒刑，并处罚金或者没收财产。非法种植罂粟或者其他毒品原植物，在收获前自动铲除的，可以免除处罚。"第三百五十二条【非法买卖、运输、携带、持有毒品原植物种子、幼苗罪】规定："非法买卖、运输、携带、持有未经灭活的罂粟等毒品原植物种子或者幼苗，数量较大的，处三年以下有期徒刑、拘役或者管制，并处或者单处罚金。"

三、经营管理

（一）定点经营制度

国家对麻醉药品和精神药品实行定点经营制度。

国务院药品监督管理部门应当根据麻醉药品和第一类精神药品的需求总量，确定麻醉药品和第一类精神药品的定点批发企业布局，并应当根据年度需求总量对布局进行调整、公布。

药品经营企业不得经营麻醉药品原料药和第一类精神药品原料药。但是，供医疗、科学研究、教学使用的小包装的上述药品可以由国务院药品监督管理部门规定的药品批发企业经营。

（二）定点企业的审批

麻醉药品和精神药品定点批发企业应满足《条例》的要求。全国性批发企业须经国家药品监督管理部门批准；区域性批发企业须经所在地省级药品监督管理部门批准。专门从事第二类精神药品批发业务的企业，应当经所在地省级药品监督管理部门批准。

在批准全国性批发企业以及区域性批发企业时，都应当综合各地区人口数量、交通、经济发展水平、医疗服务情况等因素，确定其所承担供药责任的区域。

麻醉药品和第一类精神药品的定点批发企业，必须具有保证供应责任区域内医疗机构所需麻醉药品和第一类精神药品的能力，并具有保证麻醉药品和第一类精神药品安全经营的管理制度。

申请零售第二类精神药品的药品零售连锁企业，应当向所在地设区的市级药品监督管理机构提出申请。

（三）购进管理

全国性批发企业应当从定点生产企业购进麻醉药品和第一类精神药品。区域性批发企业可以从全国性批发企业购进麻醉药品和第一类精神药品；为减少迂回运输，经所在地省级药品监督管理部门批准，也可以从定点生产企业购进麻醉药品和第一类精神药品。

从事第二类精神药品批发业务的企业可以从第二类精神药品定点生产企业、全国性批发企业、区域性批发企业、其他专门从事第二类精神药品批发业务的企业购进第二类精神药品。药品零售连锁企业总部的《药品经营许可证》经营范围中有第二类精神药品项目的，可以购进第二类精神药品。

（四）销售管理

1. 销售范围规定

全国性批发企业：可以向区域性批发企业或者经批准可以向取得麻醉药品和第一类精神药品使用资格的医疗机构以及其他经过批准的单位销售麻醉药品和第一类精神药品。全国性批发企业向取得麻醉药品和第一类精神药品使用资格的医疗机构销售麻醉药品和第一类精神药品，应当经医疗机构所在地省级药品监督管理部门批准；药品监督管理部门应当在统筹、确定全国性批发企业与区域性批发企业在本行政区域内的供药责任区后，做出是否批准的决定。

区域性批发企业：可以向本省、自治区、直辖市行政区域内取得麻醉药品和第一类精神药品使用资格的医疗机构销售麻醉药品和第一类精神药品；由于特殊地理位置的原因，需要就近向其他省、自治区、直辖市行政区域内取得麻醉药品和第一类精神药品使用资格的医疗机构销售的，应当经所在地省、自治区、直辖市药品监督管理部门批准。

全国性批发企业和区域性批发企业可以从事第二类精神药品批发业务；如需开展此项业务，企业应当向所在地省、自治区、直辖市药品监督管理部门申请变更《药品经营许可证》经营范围，企业所在地省、自治区、直辖市药品监督管理部门应当在其《药品经营许可证》经营范围中加注"第二类精神药品原料药或第二类精神药品制剂"。从事第二类精神药品批发业务的企业可以将第二类精神药品销售给定点生产企业、全国性批发企业、区域性批发企业、其他专门从事第二类精神药品批发业务的企业、医疗机构和从事第二类精神药品零售的药品零售连锁企业。

2. 销售规定

麻醉药品和第一类精神药品不得零售。禁止使用现金进行麻醉药品和精神药品交易，但是个人合法购买麻醉药品和精神药品的除外。

除经批准的药品零售连锁企业外，其他药品经营企业不得从事第二类精神药品零售活动。药品零售连锁企业其所属门店《药品经营许可证》经营范围有第二类精神药品项目的，可以零售第二类精神药品。药品零售连锁企业对其所属的经营第二类精神药品的门店，应当严格执行统一进货、统一配送和统一管理。药品零售连锁企业门店所零售的第二类精神药品，应当由本企业直接配送，不得委托配送。

第二类精神药品零售企业应当凭执业医师出具的处方，按规定剂量销售第二类精神药品，并将处方保存2年备查；禁止超剂量或者无处方销售第二类精神药品；不得向未成年人销售第二类精神药品；在难以确定购药者是否为未成年人的情况下，可查验购药者身份证明。

全国性批发企业和区域性批发企业向医疗机构销售麻醉药品和第一类精神药品，应当将药品送至医疗机构。医疗机构不得自行提货。

四、使用管理

（一）购用审批

1. 药品生产企业

需以麻醉药品和第一类精神药品为原料生产普通药品的药品生产企业，应当向所在地省、自治区、直辖市人民政府药品监督管理部门报送年度需求计划，由省、自治区、直辖市人民政府药品监督管理部门汇总报国家药品监督管理部门批准后向定点生产企业购买；需以第二类精神药品为原料生产普通药品的药品生产企业，经所在地省、自治区、直辖市人民政府药品监督管理部门批准后，向定点批发企业或定点生产企业购买。

2. 食品、食品添加剂、化妆品、油漆等非药品生产企业

需使用咖啡因作为原料的，应当经所在地省、自治区、直辖市人民政府药品监督管理部门批准后，向定点批发企业或定点生产企业购买。

3. 科学研究、教学单位

需使用麻醉药品和精神药品开展实验、教学活动的单位，经所在地省、自治区、直辖市人民政府药品监督管理部门批准后，向定点批发企业或定点生产企业购买；需使用麻醉药品和精神药品的标准品、对照品的单位，经所在地省、自治区、直辖市人民政府药品监督管理部门批准后，向国务院药品监督管理部门批准的单位购买。

4. 医疗机构

需使用麻醉药品和第一类精神药品的医疗机构，经所在地设区的市级人民政府卫生主管部门批准后，取得麻醉药品、第一类精神药品购用印鉴卡（以下简称"印鉴卡"）。医疗机构凭印鉴卡向本省、自治区、直辖市行政区域内的定点批发企业购买麻醉药品和第一类精神药品。

（二）麻醉药品、第一类精神药品购用印鉴卡管理

医疗机构取得印鉴卡应具备以下条件：①有与使用麻醉药品和第一类精神药品相关的诊疗科目；②具有经过麻醉药品和第一类精神药品培训的、专职从事麻醉药品和第一类精神药品管理的药学专业技术人员；③有获得麻醉药品和第一类精神药品处方资格的执业医师；④有保证麻醉药品和第一类精神药品安全储存的设施和管理制度。

印鉴卡有效期为三年。印鉴卡有效期满前3个月，医疗机构应当向市级卫生行政部门重新提出申请；印鉴卡有效期满需换领新卡的医疗机构，还应当提交印鉴卡有效期内麻醉药品、第一类精神药品使用情况。

（三）医师处方资格和处方要求

1. 处方资格

医疗机构应当按照国务院卫生主管部门的规定，对本单位执业医师进行有关麻醉药品和精神药品使用知识的培训、考核，经考核合格的，授予麻醉药品和第一类精神药品处方资格。执业医师取得处方资格后，方可在本医疗机构开具麻醉药品和第一类精神药品处方，但不得为自己开具该种处方。

2. 处方管理

具有麻醉药品和第一类精神药品处方资格的执业医师，根据临床应用指导原则，对确需使用麻醉药品或者第一类精神药品的患者，应当满足其合理用药需求。在医疗机构就诊的癌症疼痛患者和其他危重患者得不到麻醉药品或者第一类精神药品时，患者或者其亲属可以向执业医师提出申请。具有麻醉药品和第一类精神药品处方资格的执业医师认为要求合理的，应当及时为患者提供所需麻醉药品或者第一类精神药品。

开具麻醉药品和精神药品必须使用专用处方，单张处方的最大用量应当符合国务院卫生主管部门的规定。麻醉药品和精神药品专用处方的格式由国务院卫生主管部门规定。麻醉药品和第一类精神药品处方的印刷用纸为淡红色，处方右上角分别标注"麻""精一"；第二类精神药品处方的印刷用纸为白色，处方右上角标注"精二"。

门（急）诊癌症疼痛患者和中、重度慢性疼痛患者需长期使用麻醉药品和第一类精神药品的，首诊医师应当亲自诊查患者，建立相应的病历，要求其签署《知情同意书》。

对麻醉药品和第一类精神药品处方，处方的调配人、核对人应当仔细核对，签署姓名，并予以登记；对不符合《条例》规定的，处方的调配人、核对人应当拒绝发药。

处方由调剂处方药品的医疗机构妥善保存。第二类精神药品处方保存期限为2年，麻醉药品和第一类精神药品处方保存期限为3年。

医疗机构应当为使用麻醉药品、第一类精神药品的患者建立相应的病历。麻醉药品注射剂型仅限于医疗机构内使用或者由医务人员出诊至患者家中使用。为院外使用麻醉药品非注射剂型、精神药品患者开具的处方不得在急诊药房配药。医疗机构应当要求长期使用麻醉药品和第一类精神药品的门（急）诊癌症患者和中、重度慢性疼痛患者，每3个月复诊或者随诊一次。

（四）借用和配制麻醉药品、精神药品制剂的管理

医疗机构抢救患者急需麻醉药品和第一类精神药品而本医疗机构无法提供时，可以从其他医疗机构或者定点批发企业紧急借用；抢救工作结束后，应当及时将借用情况报所在地设区的市级药品监督管理部门和卫生主管部门备案。

对临床需要而市场无供应的麻醉药品和精神药品，持有医疗机构制剂许可证和印鉴卡的医疗机构需要配制制剂的，应当经所在地省、自治区、直辖市人民政府药品监督管理部门批准。医疗机构配制的麻醉药品和精神药品制剂只能在本医疗机构使用，不得对外销售。

（五）以戒毒为目的的使用管理

医疗机构、戒毒机构以开展戒毒治疗为目的，可以使用美沙酮或者国家确定的其他用于戒毒治疗的麻醉药品和精神药品。

五、储存和运输管理

（一）储存管理

1. 麻醉药品和第一类精神药品的储存

麻醉药品药用原植物种植企业、定点生产企业、全国性批发企业和区域性批发企业以及国家设立的麻醉药品储存单位，应当设置储存麻醉药品和第一类精神药品的专库。该专库应当符合下列要求：
① 安装专用防盗门，实行双人双锁管理；
② 具有相应的防火设施；
③ 具有监控设施和报警装置，报警装置应当与公安机关报警系统联网。

麻醉药品定点生产企业应当将麻醉药品原料药和制剂分别存放。

麻醉药品和第一类精神药品的使用单位应当设立专库或者专柜储存麻醉药品和第一类精神药品。专库应当设有防盗设施并安装报警装置；专柜应当使用保险柜。专库和专柜应当实行双人双锁管理。

麻醉药品药用原植物种植企业、定点生产企业、全国性批发企业和区域性批发企业、国家设立的麻醉药品储存单位以及麻醉药品和第一类精神药品的使用单位，应当配备专人负责管理工作，并建立储存麻醉药品和第一类精神药品的专用账册。药品入库双人验收，出库双人复核，做到账物相符。专用账册的保存期限应当自药品有效期期满之日起不少于5年。

2. 第二类精神药品的储存

第二类精神药品经营企业应当在药品库房中设立独立的专库或者专柜储存第二类精神药品，并建立专

用账册，实行专人管理。专用账册的保存期限应当自药品有效期满之日起不少于 5 年。

（二）运输管理

托运、承运和自行运输麻醉药品和精神药品的，应当采取安全保障措施，防止麻醉药品和精神药品在运输过程中被盗、被抢、丢失。

1. 运输方式

通过铁路运输麻醉药品和第一类精神药品的，应当使用集装箱或者铁路行李车运输；没有铁路需要通过公路或者水路运输麻醉药品和第一类精神药品的，应当由专人负责押运。

2. 运输手续

托运或者自行运输麻醉药品和第一类精神药品的单位，应当向所在地设区的市级药品监督管理部门申请领取运输证明。运输证明有效期为 1 年。运输证明应当由专人保管，不得涂改、转让、转借。托运人办理麻醉药品和第一类精神药品运输手续，应当将运输证明副本交付承运人。承运人应当查验、收存运输证明副本，并检查货物包装。没有运输证明或者货物包装不符合规定的，承运人不得承运。承运人在运输过程中应当携带运输证明副本，以备查验。

（三）麻醉药品和精神药品的邮寄管理

《麻醉药品和精神药品邮寄管理办法》规定：麻醉药品和精神药品的寄件单位要事先向所在地省、自治区、直辖市药品监督管理部门申请办理麻醉药品、精神药品邮寄证明（以下简称"邮寄证明"）。邮寄证明一证一次有效。邮政营业机构收寄麻醉药品和精神药品时应当查验、收存邮寄证明并与详情单相关联一并存档，依据邮寄证明办理收寄手续。没有邮寄证明的不得收寄。邮寄证明保存 1 年备查。

寄件人应当在详情单货品名称栏内填写"麻醉药品"或"精神药品"字样，详情单上加盖寄件单位运输专用章。邮寄物品的收件人必须是单位。邮寄麻醉药品和精神药品应在窗口投交，邮政营业机构应当对收寄的麻醉药品和精神药品进行查验、核对。

六、法律责任

国家管控的麻精药品可构成刑法意义上的毒品，相关犯罪受到严厉打击，走私、贩卖、运输、制造毒品，无论数量多少，均追究刑事责任。《中华人民共和国刑法》第三百五十五条非法提供麻醉药品、精神药品罪规定，依法从事生产、运输、管理、使用国家管制的麻醉药品、精神药品的人员，违反国家规定，向吸食、注射毒品的人提供国家规定管制的能够使人形成瘾癖的麻醉药品、精神药品的，处三年以下有期徒刑或者拘役，并处罚金；情节严重的，处三年以上七年以下有期徒刑，并处罚金。向走私、贩卖毒品的犯罪分子或者以牟利为目的，向吸食、注射毒品的人提供国家规定管制的能够使人形成瘾癖的麻醉药品、精神药品的，依照本法第三百四十七条的规定定罪处罚。第三百四十七条是走私、贩卖、运输、制造毒品罪。此外，根据刑法和相关司法解释，生产、销售、提供假药罪，涉案药品属于麻精药品的，从重处罚。

《条例》法律责任部分共 19 条，对违反《条例》规定的各种违法行为给出了明确的行政处罚。

📖 知识拓展

医疗机构加强麻醉药品和精神药品的管理

随着国家禁毒工作力度持续加大，传统毒品获取难度较大，不法分子将麻醉药品、精神药品作为传统毒品替代物进行贩卖吸食。医疗机构及其从业人员作为管理、使用麻醉药品、精神药品的主体，因管理不到位，甚至违法犯罪，导致麻醉药品、精神药品脱离管控，流入制贩毒渠道，主要原因在于：一是部分医务人员缺乏法治教育和专业培训，法律意识、安全意识和责任意识淡薄，防范麻醉药品、精神药品违法犯罪的意识和能力有待提高；二是有些医疗机构监管制度执行不到位，对麻醉药品、精神药品的采购、储存、领用、销毁流程管理混乱，麻醉、精神药品"三级五专"管理制度流于形式；三是有的医疗主管部门监管力度有待进一步加强；四是麻醉药品、精神药品依法不得在网络上销售，但仍有不少麻醉药品、精神药品被利用网络平台贩卖；五是行刑衔接机制运行不够通畅。

🐾 思考与讨论
　　为什么我国要对芬太尼类物质予以整类管制？

第三节　医疗用毒性药品和放射性药品的管理

一、医疗用毒性药品管理

　　为加强医疗用毒性药品的管理，防止中毒或死亡事故的发生，国务院根据《药品管理法》的规定，于1988年12月27日发布了《医疗用毒性药品管理办法》（国务院第23号令）。该办法的颁布和实施，标志着我国将医疗用毒性药品的管理逐步纳入了法治化管理的轨道。

（一）定义和品种

1. 医疗用毒性药品定义

　　医疗用毒性药品（以下简称"毒性药品"），是指毒性剧烈，治疗剂量与中毒剂量相近，使用不当会致人中毒或死亡的药品。

　　如果对毒性药品管理不严而发生流失，将会对社会造成重大影响和危害。

2. 毒性药品品种

　　毒性药品的管理品种，由国家卫生健康管理部门会同国家药品监督管理部门规定。毒性药品管理品种分为毒性中药品种和毒性西药品种，具体品种如下。

　　（1）毒性中药品种（28种）

　　砒石（红砒、白砒）、砒霜、水银、生马钱子、生川乌、生草乌、生白附子、生附子、生半夏、生南星、生巴豆、斑蝥、青娘虫、红娘虫、生甘遂、生狼毒、生藤黄、生千金子、生天仙子、闹羊花、雪上一枝蒿、红升丹、白降丹、蟾酥、洋金花、红粉、轻粉、雄黄。

　　（2）毒性西药品种（13种）

　　去乙酰毛花苷C、阿托品、洋地黄毒苷、氢溴酸后马托品、三氧化二砷、毛果芸香碱、升汞、水杨酸毒扁豆碱、亚砷酸钾、氢溴酸东莨菪碱、士的宁、A型肉毒毒素及其制剂、亚砷酸注射剂。

　　上述的西药品种除了A型肉毒毒素制剂和亚砷酸注射剂以外的药品品种均指的是原料药，士的宁、阿托品和毛果芸香碱等品种还包括各自的盐类化合物。

（二）毒性药品的生产管理

　　毒性药品年度生产、收购、供应和配制计划，由省级药品监督管理部门根据医疗需要制定并下达给指定的毒性药品生产、收购、供应单位，并抄报国家药品监督管理部门和国家中医药管理部门。生产单位不得擅自改变生产计划自行销售。

　　凡加工炮制毒性中药，须按照《中国药典》或省级药品监督管理部门制定的炮制规范进行。

　　药品生产企业（含医疗机构制剂室）涉及毒性药品的，要建立严格的管理制度，每次配料必须经两人以上复核签字。生产（配制）毒性药品及制剂，必须严格执行生产（配制）操作规程，建立完整的记录，保存5年备查。

（三）毒性药品的经营管理和使用管理

毒性药品的收购、经营，由各级药品监督管理部门指定的药品经营单位负责；配方用药由零售药店、医疗机构负责。其他任何单位或者个人均不得从事毒性药品的收购、经营和配方业务。

药品经营企业（含医疗机构药房）要严格按照《药品经营质量管理规范》（*Good Supply Practice*，GSP）或相关规定的要求，毒性药品应专柜加锁并由专人保管，做到双人、双锁，专账记录。必须建立健全保管、验收、领发、核对等制度，严防收假、发错，严禁与其他药品混杂。

药品零售企业供应毒性药品，须凭盖有医生所在医疗机构公章的处方。医疗机构供应和调配毒性药品，须凭医生签名的处方。每次处方剂量不得超过二日极量。对处方未注明"生用"的毒性中药，应当付炮制品。

科研和教学单位所需的毒性药品，必须持本单位的证明信，经所在地县级以上药品监督管理部门批准后，供应单位方能发售。

只有具有生物制品经营资质的药品批发企业才能作为 A 型肉毒毒素制剂的经销商。药品批发企业只能将 A 型肉毒毒素制剂销售给已取得《医疗机构执业许可证》的医疗机构或医疗美容机构，未经指定的药品经营企业不得购销 A 型肉毒毒素制剂。药品零售企业不得零售 A 型肉毒毒素制剂。

医疗机构应当向经药品生产企业指定的 A 型肉毒毒素经销商采购 A 型肉毒毒素制剂；对购进的 A 型肉毒毒素制剂登记造册、专人管理，按规定储存，做到账物相符；医师应当根据诊疗指南和规范、药品说明书中的适应证、药理作用、用法、用量、禁忌、不良反应和注意事项开具处方，每次处方剂量不得超过两日用量，处方按规定保存。

（四）法律责任

对违反《医疗用毒性药品管理办法》的规定，擅自生产、收购、经营毒性药品的单位或者个人，由县级以上药品监督管理部门没收其全部毒性药品，并处以警告或按非法所得的 5～10 倍罚款。情节严重、致人伤残或死亡，构成犯罪的，由司法机关依法追究其刑事责任。

📖 **知识拓展**

食品药品监管总局关于注射用 A 型肉毒毒素的消费警示

据卫生计生委通报，近期北京、上海、浙江、广东等省（自治区、直辖市）部分医院陆续收治了一批因在非医疗机构注射不明物质而紧急送治的患者，均有神经中毒的特点。患者入院前，曾为瘦脸、瘦腿等美容需求，在非医疗机构注射过"肉毒素"。为保护消费者切身利益，引导消费者选择合法正规的产品和服务，国家食品药品监督管理总局提醒消费者：

不当使用注射用 A 型肉毒毒素可能会引起肌肉松弛麻痹，严重时可能会引发呼吸衰竭、心力衰竭等危及生命健康的症状。食品药品监督管理部门规定，药品生产和进口企业应指定具有生物制品经营资质的药品批发企业作为 A 型肉毒毒素制剂的经销商；药品批发企业只能将 A 型肉毒毒素制剂销售给取得《医疗机构执业许可证》的医疗机构或医疗美容机构，未经指定的药品经营企业不得购销 A 型肉毒毒素制剂。消费者应到取得《医疗机构执业许可证》的正规医疗机构或医疗美容机构进行注射美容。

二、放射性药品管理

我国核医学使用放射性药品进行诊断和治疗始于 20 世纪 50 年代后期，当时放射性药品的供应主要依赖国外进口。60 年代初，我国开始研制放射性药品。1965 年，国家药典委员会首次制定两种放射性药品标准。为加强放射性药品的管理，国务院根据《药品管理法》的规定，于 1989 年 1 月 13 日发布了《放射性药品管理办法》（国务院第 25 号令）。该办法根据 2011 年 1 月 8 日《国务院关于废止和修改部分行政法规的决定》进行了第一次修订，根据 2017 年 3 月 1 日《国务院关于修改和废止部分行政法规的决定》进行了第二次修订，根据 2022 年 3 月 29 日《国务院关于修改和废止部分行政法规的决定》进行了第三次修订，放射性药品的全生命周期管理制度得到进一步完善。

（一）定义和品种

1. 定义

放射性药品是指用于临床诊断或者治疗的放射性核素制剂或者其标记药物。《药品生产质量管理规范》（*Good Manufacturing Practice*，GMP）附录《放射性药品》定义放射性药品包括医用放射性核素发生器及其配套药盒、正电子类放射性药品、放射性体内植入制品、即时标记放射性药品、放射免疫分析药盒、其他反应堆和加速器放射性药品。2020 版《中国药典》定义放射性药品系指含有一种或几种放射性核素供医学诊断和治疗用的药品。核素系指有特定质量数、质子数和核能态，而且平均寿命长到足以被观察的一类原子。

放射性药品的国家标准，由国家药典委员会负责制定和修订，报国家药品监督管理部门审批颁发。

2. 品种

2020 版《中国药典》共收载 30 种放射性药品，具体如下：来昔决南钐 $[^{153}Sm]$ 注射液；氙 $[^{133}Xe]$ 注射液；邻碘 $[^{131}I]$ 马尿酸钠注射液；注射用亚锡亚甲基二膦酸盐；注射用亚锡依替菲宁；注射用亚锡喷替酸；注射用亚锡植酸钠；注射用亚锡焦磷酸钠；注射用亚锡聚合白蛋白；枸橼酸镓 $[^{67}Ga]$ 注射液；氟 $[^{18}F]$ 脱氧葡萄糖注射液；胶体磷 $[^{32}P]$ 酸铬注射液；高锝 $[^{99m}Tc]$ 酸钠注射液；铬 $[^{51}Cr]$ 酸钠注射液；氯化亚铊 $[^{201}Tl]$ 注射液；氯化锶 $[^{89}Sr]$ 注射液；碘 $[^{125}I]$ 密封籽源；碘 $[^{131}I]$ 化钠口服溶液；诊断用碘 $[^{131}I]$ 化钠胶囊；锝 $[^{99m}Tc]$ 双半胱乙酯注射液；锝 $[^{99m}Tc]$ 双半胱氨酸注射液；锝 $[^{99m}Tc]$ 甲氧异腈注射液；锝 $[^{99m}Tc]$ 亚甲基二膦酸盐注射液；锝 $[^{99m}Tc]$ 依替菲宁注射液；锝 $[^{99m}Tc]$ 植酸盐注射液；锝 $[^{99m}Tc]$ 喷替酸盐注射液；锝 $[^{99m}Tc]$ 焦磷酸盐注射液；锝 $[^{99m}Tc]$ 聚合白蛋白注射液；磷 $[^{32}P]$ 酸钠盐口服溶液；磷 $[^{32}P]$ 酸钠盐注射液。

（二）放射性药品的监管措施

1. 监管部门

国务院药品监督管理部门负责全国放射性药品监督管理工作。国务院国防科技工业主管部门依据职责负责与放射性药品有关的管理工作。国务院环境保护主管部门负责与放射性药品有关的辐射安全与防护的监督管理工作。国务院印发《关于深化"证照分离"改革进一步激发市场主体发展活力的通知》（国发〔2021〕7 号），将放射性药品生产经营企业审批权限由国家药品监督管理局和国家国防科技工业局下放至省级药品监督管理部门和省级国防科技工业管理部门。

2. 放射性药品的生产经营管理

国家对放射性药品实行合理布局定点生产。开办放射性药品生产、经营企业，应按《关于做好放射性药品生产经营企业审批和监管工作的通知》（药监综药管〔2021〕73 号）向所在地省级药品监督管理部门报送相关申请材料提出申请。符合条件的，予以批准，由所在地省级药品监督管理部门发给《放射性药品生产企业许可证》《放射性药品经营企业许可证》。无许可证的生产、经营企业，一律不准生产、销售放射性药品。

《放射性药品生产企业许可证》和《放射性药品经营企业许可证》有效期五年。

药品上市许可持有人委托生产放射性药品的，应当委托符合条件的放射性药品生产企业。药品上市许可持有人和受托生产企业应当签订委托协议和质量协议，并严格履行协议约定的义务。

药品上市许可持有人自行销售其取得药品注册证书的放射性药品，应当符合《放射性药品管理办法》第十三条规定的放射性药品经营企业具备的条件，无需取得放射性药品经营许可证；委托销售的，接受委托销售的药品经营企业应当取得具有相应经营范围的放射性药品经营许可证。放射性药品经营企业只能向持有《放射性药品生产企业许可证》《放射性药品经营企业许可证》或《放射性药品使用许可证》的单位销售放射性药品。

（三）放射性药品的包装、运输管理

放射性药品的包装必须安全、实用，符合放射性药品质量要求，具有与放射性药品剂量相适应的防护装置。包装必须分为内包装和外包装两部分，外包装必须贴有商标、标签、说明书和放射性药品标志。内包装必须贴有标签。标签必须注明药品品名、放射性比活度、装量。放射性药品的运输，按国家运输、邮政等部门制定的有关规定执行。严禁任何单位和个人随身携带放射性药品乘坐公共交通运输工具。

（四）放射性药品的使用管理

医疗单位设置医学科、室（同位素室）必须配备与其医疗任务相适应的并经核医学技术培训的技术人员。非核医学专业技术人员未经培训，不得从事放射性药品使用工作。

医疗单位使用放射性药品，必须符合国家放射性同位素卫生防护管理的有关规定。所在地的省、自治区、直辖市药品监督管理部门，应当根据医疗单位核医疗技术人员的水平、设备条件，核发相应等级的《放射性药品使用许可证》，无许可证的医疗单位不得临床使用放射性药品。《放射性药品使用许可证》有效期为 5 年，期满前 6 个月，医疗单位应当向原发证的行政部门重新提出申请，经审核批准后，换发新证。

医疗单位配制、使用放射性制剂，应当符合《药品管理法》及其实施条例的相关规定。

持有《放射性药品使用许可证》的医疗单位，必须负责对使用的放射性药品进行临床质量检验，收集药品不良反应等项工作，并定期报告。

放射性药品使用后的废物（包括患者排出物），必须按国家有关规定妥善处置。

第四节　疫苗的管理

疫苗关系人民群众生命健康，关系公共卫生安全和国家安全，是国家战略性、公益性产品。国家对疫苗实行最严格的管理制度，坚持安全第一、风险管理、全程管控、科学监管、社会共治。

一、概述

（一）定义

疫苗，是指为预防、控制疾病的发生、流行，用于人体免疫接种的预防性生物制品，包括免疫规划疫苗和非免疫规划疫苗。

（二）分类

根据《疫苗管理法》规定，疫苗分为两类。免疫规划疫苗，是指居民应当按照政府的规定接种的疫苗，包括国家免疫规划确定的疫苗，省、自治区、直辖市人民政府在执行国家免疫规划时增加的疫苗，以及县级以上人民政府或者其卫生健康主管部门组织的应急接种或者群体性预防接种所使用的疫苗。非免疫规划疫苗，是指由居民自愿接种的其他疫苗。

接种单位接种免疫规划疫苗不得收取任何费用。接种单位接种非免疫规划疫苗，除收取疫苗费用外，还可以收取接种服务费。

（三）疫苗管理法

《中华人民共和国疫苗管理法》（以下简称《疫苗管理法》）由中华人民共和国第十三届全国人民代

表大会常务委员会第十一次会议于 2019 年 6 月 29 日通过，自 2019 年 12 月 1 日起施行。其立法宗旨是加强疫苗管理，保证疫苗质量和供应，规范预防接种，促进疫苗行业发展，保障公众健康，维护公共卫生安全。

《疫苗管理法》是在《药品管理法》一般原则的基础上，针对疫苗特点制定的一部特别的法律，其明确地提出了疫苗应该实行最严格的监管，对疫苗的研制、生产、流通、预防接种全过程提出了特别的制度和规定。

《疫苗管理法》的总体思路，包括以下几点。①贯彻"四个最严"要求，对疫苗实行最严格的管理制度，坚决守住质量安全底线，坚决维护最广大人民群众身体健康。②落实疫苗管理体制改革举措，将党中央、国务院的决策转化为法律制度。③总结《药品管理法》、《疫苗流通和预防接种管理条例》的实施经验，汲取问题疫苗案件教训，举一反三，堵塞漏洞，系统规定疫苗研制、生产、流通、预防接种管理制度，强化全过程、全链条监管。④处理好与《药品管理法》的关系，针对疫苗特点规定具体管理制度，不简单重复药品管理的一般性规定。

（四）国家免疫规划制度

《疫苗管理法》明确指出："国家实行免疫规划制度。居住在中国境内的居民，依法享有接种免疫规划疫苗的权利，履行接种免疫规划疫苗的义务。政府免费向居民提供免疫规划疫苗。县级以上人民政府及其有关部门应当保障适龄儿童接种免疫规划疫苗。监护人应当依法保证适龄儿童按时接种免疫规划疫苗。"

免疫规划，作为控制和消除某些传染病的有效手段之一，是国家贯彻"预防为主"方针、保护易感人群的重要措施。国家实施国家免疫规划，并用法律的形式规定实行有计划的预防接种，特别是对儿童实行预防接种证制度，从制度上保证了对人群普遍实行预防接种，并通过主动预防手段达到控制和消除对人群尤其是对儿童危害较严重的传染病的目的。

1978 年，中国响应 WHO 提出全球实施的扩大免疫规划，建立了计划免疫的体系，卡介苗、脊髓灰质炎疫苗、百白破疫苗和麻疹疫苗被纳入国家免疫规划。2002～2007 年，乙肝等新的疫苗纳入国家免疫规划。从 2007 年起，扩大国家免疫规划疫苗范围，在现行全国范围使用的国家免疫规划疫苗基础上，将甲肝疫苗、流脑疫苗、乙脑疫苗、麻疹腮腺炎风疹联合疫苗、无细胞百白破疫苗纳入国家免疫规划。免疫规划作为我国卫生事业成效最为显著、影响最为广泛的工作之一，消灭了天花，实现了无脊髓灰质炎目标。

二、疫苗的管理措施

（一）疫苗研制和注册管理

1. 疫苗上市许可持有人

疫苗上市许可持有人是指依法取得疫苗药品注册证书和《药品生产许可证》的企业。其依法对疫苗研制、生产、流通、预防接种过程中疫苗的安全、有效和质量可控负责。

2. 疫苗临床试验

开展疫苗临床试验应当经伦理委员会审查同意，由国务院药品监管部门审核批准；审慎选择受试者，合理设置受试者群体和年龄组，并取得书面知情同意；根据风险程度制定详细的受试者保护措施。

3. 上市批准

在中国境内上市的疫苗应当经国务院药品监督管理部门批准，取得药品注册证书；申请疫苗上市许可应当提供真实、充分、可靠的研究数据、资料和样品，具备疫苗生产能力。国务院药品监督管理部门在批准疫苗注册申请时，对疫苗的生产工艺、质量控制标准和说明书、标签予以核准。

（二）疫苗生产和批签发管理

1. 疫苗生产准入

对疫苗生产实行严于一般药品生产的准入制度。从事疫苗生产除符合一般药品的生产条件外，还应当具备适度规模和足够的产能储备，具有保证生物安全的制度和设施、设备，符合疾病预防、控制需要。

疫苗上市许可持有人应当具备疫苗生产能力。超出疫苗生产能力确需委托生产的，应当经国务院药品监督管理部门批准。接受委托生产的，受托方应当为取得疫苗生产范围的药品生产企业。委托生产的范围应当是疫苗生产的全部工序。必要时，委托生产多联多价疫苗的，经国家药品监督管理局组织论证同意后可以是疫苗原液生产阶段或者制剂生产阶段。

2. 疫苗生产人员和过程管理

疫苗上市许可持有人的法定代表人、主要负责人具有良好的信用记录，生产管理负责人等关键岗位人员具有相关专业背景和从业经历。

生产全过程持续合法合规，采用信息化手段记录生产、检验数据，确保相关资料和数据真实、完整和可追溯。

3. 疫苗批签发制度

每批疫苗上市销售前逐批进行审核、检验。不予批签发的疫苗不得销售，并应当由省、自治区、直辖市人民政府药品监督管理部门监督销毁；不予批签发的进口疫苗应当由口岸所在地药品监督管理部门监督销毁或者依法进行其他处理。预防、控制传染病疫情或者应对突发事件急需的疫苗，经国务院药品监督管理部门批准，免予批签发。

（三）疫苗流通管理

1. 疫苗采购方式

国家免疫规划疫苗由国务院卫生行政等部门组织集中招标或者统一谈判形成中标或者成交价格，各省（自治区、直辖市）统一采购；其他疫苗由各省（自治区、直辖市）通过公共资源交易平台组织采购。

2. 疫苗配送

疫苗上市许可持有人将疫苗配送至疾病预防控制机构，由疾病预防控制机构配送至接种单位。疾病预防控制机构以外的单位和个人不得向接种单位供应疫苗，接种单位不得接收该疫苗。

持有人、疾病预防控制机构自行配送疫苗，应当具备疫苗冷链储存、运输条件，符合疫苗储存和运输管理规范的有关要求，并对配送的疫苗质量依法承担责任。

持有人可委托符合药品经营质量管理规范冷藏冷冻药品运输、储存条件的企业配送、区域仓储疫苗。持有人应当对疫苗配送企业的配送能力进行评估，严格控制配送企业数量，保证配送过程持续符合法定要求。

疫苗储存、运输全过程应当处于规定的温度环境，并定时监测、记录温度，不符合温度控制要求的不得接收或者购进。

（四）疫苗上市后管理

疫苗上市许可持有人制定并实施疫苗上市后风险管理计划，主动开展上市后研究，对疫苗的安全性、有效性进行进一步确证；持续改进生产工艺和质量控制标准，提高工艺稳定性；对可能影响疫苗安全性、有效性、质量可控性的变更进行充分验证，并按照规定报请批准、备案或者报告。对产品设计、生产工艺、安全性或者有效性明显劣于预防同种疾病的其他类疫苗的品种，予以淘汰。

（五）疫苗监管

县级以上地方人民政府对本行政区域的疫苗监管工作负责，统一领导、组织、协调疫苗监管工作和疫苗安全事件应对工作。药品监管部门、卫生行政部门依据职责对疫苗研制、生产、流通、预防接种全过程进行监管。建设国家和省级两级职业化、专业化药品检查员队伍，加强对疫苗的监督检查。药品监管部门加强现场检查，向疫苗上市许可持有人派驻检查员。加强信息发布管理。疫苗安全风险警示等信息由有关部门统一公布；准确、及时公布重大疫苗质量安全信息，并进行解释说明。对举报疫苗违法行为的人员给予奖励，举报所在企业或者单位严重违法犯罪行为的，给予重奖。

三、法律责任

（一）加大处罚力度

在《药品管理法》规定的基础上，进一步加大对严重违法行为的处罚力度。对生产、销售假劣疫苗等违法行为，提高罚款金额的下限，货值金额不足五十万元的，均按五十万元计算。疫苗上市许可持有人未按照规定建立疫苗电子追溯系统的，由省级以上人民政府药品监督管理部门责令改正，给予警告；拒不改正的，处二十万元以上五十万元以下的罚款；情节严重的，责令停产停业整顿，并处五十万元以上二百万元以下的罚款。

（二）处罚到人

生产、销售的疫苗属于假药，或者生产、销售的疫苗属于劣药且情节严重的，对法定代表人、主要负责人、直接负责的主管人员和关键岗位人员以及其他责任人员，没收违法行为发生期间自本单位所获收入，并处所获收入一倍以上十倍以下的罚款，终身禁止从事药品生产经营活动，由公安机关处五日以上十五日以下拘留。

有下列情形之一的，法定代表人、主要负责人、直接负责的主管人员和关键岗位人员以及其他责任人员也要承担相应的法律责任：①申请疫苗临床试验、注册、批签发提供虚假数据、资料、样品或者有其他欺骗行为；②编造生产、检验记录或者更改产品批号；③疾病预防控制机构以外的单位或者个人向接种单位供应疫苗；④委托生产疫苗未经批准；⑤生产工艺、生产场地、关键设备等发生变更按照规定应当经批准而未经批准；⑥更新疫苗说明书、标签按照规定应当经核准而未经核准；⑦违反药品相关质量管理规范。

（三）赔偿责任

因疫苗质量问题造成受种者损害的，疫苗上市许可持有人应当依法承担赔偿责任。疾病预防控制机构、接种单位因违反预防接种工作规范、免疫程序、疫苗使用指导原则、接种方案，造成受种者损害的，应当依法承担赔偿责任。有些常委会组成人员建议进一步完善法律责任，加大对一些违法行为的惩处力度，强化处罚到人。

 教学案例

长春长生疫苗事件

2018年10月16日，国家药品监督管理局和吉林省药品监督管理局依法从严对长春长生公司违法违规生产狂犬病疫苗作出行政处罚。依据行政处罚管辖有关规定，国家药品监督管理局和吉林省药品监督管理局分别对长春长生公司作出多项行政处罚。国家药品监督管理局撤销长春长生公司狂犬病疫苗（国药准字 S20120016）药品批准证明文件；撤销涉案产品生物制品批签发合格证，并处罚款1203万元。吉林省药品监督管理局吊销其《药品生产许可证》；没收违法生产的疫苗、违法所得18.9亿元，处违法生产、销售货值金额三倍罚款72.1亿元，罚没款共计91亿元。对于涉案的高某某等14名直接负责主管人员和其他直接责任人员作出依法不得从事药品生产经营活动的行政处罚。涉嫌犯罪的，由司法机关依法追究刑事责任。

第五节　药品类易制毒化学品的管理

药品类易制毒化学品具有双重属性，合理使用能解除患者病痛，如果管理不当流入非法渠道，就可能引起严重的公共卫生和社会问题。

一、概述

（一）定义

易制毒化学品，是指国家规定管制的可用于制造麻醉药品和精神药品的前体、原料和化学配剂等物质，流入非法渠道又可用于制造毒品。

药品类易制毒化学品，是指《易制毒化学品管理条例》中所确定的麦角酸、麻黄碱等物质。

小包装麻黄碱，是指国家药品监督管理部门指定生产的供教学、科研和医疗机构配制制剂使用的特定包装的麻黄碱原料药。

（二）品种及分类

易制毒化学品分为三类。第一类是可用于制毒的主要原料，第二类和第三类是用于制毒的化学配剂。药品类易制毒化学品属于第一类易制毒化学品。

易制毒化学品分类和品种由国务院批准调整，涉及药品类易制毒化学品的，由国家药品监督管理部门负责及时调整和公布。

药品类易制毒化学品品种目录（2010版）所列物质有：①麦角酸；②麦角胺；③麦角新碱；④麻黄碱、伪麻黄碱、消旋麻黄碱、去甲麻黄碱、甲基麻黄碱、麻黄浸膏、麻黄浸膏粉等麻黄碱类物质。需要说明的是：上述所列物质包括可能存在的盐类；药品类易制毒化学品包括原料药及其单方制剂。

（三）药品类易制毒化学品管理办法

为加强药品类易制毒化学品的管理，防止其流入非法渠道，原卫生部根据《易制毒化学品管理条例》（国务院令第445号）制定了《药品类易制毒化学品管理办法》（卫生部令第72号），自2010年5月1日起施行。该办法按照《易制毒化学品管理条例》确定的药品类易制毒化学品监管范围、监管制度和药品监管部门的职能分工，借鉴麻黄碱、麻醉药品和精神药品监管的实践经验和有效做法，围绕防止药品类易制毒化学品流入非法渠道，对生产、经营、购买等环节有针对性地提出监管要求，进一步提高生产经营准入门槛，落实企业管理的责任，强化日常监管和信息通报，注重药品监管、公安等部门间的配合，合理安排药品监管部门层级、区域之间的分工合作。

（四）管理主体及职责

国家药品监督管理部门主管全国药品类易制毒化学品生产、经营、购买等方面的监督管理工作。

县级以上地方药品监督管理部门负责本行政区域内的药品类易制毒化学品生产、经营、购买等方面的监督管理工作。

二、药品类易制毒化学品的管理措施

（一）生产许可

未取得生产许可的企业不得生产药品类易制毒化学品。药品生产企业申请生产药品类易制毒化学品应符合规定条件，并按照规定向相应的药品监督管理部门提出申请，经审查合格，方能获得许可。《药品类易制毒化学品生产许可批件》应注明许可生产的药品类易制毒化学品名称，在《药品生产许可证》正本的生产范围中标注"药品类易制毒化学品"；在副本的生产范围中标注"药品类易制毒化学品"后，括弧内标注药品类易制毒化学品名称。

生产药品类易制毒化学品中属于药品的品种，还应当依照《药品管理法》和相关规定取得药品批准文号。

药品类易制毒化学品以及含有药品类易制毒化学品的制剂不得委托生产。药品生产企业不得接受境外厂商委托加工药品类易制毒化学品以及含有药品类易制毒化学品的产品；特殊情况需要委托加工的，须经国家药品监督管理部门批准。

（二）经营许可

未取得经营许可的企业不得经营药品类易制毒化学品。药品经营企业申请经营药品类易制毒化学品应符合规定条件，并按照规定向相应的药品监督管理部门提出申请，经审查合格，方能获得许可，并在《药品经营许可证》经营范围中标注"药品类易制毒化学品"。

药品类易制毒化学品单方制剂和小包装麻黄碱，纳入麻醉药品销售渠道经营，仅能由麻醉药品全国性批发企业和区域性批发企业经销，不得零售。

未实行药品批准文号管理的品种，纳入药品类易制毒化学品原料药渠道经营。

申请经营药品类易制毒化学品原料药的药品经营企业，必须具有麻醉和第一类精神药品定点经营资格或者第二类精神药品定点经营资格。

（三）购买许可

国家对药品类易制毒化学品实行购买许可制度。购买药品类易制毒化学品的，应当办理《药品类易制毒化学品购用证明》（以下简称《购用证明》），符合豁免办理《购用证明》情形的除外。《购用证明》由国家药品监督管理部门统一印制，有效期为3个月。

符合以下情形之一的，可以豁免办理《购用证明》：

① 医疗机构凭麻醉药品、第一类精神药品购用印鉴卡购买药品类易制毒化学品单方制剂和小包装麻黄碱的；

② 麻醉药品全国性批发企业、区域性批发企业持麻醉药品调拨单购买小包装麻黄碱以及单次购买麻黄碱片剂6万片以下、注射剂1.5万支以下的；

③ 按规定购买药品类易制毒化学品标准品、对照品的；

④ 药品类易制毒化学品生产企业凭药品类易制毒化学品出口许可自营出口药品类易制毒化学品的。

《购用证明》申请范围是受限制的，具有药品类易制毒化学品的生产、经营、使用相应资质的单位，方可申请《购用证明》的资格。

购买药品类易制毒化学品时，必须使用《购用证明》原件，不得使用复印件、传真件。《购用证明》只能在有效期内一次使用。《购用证明》不得转借、转让。

（四）购销管理

药品类易制毒化学品原料药的购销要求：①购买药品类易制毒化学品原料药的，必须取得《购用证明》；②药品类易制毒化学品经营企业应当将药品类易制毒化学品原料药销售给本省、自治区、直辖市行政区域内取得《购用证明》的单位；③药品类易制毒化学品经营企业之间不得购销药品类易制毒化学品原料药。

教学科研单位只能凭《购用证明》从麻醉药品全国性批发企业、区域性批发企业和药品类易制毒化学品经营企业购买药品类易制毒化学品。

药品类易制毒化学品单方制剂和小包装麻黄碱的购销要求：①麻醉药品全国性批发企业、区域性批发企业应当按照《麻醉药品和精神药品管理条例》第三章规定的渠道销售药品类易制毒化学品单方制剂和小包装麻黄碱；②麻醉药品区域性批发企业之间不得购销药品类易制毒化学品单方制剂和小包装麻黄碱；

③麻醉药品区域性批发企业之间因医疗急需等特殊情况需要调剂药品类易制毒化学品单方制剂的，应当在调剂后 2 日内将调剂情况分别报所在地省级药品监督管理部门备案。

药品类易制毒化学品禁止使用现金或者实物进行交易。

该办法还对销售过程建立卖方档案、加强核查，发货及退回等都进行了详细规定。

（五）安全管理

药品类易制毒化学品安全管理要求与麻醉药品和第一类精神药品经营管理要求基本相同。药品类易制毒化学品生产企业、经营企业、使用药品类易制毒化学品的药品生产企业和教学科研单位应当配备保障药品类易制毒化学品安全管理的设施，建立层层落实责任制的药品类易制毒化学品管理制度。

存放药品类易制毒化学品，应当设置专库或者专柜，实行双人双锁管理。

药品类易制毒化学品生产企业、经营企业和使用药品类易制毒化学品的药品生产企业，应当建立专用账册。保存期限应当自药品类易制毒化学品有效期满之日起不少于 2 年。

药品类易制毒化学品入库应当双人验收，出库应当双人复核，做到账物相符。

发生药品类易制毒化学品被盗、被抢、丢失或者其他流入非法渠道情形的，案发单位应当立即报告当地公安机关和县级以上地方药品监督管理部门。

（六）监督管理

药品类易制毒化学品生产企业、经营企业应当按照药品监督管理部门制定的药品电子监管实施要求，及时联入药品电子监管网，并通过网络报送药品类易制毒化学品生产、经营和库存情况。

药品类易制毒化学品生产企业、经营企业、使用药品类易制毒化学品的药品生产企业和教学科研单位，对过期、损坏的药品类易制毒化学品应当登记造册，并向所在地县级以上地方药品监督管理部门申请销毁。

知识拓展

易制毒化学品在身边，需警惕

《易制毒化学品管理条例》规定：第二类易制毒化学品包括苯乙酸、醋酸酐、三氯甲烷、乙醚、哌啶等 5 种（可能存在的盐类，也纳入管制），第三类易制毒化学品包括甲苯、丙酮、甲基乙基酮、高锰酸钾、硫酸、盐酸等 6 种。

刑法第三百五十条【非法生产、买卖、运输制毒物品、走私制毒物品罪】：违反国家规定，非法生产、买卖、运输醋酸酐、乙醚、三氯甲烷或者其他用于制造毒品的原料、配剂，或者携带上述物品进出境，情节较重的，处三年以下有期徒刑、拘役或者管制，并处罚金；情节严重的，处三年以上七年以下有期徒刑，并处罚金；情节特别严重的，处七年以上有期徒刑，并处罚金或者没收财产。

明知他人制造毒品而为其生产、买卖、运输前款规定的物品的，以制造毒品罪的共犯论处。

单位犯前两款罪的，对单位判处罚金，并对其直接负责的主管人员和其他直接责任人员，依照前两款的规定处罚。

第六节　其他需要特殊管理的药品

一、兴奋剂的管理

所谓兴奋剂，在临床上应用广泛，许多含有兴奋剂成分的药品品种在零售药店就可以购买到，其治疗作用和不良反应并无特别含义。对于普通患者，只要按药品使用说明书和医嘱服用即可。加强含兴奋剂药品的管理，主要是针对运动员的职业特点及滥用兴奋剂对人体健康造成的危害。

　　为保护运动员和公众的身心健康，加大对兴奋剂的管理力度，并为2008年奥运会的顺利举办提供公平竞争的体育竞赛环境，2004年1月13日国务院公布了第398号令《反兴奋剂条例》，并根据2011年1月8日《国务院关于废止和修改部分行政法规的决定》第一次修订，2014年7月29日《国务院关于修改部分行政法规的决定》第二次修订，2018年9月18日《国务院关于修改部分行政法规的决定》第三次修订。为深入贯彻落实《反兴奋剂条例》，进一步加强兴奋剂管理，国家食品药品监督管理局于2008年12月3日发布了《国家食品药品监督管理局关于进一步加强兴奋剂管理的通知》，对蛋白同化制剂、肽类激素的生产、经营、销售和监管进行了进一步的明确规定；国家食品药品监督管理局总局令第9号《蛋白同化制剂和肽类激素进出口管理办法》在2014年9月28日公布，并于2017年11月7日根据国家食品药品监督管理总局局务会议《关于修改部分规章的决定》作了部分修正。

🌐 思政材料12-2

国家体育总局新闻发言人：对兴奋剂"零容忍"

　　1989年，国家体育运动委员会确定了对兴奋剂问题实行"严令禁止、严格检查、严肃处理"的三严方针。1995年颁布实施的《中华人民共和国体育法》第一次将反对使用兴奋剂纳入国家法律范畴。1999年国家体育总局发布《关于严格禁止在体育运动中使用兴奋剂行为的规定（暂行）》，规范了对使用兴奋剂行为的检查和处罚办法。2004年国务院颁布实施《反兴奋剂条例》，中国成为世界上少数几个颁布实施专门的反兴奋剂法律法规的国家之一。2014年底，国家体育总局《反兴奋剂管理办法》公布，我国的反兴奋剂工作步入法制化、制度化和规范化的轨道。《反兴奋剂条例》中第二十四条明确规定运动员不得在体育运动中使用兴奋剂。第二十五条明确规定在体育社会团体注册的运动员、运动员辅助人员凭依法享有处方权的执业医师开具的处方，方可持有含有兴奋剂目录所列禁用物质的药品。在体育社会团体注册的运动员接受医疗诊断时，应当按照兴奋剂检查规则的规定向医师说明其运动员身份。医师对其使用药品时，应当首先选择不含兴奋剂目录所列禁用物质的药品；确需使用含有这类禁用物质的药品的，应当告知其药品性质和使用后果。

　　中国一贯高度重视反兴奋剂工作，要求干干净净参赛。我国将始终坚持对兴奋剂'零容忍'的态度，增加兴奋剂检查数量，进一步提高检测水平，继续强化反兴奋剂责任制，切实落实追究问责制度。将始终如一地、毫不留情地坚决打击那些心存侥幸、铤而走险的以身试法者，发现一起，查处一起，绝不姑息，绝不手软。

　　反兴奋剂是中国和世界各国共同面临的一项长期、复杂、艰巨的任务，中国有决心、有信心，有能力继续与使用兴奋剂的行为进行坚决的斗争，和国际社会一道为保护运动员和广大青少年的身心健康，维护公平竞争的体育道德，为弘扬奥林匹克精神，促进体育运动的健康发展作出更大的贡献。

（来源：滚动新闻 中国政府网）

（一）定义和品种

1. 兴奋剂的定义

　　兴奋剂在英语中称"Dope"，原意为"供赛马使用的一种鸦片麻醉混合剂"。由于运动员为提高体育竞赛成绩而服用的药品大多属于兴奋剂一类的药品，尽管后来被逐步禁用的其他类型的药品并不都具有兴奋性，甚至有的还具有抑制性，但国际上对禁用药品仍习惯沿用兴奋剂的称谓，泛指所有在体育竞赛中禁用的药品。

　　我国《反兴奋剂条例》所称兴奋剂，是指兴奋剂目录所列的禁用物质等。

2. 兴奋剂的品种目录

　　根据《2024年兴奋剂目录》（第72号）规定，兴奋剂共七大类，包括：①蛋白同化制剂品种95种；②肽类激素品种73种；③麻醉药品品种14种；④刺激剂（含精神药品）品种82种；⑤药品类易制毒化学品品种 3 种（麻黄碱、甲基麻黄碱、伪麻黄碱）；⑥医疗用毒性药品品种 1 种（士的宁）；⑦其他品种123 种。

（二）兴奋剂的生产、经营和使用管理

《反兴奋剂条例》中规定国家对兴奋剂目录所列禁用物质实行严格管理，任何单位和个人不得非法生产、销售、进出口。蛋白同化制剂、肽类激素的进出口管理按照《蛋白同化制剂和肽类激素进出口管理办法》（国家食品药品监督管理总局、海关总署、国家体育总局令第 9 号）的有关规定办理。

1. 兴奋剂的管理层次

① 实施特殊管理：兴奋剂目录所列禁用物质属于麻醉药品、精神药品、医疗用毒性药品和药品类易制毒化学品的，其生产、销售、进口、运输和使用，依照《药品管理法》和有关行政法规的规定实行特殊管理。

② 实行严格管理：兴奋剂目录所列禁用物质属于我国尚未实施特殊管理的蛋白同化制剂、肽类激素的，按照《药品管理法》《反兴奋剂条例》的规定，参照我国有关特殊管理药品的管理措施和国际通行做法，其生产、销售、进口和使用环节实施严格管理。

③ 实施处方药管理：除上述实施特殊管理和严格管理的品种外，兴奋剂目录所列的其他禁用物质，实施处方药管理。

2. 反兴奋剂的主管部门

国务院体育主管部门负责并组织全国的反兴奋剂工作。县级以上人民政府负责药品监督管理的部门和卫生、教育等有关部门，在各自职责范围内依照本条例和有关法律、行政法规的规定负责反兴奋剂工作。

3. 含兴奋剂药品的标签和说明书管理

药品、食品中含有兴奋剂目录所列禁用物质的，生产企业应当在包装标识或者产品说明书上用中文注明"运动员慎用"字样。药品经营企业在验收含兴奋剂药品时，应检查药品标签和说明书上是否按照规定标注"运动员慎用"字样。

根据《国家食品药品监督管理总局关于兴奋剂目录调整后有关药品管理的通告》（2015 年第 54 号）的要求，兴奋剂目录发布执行后的第 9 个月首日起，药品生产企业所生产的含兴奋剂目录新列入物质的药品，必须在包装标识或产品说明书上标注"运动员慎用"字样。之前生产的，在有效期内可继续流通使用。

4. 蛋白同化制剂、肽类激素的生产、经营和使用管理

① 生产兴奋剂目录所列蛋白同化制剂、肽类激素，应当依照《药品管理法》的规定取得《药品生产许可证》、药品批准文号。

② 依照《药品管理法》的规定取得《药品经营许可证》的药品批发企业，具备专门的管理人员，专储仓库或者专储药柜，专门的验收、检查、保管、销售和出入库登记制度以及法律、行政法规规定的其他条件，并经省、自治区、直辖市人民政府药品监督管理部门批准，方可经营蛋白同化制剂、肽类激素。

③ 蛋白同化制剂、肽类激素的验收、检查、保管、销售和出入库登记记录应当保存至超过蛋白同化制剂、肽类激素有效期 2 年。

④ 除胰岛素外，药品零售企业不得经营蛋白同化制剂或者其他肽类激素。蛋白同化制剂、肽类激素的生产企业只能向医疗机构、除药品零售企业的药品批发企业和其他同类生产企业供应蛋白同化制剂、肽类激素；蛋白同化制剂、肽类激素的批发企业只能向医疗机构，蛋白同化制剂、肽类激素的生产企业和其他同类批发企业供应蛋白同化制剂、肽类激素；蛋白同化制剂、肽类激素的进口单位只能向蛋白同化制剂、肽类激素的生产企业、医疗机构和符合以上第（2）条规定的药品批发企业供应蛋白同化制剂、肽类激素。

⑤ 药品零售企业必须凭处方销售胰岛素以及其他按规定可以销售的含兴奋剂药品。对列入兴奋剂目录管理的药品单方制剂，要严格凭处方销售；对含兴奋剂药品复方制剂，应按照现行药品分类管理规定执行，药品零售企业的执业药师应对购买含兴奋剂药品的患者或消费者提供用药咨询。

⑥ 医疗机构只能凭依法享有处方权的执业医师开具的处方向患者提供蛋白同化制剂、肽类激素。处方应当保存 2 年。

⑦ 兴奋剂目录发布执行之日起，不具备蛋白同化制剂和肽类激素经营资格的药品经营企业不得购进目录所列蛋白同化制剂和肽类激素，之前购进的新列入兴奋剂目录的蛋白同化制剂和肽类激素，应当按照《反兴奋剂条例》规定销售至医疗机构，蛋白同化制剂、肽类激素的生产企业或批发企业。药品零售企业已购进的新列入兴奋剂目录的蛋白同化制剂和肽类激素可以继续销售，但应当严格按照处方药管理，处方保存 2 年。

⑧ 国内药品生产企业、经营企业以及医疗机构采购进口蛋白同化制剂、肽类激素时，供货单位应当提供《进口药品注册证》（或者《医药产品注册证》）复印件、药品《进口准许证》复印件和《进口药品检验报告书》复印件，并在上述各类复印件上加盖供货单位公章。

（三）法律责任

违反《反兴奋剂条例》规定，有下列行为之一的，由县级以上人民政府负责药品监督管理的部门按照国务院药品监督管理部门规定的职责分工，没收非法生产、经营的蛋白同化制剂、肽类激素和违法所得，并处违法生产、经营药品货值金额 2 倍以上 5 倍以下的罚款；情节严重的，由发证机关吊销《药品生产许可证》、药品经营许可证；构成犯罪的，依法追究刑事责任：

① 生产企业擅自生产蛋白同化制剂、肽类激素，或者未按照本条例规定渠道供应蛋白同化制剂、肽类激素的；

② 药品批发企业擅自经营蛋白同化制剂、肽类激素，或者未按照本条例规定渠道供应蛋白同化制剂、肽类激素的；

③ 药品零售企业擅自经营蛋白同化制剂、肽类激素的。

 知识拓展

蛋白同化制剂和肽类激素的危害

兴奋剂中的"蛋白同化制剂"又称同化激素，俗称合成类固醇，是合成代谢类药物，具有促进蛋白质合成和减少氨基酸分解的特征，可促进肌肉增生，提高动作力度和增强男性的性特征。此类药物在医疗实践活动中常用于慢性消耗性疾病及大手术、肿瘤化疗、严重感染等对机体严重损伤后的康复治疗。但如果出于非医疗目的而使用（滥用）此类药物则会导致生理、心理的不良后果。在生理方面，滥用蛋白同化制剂会引起人体内分泌系统紊乱、肝脏功能损伤、心血管系统疾患甚至引起恶性肿瘤和免疫功能障碍等。在心理方面，滥用这类药物会引起抑郁情绪、冲动、攻击性行为等。此外，滥用这类药物会形成强烈的心理依赖。肽类激素的作用是通过刺激肾上腺皮质生长、红细胞生成等促进人体的生长发育，大量摄入会降低自身内分泌水平，损害身体健康，还可能引起心血管疾病、糖尿病等疾病。同样，滥用肽类激素也会形成较强的心理依赖。

二、含特殊药品复方制剂的管理

含特殊药品复方制剂不是特殊管理的药品，在药品生产、经营许可上没有特别的规定，但是，部分含特殊药品复方制剂（包括含麻黄碱类复方制剂、含可待因复方口服溶液、复方地芬诺酯片和复方甘草片等），因其所含成分的特殊性使之具有不同于一般药品的管理风险，如果管理不善导致其从药用渠道流失，则会被滥用或用于提取制毒。因此，为了加强对含特殊药品复方制剂的监管，国务院药品监督管理部门连续发布多个关于加强含特殊药品复方制剂管理的规范性文件。

（一）含特殊药品复方制剂的概念和品种

2009 年 8 月国家食品药品监督管理局发布《关于切实加强部分含特殊药品复方制剂销售管理的通知》

（国食药监安〔2009〕503号），将含有麻黄碱类复方制剂（不包括含麻黄的中成药，下同）、含有可待因复方口服溶液、复方甘草片、复方地芬诺酯片称为"含特殊药品复方制剂"。含特殊药品复方制剂是实行比一般药品更为严格的管理制度的药品。

含特殊药品复方制剂的品种范围：

① 含麻醉药品复方制剂口服固体制剂每剂量单位：a. 含可待因以含可待因碱计不超过15mg；b. 含双氢可待因以含双氢可待因碱计不超过10mg；c. 含羟考酮以羟考酮碱计不超过5mg；d. 含右丙氧酚以右丙氧酚碱计不超过50mg。且该制剂中不含其他列入特殊管制药品的口服固体制剂复方制剂按处方药管理。

② 含可待因口服固体制剂：阿司待因片、阿司可咖胶囊、阿司匹林可待因片、氨酚待因片、氨酚待因片（Ⅱ）、氨酚双氢可待因片、复方磷酸可待因片、可待因桔梗片、氯酚待因片、洛芬待因缓释片、洛芬待因片、萘普待因片、愈创罂粟待因片。

③ 复方地芬诺酯片。

④ 复方甘草片、复方甘草口服溶液、复方枇杷喷托维林颗粒、尿通卡克乃其片。

⑤ 含麻黄碱类复方制剂。

（二）有关含特殊药品复方制剂管理的相关规定

对含特殊药品复方制剂的相关规定如表12-4所示。

表12-4　对含特殊药品复方制剂的相关规定

发布时间	发布部门	规章名称	主要内容
2008/10/27	CFDA	《关于进一步加强含麻黄碱类复方制剂管理的通知》（国食药监办〔2008〕613号）	规范含麻黄碱类复方制剂的经营行为；严格审核含麻黄碱类复方制剂购买资质；完善信息报送，加强监督检查
2009/8/18	CFDA	《关于切实加强部分含特殊药品复方制剂销售管理的通知》（国食药监安〔2009〕503号）	进一步规范含特殊药品复方制剂的购销行为；切实加强对含特殊药品复方制剂销售的监督检查；严厉查处违法违规行为
2012/9/4	CFDA、公安部、卫生部联合发布	《关于加强含麻黄碱类复方制剂管理有关事宜的通知》（国食药监办〔2012〕260号）	为了对骗购含麻黄碱类复方制剂的行为进行严厉打击，坚决遏制这一违法行为的蔓延，对含麻黄碱类复方制剂的销售限量作出新的管理规定
2013/7/8	CFDA	《关于进一步加强含可待因复方口服溶液、复方甘草片和复方地芬诺酯片购销管理的通知》（食药监办药化监〔2013〕33号）	对含可待因复方口服溶液（含9个国产品种，4个进口品种）、复方甘草片和复方地芬诺酯片等特殊药品复方制剂的购销管理以及销售渠道的监督管理提出更严格的规定，批发企业从生产企业购进和从批发企业购进时，对销售对象有不同要求
2014/6/5	CFDA	《关于进一步加强含麻醉药品和曲马多口服复方制剂购销管理的通知》（食药监办药化监〔2014〕111号）	对含麻醉药品和曲马多口服复方制剂加强管理，列出需要加强管理的32种含麻醉药品和曲马多口服复方制剂产品名单。一律列入必须凭处方销售的范围。严禁现金交易，一律不得互联网销售
2014/8/15	CFDA	《关于明确查处违法销售含特殊药品复方制剂案件有关政策执行问题的通知》（食药监办药化监〔2014〕157号）	药品生产企业、批发企业将含特殊药品复方制剂销售给个人、不具法定药品经营和使用资质的企业或单位，或者致使含特殊药品复方制剂去向不明的，一律按照《中华人民共和国药品管理法》第七十九条认定为情节严重行为，依法吊销《药品生产许可证》或《药品经营许可证》
2015/1/12	CFDA	《关于加强含麻黄碱类复方制剂药品广告审查工作的通知》（食药监办稽〔2015〕21号）	各省级食品药品监管部门对按处方药管理的含麻黄碱类复方制剂，其广告只能在医学、药学专业刊物上发布；不得在大众传播媒介发布广告或者以其他方式进行以公众为对象的广告宣传；地方食品药品监管部门要加强含麻黄碱类复方制剂产品广告监测；总局将加大含麻黄碱类复方制剂广告审查抽查力度
2021/4/13	NMPA	《关于修订曲马多栓剂和复方制剂药品说明书的公告》（2021年第53号）	为进一步保障公众用药安全，国家药品监督管理局决定对曲马多栓剂（盐酸曲马多栓）和复方制剂（氨酚曲马多片、氨酚曲马多胶囊、复方曲马多片及科洛曲片）药品说明书进行修订

发布时间	发布部门	规章名称	主要内容
2023/5/23	NMPA、国家卫生健康委员会	《关于加强曲马多复方制剂等药品管理的通知》(国药监药管〔2023〕22号)	将曲马多复方制剂、依他佐辛(包括其盐、异构体和单方制剂,下同)、吡仑帕奈(包括其盐、异构体和单方制剂,下同)列入第二类精神药品目录,自2023年7月1日起施行

(三) 含特殊药品复方制剂的经营管理

具有《药品经营许可证》的企业均可经营含特殊药品复方制剂。

1. 合法资质审核

药品生产、批发企业经营含特殊药品复方制剂时,应当按照GMP、GSP的要求建立客户档案,核实并留存购销方资质证明复印件、采购人员(销售人员)法人委托书和身份证明复印件、核实记录等;指定专人负责采购(销售)、出(入)库验收、签订买卖合同等。销售含特殊药品复方制剂时,如发现购买方资质可疑的,应立即报请所在地设区的市级药品监管部门协助核实;发现采购人员身份可疑的,应立即报请所在地县级以上(含县级)公安机关协助核实。

2. 药品出库复核与配送管理

药品生产、批发企业销售含特殊药品复方制剂时,应当严格执行出库复核制度,认真核对实物与销售出库单是否相符,并确保药品送达购买方《药品经营许可证》所载明的仓库地址、药品零售企业注册地址或者医疗机构的药库。药品送达后,购买方应查验货物,无误后由入库员在随货同行单上签字。随货同行单原件留存,复印件加盖公章后及时返回销售方。销售方应查验返回的随货同行单复印件记载内容有无异常,发现问题应立即暂停向对方销售含特殊药品复方制剂,并立即向所在地设区的市级药品监管部门报告。药品监管部门核查发现可疑的,应立即通报同级公安机关。

3. 药品购销管理

药品生产、批发企业经营含特殊药品复方制剂时必须严格按照《关于规范药品购销活动中票据管理有关问题的通知》(国食药监安〔2009〕283号,以下简称《通知》)规定开具、索要销售票据。药品生产和经营企业应按《通知》要求,核实购买付款的单位、金额与销售票据载明的单位、金额相一致,如发现异常应暂停向对方销售含特殊药品复方制剂并立即向所在地设区的市级药品监管部门报告。药品监管部门核查发现可疑的,应立即通报同级公安机关。

药品零售企业销售含特殊药品复方制剂时,处方药应当严格执行处方药与非处方药分类管理有关规定,复方甘草片和复方地芬诺酯片列入必须凭处方销售的处方药管理,非处方药一次销售不得超过5个最小包装。复方甘草片和复方地芬诺酯片应设置专柜由专人管理、专册登记,登记内容包括药品名称、规格、销售数量、生产企业、生产批号。如发现超过正常医疗需求,大量、多次购买上述药品的,应当立即向当地药品监督管理部门报告。

4. 禁止事项及其他要求

药品生产企业和药品批发企业禁止使用现金进行含有特殊药品复方制剂交易。

从药品生产企业直接购进复方甘草片、复方地芬诺酯片等含特殊药品复方制剂的药品批发企业,可以将此类药品销售给其他批发企业、零售企业和医疗机构;从药品批发企业购进的,只能销售给本省(自治区、直辖市)的药品零售企业和医疗机构。

5. 麻黄碱类复方制剂的特别规定

具有蛋白同化制剂、肽类激素定点批发资质的药品经营企业,方可从事含麻黄碱类复方制剂的批发业务。药品生产企业和药品批发企业销售含麻黄碱类复方制剂时,应当核实购买方资质证明材料、采购人员身份证明等情况,无误后方可销售,并跟踪核实药品到货情况,核实记录保存至药品有效期后一年备查。

含麻黄碱类复方制剂的每个最小包装规格麻黄碱类药物含量为:口服固体制剂不得超过720mg,口服液体制剂不得超过800mg。将单位剂量麻黄碱类药物含量大于30mg(不含30mg)的含麻黄碱类复方制剂,列入必须凭处方销售的处方药管理。

药品零售企业销售含麻黄碱类复方制剂，应当查验购买者的身份证，并对其姓名和身份证号码予以登记。除处方药按处方剂量销售外，一次销售不得超过 2 个最小包装。药品零售企业不得开架销售含麻黄碱类复方制剂，应当设置专柜由专人管理、专册登记，登记内容包括药品名称、规格、销售数量、生产企业、生产批号、购买人姓名、身份证号码。除个人合法购买外，禁止使用现金进行含麻黄碱类复方制剂交易。

（四）法律责任

药品生产、经营企业违反 GMP、GSP 有关规定销售含特殊药品复方制剂的，按照《药品管理法》第一百二十六条严肃查处，对药品生产企业还应责令整改，整改期间收回药品 GMP 证书；对直接导致含特殊药品复方制剂流入非法渠道的药品生产、批发企业，按照《药品管理法》第一百二十六条情节严重处理，吊销《药品生产许可证》或《药品经营许可证》。对涉嫌触犯刑法的，要及时移送公安机关处理。国家药品监督管理局将适时在全国范围内通报药品生产、经营企业的违法违规行为。

 教学案例

严厉查处违法销售含麻黄碱类复方制剂药品企业

2011 年 6 月 13 日，江苏省××有限公司当班员工为谋取非法利益，未按照国家食品药品监督管理局《关于切实加强部分含特殊药品复方制剂销售管理的通知》（国食药监安〔2009〕503 号）中销售含麻黄碱类复方制剂非处方药一次不得超过 5 个最小包装的规定，将 400 盒复方盐酸伪麻黄碱缓释胶囊（新康泰克）销售给不明身份的人员，造成大量含麻黄碱类复方制剂流入制毒分子手中。案发后，××县局对案件进行了查处，但存在处罚过轻的问题。2012 年 2 月 22 日，江苏省药品监督管理局按照国家药品监督管理局要求，责成××市局对此案立案调查。根据××市局的调查结果，××有限公司违法销售含麻黄碱类复方制剂属实，且被制毒分子用于制作毒品，造成了严重后果。因此，依照《国务院关于加强食品等产品安全监督管理的特别规定》第三条第二款的规定，给予该企业吊销《药品经营许可证》的严厉处罚。

参考文献

［1］ 孟锐. 药事管理学［M］. 5 版. 北京：科学出版社，2023.

［2］ 谢明，田侃. 药事管理学［M］. 3 版. 北京：人民卫生出版社，2021.

［3］ 冯变玲. 药事管理学［M］. 7 版. 北京：人民卫生出版社，2022.

［4］ 何宁，胡明. 药事管理学［M］. 2 版. 北京：中国医药科技出版社，2018.

［5］ 邹武捷，满春霞，杨淑苹，等. 麻醉药品和精神药品管制研究Ⅰ——麻醉药品和精神药品国际管制的历程与现状［J］. 中国药房，2017，28（01）：5-10.

［6］ 满春霞，邹武捷，杨淑苹，等. 麻醉药品和精神药品管制研究Ⅳ——我国麻醉药品和精神药品的管制历程与现状［J］. 中国药房，2017，28（01）：18-22.

［7］ 杨广博. 我国毒品定义的审视与重构——以非药用类麻醉药品和精神药品及其列管为视角［J］. 中国人民公安大学学报（社会科学版），2021，37（06）：87-96.

［8］ 陈帅锋，甄橙，史录文. 中国麻醉药品和精神药品管制品种目录变动历程研究（1949—2019 年）［J］. 中国新药杂志，2021，30（11）：989-996.

第十三章

中药管理

中医药学是中华民族的伟大创造，是中国古代科学的瑰宝，也是打开中华文明宝库的钥匙，为中华民族繁衍生息作出了巨大贡献，对世界文明进步产生了积极影响。中药作为我国传统中医药体系的重要组成部分，有其独特的理论内涵和实践基础，在加工炮制、配伍禁忌、剂量服法等方面均与现代药存在较大差异。因此，中药管理的内容、方法应遵循中药自身的规律特点。

2016 年 12 月 25 日，全国人民代表大会常务委员会通过《中华人民共和国中医药法》，自 2017 年 7 月 1 日起施行。2019 年 10 月 20 日，中共中央、国务院颁布《关于促进中医药传承创新发展的意见》。进入 2023 年，国家药品监督管理局促进中医药传承创新发展政策再加力，先后印发《关于进一步加强中药科学监管促进中药传承创新发展的若干措施》《中药注册管理专门规定》等政策文件，向纵深推进中国式现代化药品监管实践和具有中国特色的中药科学监管体系建设。

📖 知识拓展

《2022 国家中药监管蓝皮书》发布

《中国中医药报》2023 年 7 月 27 日讯：近日，在上海举办的 2023 国家中药科学监管大会上，《2022 国家中药监管蓝皮书》（以下简称《蓝皮书》）发布。

《蓝皮书》由国家药品监督管理局组织编写，全面展现我国中药监管现状，为深化中药审评审批和监管体制机制改革、增添中药产业发展新动力提供参考。

《蓝皮书》分为中药审评审批制度改革、中药质量安全监管、中药药品标准管理、中药监管科学、国际交流与合作、中药研发及行业动态、后记共七个部分，全面系统总结梳理中药全产业链、全生命周期监管政策法规和技术规定等成果。

《蓝皮书》显示，2022 年共抽检中成药 47 个品种 5805 批次，经检验合格率为 99.3%。近 5 年国家药品抽检结果表明，中成药质量自 2019 年来有明显提升，合格率均保持在 99% 以上。

《蓝皮书》显示，2021 年获批上市的 12 个中药新药中，有 3 个来源于经典古方，8 个是在临床经验方基础上研制而成的。2022 年批准 10 个（以受理号计）中药新药上市，包括中药创新药品种 5 个，按古代经典名方目录管理的中药复方制剂 1 个、其他来源于古代经典名方的中药复方制剂 1 个。加快确有临床价值的中药新药审评审批，可进一步助力中医药发挥在疾病防治中的独特优势。此外，在适应证方面，中药新药临床试验主要集中在精神神经、消化、呼吸、心血管和妇科 5 个领域，呼吸和消化适应证是中药新药临床试验的重点领域。

在中药生产企业和经营企业情况方面，《蓝皮书》显示，根据国家药监局发布的《药品监督管理统计年度数据（2022 年）》，截至 2022 年底，全国有效期内生产中成药的企业有 2319 家，占全国药品生产企业总数的 29.1%；中药生产企业 4569 家（其中含中药饮片生产企业 2250 家），占全国药品生产企业总数的 57.3%。专营中药材、中药饮片的药品经营企业 486 家，其中批发企业 459 家，零售连锁企业 27 家。

中医药学包含着中华民族几千年的健康养生理念及其实践经验，是中华文明的一个瑰宝，凝聚着中国人民和中华民族的博大智慧。新中国成立以来，我国中医药事业取得显著成就，为增进人民健康作出了重要贡献。

要遵循中医药发展规律，传承精华，守正创新，加快推进中医药现代化、产业化，坚持中西医并重，推动中医药和西医药相互补充、协调发展，推动中医药事业和产业高质量发展，推动中医药走向世界，充分发挥中医药防病治病的独特优势和作用，为建设健康中国、实现中华民族伟大复兴的中国梦贡献力量。（摘自习近平 2019 年 10 月对中医药工作作出的重要指示）

第一节　概述

一、中药相关概念和分类

（一）中药（Chinese medicine）

中药是指在中医理论指导下，用于预防、治疗疾病，并具有康复与保健作用的物质，包括中药材、中药饮片、中成药和中药配方颗粒等。

一般认为中药除传统中药外，尚包括民族药、民间药以及由境外引进的植物药、动物药及矿物药等。民族药，系指我国某些地区少数民族经长期医疗实践的积累，并用少数民族文字记载的药物，在使用上有一定的地域性，如藏药、苗药和蒙药等。

中药过去称"官药"，自西药输入我国后，为与西药区别，人们将我国传统药物称为中药或传统中药。中药是中医临床治病救人的物质基础，亦是中医药学中的食疗、养生保健和药膳等的组成部分，但"药食同源"与药品也有严格的区别。

中医药学包含着中华民族几千年的健康养生理念及其实践经验，是中华民族的伟大创造和中国古代科学的瑰宝。要做好守正创新、传承发展工作，积极推进中医药科研和创新，注重用现代科学解读中医药学原理，推动传统中医药和现代科学相结合、相促进，推动中西医药相互补充、协调发展，为人民群众提供更加优质的健康服务。（摘自习近平 2021 年 5 月 12 日在河南南阳考察时的讲话）

（二）中药材（Chinese crude drug）

中药材是指药用植物、动物、矿物的药用部分采收后经产地初加工形成的原料药材。

中药材来源包括：①大部分中药材来源于植物，药用部位有根、茎、叶、花、果实、种子等。②少部分来自药用动物的骨、角、胆、结石、皮、肉及脏器等。③人工栽培植物和家养动物的品种。④矿物类药材包括可供药用的天然矿物、矿物加工品种以及动物的化石等。

目前生产和临床中应用的中药材，大多为人工种植或养殖，鼓励按照《中药材生产质量管理规范》的要求开展种植或养殖，矿物类药材及人工制成品为中药材的重要组成，野生药材的数量占比越来越少。我国中药材品种众多，药材道地属性明显，如"十大南药""四大怀药""浙八味""湘九味""福九味"等。道地药材是我国传统优质药材的代表，它是指经过中医临床长期优选出来的，在特定地域，通过特定生产过程所产的，较其他地区所产的同种药材品质佳、疗效好，具有较高知名度的药材。道地药材与地域密不可分，产地不同药效差异很大。

（三）中药饮片

中药饮片系指药材经过炮制后可直接用于中医临床或制剂生产使用的药品。

最初，饮片是取药材切片作煎汤饮用之义。后来，广义上凡是供中医临床配方用的全部药材统称"饮片"。狭义上切制成一定形状的药材才称"饮片"。

（四）中成药

中成药是指根据疗效确切、应用广泛的处方、验方或秘方，经药品监督管理部门审批，有严格要求的质量标准和生产工艺，批量生产、供应的中药成方制剂。

中成药分内服和外用两种。内服中成药的常用剂型为丸剂、散剂、颗粒剂、片剂、胶囊剂等，主要适用于脏腑气血异常所导致的各种疾患。内服中成药一般在中药材的毒副作用方面要求比较严格。外用中成药常用的剂型有膏贴剂、搽剂、栓剂、滴鼻剂、滴眼剂、气雾剂等，主要适用于疮疡、外伤、皮肤及五官科的多种疾患。外用中成药中相当数量有不同程度的毒性，使用时应慎重，以防中毒。

（1）片剂

分浸膏片、半浸膏片和全粉片等，是常用的现代剂型之一。片剂体积小，用量准确，易崩解生效快，且具有生产效率高、成本低、服用及储运方便的优点。片剂适用于各种疾病。

（2）丸剂

是中成药最古老的剂型之一，有蜜丸、水蜜丸、水丸、糊丸、浓缩丸、微丸等类型。滋补类药物、小儿用药、贵重及含易挥发成分的药物常制成蜜丸，多用于治疗慢性病和虚弱性疾病，如六味地黄丸、人参鹿茸丸等。

（3）散剂

分内服散剂和外用散剂，也是我国古老剂型之一。散剂治疗范围广，服用后分散快，奏效迅速，且具有制作方便、携带方便、节省药材等优点。有效成分不溶或难溶于水，或不耐高温，或剧毒不易掌握用量，或者贵重细料药物适宜制成散剂。如银翘散、活血止痛散。

（4）膏剂

有内服和外用两种。内服膏剂具有吸收快、浓度高、体积小、便于保存、可备较长时间服用的特点，一般多为补益剂，如阿胶补血膏。外用膏剂有两种，一种是膏药，亦称薄贴，一般用于风湿痛及跌打损伤等，如伤湿止痛膏；另一种外用膏剂是软膏，如马应龙麝香痔疮膏。

（5）丹剂

大多含水银成分，常用以配制丸散供外用，具有消肿生肌、消炎解毒的作用。如红升丹、白降丹等。

（6）合剂

单剂量包装的合剂又称口服液。合剂既能保持汤剂的特点，又能避免汤剂临时煎煮的麻烦，便于携带、储存和服用。口服液的浓度更高，常加入矫味剂，因此用量小、口感好、作用快、质量稳定、携带方便以及容易保存。

（五）中药配方颗粒

中药配方颗粒，是指由单味中药饮片经水提、分离、浓缩、干燥、制粒而成的颗粒，在中医药理论指导下，按照中医临床处方调配后，供患者冲服使用。

截至 2023 年 8 月，已正式颁布 265 个中药配方颗粒国家药品标准；中药配方颗粒省级药品标准作为国家药品标准的重要补充，除西藏外，其他 30 个省份有 7419 个品种的省级中药配方颗粒标准向国家药典委员会提交了备案，不重复计算，共涉及 702 个品种。

二、中药管理规定

（一）中药材

1. 中药材产地初加工管理

产地初加工是指在中药材产地对地产中药材进行洁净、除去非药用部位、干燥等处理，是防止霉变虫蛀、便于储存运输、保障中药材质量的重要手段。各地要结合地产中药材的特点，加强对中药材产地初加工的管理，逐步实现初加工集中化、规范化、产业化。要对地产中药材逐品种制定产地初加工规范，统一质量控制标准，改进加工工艺，提高中药材产地初加工水平，避免粗制滥造导致中药材有效成分流失、质量下降。严禁滥用硫黄熏蒸等方法，二氧化硫等物质残留必须符合国家规定。严厉打击产地初加工过程中掺杂使假、染色增重、污染霉变、非法提取等违法违规行为。

趁鲜切制是产地加工的方式之一，是按照传统加工方法将采收的新鲜中药材切制成片、块、段、瓣等，虽改变了中药材形态，但未改变中药材性质，且减少了中药材经干燥、浸润、切制、再干燥的加工环节，一定程度上有利于保障中药材质量。中药饮片生产企业可以采购具备健全质量管理体系的产地加工企业生产的产地趁鲜切制中药材（以下简称"鲜切药材"）用于中药饮片生产。

采购鲜切药材的中药饮片生产企业，应当将质量管理体系延伸到该药材的种植、采收、加工等环节，应当与产地加工企业签订购买合同和质量协议并妥善保存，应当严格审核产地加工企业的质量管理体系，至少应包括以下内容。①产地加工企业应当具备与其加工规模相适应的专业技术人员及加工、干燥、包装、仓储等设施设备，并具备配合中药饮片生产企业落实药品质量管理要求的能力。②鲜切药材应当是列入所在地省级药品监管部门公布的鲜切药材目录的品种，其基原和质量（形态除外）应当符合《中国药典》等国家药品标准或者省（自治区、直辖市）中药饮片炮制规范中的相应规定，种植、采收、加工等应当符合《中药材生产质量管理规范》要求。③产地加工企业应当根据所在地省级药品监管部门公布的趁鲜切制加工指导原则，结合鲜切药材特点和实际，制定具体品种切制加工标准和规程。鲜切药材的切制加工应当参照《药品生产质量管理规范》及其中药饮片附录（以下简称"中药饮片GMP"）相关规定实施，应当有完整准确的批生产记录，且切制加工规程应当有传统经验或者研究验证数据支持。④鲜切药材应当有规范的包装和标签，并附质量合格标识。其直接接触药材的包装材料应当符合药用要求，标签内容应当包括：品名、规格、数量、产地、采收日期、生产批号、贮藏、保质期、企业名称等。⑤产地加工企业应当建立完整的中药材质量追溯体系，能够保证中药材种植、采收、加工、干燥、包装、仓储及销售等全过程可追溯。

目前，2020年版《中国药典》一部收载的产地趁鲜切制品种69个。截至2023年6月，大部分省市发布了趁鲜切制指导原则或指导意见等工作文件，规范中药材的产地初加工管理。

2. 中药材专业市场管理

1996年经国家中医药管理局、卫生部、国家工商行政管理局审核批准设立了17个中药材专业市场，如表13-1所示。

表 13-1　17 个中药材专业市场信息表

省级	市级	名称	地址
河北	保定市	河北安国中药材专业市场（原河北安国中药材市场）	保定市安国市环城路会展东街和会展南路交界安国国际会展中心
黑龙江	哈尔滨市	哈尔滨三棵树中药材专业市场	哈尔滨市道外区南直路 485 号
安徽	亳州市	中国亳州中药材专业市场	亳州市谯城区经济技术开发区魏武大道与桐花路交叉路口东侧
江西	宜春市	江西樟树中药材市场	宜春市樟树市药都南大道
山东	菏泽市	山东鄄城县舜王城药材市场	菏泽市鄄城县彭楼镇舜王城

省级	市级	名称	地址
河南	许昌市	河南禹州中药材专业市场	许昌市禹州市药城路与滨河大道中段交叉口东北 200 米
湖北	黄冈市	湖北李时珍中药材专业市场 （湖北省蕲州中药材专业市场）	黄冈市蕲春县漕河镇李时珍大道 118 号附近
湖南	岳阳市	湖南岳阳花板桥中药材市场	岳阳市岳阳区花板桥路
	邵阳市	湖南省廉桥中药材专业市场 （原邵东廉桥药材市场）	邵阳市邵东市长沙大道 11 栋 7 号
广东	广州市	广州清平中药材市场	广州市荔湾区六二三路 336 号
	揭阳市	广东省普宁中药材专业市场	揭阳市普宁市普宁大道与环市东路交叉口西南约 40 米
广西	玉林市	广西玉林中药材专业市场	玉林市玉州区金港路 388 号
重庆	渝中区	重庆解放路中药材专业市场	重庆市渝中区解放西路 1 号
四川	成都市	成都市荷花池中药材专业市场	成都市金牛区天回镇聚霞路 1 号
云南	昆明市	昆明菊花园中药材专业市场	云南省昆明市东郊路 174 号
陕西	西安市	西安雨润中药材专业市场 （原西安万寿路中药材专业市场）	西安市未央区尚苑路
甘肃	兰州市	兰州市黄河中药材专业市场	兰州市安宁区莫高大道 35 号

按照《食品药品监管总局等部门关于进一步加强中药材管理的通知》（食药监〔2013〕208 号）的管理要求，中药材专业市场所在地人民政府要按照"谁开办，谁管理"的原则，承担起管理责任，明确市场开办主体及其责任。中药材专业市场要建立健全交易管理部门和质量管理机构，完善市场交易和质量管理的规章制度，逐步建立起公司化的中药材经营模式。要构建中药材电子交易平台和市场信息平台，建设中药材流通追溯系统，配备使用具有药品现代物流水平的仓储设施设备，提高中药材仓储、养护技术水平，切实保障中药材质量。严禁销售假劣中药材，严禁未经批准以任何名义或方式经营中药饮片、中成药和其他药品，严禁销售国家规定的 28 种毒性药材，严禁非法销售国家规定的 42 种濒危药材。

3.《药品管理法》《中医药法》中药材管理要求

《药品管理法》中要求："国家保护野生药材资源和中药品种，鼓励培育道地中药材。""城乡集市贸易市场可以出售中药材，国务院另有规定的除外。""药品经营企业销售中药材，应当标明产地。发运中药材应当有包装。在每件包装上，应当注明品名、产地、日期、供货单位，并附有质量合格的标志。"

《野生药材资源保护管理条例》、《中药品种保护条例》、《中药材生产质量管理规范》（*Good Agricultural Practice for Chinese Crude Drugs*，中药材 GAP）分别做出了相应规定。

《中医药法》关于中药材管理的主要内容如下。①国家制定中药材种植养殖、采集、储存和初加工的技术规范、标准，加强对中药材生产流通全过程的质量监督管理，保障中药材质量安全。②国家鼓励发展中药材规范化种植养殖，严格管理农药、肥料等农业投入品的使用，禁止在中药材种植过程中使用剧毒、高毒农药，支持中药材良种繁育，提高中药材质量。③国家建立道地中药材评价体系，支持道地中药材品种选育，扶持道地中药材生产基地建设，加强道地中药材生产基地生态环境保护，鼓励采取地理标志产品保护等措施保护道地中药材。④采集、储存中药材及对中药材进行初加工，应当符合国家有关技术规范、标准和管理规定。中药材经营者应当建立进货查验和购销记录制度，并标明中药材产地。⑤国家保护药用野生动植物资源，对药用野生动植物资源实行动态监测和定期普查，建立药用野生动植物资源种质基因库，鼓励发展人工种植养殖，支持依法开展珍贵、濒危药用野生动植物的保护、繁育及相关研究。

（二）中药饮片

1. 中药饮片生产管理

国家食品药品监督管理局（SFDA）要求自 2008 年 1 月 1 日起，所有中药饮片生产企业必须符合《中药饮片 GMP 认证检查项目》，取得中药饮片《药品 GMP 证书》，对未在规定期限内达到 GMP 要求并取得《药品 GMP 证书》的中药饮片生产企业一律停止生产。

2011 年 3 月 1 日，《药品生产质量管理规范（2010 年修订）》施行，2014 年 7 月 1 日，附录"中药饮片"正式实施，对中药饮片生产企业再次提高了技术及管理要求。

2.《药品管理法》《中医药法》中药饮片的管理要求

《药品管理法》要求：中药饮片生产企业履行药品上市许可持有人的相关义务，对中药饮片生产、销售实行全过程管理，建立中药饮片追溯体系，保证中药饮片安全、有效、可追溯。中药饮片应当按照国家药品标准炮制；国家药品标准没有规定的，应当按照省、自治区、直辖市人民政府药品监督管理部门制定的炮制规范炮制。省、自治区、直辖市人民政府药品监督管理部门制定的炮制规范应当报国务院药品监督管理部门备案。不符合国家药品标准或者不按照省、自治区、直辖市人民政府药品监督管理部门制定的炮制规范炮制的，不得出厂、销售。

《中医药法》规定：国家保护中药饮片传统炮制技术和工艺，支持应用传统工艺炮制中药饮片，鼓励运用现代科学技术开展中药饮片炮制技术研究。

对市场上没有供应的中药饮片，医疗机构可以根据本医疗机构医师处方的需要，在本医疗机构内炮制、使用。医疗机构应当遵守中药饮片炮制的有关规定，对其炮制的中药饮片的质量负责，保证药品安全。医疗机构炮制中药饮片，应当向所在地设区的市级人民政府药品监督管理部门备案。根据临床用药需要，医疗机构可以凭本医疗机构医师的处方对中药饮片进行再加工。

（三）中成药

生产符合《药品管理法》《药品生产质量管理规范》及附录"中药制剂"等法规文件管理要求，药品上市许可持有人对所生产药品的全生命周期及安全性、有效性和质量可控性负责。

（四）中药配方颗粒

2021 年，国家药品监督管理局、国家中医药管理局、国家卫生健康委员会、国家医疗保障局联合发布《关于结束中药配方颗粒试点工作的公告》（2021 年第 22 号）。公告明确"中药配方颗粒的质量监管纳入中药饮片管理范畴"。国家药品监督管理局组织国家药典委员会，按照《关于结束中药配方颗粒试点工作的公告》《中药配方颗粒质量控制与标准制定技术要求》和国家药品标准制定相关程序，积极推进中药配方颗粒国家药品标准制定工作。

2023 年 7 月印发的《药品标准管理办法》，明确中药配方颗粒国家药品标准与《中国药典》均属于国家药品标准，二者具有相同的法律地位。

三、药食同源目录管理

卫生部在 2002 年《卫生部关于进一步规范保健食品原料管理的通知》（卫法监发〔2002〕51 号文件），颁布了"既是食品又是药品的物品名单""可用于保健食品的物品名单"和"保健食品禁用物品名单"，其中 87 种中药材可用于普通食品生产。2018 年第二次修正的《中华人民共和国食品安全法》实施，以保证食品安全，保障公众身体健康和生命安全。2012 年卫生部发布公告（2012 年第 17 号），根据《中华人民共和国食品安全法》和《新资源食品管理办法》的规定，批准人参（人工种植）为新资源食品。2019 年国家卫生健康委员会、国家市场监督管理总局发布公告（2019 年第 8 号），将当归、山奈、西红花、草果、姜黄、荜茇等 6 种物质纳入按照传统既是食品又是中药材的物质目录管理，仅作为香辛料和调味品使用。国家卫生健康委员会、国家市场监督管理总局发布文件（国卫食品函〔2019〕311 号），根据《中华人民共和国食品安全法》规定，经安全性评估并广泛公开征求意见，将对党参、肉苁蓉、铁皮石斛、西洋参、黄芪、灵芝、山茱萸、天麻、杜仲叶等 9 种物质开展按照传统既是食品又是中药材的物质（以下简称"食药物质"）生产经营试点工作。2023 年 11 月，国家卫生健康委员会、国家市场监督管理总局发布公告（2023 年第 9 号），将党参、肉苁蓉（荒漠）、铁皮石斛、西洋参、黄芪、灵芝、山茱萸、天麻、杜仲叶等 9 种物质纳入按照传统既是食品又是中药材的物质目录。

四、中医药发展规划与中药现代化

（一）中医药发展规划

2016年国务院印发《中医药发展战略规划纲要（2016—2030年）》，2017年《中医药法》实施，2019年中共中央、国务院印发《关于促进中医药传承创新发展的意见》，国务院召开全国中医药大会，2021年国务院办公厅印发《关于加快中医药特色发展的若干政策措施》。

2022年3月，国务院办公厅印发《"十四五"中医药发展规划》（以下简称《规划》），对"十四五"时期中医药工作进行全面部署。以往的中医药五年发展规划均由行业部门印发，《规划》首次由国务院办公厅印发，政策进一步优化，支持进一步加大。

"十四五"期间，面对新发展阶段国内和国际环境的新形势，特别是人民的生命安全和健康需求出现的新特征，全面推进健康中国建设的新需要，以及自新冠肺炎疫情发生以来中医药全面参与疫情防控救治的新成效，我们对中医药事业发展产生的新认识、新理念，都被融入《规划》之中。《规划》对中医药与现代科学相结合、中医药与西医药优势互补、中医药现代化与产业化、中医药走向世界等诸多涉及全局、根本、未来的战略问题进行部署、提出举措，既解决自身困难，又顺应时代需求，体现了中医药自身发展与时俱进，与国家发展同频共振。

《规划》明确"十四五"时期中医药发展的基本原则，即坚持以人民为中心，坚持遵循发展规律，坚持深化改革创新，坚持统筹协调推进。《规划》提出，到2025年，中医药健康服务能力明显增强，中医药高质量发展政策和体系进一步完善，中医药振兴发展取得积极成效，在健康中国建设中的独特优势得到充分发挥。《规划》提出了中医药服务体系、特色人才队伍、传承创新、产业和健康服务业、文化、开放发展、治理水平等方面的具体发展目标，以及十五项主要发展指标。

《规划》部署了十方面重点任务，包括建设优质高效中医药服务体系，提升中医药健康服务能力，建设高素质中医药人才队伍，建设高水平中医药传承保护与科技创新体系，推动中药产业高质量发展，发展中医药健康服务业，推动中医药文化繁荣发展，加快中医药开放发展，深化中医药领域改革以及强化中医药发展支撑保障，并安排了十一类共四十四项重大工程项目。

《规划》指出要加强组织领导，强化国务院中医药工作部际联席会议办公室统筹职能；强化投入保障，进一步完善中医药发展多元化投入机制；健全实施机制，强化规划编制实施的制度保障；注重宣传引导，形成全社会共同关心和支持中医药发展的良好格局。

（二）中药现代化

1996年，我国正式实施"中药现代化"（modernization of traditional Chinese medicine）战略，提出要将传统中药的优势特色与现代科学技术相结合，诠释、继承和发扬传统中药的理论和实践，改造和提升当代中药的研究、开发、生产、管理和应用，以适应社会发展对中医药的需求。

20多年来，我国在中药基础研究、中药资源与可持续利用、中药标准化与产业化、新药研发及中药"走出去"等方面均取得了巨大成就。2016年出版的《中药现代化二十年》一书，对实施"中药现代化"战略20年取得的显著成就做了系统的回顾和总结。

📖 **知识拓展** ────────

国务院办公厅关于印发"十四五"中医药发展规划的通知

（国办发〔2022〕5号）

具体内容详见中华人民共和国中央人民政府网"国务院公报"2022年第11号（https://www.gov.cn/gongbao/content/2022/content_5686029.htm）

第二节　野生药材资源保护管理

2018年10月，国家林业和草原局发布修订后的《中华人民共和国野生动物保护法》（以下简称《野生动物保护法》），2021年2月和9月，国家林业和草原局分别发布修订后的《国家重点保护野生动物名录》《国家重点保护野生植物名录》，为依法保护濒危野生中药材资源提供有力依据。国家林业和草原局还会同相关部门发布了《关于进一步加强麝类资源保护管理工作的通知》《关于进一步加强麝、熊资源保护及其产品入药管理的通知》《关于加强赛加羚羊、穿山甲、稀有蛇类资源保护和规范其产品入药管理的通知》，为濒危药用动植物资源保护提供法制保障。

近年来，为积极发挥国务院中医药工作部际联席会议作用，结合落实《中共中央　国务院关于促进中医药传承创新发展的意见》等任务分工，国家中医药管理局加强与有关部委协作，依托国家重点实验室、国家工程研究中心以及国家中医药管理局重点研究室等科技创新平台，在相关科研项目中布局珍稀濒危中药材人工繁育、野生抚育等相关研究和成果转化，并为相关部门政策和文件制定提供参考。

国家药品监督管理局高度重视中药材资源的保护和可持续利用。相继发布《中药资源评估技术指导原则》、《中药新药用药材质量控制研究技术指导原则（试行）》、《中药材生产质量管理规范》等相关技术文件，明确要求应处理好药材合理利用与资源保护的关系，开展资源评估，保证药材资源的可持续利用，使用源自野生动植物的药材，应符合国家关于野生动植物管理的相关法规及要求。严格限定中药新药使用源自野生动物的药材，原则上不使用源自珍稀濒危野生动植物的药材，如确需使用，应严格要求，尽早开展种植养殖或野生抚育研究，保证资源可持续利用。对于已上市中药，生产企业应重视药材资源的可持续性，推动相关药材种植养殖的研究和应用。

《野生动物保护法》规定"国务院林业草原、渔业主管部门分别主管全国陆生、水生野生动物保护工作""野生动物及其制品作为药品经营和利用的，还应当遵守有关药品管理的法律法规"。《中华人民共和国野生植物保护条例》规定"国务院林业行政主管部门主管全国林区内野生植物和林区外珍贵野生树木的监督管理工作。国务院农业行政主管部门主管全国其他野生植物的监督管理工作"。

《药品管理法》规定：国家对野生药材资源和中药品种实行保护制度。为了保护和合理利用野生药材资源，适应人民医疗保健事业的需要，国务院制定了《野生药材资源保护管理条例》，自1987年12月1日起实施。在中华人民共和国境内采猎、经营野生药材的任何单位或个人，除国家另有规定外，都必须遵守本条例。国家对野生药材资源实行保护、采猎相结合的原则，并创造条件开展人工种养。

一、野生药材物种分级及目录

（一）国家重点保护的野生药材物种分级

国家重点保护的野生药材物种分为三级。

一级：濒临灭绝状态的稀有珍贵野生药材物种（以下简称"一级保护野生药材物种"）。

二级：分布区域缩小、资源处于衰竭状态的重要野生药材物种（以下简称"二级保护野生药材物种"）。

三级：资源严重减少的主要常用野生药材物种（以下简称"三级保护野生药材物种"）。

野生药材的规格、等级标准，由国家医药管理部门会同国务院有关部门制定。

国家重点保护的野生药材物种名录，由国家医药管理部门会同国务院野生动物、植物管理部门制定。在国家重点保护的野生药材物种名录之外，需要增加的野生药材保护物种，由省、自治区、直辖市人民政府制定并抄送国家医药管理部门备案。建立国家或地方野生药材资源保护区，需经国务院或县以上地方人民政府批准。在国家或地方自然保护区内建立野生药材资源保护区，必须征得国家或地方自然保护区主管部门的同意。进入野生药材资源保护区从事科研、教学、旅游等活动的，必须经该保护区管理部门批准。进入设在国家或地方自然保护区范围内野生药材资源保护区的，还须征得该自然保护区主管部门的同意。

（二）国家重点保护的野生药材物种名录

国家重点保护的野生药材物种名录共收载了野生药材物种73种，中药材41种。其中一级保护的野生药材物种2种，中药材2种；二级保护的野生药材物种27种，中药材17种；三级保护的野生药材物种44种，中药材22种。

一级保护野生药材物种：虎骨、豹骨（3个品种）、羚羊角、鹿茸（梅花鹿）。

二级保护野生药材物种：鹿茸（马鹿）、麝香（3个品种）、熊胆（2个品种）、穿山甲、蟾酥（2个品种）、哈蟆油、金钱白花蛇、乌梢蛇、蕲蛇、蛤蚧、甘草（3个品种）、黄连（3个品种）、人参、杜仲、厚朴（2个品种）、黄柏（2个品种）、血竭。

三级保护野生药材物种：川贝母（4个品种）、伊贝母（2个品种）、刺五加、黄芩、天冬、猪苓、龙胆（4个品种）、防风、远志（2个品种）、胡黄连、肉苁蓉、秦艽（4个品种）、细辛（3个品种）、紫草（2个品种）、五味子（2个品种）、蔓荆子（2个品种）、诃子（2个品种）、山茱萸、石斛（6个品种）、阿魏（2个品种）、连翘、羌活（2个品种）。

二、野生药材物种管理要求

（一）对野生药材物种采猎的管理

1. 一级保护野生药材物种的管理

在我国禁止采猎一级保护野生药材物种。一级保护野生药材物种属于自然淘汰的，其药用部分由各级药材公司负责经营管理，但不得出口。

2. 二、三级野生药材物种的管理

采猎、收购二、三级保护野生药材物种的，必须按照批准的计划执行。该计划由县级以上（含县，下同）医药管理部门（含当地人民政府授权管理该项工作的有关部门，下同）会同同级野生动物、植物管理部门制定，报上一级医药管理部门批准。采猎二、三级保护野生药材物种的，不得在禁止采猎区、禁止采猎期进行采猎，也不得使用禁用工具进行采猎，且必须持有采药证。取得采药证后，需要进行采伐或狩猎的，必须分别向有关部门申请林木采伐许可证或狩猎证。

二、三级保护野生药材物种属于国家计划管理的品种，由国家药材公司统一经营管理；其余品种由产地县药材公司或其委托单位按照计划收购。二、三级保护野生药材物种的药用部分，除国家另有规定外，实行限量出口。

实行限量出口和出口许可证制度的品种，由国家医药管理部门会同国务院有关部门确定。

（二）对重点保护野生药材物种的出口管理

1. 各级保护野生药材物种经营（出口）的管理

一级保护野生药材物种属于自然淘汰的，其药用部分可以由各级药材公司负责经营管理，但不得出口；二、三级保护野生药材物种属于国家计划管理品种的，由中国药材公司统一经营管理；其余品种由产地县药材公司或其委托单位按照计划收购。二、三级保护野生药材物种的药用部分，除国家另有规定外，实行限量出口。实行限量出口和出口许可证制度的品种，由国家医药管理部门会同国务院有关部门确定。

野生药材的规格、等级标准，由国家医药管理部门会同国务院有关部门制定。

对保护野生药材资源做出显著成绩的单位或个人，由各级医药管理部门会同同级有关部门给予精神鼓励或一次性物质奖励。

2. 国家对中药材的出口管理

贯彻"先国内后国外"的原则；如国内供应、生产严重不足则应停止或减少出口；国内供应如有剩余的，应争取多出口。

（三）法律责任

违反采猎、收购、保护野生药材物种规定的，由当地县级以上药品监督管理部门会同同级有关部门没收其非法采猎的野生药材及使用工具，并处以罚款。

未经野生药材资源保护管理部门批准进入野生药材资源保护区从事科研、教学、旅游等活动的，当地县级以上医药管理部门和自然保护区主管部门有权制止；造成损失的，必须承担赔偿责任。

违反野生药材物种收购、经营、出口管理规定的，由工商行政管理部门或有关部门没收其野生药材和全部违法所得，并处以罚款。

野生药材资源保护管理部门工作人员徇私舞弊的，由所在单位或上级管理部门给予行政处分；造成野生药材资源损失的，必须承担赔偿责任。当事人对行政处罚决定不服的，可以在接到处罚决定书之日起15日内向人民法院起诉；期满不起诉又不执行的，作出行政处罚决定的部门可以申请人民法院强制执行。破坏野生药材资源情节严重，构成犯罪的，由司法机关依法追究刑事责任。

 教学案例

2022年1月，甲地村民王某、韦某、李某分别到本村山上采挖"金猫"（即国家重点保护野生植物目录中属于二级保护的金毛狗蕨），其后以0.7元/斤的价格出售给白某文（另案处理）。王某、韦某、李某采挖、出售"金猫"的数量分别为1700余斤、1200余斤、1100余斤，其中韦某在出售过程中被公安机关现场查获。

法院经审理分别判处三被告人拘役五个月、四个月、三个月，均缓刑六个月，并处罚金1000元，同时予以没收王某、李某分别退缴的违法所得1200元、800元，上缴国库。

思考与讨论

请讨论三人采挖"金猫"属于什么违法行为？若有企业在生产中需要使用"金猫"药材，应办理什么正规手续？

第三节 中药材生产质量管理规范

中药材是中医药发展的物质基础，是中药产业和大健康产业的主要原料，保证源头中药材的质量至关重要。中药标准化是中药现代化和走向国际的基础和先决条件，而中药材标准化是基础中的基础，没有中药材标准化就不可能有饮片和中成药的标准化。中药材的标准化有赖于中药材生产的规范化，药材的生产是中医药高质量发展的源头。

一、我国 GAP 发展历程

2002年，国家药品监督管理局发布《中药材生产质量管理规范（试行）》（*Good Agricultural Practice for Chinese Crude Drugs*，中药材GAP），确认中药材规范化种植的认证管理试点；2003年，印发《中药材生产质量管理规范认证管理办法（试行）》及《中药材GAP认证检查评定标准（试行）》，启动认证试点工作；先后共认证中药材GAP基地177个，涉及全国26个省份110家企业71种中药材。

2016年2月，国务院印发《关于取消13项国务院部门行政许可事项的决定》，取消了中药材GAP认证。2016 年 3 月，为适应国家政府职能转变的改革、落实国务院要求，国家食品药品监督管理总局发布了《关于取消中药材生产质量管理规范认证有关事宜的公告》（2016 年第 72 号），公告明确："一、自公告发布之日起，国家食品药品监督管理总局不再开展中药材 GAP 认证工作，不再受理相关申请。二、国家食品药品监督管理总局将继续做好取消认证后中药材 GAP 的监督实施工作，对中药材 GAP 实施备案管理，具体办法另行制定。三、已经通过认证的中药材生产企业应继续按照中药材 GAP 规定，切实加强全过程质量管理，保证持续合规。食品药品监督管理部门要加强中药材 GAP 的监督检查，发现问题依法依规处理，保证中药材质量。"

2018 年，国家市场监督管理总局发布《中药材生产质量管理规范（修订草案征求意见稿）》，同时发布的"起草说明"中提及修订的中药材 GAP 拟采用备案管理的方式。2022 年 3 月，《国家药监局　农业农村部　国家林草局　国家中医药局关于发布〈中药材生产质量管理规范〉的公告》（2022 年第 22 号）同步明确了新版中药材 GAP 的实施方式为"延伸检查"。2023 年 6 月，国家药品监督管理局印发了《中药材 GAP 实施技术指导原则》和《中药材 GAP 检查指南》等工作文件，并制定了《〈中药材生产质量管理规范〉监督实施示范建设方案》，安徽、广东、四川、甘肃省药品监管部门作为任务承担单位推进示范建设，其他省级药品监管部门可根据工作需要主动开展。

二、我国中药材 GAP 的实施

（一）中药材 GAP 实施的有关事项

1. 背景和法律依据

为贯彻落实《中共中央　国务院关于促进中医药传承创新发展的意见》，推进中药材规范化生产，加强中药材质量控制，促进中药高质量发展，依据《药品管理法》《中医药法》，制定本规范。

2. 中药材 GAP 定位

鼓励中药饮片生产企业、中成药上市许可持有人等中药生产企业在中药材产地自建、共建符合本规范的中药材生产企业及生产基地，将药品质量管理体系延伸到中药材产地。鼓励中药生产企业优先使用符合本规范要求的中药材。药品批准证明文件等有明确要求的，中药生产企业应当按照规定使用符合本规范要求的中药材。相关中药生产企业应当依法开展供应商审核，按照本规范要求进行审核检查，保证符合要求。

使用符合本规范要求的中药材，相关中药生产企业可以参照药品标签管理的相关规定，在药品标签中适当位置标示"药材符合 GAP 要求"，可以依法进行宣传。对中药复方制剂，所有处方成分均符合本规范要求，方可标示。

3. 中药材 GAP 监督管理

省级药品监督管理部门应当加强监督检查，对应当使用或者标示使用符合本规范中药材的中药生产企业，必要时对相应的中药材生产企业开展延伸检查，重点检查是否符合本规范。发现不符合的，应当依法严厉查处，责令中药生产企业限期改正、取消标示等，并公开相应的中药材生产企业及其中药材品种，通报中药材产地人民政府。

各省相关管理部门在省委省政府领导下，配合和协助中药材产地人民政府做好中药材规范化发展工作。各省相关管理部门依职责对本规范的实施和推进进行检查和技术指导。农业农村部门牵头做好中药材种子种苗及种源提供、田间管理、农药和肥料使用、病虫害防治等指导。林业和草原部门牵头做好中药材生态种植、野生抚育、仿野生栽培以及属于濒危管理范畴的中药材种植、养殖等指导。中医药管理部门协同做好中药材种子种苗、规范种植、采收加工以及生态种植等指导。药品监督管理部门对相应的中药材生产企业开展延伸检查，做好药用要求、产地加工、质量检验等指导。

各省相关管理部门应加强协作，形成合力，共同推进中药材规范化、标准化、集约化发展，按职责强化宣传培训，推动本规范落地实施。

（二）中药材 GAP 主要管理要求

《中药材生产质量管理规范》全文共 14 章 144 条，包含总则，质量管理，机构与人员，设施、设备与工具，基地选址，种子种苗或其他繁殖材料，种植与养殖，采收与产地加工，包装、放行与储运，文件，质量检验，内审，投诉、退货与召回，附则等章节，适用于中药材生产企业规范生产中药材的全过程管理，是中药材规范化生产和质量管理的基本要求。

1. 适用范围

本规范适用于中药材生产企业规范生产中药材的全过程管理，是中药材规范化生产和管理的基本要求。本规范涉及的中药材是指来源于药用植物、药用动物等资源，经规范化的种植（含生态种植、野生抚育和仿野生栽培）、养殖、采收和产地加工后，用于生产中药饮片、中药制剂的药用原料。

2. 总体管理原则

实施规范化生产的企业应当按照本规范要求组织中药材生产，保护野生中药材资源和生态环境，促进中药材资源的可持续发展。企业应当坚持诚实守信，禁止任何虚假、欺骗行为。中药材生产企业包括具有企业性质的种植、养殖专业合作社或联合社。

3. 管理要点

（1）明确了影响中药材质量关键环节的管理要求

对基地选址、种子种苗或其他繁殖材料、种植与养殖、采收与产地加工等进行专章规定。明确根据中药材生长发育习性和对环境条件的要求，制定产地和种植地块或者养殖场所的选址标准并实施，同时强调生态环境保护；明确种子种苗或其他繁殖材料的具体要求和管理措施，保证中药材基原和种质纯正；明确种植、养殖的技术规程、管理要求和肥料、农药等使用要求，禁止使用剧毒、高毒、高残留农药等，禁止使用壮根灵、膨大素等生长调节剂；禁止使用有毒、有害物质用于防霉、防腐、防蛀，禁止使用硫黄熏蒸。

对中药材生产企业质量控制实行"六统一"：统一规划生产基地，统一供应种子种苗或其他繁殖材料，统一化肥、农药等投入品管理，统一种植或者养殖技术规程，统一采购与产地加工技术规程，统一包装与贮存技术规程。"六统一"有利于更好地推进中药材生产规范化、集约化和高标准、高质量发展，强化中药材生产企业主体责任。

（2）建立有效的生产基地单元监督管理机制

生产基地选址和建设应当符合国家和地方生态环境保护要求。企业应当按照生产基地选址标准进行环境评估，确定产地，明确生产基地规模、种植地块或者养殖场所布局。企业在一个中药材生产基地应当只使用一种经鉴定符合要求的物种，防止与其它种质混杂；鼓励企业提纯复壮种质，优先采用经国家有关部门鉴定，性状整齐、稳定、优良的选育新品种。

（3）配备与生产基地相适应的人员、设施、设备

企业负责人对中药材质量负责；生产、质量的管理负责人应当有中药学、药学或者农学等相关专业大专及以上学历并有中药材生产、质量管理三年以上实践经验，或者有中药材生产、质量管理五年以上的实践经验，且均须经过本规范的培训。

企业应当建设必要的设施，包括种植或者养殖设施、产地加工设施、中药材贮存仓库、包装设施等；贮存中药材的仓库应当符合贮存条件要求；根据需要建设控温、避光、通风、防潮和防虫、防鼠禽畜等设施。生产设备、工具的选用与配置应当符合预定用途，便于操作、清洁、维护。

（4）建立中药材生产质量追溯体系

企业应当明确中药材生产批次，保证每批中药材质量的一致性和可追溯。

企业应当建立中药材生产质量追溯体系，保证从生产地块、种子种苗或其他繁殖材料、种植养殖、采收和产地加工、包装、储运到发运全过程关键环节可追溯；鼓励企业运用现代信息技术建设追溯体系。

（5）制定主要环节生产技术规程

企业应当按照本规范要求，结合生产实践和科学研究情况，制定如下主要环节的生产技术规程：①生产基地选址；②种子种苗或其他繁殖材料要求；③种植（含生态种植、野生抚育和仿野生栽培）、养殖；

④采收与产地加工；⑤包装、放行与储运。

（三）中药材 GAP 检查

根据《中药材 GAP 检查指南》，中药材生产企业可根据检查要点进行自查，也可委托第三方机构或外聘专家进行评估；中药饮片生产企业及中药生产企业可根据检查要点进行供应商审计；药品生产监管机构可依据检查要点进行延伸检查。

对于检查结果的判定参照国家药品监督管理局发布的《药品生产现场检查风险评定指导原则》执行，缺陷分为"严重缺陷"、"主要缺陷"和"一般缺陷"，其风险等级依次降低。

1. 严重缺陷

严重缺陷是指与中药材 GAP 要求有严重偏离，可能对使用者造成危害的缺陷。

属于下列情形之一的为严重缺陷。①违反了本规范禁止的条目，给中药材质量带来严重风险。如违反了以下内容：禁止使用有毒、有害物质用于防霉、防腐、防蛀；禁止染色增重、漂白、掺杂使假等；不得使用国家禁用的高毒性熏蒸剂；禁止贮存过程使用硫黄熏蒸；禁止使用运输、贮存后质量不合格的种子种苗或其他繁殖材料；禁止直接施用城市生活垃圾、工业垃圾、医院垃圾和人粪便；禁止使用国务院农业农村行政主管部门禁止使用的剧毒、高毒、高残留农药，以及限制在中药材上使用的其他农药；禁止使用壮根灵、膨大素等生长调节剂调节中药材收获器官生长；禁止使用国务院农业农村行政主管部门公布禁用的物质以及对人体具有直接或潜在危害的其他物质；不得使用未经登记的进口饲料或饲料添加剂；禁止使用国务院畜牧兽医行政管理部门规定禁止使用的药品和其他化合物；禁止在饲料和药用动物饮用水中添加激素类药品和国务院畜牧兽医行政管理部门规定的其他禁用药品；禁止将原料药直接添加到饲料及药用动物饮用水中或者直接饲喂药用动物；禁止将人用药品用于药用动物；禁止滥用兽用抗菌药；禁止将中毒、感染疾病的药用动物加工成中药材；禁止采用肥料、农药等包装袋包装药材等。②种植的药用植物或养殖的药用动物种源不清，来源混乱或为人工干预产生的多倍体、单倍体、种间杂交、转基因品种。③有文件、数据、记录等不真实的欺骗行为。④存在多项关联主要缺陷，经综合分析表明质量管理体系中某一系统不能有效运行。

2. 主要缺陷

主要缺陷是指与中药材 GAP 要求有较大偏离的缺陷。属于下列情形之一的为主要缺陷：①与中药材 GAP 要求有较大偏离，给中药材质量带来较大风险；②存在多项关联一般缺陷，经综合分析表明质量管理体系中某一系统不完善。

3. 一般缺陷

一般缺陷是指偏离中药材 GAP 要求，但尚未达到严重缺陷和主要缺陷程度的缺陷。对现场检查所发现的缺陷，应根据其缺陷严重程度，综合判定其风险高低。

思考与讨论

国家药品监督管理局、农业农村部、国家林业和草原局、国家中医药管理局研究制定了《中药材生产质量管理规范》（2022 年版）并于 2022 年 3 月 1 日联合发布，于发布之日起实行。请分析新修订颁布的《中药材生产质量管理规范》（2022 年版）有哪些特点？对今后的中药材种植产生哪些影响？

第四节 中药品种保护

一、中药品种保护发展历程

中药品种保护制度是我国药品管理基于中药特殊性创设的一种行政保护制度。1992 年 10 月 14 日，国务院令第 106 号发布《中药品种保护条例》，于 1993 年 1 月 1 日起实施。《中药品种保护条例》在保护中药生产企业合法权益、提高中药品种质量、鼓励中药科技进步和创新等促进中药事业发展方面发挥了重要作用。2009 年 2 月 3 日，国家食品药品监督管理局发布《关于印发中药品种保护指导原则的通知》，就加强中药品种保护管理工作，进一步做好中药品种保护管理工作提出相应的规定。2018 年 9 月 18 日，根据中华人民共和国国务院令（第 703 号）《国务院关于修改部分行政法规的决定》对《中药品种保护条例》进行了修订并实施。

《关于促进中医药传承创新发展的意见》等一系列中医药发展政策制定，要求大力推动中药质量提升和产业高质量发展，进一步强调促进中医药传承创新发展。为落实中央最新决策部署，贯彻新修订《药品管理法》规定，适应产业发展新需要和群众用药新需求，国家药监局已经组织对《中药品种保护条例》进行修订，并于 2022 年 12 月公开《中药品种保护条例（修订草案征求意见稿）》征求意见。

二、《中药品种保护条例》主要内容

《中药品种保护条例》共五章 26 条，分为总则、中药保护品种等级的划分和审批、中药保护品种的保护、罚则、附则。

（一）适用范围

适用于中国境内生产制造的中药品种，包括中成药、天然药物的提取物及其制剂和中药人工制成品。申请专利的中药品种，依照《专利法》的规定办理，不适用本条例。

依照本条例受保护的中药品种，必须是列入国家药品标准的品种。经国务院药品监督管理部门认定，列为省、自治区、直辖市药品标准的品种，也可以申请保护。

（二）管理机构

国务院药品监督管理部门负责全国中药品种保护的监督管理工作。

（三）分级保护制度

国家鼓励研制开发临床有效的中药品种，对质量稳定、疗效确切的中药品种实行分级保护制度。

受保护的中药品种分为一、二级。

（1）一级保护

符合下列条件之一的中药品种，可以申请一级保护：①对特定疾病有特殊疗效的；②相当于国家一级保护野生药材物种的人工制成品；③用于预防和治疗特殊疾病的。

（2）二级保护

符合下列条件之一的中药品种，可以申请二级保护：①符合申请一级保护条件的品种或者已经解除一级保护的品种；②对特定疾病有显著疗效的；③从天然药物中提取的有效物质及特殊制剂。

在国务院药品监督管理部门批准的保护期限届满前六个月，（1）、（2）情况可以重新依照《中药品种保护条例》的规定申请保护。国务院药品监督管理部门批准的新药，按照国务院药品监督管理部门规定的保护期给予保护。

（四）申请办理中药品种保护的程序

① 中药生产企业对其生产的符合规定的中药品种，可以向所在地省、自治区、直辖市人民政府药品监督管理部门提出申请，由省、自治区、直辖市人民政府药品监督管理部门初审签署意见后，报国务院药品监督管理部门。特殊情况下，中药生产企业也可以直接向国务院药品监督管理部门提出申请。

② 国务院药品监督管理部门委托国家中药品种保护审评委员会负责对申请保护的中药品种进行审评。国家中药品种保护审评委员会应当自接到申请报告书之日起六个月内作出审评结论。

③ 根据国家中药品种保护审评委员会的审评结论，由国务院药品监督管理部门决定是否给予保护。批准保护的中药品种，由国务院药品监督管理部门发给《中药保护品种证书》。

国务院药品监督管理部门负责组织国家中药品种保护审评委员会，委员会成员由国务院药品监督管理部门聘请中医药方面的医疗、科研、检验及经营、管理专家担任。

申请中药品种保护的企业，应当按照国务院药品监督管理部门的规定，向国家中药品种保护审评委员会提交完整的资料。对批准保护的中药品种以及保护期满的中药品种，由国务院药品监督管理部门在指定的专业报刊上予以公告。

（五）保护期限

中药一级保护品种的保护期限分别为三十年、二十年、十年。中药二级保护品种的保护期限为七年。

中药一级保护品种因特殊情况需要延长保护期限的，由生产企业在该品种保护期满前六个月，依照规定的程序申报。延长的保护期限由国务院药品监督管理部门根据国家中药品种保护审评委员会的审评结果确定；但是，每次延长的保护期限不得超过第一次批准的保护期限。

中药二级保护品种在保护期满后可以延长七年。申请延长保护期的中药二级保护品种，应当在保护期满前六个月，由生产企业依照规定的程序申报。

（六）保护措施

中药一级保护品种的处方组成、工艺制法，在保护期限内由获得《中药保护品种证书》的生产企业和有关的药品监督管理部门及有关单位和个人负责保密，不得公开。负有保密责任的有关部门、企业和单位应当按照国家有关规定，建立必要的保密制度。向国外转让中药一级保护品种的处方组成、工艺制法的，应当按照国家有关保密的规定办理。

国务院药品监督管理部门批准保护的中药品种如果在批准前是由多家企业生产的，其中未申请《中药保护品种证书》的企业应当自公告发布之日起六个月内向国务院药品监督管理部门申报，并依照规定提供有关资料，由国务院药品监督管理部门指定药品检验机构对该申报品种进行同品种的质量检验。国务院药品监督管理部门根据检验结果，可以采取以下措施：①对达到国家药品标准的，补发《中药保护品种证书》；②对未达到国家药品标准的，依照药品管理的法律、行政法规的规定撤销该中药品种的批准文号。

对临床用药紧缺的中药保护品种的仿制，须经国务院药品监督管理部门批准并发给批准文号。仿制企业应当付给持有《中药保护品种证书》并转让该中药品种的处方组成、工艺制法的企业合理的使用费，其数额由双方商定；双方不能达成协议的，由国务院药品监督管理部门裁决。

生产中药保护品种的企业应当根据省、自治区、直辖市人民政府药品监督管理部门提出的要求，改进生产条件，提高品种质量。

中药保护品种在保护期内向国外申请注册的，须经国务院药品监督管理部门批准。

三、中药保护品种审评管理

为加强中药品种保护管理工作，突出中医药特色，鼓励创新，促进提高，保护先进，保证中药品种保护工作的科学性、公正性和规范性，根据《中药品种保护条例》有关规定，国家食品药品监督管理局在2009年2月制定了《中药品种保护指导原则》。

（一）中药品种保护申报资料项目

① 中药品种保护申请表。

② 证明性文件：a. 药品批准证明文件（复印件），初次保护申请企业还应提供其为原研企业的相关证明资料；b.《药品生产许可证》及《药品 GMP 证书》（复印件）；c. 现行国家药品标准、说明书和标签实样；d. 专利权属状态说明书及有关证明文件。

③ 申请保护依据与理由综述。

④ 批准上市前的研究资料：包括临床、药理毒理和药学资料，药学资料包括工艺、质量标准资料。

⑤ 批准上市后的研究资料：包括不良反应监测情况及质量标准执行情况等相关资料。初次保护申请和同品种保护申请还需提供按国家药品监督管理局批准上市及颁布标准时提出的有关要求所进行的研究工作总结及相关资料。

⑥ 拟改进提高计划与实施方案：延长保护期申请还应提供品种保护后改进提高工作总结及相关资料；如涉及修改标准、工艺改进及修订说明书等注册事项的，还应提供相关批准证明文件。

（二）中药品种保护申请的分类

中药品种保护申请包括初次保护、同品种保护、延长保护期申请等。

1. 初次保护申请

初次保护申请是指首次提出的中药品种保护申请；其他同一品种生产企业在该品种保护公告前提出的保护申请，按初次保护申请管理。

要求如下。①申报资料应能说明申报品种的可保性，并能客观全面地反映中药品种生产工艺、质量研究、安全性评价、临床应用等方面的情况。②申报品种一般应完成监测期、注册批件及其他法律法规要求的研究工作。③申报品种由多家企业生产的，应由原研企业提出首次申报；若质量标准不能有效控制产品质量的，应提高并统一质量标准。④综述资料包括临床、药理毒理和药学等内容的概述，并说明适用条款及申请级别的理由。

2. 同品种保护申请

同品种保护申请是指初次保护申请品种公告后，其他同品种生产企业按规定提出的保护申请。

同品种，是指药品名称、剂型、处方都相同的品种。

要求如下。①已受理同品种申请的品种，由国家中药品种保护审评委员会组织有关专家及相关单位人员进行同品种质量考核。同品种质量考核包括现场检查、抽样和检验三方面的内容。根据工作需要，可以委托省级药品监管部门进行现场检查和抽样。②现场检查是以被考核品种执行的国家标准为依据，对该品种生产的全过程进行检查。③按国家药品监督管理局制定的《药品抽样指导原则》，在企业的成品仓库抽取 3 批样品，抽样量应为全检量的三倍，必要时也可在市场购买并由企业确认。申报品种含多个规格的，可以抽取主要生产的一种规格，质量标准中涉及定性、定量的还应抽取相应的适量药材。④抽取的样品由国家中药品种保护审评委员会委托中国药品生物制品检定所或省级药品检验所按申报品种执行的国家药品标准进行检验。

3. 延长保护期申请

延长保护期申请是指中药保护品种生产企业在该品种保护期届满前按规定提出延长保护期的申请。

要求如下。①申请延长保护的品种应能证明其对主治的疾病、证候或症状较同类品种有显著临床疗效优势。②申请企业应按改进意见与有关要求完成各项工作并提交相关资料。③延长保护期的品种在临床、药理毒理、药学等方面应较保护前有明显改进与提高，如生产用药材和饮片基原明确、产地固定，工艺参数明确，过程控制严格，质量标准可控完善，主治范围确切，药品说明书完善等。对有效成分和有效部位制成的制剂，其量效关系、作用机理和体内代谢过程应基本清楚。④申请企业应提出在延长保护期内对品种改进提高的详细计划及实施方案。

★ 教学案例 ━━

　　国家药监局综合司发布《关于提前终止有关中药品种保护的通知》（药监综药注函〔2023〕477号）

　　根据《中药品种保护条例》和原国家食品药品监督管理局《关于印发中药品种保护指导原则的通知》（国食药监注〔2009〕57号）的有关规定，国家药品监督管理局同意国家中药品种保护审评委员会的意见，提前终止灯盏花素滴丸中药品种保护。

　　现将有关事项通知如下：①自本通知印发之日起，贵州信邦制药股份有限公司灯盏花素滴丸不再按国家中药保护品种管理，不得冠以"国家中药保护品种"的称谓；②请贵州省药品监督管理局负责收回上述品种国家中药保护品种审批件及中药保护品种证书。

思考与讨论 ━━

　　请查阅资料，分析该品种为何被提前终止中药品种保护？

━━━━━━━━━━━━━━━━━ **参考文献** ━━━━━━━━━━━━━━━━━

[1]　国家中药监管蓝皮书编委会. 2022 国家中药监管蓝皮书［M］. 北京：中国医药科技出版社，2023.
[2]　赵军宁. 中药监管科学：助力更高水平的中药科学监管［J］. 中国药学杂志，2023，58（9）：749-761.
[3]　国家林业和草原局　国家公园管理局. 国家药监局　农业农村部　国家林草局　国家中医药局关于发布《中药材生产质量管理规范》的公告［EB/OL］. https：//www. forestry. gov. cn/c/www/lczc/59741. jhtml
[4]　国家药品监督管理局食品药品审核查验中心. 关于发布《中药材 GAP 实施技术指导原则》和《中药材 GAP 检查指南》的通告［EB/OL］. https：//www. cfdi. org. cn/resource/news/15512. html
[5]　刘红宁，药事管理学［M］. 2版. 北京：中国中医药出版社，2021.
[6]　杨世民. 药事管理学［M］. 6版. 北京：中国医药科技出版社，2019.
[8]　谢明，田侃. 药事管理学［M］. 3版. 北京：人民卫生出版社，2021.